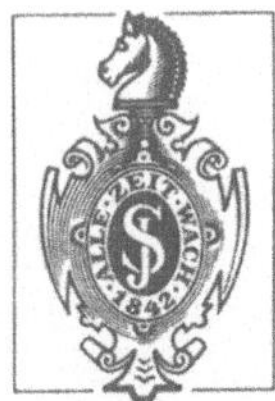

E. Werner   H. H. Matthiaß (Hrsg.)

Osteologie – interdisziplinär

Untersuchungsmethoden, Rheumatologie, Sportmedizin

Mit 245 Abbildungen und 64 Tabellen

Springer-Verlag

Berlin Heidelberg New York
London Paris Tokyo
Hong Kong Barcelona
Budapest

Dr. Eckhard Werner
Paul-Ehrlich-Straße 20
W-6000 Frankfurt am Main 70, Bundesrepublik Deutschland

Prof. Dr. Hans Henning Matthiaß
FB 5 – Medizinische Fakultät, Universität Münster
Domagk-Straße 3, W-4400 Münster, Bundesrepublik Deutschland

5. Jahrestagung der Deutschen Gesellschaft für Osteologie e.V.
14.–16. März 1990 in Frankfurt am Main

ISBN-13: 978-3-540-53223-1   e-ISBN-13: 978-3-642-76128-7
DOI: 10.1007/978-3-642-76128-7

CIP-Titelaufnahme der Deutschen Bibliothek
Osteologie-interdisziplinär: Untersuchungsmethoden, Rheumatologie, Sportmedizin; [14.-16.
März 1990 in Frankfurt am Main]/E. Werner; H. H. Matthiaß. – Berlin; Heidelberg; New York;
London; Paris; Tokyo; Hong Kong; Barcelona; Budapest: Springer, 1991
(... Jahrestagung der Deutschen Gesellschaft für Osteologie; 5)

NE: Werner, Eckhard [Hrsg.]; Deutsche Gesellschaft für Osteologie: ... Jahrestagung der ...

21/3130-5 4 3 2 1 0 – Gedruckt auf säurefreiem Papier

Vorwort

Die Osteologie als eigenständiges Fachgebiet findet nun, nachdem sie in anderen Ländern schon fest etabliert ist, auch in Deutschland zunehmende Beachtung. Für das Verständnis des Knochens als eines Organs mit vielfältigen physiologischen Aufgaben bedarf es jedoch mannigfaltiger Untersuchungstechniken und der Spezialkenntnisse vieler Fachgebiete. Die osteologische Forschung muß deshalb besonders auf eine interdisziplinäre Zusammenarbeit ausgerichtet sein, um dem Fachgebiet der klinischen Osteologie gesicherte Kenntnisse als Grundlage für eine adäquate Diagnose, Therapie und Rehabilitation von Störungen im Knochenstoffwechsel zur Verfügung zu stellen. In diesem Sinne bieten die Jahrestagungen der Deutschen Gesellschaft für Osteologie e.V. den Teilnehmern ein Forum für die Präsentation ihrer Untersuchungsergebnisse, einen Platz für intensive Diskussionen zwischen interessierten Klinikern und experimentell in verschiedenen Fachgebieten Forschenden sowie die Gelegenheit zur Anknüpfung fachübergreifender Zusammenarbeit. Die in diesem Band enthaltenen Beiträge der 5. Tagung in Frankfurt am Main spiegeln in hervorragender Weise die Interdisziplinarität der osteologischen Forschung wider. Als Grundlage aller Forschung bilden die verschiedenartigen Untersuchungsmethoden das erste Hauptthema. In diesem Kapitel sind die wesentlichen Fortschritte der letzten Jahre bei der Diagnose bzw. Differentialdiagnose von Skelettläsionen, aber auch noch bestehende Unzulänglichkeiten klar aufgezeigt. Die beiden folgenden Kapitel beinhalten spezielle Probleme, die am Skelett als Folge rheumatischer Erkrankungen oder beim Ausüben verschiedener Disziplinen von Leistungssport auftreten können. Hier zeigt sich besonders deutlich, wie wichtig die Beziehungen zwischen der Osteologie einerseits und anderen Fachgebieten sowie ihre gegenseitige Befruchtung sein können. Im abschließenden Kapitel werden neue Untersuchungsergebnisse zur Physiologie und Pathophysiologie des Knochenstoffwechsels wiedergegeben, die einen guten Einblick in die Vielfalt und Interdisziplinarität der Forschung auf diesem Gebiet in Deutschland geben. Dabei ist es erstmals gelungen, eine ganze Reihe von Wissenschaftlern aus der damaligen DDR in die Diskussion einzubeziehen und so eine Basis für die Einbindung dieser Kollegen in die Arbeit der Deutschen Gesellschaft für Osteologie und Anerkennung ihrer wissenschaftlichen Leistung zu erhalten.

Die Herausgeber sind den zahlreichen Autoren für die angenehme Zusammenarbeit sehr zu Dank verpflichtet. Unser besonderer Dank gilt Frau Dr. Ch. Hansen und Frau A. Schweitzer für die wesentliche Unterstützung bei der Bearbeitung der vorgelegten Autorenmanuskripte bis zur Drucklegung. Dem Springer-Verlag sei dafür gedankt, daß bei allem Drängen auf eine komprimierte Darstellung der Untersuchungsergebnisse insgesamt doch ein Buch von hohem Informationsgehalt entstanden ist.

Frankfurt/Münster, Februar 1991

E. Werner
H.H. Matthiaß

Inhaltsverzeichnis

XIV

Festvortrag

Kunst und Medizin

H. Schadewaldt

Institut für Geschiche der Medizin, Universität Düsseldorf, Moorenstraße 5, W-4000 Düsseldorf 1, Bundesrepublik Deutschland

Kunst und Medizin scheinen zwei verschiedenen Daseinsformen anzugehören. Das Kunstwerk ist einmalig, unwiederholbar, individuell und subjektiv par excellence. Ästhetische Vergleiche, psychoanalytische Deutungen oder kunsthistorische Feststellungen können nie bis zum tiefsten Kern der künstlerischen Gestaltung eines seelisch-geistigen Vorgangs mittels durchaus eigenwilliger Form vordringen. Immer noch entscheidet über den Wert eines Kunstwerks, die ”Percussio”, die Erschütterung, die der Beschauer erlebt. Ganz anders die Medizin. Ihre Maßstäbe scheinen gerade die Objektivierbarkeit ihrer Forschungsergebnisse zu sein, die wäg- und meßbar, vergleichbar und reproduzierbar sein müssen, sollen sie als wissenschaftliche anerkannt werden. Alles das, was ein Kunstwerk auszeichnet, das Einmalige, Individuelle, Subjektive gilt in der Medizin wenig oder nichts und scheint sogar verdächtig. Objektivität, Allgemeinverbindlichkeit, Wiederholbarkeit sind ihre Postulate.

Und doch findet sich auch in der Heilkunde, die zur Zeit der Romantik nicht ganz zu Unrecht mit Vorliebe als ”Heilkunst” bezeichnet wurde, ein Sektor, ein ganz entscheidender sogar, für den die Maximen der Kunst durchaus zutreffen: Das Arzt-Patienten-Verhältnis. Hier, in diesem persönlichen Bereich, den die hippokratischen Ärzte offensichtlich für wesentlicher hielten als alle medizinisch-wissenschaftlichen Theorien – definierten sie doch die Heilkunde als eine Trias von Arzt, Patient und Krankheit –, spielt das subjektive Moment, Sympathie und Antipathie, der Arzt selbst als Arznei und daher, zumindest in der Sicht des Kranken etwa bei einer Operation, die Einmaligkeit und Besonderheit des ärztlichen Eingreifens eine ganz entscheidende Rolle.

Dieser Bereich hat auch oft den Künstler angesprochen, der erstaunlich oft in allen Kulturepochen den Arzt und seinen Patienten heroisierend, realistisch oder karikierend dargestellt hat, und es sei daher erlaubt, aus dem großen Gebiet Kunst und Medizin, das in letzter Zeit wieder vermehrtes Interesse gefunden hat und worüber in den vergangenen Jahren mehrere, zum Teil ausgezeichnet gestaltete Bildbände erschienen sind, das konfliktgeladene Thema ”der Arzt und sein Patient” herauszugreifen. Es ist erstaunlich, daß es zwar eine Fülle von Darstellungen in der Geschichte der Medizin gibt, in denen einzelne bedeutende Ärzte und die ideen- oder problemgeschichtlichen Aspekte oder, wie in jüngster Zeit, gesellschaftspolitische Voraussetzungen des Arztberufes diskutiert werden, daß aber kaum ein Werk sich mit der Frage beschäftigt hat, wie denn nun der Patient, nicht die gesunde Umwelt, die von diesem weltweit getrennt ist, sein Verhältnis zum Arzt

E. Werner H.H. Matthiaß (Hrsg.)
Osteologie - interdisziplinär
© Springer-Verlag Berlin Heidelberg 1991

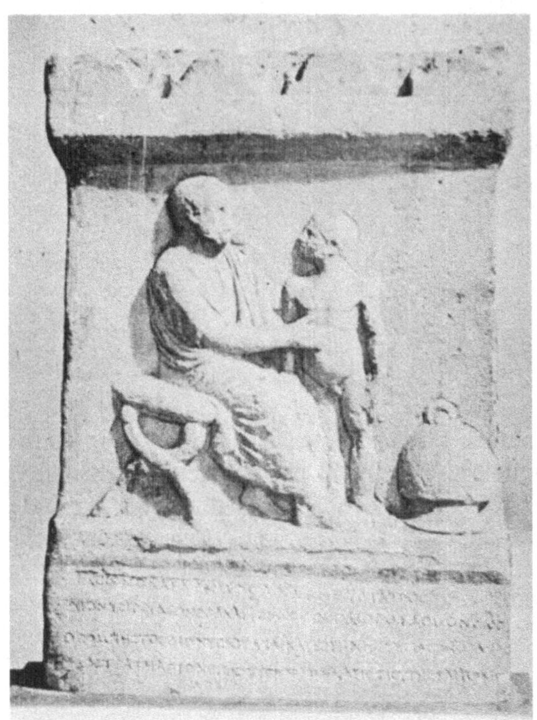

Abb. 1. Der Arzt Jason bei einer palpatorischen Untersuchung des Epigastrium. Stele des 2. Jahrhunderts v.Chr. British Museum, London. Aus: Schadewaldt, H., Binet, L., Maillant, C. u. Veith, I.: Kunst und Medizin, DuMont Schauberg, Köln 1967, p. 55, Abb. 38

und zur Heilkunde versteht. Die Kunst kann zu dieser Frage einen eigenständigen Beitrag leisten, einen Beitrag, der, aus den Tiefen der schöpferischen Phantasie entsprungen, manche erfreuliche, aber auch manche bittere Wahrheit für Arzt und Patient vermittelt, zumal dann, wenn sich mit dem Künstler auch noch der kranke Mensch verbindet, der auf eigene Erfahrungen im Umgang mit den Ärzten zurückgreifen kann.

Vorab darf festgestellt werden, daß in der bildenden Kunst der Arzt sehr oft, allerdings keineswegs immer, als eine bestimmte und als die bestimmende Persönlichkeit erscheint. Das Bild des Kranken bleibt zumeist anonym. Doch können beide, Arzt wie Patient, für den Künstler sowohl Typ als auch Individualität verkörpern.

Freilich, die ältesten Arztdarstellungen sind noch keineswegs individualisierend, obwohl wir von dem Torso des jünglinghaften archaischen "Iatrós", des als "Kuros" gestalteten, in Sizilien wirkenden Arztes Somrotidas aus dem 6. vorchristlichen Jahrhundert den Namen wissen. Er ist mit der Bezeichnung Arzt, ιὰτρός in den linken Oberschenkel eingeritzt, sonst weist nichts auf seine Profession hin. Noch bekleidet der Arzt, der sich in Griechenland gerade erst von der Priesterschaft gelöst hat, nur einen Beruf unter vielen.

Das wird in der Spätantike anders. Inzwischen ist die Medizin seit dem Wirken der Hippokratiker zu einer hochgeachteten Kunst, ja zu einer Wissenschaft geworden, und die Grabstele eines antiken Arztes aus Athen weist nicht nur in der Inschrift auf den Arzt hin, der sich mit seiner Gattin ein Denkmal setzte, sondern auch das Standessymbol, der überdimensionale Schröpfkopf, macht unverkennbar auf den Beruf des Hingeschiedenen aufmerksam. Viel früher als der uns heute als Arztsymbol geläufige Äskulapstab – er war in der Antike fast ausschließlich dem Heilgott selbst zugeordnet – war tatsächlich der Schröpfkopf eines der ersten ärztlichen Kennzeichen. Wir finden ihn auf zahlreichen antiken Stelen wieder, so in einer spannungsgeladenen Szene, in der der namentlich bekannte griechische Arzt Jason die Lebergegend eines Patienten palpiert und sein Beruf durch einen überdimensionalen Schröpfkopf angedeutet ist. In ganz ähnlicher Weise wird der Arzt, der eine Nasenuntersuchung oder vielleicht eine Polypenoperation vornimmt, als solcher durch den Schröpfkopf gekennzeichnet, obwohl das diagnostische oder therapeutische Vorgehen schon deutlich genug auf seine Profession hinweist.

Eine Visitenkarte ärztlichen Handelns war in der Antike, so wie heute der weiße Mantel oder das Stethoskop, offensichtlich auch der chirurgische Instrumentenkasten. Er tauchte immer wieder dort auf, wo man einen Arzt als solchen zu bezeichnen wünschte, sei es, daß man ihn in der Art eines Heroen darstellte, den im übrigen auch noch die um den Baum sich windende Schlange des Asklepios als Arzt ausweist und damit die allmähliche Säkularisierung des Asklepiossymbols andeutet, wobei die sehr viel kleineren Figuren der hilfesuchenden Patienten den sozialen Abstand zu dem Arzt deutlich machen, sei es, daß er als in einer Papyrusrolle studierender Gelehrter erschien, dessen für damalige Verhältnisse reichhaltige Bibliothek zum Beschauer hin geöffnet ist. Die Abbildung von einem altgriechischen Relief aus dem Asklepieion zu Athen zeigt Ihnen beide ärztlichen Symbole, den Schröpfkopf und das chirurgische Instrumentenbesteck, einträchtig beisammen.

Der Arzt in der Begegnung mit dem Patienten oder der Arzt als den Künstler faszinierende Persönlichkeit, das sind die beiden Leitmotive, die unser Thema bis ins 20. Jahrhundert begleiten werden. Im ersteren Fall sind oft die Attribute der ärztlichen Kunst beigegeben, im zweiten Fall solche der Gelehrsamkeit oder der Wissenschaft. Noch in der Antike genügte zur Kennzeichnung des Arztes als Weisen, als $\iota\grave{\alpha}\tau\varrho\acute{o}\varsigma\ \varphi\iota\lambda\acute{o}\sigma o\varphi o\varsigma$ das Antlitz schlechthin. Noch besaßen die Künstler jener Epochen soviel Gestaltungskraft, daß sie das Wesentliche einer menschlichen Persönlichkeit, sein "Hypokeimenon", wörtlich "das Darunterliegende", allein im Gesichtsausdruck ihren Zeitgenossen vermitteln konnten. Doch zeigt sich, wie übrigens auch bei Sokratesporträts, daß die idealisierten Büsten oft keine bestimmte Persönlichkeit widerspiegeln. Eine angebliche Büste des Hippokrates dürfte auf einen Asklepioskopf zurückgehen. Sie ist um 250 v. Chr. entstanden und trägt jetzt auch im Athener Nationalmuseum die richtigere Bezeichnung "Bruchstück einer Asklepiosstatue". Eine andere hingegen mit einem glatzköpfigen Mann dürfte eher dem authentischen Hippokrates entsprochen haben. Es ist eine römische Kopie nach einem im 2. Jahrhundert v. Chr. geschaffenen griechischen Vorbild und wird heute in den Uffizien in Florenz aufbewahrt. Die einzige, mit großer Wahrscheinlichkeit Hippokrates' Züge wiedergebende, in einer Nekropolis bei Ostia gefundene Büste zeigt eher einen häßlichen Mann als eine Persönlichkeit, die der griechischen Harmonielehre, der "Kalokagathia" entspricht. Und doch wirkt dieser dazu noch beschädigte Porträtkopf außerordentlich stark. Er vermittelt uns durchaus ein Gefühl für die Verehrung, die Hippokrates im Bereich der gesamten Antike genoß. So ist es kein Wunder, daß bis ins hohe Mittelalter hinein der heidnische Hippokrates als thronender "Princeps medicorum", wie auf einer Miniatur aus dem 14. Jahrhundert in der Pariser Nationalbibliothek, erscheint. Man findet in dem aufgeschla-

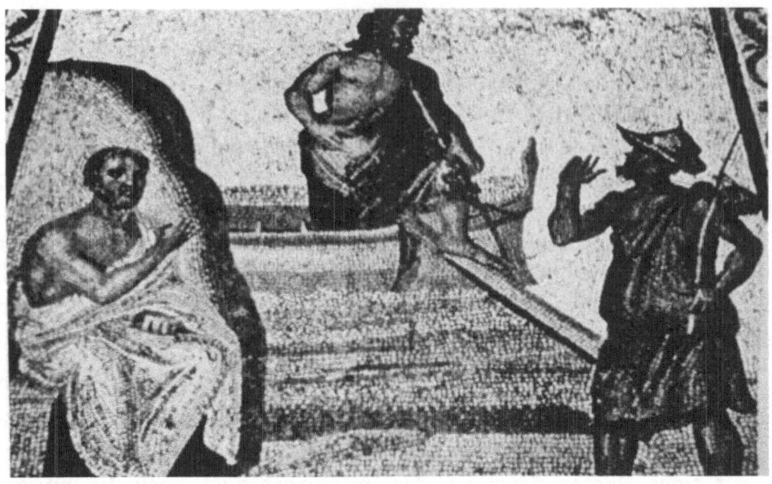

Abb. 2. Ankunft des Heilgottes Asklepios auf der Insel Kos, begrüßt von dem dort geborenen Hippokrates (?) und einem koischen Bauern. Römisches Mosaik, 3. Jahr.n.Chr. aus einer Villa in Kos. Museum Kos. Aus: Putscher, M.: Die Epiphanie des Heilgottes. Dtsch. Ärztebl. (1970) 1598

genen Buch, das Hippokrates dem Beschauer entgegenhält, den Anfang des berühmtesten Aphorismus aus dem Corpus hippocraticum, den noch Goethe in seinem "Wilhelm Meister" verwandt hatte:

$$o\ \beta\iota\acute{o}\varsigma\ \beta\varrho\alpha\chi\grave{v}\varsigma,\ \eta\ \delta\grave{\alpha}\ \tau\acute{\epsilon}\chi\nu\eta\ \mu\alpha\kappa\varrho\acute{\eta}\ o\ \delta\acute{\alpha}\ \kappa\alpha\iota\varrho\acute{o}\varsigma\ o\xi\acute{v}\varsigma.$$

"Das Leben ist kurz, die Kunst ist lang, der rechte Augenblick rasch enteilt."

Mit seinem großen, allerdings 500 Jahre später lebenden Nachfolger Galen wurde er sogar für würdig befunden, als Fresko die Wände der norditalienischen Kathedrale in Anagni zu schmücken. Es machte dabei dem Künstler des 12. Jahrhunderts gar nichts aus, die beiden großen Ärzte, die, als Gelehrte ausgezeichnet, vor ihren Lesepulten sitzen, miteinander diskutieren zu lassen, obwohl das historisch eine Unmöglichkeit war. Freilich weisen außer den Namen und Auszügen aus ihren Schriften auch die Arzneigefäße auf ihre Berufe hin.

Mit der Renaissance und dem Humanismus nimmt das Prestige des Gelehrten, das schon im Mittelalter recht hoch war, womöglich noch zu. Nun setzt ja auch die zweite große Welle der Universitätsgründungen ein, nun legen viele wissenschaftlich interessierte Ärzte größten Wert auf philologisch-literarische Studien, man spricht heutzutage geradezu von philologischen Medizinern, deren Hauptaufgabe nicht mehr die Behandlung von Kranken, sondern die Herausgabe einwandfreier antiker medizinischer Werke zu sein schien. Die ärztliche Praxis trat oft zugunsten eines intensiven Bücherstudiums zurück. Und nicht so sehr als praktischer Arzt, sondern eher als Gelehrter imponiert ein von dem Flamen Bernaerd van Orley 1519 geschaffenes Porträt eines sonst wenig bekannten Dr. Georg Zelle. Neben seinem kostbaren Gewand interessiert der sprichtwörtliche Doktorring am Zeigefinger der rechten Hand mit dem Siegel der Pallas Athene oder des Asklepios versehen, der die Vermählung des Gelehrten mit der Wissenschaft anzeigt und der uns auch auf dem

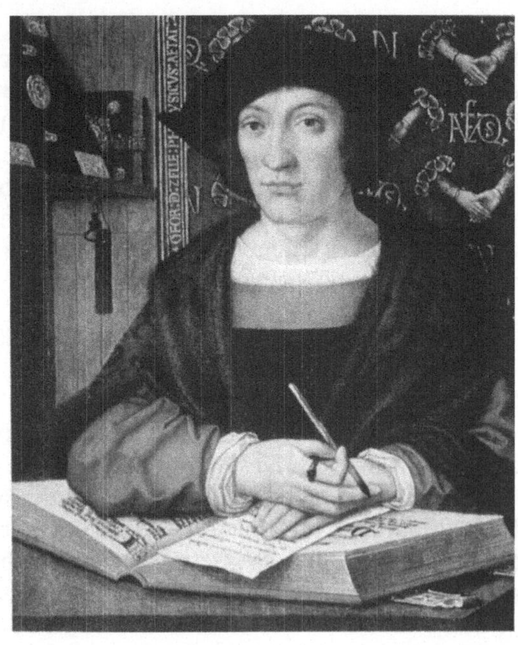

Abb. 3. Der Brüsseler Stadtarzt Georg Zelle. Ölporträt von Bernaerd van Orley 1519. Museés Royaux des Beaux-Arts, Brüssel. Aus: Schadewaldt, H.: Betrachtungen zur Medizin in der bildenden Kunst. Vorträge, Rheinisch-Westfälische Akademie der Wissenschaften, Klasse für Natur-, Ingenieur- und Wirtschaftswissenschaften, Nr. 377, Westdeutscher Verlag Opladen 1990, Abb. 11

Bild des Züricher Arztes Konrad Gesner von Tobias Stimmer aus Schaffhausen auffällt, das 1564 entstanden ist. Nicht so sehr Gelehrsamkeit, als Weisheit und Güte, aber wohl auch die geradezu typische ärztliche Resignation strahlt das berühmte Porträt des Leibarztes König Heinrichs VIII. von England, John Chambers, aus, das im Jahre 1541 im 88. Lebensjahr des Kollegen von keinem Geringeren als Hans Holbein d.J. gemalt wurde. Chambers war einer der wenigen Hofbeamten, die sich die ganze Regierungszeit über halten konnten. Was wundert es uns, daß er eine eher skeptische Haltung erkennen läßt. Alle drei Ärzte tragen die kostbare Kleidung, die den arrivierten Mediziner jener Zeit auszeichnete, das Doktorbarett und den Pelzkragen über einem langen talarartigen Gewand, noch heute akademische Festkleidung vieler europäischer Hochschulen.

Aber die neue Zeit brachte bald andere Impulse. Nicht mehr Bücherwissen allein galt nun bei vielen Ärzten etwas, sondern das "Experimentum", die "Autopsia". Die kritischen Geister jener Zeit wollten sich selbst von den seit der Antike mitgeschleppten Doktrinen überzeugen, und so begannen sich die Mediziner insbesondere zwei Gebieten zuzuwenden, der Anatomie und der Botanik. Von nun an genügte das Buch nicht mehr als Symbol des gelehrten Arztes. Es war zwar auch noch da, wie in der reichhaltigen Bibliothek des Nürnberger Stadtarztes Volcher Coiter, den Nicolas Neufchatel um 1570 malte. Doch wichtiger waren dem Künstler der Muskelmann, der Ecorché, und das anatomische Armpräparat in der Hand des Mannes, dem die Welt manche wertvolle anatomische Entdeckung verdankt.

Etwa zur gleichen Zeit entstand ein Bild des bedeutenden Basler Arztes und Botanikers Felix Platter. Auch ihm ist noch eine handlichere Quartausgabe in die Hand gegeben, aber seine Leistung symbolisierte der Künstler in dem Pomeranzenbaum, und tatsächlich hat Platter erstmals nördlich der Alpen in einem Gewächshaus Pomeranzen aufziehen können. Es bleibt ein Kuriosum der Medizingeschichte, daß ausgerechnet derjenige Arzt, der sich so liebevoll mit diesen Südfrüchten beschäftigte, ihre Bedeutung beim Skorbut völlig verkannte und diese typische Mangelkrankheit als eine Form der Syphilis ansah, mit der katastrophalen Folge, daß er die von dieser Krankheit Betroffenen nun auch noch mit hohen Dosen von Quecksilber behandelte.

Mit Holbein begann die Reihe der großen Künstler, die uns Ärzteporträts überlieferten. Die Abbildungen des spanischen Arzt-Dichters Don Rodrigo de la Fuente von der Hand El Grecos und des Amsterdamer Arztes Arnold Tholinx von Rembrandt sind im Stil grundverschieden. Der Pose des Spaniers steht die Intimität der Rembrandtradierung gegenüber, doch scheinen beide Künstler in genialer Weise das Wesentliche des Arztberufes festgehalten zu haben. beide reihen ihre medici in die Gruppe der gelehrten Ärzte ein, das obligate Buchattribut fehlt nicht, und Rembrandt tat noch ein übriges und gab seinem Dr. Tholinx ein beliebtes Symbol der Gelehrsamkeit, die Nietbrille, in die Hand. Aber tiefgründiger scheint der fragende Blick zu sein, der den Beschauer nicht losläßt. Beide Ärzte scheinen geradezu der Anamnese eines unsichtbaren Patienten zu lauschen und dabei bereits nach weiteren Krankheitszeichen zu fahnden. Es ist der typische Blick des Arztes, der geduldig zuhört, aber dabei bereits seine Diagnose und den Therapievorschlag zu überdenken beginnt. Noch befindet der Arzt sich sozusagen in der ersten Phase der Konsultation, er ist der Zuhörende, bald wird er jedoch in dem Zwiegespräch mit dem Patienten die aktive Rolle übernehmen.

Auch Goya hat sich verhältnismäßig oft mit den Ärzten beschäftigt, und es gibt in seinem Werk kaum einen stärkeren Gegensatz als die Gemälde der beiden Ärzte Dr. Queralto in

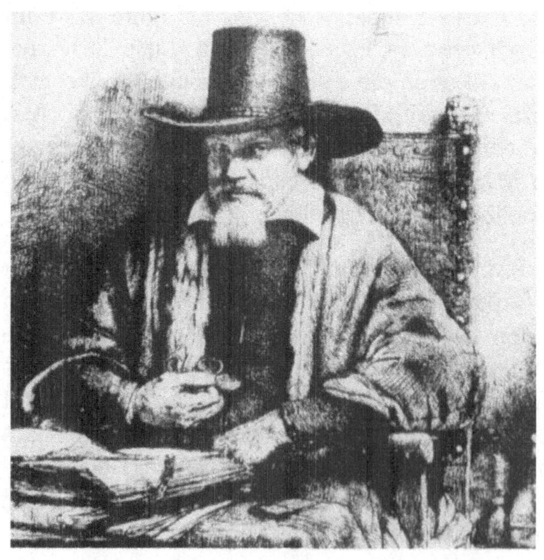

Abb. 4. Rembrandt: Der Arzt Arnold Tholinx; in der Hand eine Nietbrille haltend. Radierung, Staatl. Graphische Sammlung, München. Aus: Klövekorn, G.H.: Das Porträt des Arztes. Bayer, Leverkusen 1956, p. 64

Generalarztuniform aus dem Jahre 1809 und Dr. Guillemardet, den Goya 1789 in dem Kostüm als französischer Gesandter in Madrid konterfeite. Auf der einen Seite der den Wissenschaften hingegebene Arzt – auch hier das Buch als Zeichen seiner Gelehrsamkeit –, der erfolgreich für Spanien viele Jahre als Militärarzt in Südamerika tätig war und uns mit feinem, aber offenen Gesicht, ein aufrichtiger, edler Mann, gegenübersitzt, auf der anderen ein kalter und herzloser Egoist, eine Uniformfassade, ein Mann, der 1792 bedenkenlos für den Tod Ludwig XVI. gestimmt hatte und ohne Skrupel aus dem ärztlichen Beruf in die lukrativere Laufbahn eines Revolutionsdiplomaten überwechselte und in Spanien die Revolution vorbereiten sollte. Er starb übrigens 11 Jahre, nachdem das Bild entstanden war, an einer schon lange schwelenden Geisteskrankheit.

War Goya bei diesen beiden Porträts sozusagen noch der Maler der großen Welt, so wird sein ganz persönliches Engagement gegenüber der Medizin in einem anderen Bild offenkundig. Diesem sei die früheste, noch weitgehend neutrale Darstellung eines sich an einem Kohlenbecken wärmenden Arztes vorangestellt. Es handelt sich dabei um einen Teppichkartonentwurf von 1779. Der Arzt ist bezeichnenderweise in einen scharlachroten Mantel gekleidet, seit alten Zeiten angeblich eine Schutzmaßnahme gegen Pest und andere

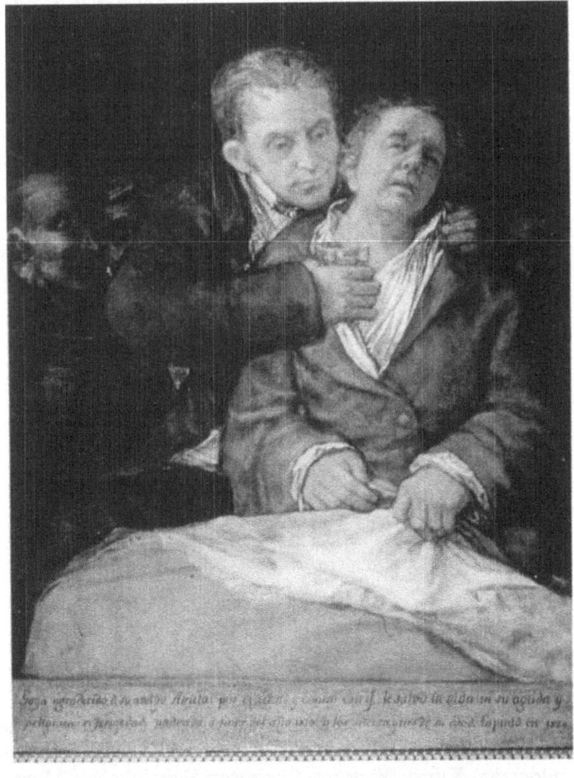

Abb. 5. Goya und sein Arzt Dr. Arrieta. Ölgemälde (Selbstporträt) 1820. Getty Museum San Fernando, Kalifornien. Aus: Nowald, K.: Medizin und Kunst. Selbstbildnis mit Dr. Arrieta. Asta-Quartal Nr. 14 (1968) 332

Infektionskrankheiten, da man annahm, die noch unbekannten Erreger würden sich vor der Farbe rot fürchten und daher den Träger eines solchen Mantels ungeschoren lassen. Das andere Ölgemälde ist eines der ergreifendsten Darstellungen, die Goya hinterlassen hat. Es ist als eine Art Votivbild gedacht und vom Künstler im hohen Alter von 74 Jahren 1820 seinem Hausarzt Dr. Arrieta mit der Dedikation "Dank für Rettung des Lebens" geschenkt worden. Es stellt den Augenblick dar, wo der hinter Goya stehende Arzt diesem, der offensichtlich an einem schweren Erstickungsanfall leidet, den rettenden Arzneitrunk reicht. Wieviel anders erscheint hier der hilfreiche Arzt in einem Augenblick höchsten persönlichen Einsatzes.

Betrachten wir noch zwei weitere Ärzteporträts, die, obwohl etwa zur gleichen Zeit entstanden, doch grundverschieden sind. Eines der letzten Bilder des durch Selbstmord geendeten Vincent van Gogh war das Porträt seines durchaus verständnisvollen Arztes in Auverts Dr. Gachet, einem Freunde Courbets und Manets, durch deren Intervention der gemütskranke Van Gogh in seine Behandlung kam. Auch wenn Gachet, den Van Gogh übrigens im Gegensatz zu manchen anderen Ärzten sehr schätzte, die Katastrophe, die sich Ende Juli 1890 vollzog, nicht vorausgeahnt hatte, durch seine Empfehlung, zur Zerstreuung wieder zu Pinsel und Palette zu greifen, und infolge seines echten Interesses an der Kunst Van Goghs, entstanden in den letzten zwei Monaten seines Lebens noch 70 Gemälde und 32 Aquarelle. Dem Kundigen hätte jedoch in dem im Juni 1890 fertiggestellten Bilde die unsagbare Traurigkeit auffallen müssen, die in der Tat in den letzten Worten Van Goghs

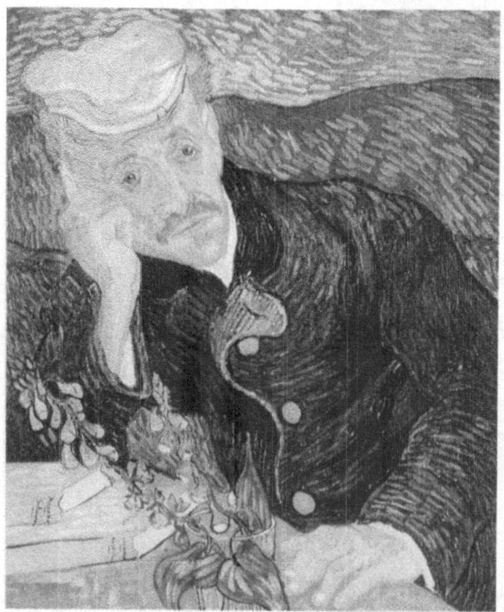

Abb. 6. Dr. Gachet, der behandelnde Arzt von van Gogh, mit Digitaliszweig. Ölporträt von van Gogh in den letzten Monaten seines Lebens 1890. Aus: Schadewaldt, H.: Betrachtungen zur Medizin in der bildenden Kunst. Vorträge Rheinisch-Westfälische Akademie der Wissenschaften, Klasse für Natur-, Ingenieur- und Wirtschaftswissenschaften, Nr. 377, Westdeutscher Verlag Opladen 1990, Abb. 22

kumulierte, "La tristesse durera toujours". Dennoch hat es Van Gogh auch verstanden, den typischen ärztlichen, fragend-anteilnehmenden Blick, der gleichzeitig das Meditative der ärztlichen Tätigkeit andeutet, hervorragend zu erfassen. Als Symbol seines Berufes hat es auch Van Gogh nicht verschmäht, dem Arzt Bücher und die so wichtige Arzneipflanze, den roten Fingerhut, Digitalis purpurea, beizugeben.

Ganz anders der Salonmaler Franz von Lenbach, der in München den in der wissenschaftlichen Welt auf der Höhe seines Ruhmes stehenden Arzt und Physiker Hermann von Helmholtz porträtierte. Helmholtz hatte der Welt den Augenspiegel geschenkt und das Gebiet der menschlichen Optik und Akustik von Grund auf neu bearbeitet. Er war aber nie ein Mann der Praxis gewesen, stets hatten ihn abstrakte wissenschaftliche Probleme mehr gefesselt als die Behandlung von Patienten, und er vertauschte daher folgerichtig 1870 den medizinischen Lehrstuhl der Physiologie mit dem naturwissenschaftlichen der reinen Physik. So ist auch sein Verhältnis zur Mitwelt sehr viel kühler, objektivierter, überlegener gewesen, obwohl der Künstler, dem man sonst ja leider nachsagen muß, daß er infolge übermäßiger Beanspruchung im Alter z.T. auch recht oberflächliche Porträts lieferte, gerade in diesem Bildnis offensichtlich von der bescheidenen, aber hoheitsvollen Persönlichkeit des großen Gelehrten fasziniert war.

Unser kurzer Überblick über die Arztporträts als die eine Quelle unseres Themas sei mit den Bildnissen eines sehr berühmten und einiger kaum bekannter Ärzte beschlossen. Da gibt es etwa ein großartiges Gemälde des Psychiaters August Forel, das 1910 der junge Oskar Kokoschka malte. Es enthält einen Großteil seiner Lebendigkeit durch die ungewöhnlichen, ineinander übergehenden Farben des Bildes. Dadurch treten die Augen und die Hände in den Vordergrund. Der Blick dieses Mannes, der mit seinen Schriften den Alkoholkonsum bekämpfte, für eine freie Sexualität eintrat und sich daneben mit dem Bienenstaat beschäftigte, ist nicht, wie bei Helmholtz, kühl objektivierend. Kokoschka hat vielmehr durchaus das Fanatisch-Prophetische dieses Blickes eingefangen, und die Hände unterstützen noch den Eindruck des mühsam gebändigten Temperaments. Hände, die, folgt man den Berichten von Zeitgenossen, tatsächlich den Vortrag des Gelehrten in ausgreifender Gestik begleiteten.

Ganz anders sah Kirchner 1933 den Arzt Dr. Bauer. Bei allem inneren Feuer ist die Distanzierung des Arztes zu spüren, die er nötig hat, will er seinen Beruf mit der erforderlichen Kritik ausüben.

Schließlich sollten wir nicht vergessen, daß auch der erst vor kurzem verstorbene Otto Dix als unerbittlicher Kritiker der Zeit nach dem Ersten Weltkrieg, mit einem merkwürdigen Hang zu einer realistischen Idylle schwer klassifizierbar, eine ganze Reihe von Ärzteporträts geschaffen hat. Sein berühmtestes ist zweifelsohne das 1921 entstandene, heute in Köln im Walraff-Richartz-Museum hängende Ölbild des Frauenarztes Dr. Koch, wobei auch hier wieder die subtil wiedergegebenen Sprechzimmerattribute eines Gynäkologen ins Auge fallen. Weder dieses Bild, noch die Zeichnung des Laryngologen Dr. Mayer-Hermann um 1926, die ebenfalls die Spezialdisziplin des Dargestellten deutlich erkennen läßt, können als heroisierendes oder kritisierendes Ärzteporträt verstanden werden. In ihnen sind vielmehr die dargestellten Kollegen in ihrer ganzen Unmittelbarkeit und in einer erstaunlichen Zuwendung zum Betrachter gegenwärtig. Wenn man Dix' Lebenswerk etwas kennt, so muß man zugeben, daß hier eine geheime Sympathie dem Künstler Pinsel und Zeichenstift geführt hat.

Wenden wir uns nun noch der anderen Gruppe, den Patienten, zu. Hier konnte sich der Künstler, wir erwähnten schon ein Beispiel bei Goya, ganz anders engagieren. Er gehörte ja nicht selten selbst zu dieser Gruppe von Menschen, die mit Beginn ihrer Krankheit sozusagen aus der Welt der Gesunden heraustraten und in einer ganz merkwürdigen Einschränkung ihres Bewußtseins lebten, alles hingeordnet auf diese Erkrankung und alle Hoffnung auf den Arzt setzend, auch dann noch, wenn es nach menschlichem Ermessen nichts mehr zu hoffen gab. Am Anfang der Heilkunde stand zweifelsohne die Eigenbehandlung durch den Patienten selbst, der bald die Nächstenhilfe folgte. Noch in der um 900 v. Chr. konzipierten "Ilias" sind die Tätigkeiten der Ärzte und Krieger nicht streng voneinander getrennt. Die beiden berühmten Söhne des Asklepios, Machaon und Podaleirios, werden zwar ausdrücklich als "Iatroi", Ärzte, bezeichnet, aber sie nehmen durchaus auch am Kampfe teil. Umgekehrt besitzen so gewaltige Krieger wie Achilles auch hervorragende medizinische Kenntnisse. Eine solche Szene der Kameradenhilfe hat der berühmte Maler Sosias oder einer seiner Schüler auf einer um 500 v. Chr. entstandenen rotfigurigen Vase aus dem Museum Berlin-Dahlem festgehalten. Achill verbindet seinen Freund Patroklos. Offensichtlich handelte es sich um eine Pfeilwunde, das Corpus delicti steckt neben den Kriegern in der Erde, und wir können als Mediziner nur den kunstvollen Kornährenverband, die Spica, bewundern, die genau so angelegt wird, wie es auch heute noch gelehrt wird. Eindrucksvoll auch das ängstlich abgewandte Gesicht des Patroklos, was einmal mehr die ärztliche Erfahrung bestätigt, daß selbst der stärkste Mann beim Arzt oder Zahnarzt leicht schwach zu werden beginnt. Sozusagen als Pendant und zum Beweis, daß ärztliche Szenen in der Antike durchaus häufiger in der Kunst erscheinen, gibt es eine ganz ähnliche, jedoch minder gefährliche Szene, in der Sthenelos den Finger seines Freundes Diomedes verbindet.

Solche Kameradenhilfe leisten auch die beiden Bauhandwerker auf dem berühmten Entwurf Goyas für einen Bildteppich vom 1786, "Der verletzte Maurer" betitelt. Es ist eine Darstellung, die im Prado immer wieder alle Besucher wegen ihrer Lebendigkeit und wegen des besonderen, bestürzten Ausdrucks der beiden unfreiwilligen Samariter fesselt. Aber wer weiß schon, daß eine vorhergehende Skizze den gleichen Vorgang im gleichen Milieu, nur durch eine kleine Änderung der Physiognomie der beiden Kollegen, zur Thematik "Der betrunkene Maurer" gemacht hat. Kaum eindrucksvoller kann die unerhörte künstlerische Gestaltungskraft des spanischen Malers demonstriert werden.

Bald jedoch taucht der Arzt als Partner und Helfer des Kranken und Verwundeten auf, der nunmehr sein ganzes Leben ausschließlich diesem Beruf gewidmet hat. Erstmals scheint ein spezieller Ärztestand in Ägypten nachweisbar zu sein, doch war das Ansehen des einzelnen Mitgliedes dieser Korporation, mit Ausnahme der Leibärzte der Pharaonen und bestimmter beamteter Ärzte, zuerst noch nicht sonderlich hoch. Die Gegenüberstellung des ägyptischen Sklavenarztes, der seinem gleich gekleideten Mitgenossen Blutegel ansetzt, eine Darstellung aus dem Mittleren Reich um 2000 v. Chr., mit der Konsultation eines ägyptischen Hofarztes durch einen syrischen Prinzen um 1550 zeigt diese Diskrepanz. Dort ein halbnakter Arbeiterarzt, der, ebenso wie sein Patient, nur mit einem Lendenschurz bekleidet ist, hier ein prachtvoll gekleideter Leibarzt, der dem auf einem Thron sitzenden Prinzen gerade ein Arzneimittel überreicht. Dieser Aufstieg des Arztes aus einer Gruppe wenig angesehener Handwerker in eine sozial hohe Klasse, der mit dem Erwerb des Doktorgrades sogar den niederen Adel überflügeln konnte, zeigt das bekannte Gemälde des holländischen Genremalers Jan Steen, "Die Liebeskranke" betitelt. Ein arrivierter Mann mit Halskrause und Doktorhut hält elegant ein Harnglas in der Hand, um die Ursache der "Erkrankung" eines blassen Mädchens zu diagnostizieren. Die offene Szene der ägyptischen ist dem bürgerlichen Interieur der niederländischen Welt gewichen. Doch in beiden Fällen hat stets der ergebene, ja geradezu hingebungsvolle Ausdruck der doch so verschiedenartigen Patienten, hier des Sklavenarbeiters, dort des holländischen Fräuleins, beeindruckt, die beide gleichermaßen alles Heil vom Arzt erwarten.

Aber die Künstler begnügten sich keineswegs damit, die allgemeine Ängstlichkeit und Erwartungsspannung des Patienten gegenüber der Diagnose und der Therapie ihres Arztes auszudrücken, sie unternahmen es bisweilen, recht drastisch bestimmte Krankheitszustände mit ihren Mitteln darzustellen. Keiner hat dies in karikierender Form vollendeter vermocht als Honoré Daumier. Wie glänzend ist der eingebildete Kranke des Jahres 1833 getroffen. Der Misanthrop, der sich ständig, von der Sorge um seine Gesundheit gequält, den Puls befühlt, er ist auch heute noch häufig genug in unseren Wartezimmern zu finden. Hervorragend ist auch die Symbolisierung des rasenden Kolikschmerzes auf einer Lithographie des gleichen Jahres. Daumier griff dabei wohl unwissentlich auf die uralten Dämonologielehren zurück, die besagten, daß Krankheit ein von außen von bösen Mächten gesantes Geschehen ist, die als Fremdkörper im Organismus empfunden wurde und die es durch magische Manipulationen oder Aderlaß, Erbrechen oder Abführen aus dem Körper zu entfernen galt.

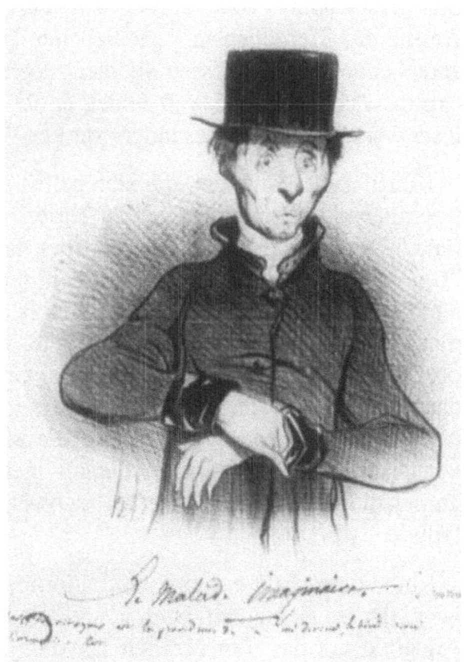

Abb. 7. Der eingebildete Kranke. Karikatur von Honoré Daumier 1833. Aus: Mondor, H.: Les gens de médecine dans l'oeuvre de Daumier. Paris 1960, Abb. 24

Derselben kleinen Krankheitskobolde bediente sich Daumier, um die Leiden des Kopfschmerzes zu versinnbildlichen. Die Teufelchen setzen mit Hämmerchen und Nägelchen dem Kranken zu und stören seine ihm so notwendige Ruhe durch das Läuten einer Glocke dicht an seinen Ohren. Ganz anders hat der Expressionist, Mitglied der "Brücke" Ernst Ludwig Kirchner, das gleiche Krankheitsbild verdichtet. In seinem Gemälde ist nur die elementare Gebärde des Mädchens übriggeblieben, sie ist aber großartig archaisiert und damit ist das Urerlebnis Schmerz symbolisiert, das nur noch durch die Sägeblattsilhouette am unteren Rand des Holzschnittes erläutert wird.

Ist schon auf diesem Bild die völlige Isolierung des Kranken in seinen, vom Gesunden kaum einfühlbaren Schmerzen eingefangen – wer kann schon die rasenden Kolikschmerzen nachempfinden, der sie noch nicht am eigenen Leibe erlitten hat –, so wird diese noch deutlicher auf einer Rembrandtskizze seiner von der Krankheit buchstäblich hingestreckten Gattin Saskia von 1642. Hier ist keine Hoffnung mehr. Offensichtlich zu schwach, um noch aufsitzen zu können, liegt die Patientin, von mehreren Kissen unterstützt, auf dem Bauch und stiert mehr, als sie sieht, ins Leere. Sehr viel hoffnungsvoller ist dagegen ein Gemälde von James Whistler, "Die Genesende" betitelt. Hier kann die noch blasse Rekonvaleszentin schon im Bette sitzen, ein opulentes Frühstück steht bereit und wird sie wieder stärken. Das ganze Bild strahlt Optimusmus aus, und insbesondere die mit dem blassen Teint kontrastierenden roten Lippen sind für den Kundigen wie ein gutes Omen.

Dabei sei noch ein Holzschnitt Kirchners aus dem Jahre 1919 erwähnt. Dort sieht man den Kranken, sozusagen wie eine Vision, den gesunden Menschen schauen, in aller Düsternis der Hinterhofszenerie. Erschütternd dürfte auch das schmerzensreiche Antlitz der "Weinenden" von Picasso sein, das er 1938 gestaltete. Getreu seiner Maxime, das Antlitz des Menschen in verschiedenen Dimensionen in einem Bilde darzustellen, ist das sprechende Gesicht, dessen Schmerz noch durch die verzweifelte Haltung der linken Hand expressivste Ausdruckskraft findet, entfaltet und vermittelt daher wohl den Eindruck trostloser Verlassenheit in besonders starker Weise.

Künstler als Patienten, die sich selbst darstellen, sind nicht allzu häufig. Das vielleicht bekannteste Beispiel ist Albrecht Dürers Selbstbildnis mit dem Kreis in der rechten oder linken Oberbauchgegend. Der Künstler hatte eigenhändig über die Zeichnung geschrieben: "Da, wo der gelb fleck ist und mit dem finger drauff deut, do ist mir weh!" Man geht wohl nicht fehl in der Annahme, daß es sich bei dieser Darstellung um eine Zeichnung handelte, die Dürer seinem Arzt übersandt hatte. Doch ist bis heute die Frage nicht entschieden, ob Dürer nun auf die Leber (Rechts) oder Milzgegend (Links) deutet. Es kommt ganz darauf an, ob er sich, wie dies Künstler in Selbstporträts häufig taten, spiegelbildlich oder nicht dargestellt hat. Würde er auf die Milz zeigen, dann wäre allerdings die Vermutung verstärkt, daß Dürer an einer damals in Deutschland recht häufigen Malaria gelitten hat, da bei dieser Krankheit eine Milzschwellung mit entsprechenden Beschwerden geradezu typisch ist.

Ein anderes Bild hat eine erschütternde Geschichte. Der spanische Künstler Rafael Pellicer, der an der unheilbaren Leukämie litt, hat wenige Wochen vor seinem Tode eine Allegorie auf das ihm deutlich bewußte Ende geschaffen. Noch ist es zwar nur die Robotergliederpuppe, die zusammengesunken hinter dem Künstler kauert, und der Aufzugschlüssel scheint anzudeuten, daß sie wieder zur Bewegung erweckt werden könnte. Doch

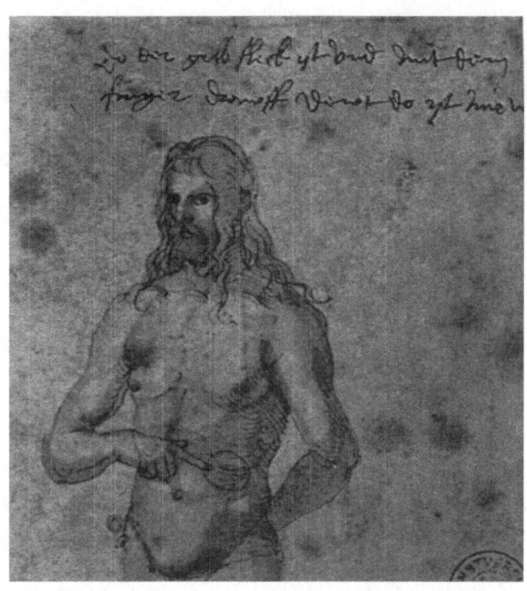

Abb. 8. Selbstbildnis von Albrecht Dürer mit schmerzendem Fleck. Federzeichnung, Kunsthalle Bremen. Aus: Schadewaldt, H., Binet, L., Maillant C. und Veith, I.: Kunst und Medizin, Dumont Schauberg, Köln 1967, Abb. 113

der Künstler, blaß wie sein gespentisches Modell, und mit halonierten Augen, weiß wohl nur zu gut, daß für seinen dahinsiechenden Organismus kein Aufzugschlüssel mehr paßt. Er konnte sein letztes Bild auch nicht mehr vollenden, der Tod nahm ihm den Pinsel aus der Hand.

Ebenso erschütternd ist das Selbstporträt des holländischen Malers Dick Keet, der 1940 an einer angeborenen Herzkrankheit verstarb. Die auf dem Original deutlicher erkennbare Zyanose der Nasenspitze und der Lippen, die typischen Trommelschlegelfinger und der Hinweis auf die vom Künstler selbst dem Beschauer freigemachte Herzspitze und nicht zuletzt die Halsvenenstauung lassen die Diagnose Herzinsuffizienz buchstäblich schon vor dem Selbstbildnis stellen. Und nicht weniger erschütternd ist die allgemein bekannte Darstellung Van Goghs nach seiner Selbstverstümmelung, als er in einem Anfall von schwerer Depression sich einen Teil des Ohres abschnitt und in das benachbarte Bordell schickte; es entstand 1889, ein Jahr vor seinem Tode.

Oft war für die Künstler die Wiedergabe kranker und gebrechlicher Menschen allerdings kein Selbstzweck, sondern diente zur Verdeutlichung sozialkritischer oder, vor allem im Mittelalter, religiöser Anliegen. In diesem Sinne muß man die zahlreichen Darstellungen von Wunderheilungen Christi verstehen, die keineswegs einen ganz bestimmten Kranken, sondern sozusagen den Prototyp des Aussätzigen darstellen, wie auf der Miniatur eines ottonischen Evangeliars der Reichenauer Schule um 1000, wo der Lepröse mittels der unreinen Haut und des Leprahorns, mit dem er seine Gegenwart ankündigen mußte, im oberen Bild und mit gereinigter Haut und in festlicher Kleidung, Christus Dank sagend, auf dem unteren zu sehen ist. Daneben steht die Heilung des Wassersüchtigen aus der

Kirche in Oberzell auf der Reichenau, dessen durch den Aszites vorgetriebener Bauch deutlich genug auf das Krankheitsbild hinweist und damit die Diagnose Leberzirrhose oder Bauchkrebs wahrscheinlich macht, dagegen einen Hydrops als Folge einer Herz- oder Nierenerkrankung weitgehend ausschließen läßt. Noch deutlicher wird dieser Vorgang auf einem der berühmtesten Mosaike in Monreale aus dem 12. Jahrhundert.

Pieter Breughel d.Ä. nahm sich besonders der Ärmsten der Armen, der Blinden und Krüppel an, von denen zu seiner Zeit viele Tausende umherirrten und ohne ständige Fürsorge waren. Erschütternd sind die aussätzigen Krüppel, deren mit billigen Fuchsschwänzen behängte Gewänder die Gesunden schon von weitem vor ihnen warnen sollten. Die abgefaulten und durch die Lepra nervosa in bizarren Kontraktionsstellungen fixierten Extremitäten sind durch primitive Hand- und Fußkrücken ersetzt, die dem Medizinhistoriker interessante Hinweise auf die damaligen orthopädischen Apparate geben. Erschütternd und tragisch ist auch der Zug der Blinden, die, weil auch ihr Anführer nichts mehr sehen kann, alle miteinander in einen Graben fallen. Ein ausdrucksstarkes Memento für die mitleidlose Umwelt! Doch hat der Maler sehr realistisch auch die Ursachen der Erblindung in seinem Gemälde aufgedeckt. Erscheint bei dem einen Blinden der gesamte Augapfel enukleiert, sei es als Folge einer Blendung als Strafe, sei es als therapeutischer Eingriff, was indes, da doppelseitig, weniger wahrscheinlich ist, so weist ein anderer Leidensgenosse ein typisches Pterygium auf, das natürlich auch die Sicht beeinträchtigte, heute aber ohne Schwierigkeiten operiert werden könnte. Der dritte Blinde schließlich zeigt die typischen Zeichen eines Enophthalmus, eine Folge einer schweren, zur Erblindung führenden Augapfelerkrankung mit ausgeprägter Bulbusschrumpfung. So weit man beim letzten Gefährten dieser trostlosen Gesellschaft erkennen kann, dürfte hier ein Ulcus corneae mit breiter, bandförmiger Hornhauttrübung die Ursache der Erblindung gewesen sein.

Im 18. Jahrhundert nahmen sich nun auch die großen Satiriker des Patienten an. Auch sie verfolgten zweifellos eine moralisierende und sozialkritische Tendenz. Als pars pro toto seien hier der "Aderlaß" von James Gillray von 1802 und das "Brechmittel" von Thomas Rowlandson von 1800 genannt.

Dieses sozialkritische Anliegen beseelte sicherlich auch Goya, etwa dort, wo er das Treiben in einer der spanischen Irrenanstalten, in Saragossa, 1794 darstellte, wo die weitgehend nackten Kranken ihren Halluzinationen und Wahnvorstellungen folgen durften. Der Wahnsinnige, sei es der idiotische Tölpel oder der rasende Zyklothyme oder Schizophrene, war überhaupt ein bevorzugtes Studiengebiet des großen spanischen Künstlers, und wenn einem der Zugang zu der bizarren, so schwer einfühlbaren Welt der Geisteskranken möglich war, dann wohl Goya, der mit einer uns geradezu erschreckenden Sicherheit das Dämonische der psychischen Krankheit aufs Papier bannte.

Nicht minder kongenial ist Goyas Darstellung der Pest von 1810, wo in einem geheimnisvoll-fürchterlichen Halbdunkel Tote und in der Agonie noch mit der Seuche Ringende vor dem aufgehellten Hintergrund nur schemenhaft zu sehen sind. Demgegenüber erscheint wie ein Pendant zur Geißel der Seuche die Geißel des Krieges in einer Zeichnung der "Desastres de la guerra" von 1810, wo ein weißes Leichentuch die Hingemetzelten umgibt, während, auch schon in das hier so fatale Tuch gekleidet, eine einzige weibliche Person, bis zu den Augen verhüllt, ob all des Schrecklichen den Klagegesang ausbringt.

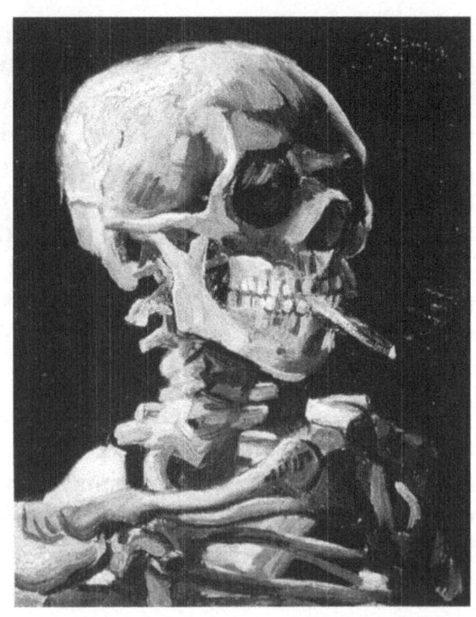

Abb. 9. Rauchendes Skelett. Ölgemälde von Vincent van Gogh 1885. Stedelijk Museum, Amsterdam. Aus: Schadewaldt, H.: Betrachtungen zur Medizin in der bildenden Kunst. Vorträge, Rheinisch-Westfälische Akademie der Wissenschaften, Klasse für Natur-, Ingenieur- und Wirtschaftswissenschaften. Nr. 377, Westdeutscher Verlag Opladen 1990, Abb. 42

Von Goya stammt im übrigen noch eine weitere erstaunliche Zeichnung. Sie ist betitelt "Mutter, ihr neugeborenes Kind enthüllend". Aber was sich dem Beschauer zeigt, ist ein gliederloses Wesen, eine Dysmelie aller vier Extremitäten, wie sie erst wieder in unseren Tagen zum erschütternden Memento werden sollte. Ihr kann ich, ohne auf Einzelheiten weiter einzugehen, nur eine Zeichnung eines ebenfalls dysmelischen Mädchens von Urs Graf aus dem Jahre 1514 gegenüberstellen und darauf hinweisen, daß in einer Monographie von Prof. Dr. Püschel in Bochum und meiner Doktorandin Frau Dr. Rickelhoff der Nachweis geführt worden ist, daß diese Dysmelien keineswegs ein erstmals in unserer Zeit aufgetretenes Krankheitsbild sein können, sondern daß es auch schon in früheren Epochen merkwürdige Häufungen derartiger Mißbildungen gab, für die der Medizinhistoriker noch keine Erklärung geben kann.

Wenn es noch eines weiteren Beweises bedurft hätte, daß Goya nicht nur der Maler von körperlicher und geistiger Krankheit, sondern auch der Vorahner des Unbewußten im Menschen, kurz der erste romantische Maler gewesen ist, dann wäre es sein Bild des "Greises zwischen Phantomen", das unheimlich einer Zeichnung von Alfred Kubin "Die Gasse" aus dem Jahre 1900 ähnelt, der, sein Leben lang an einer sogenannten Randpsychose leidend, den schmalen Grat zwischen geistiger Gesundheit und unkontrollierbaren Ausbrüchen, psychotischen Störungen, entlang wandelte und gemeinhin als einer der Begründer des Surrealismus in der Malerei gilt.

Was hat das eine Zigarette rauchende Skelett, das Van Gogh im Jahre 1885 malte, mit der Darstellung des "Barmherzigen Samariters" zu tun, die Van Gogh noch im Mai 1890 nach einem Gemälde von Delacroix fertigstellte? In seinem Zigarette rauchenden Skelett scheint uns die unbarmherzige Analyse des Menschen durch den genialen, aber doch im Grunde seines Herzens depressiv-pessimistischen Künstlers ihren großartigsten, ergreifendsten Ausdruck gefunden zu haben. Das ist kein Memento mori mehr, wie vielleicht bei Arnold Böcklin 1872, der übrigens den fiedelnden Tod erst später hinzufügte, als er gefragt wurde, was sein Gesichtsausdruck bedeuten solle, und bei Lovis Corinth 1896, die sich im Selbstbildnis mit einem Skelett darstellten, das ist Abstraktion der menschlichen Persönlichkeit, die isoliert von aller Welt und entindividualisiert doch noch im Rauchvorgang einen letzten lebendigen Bezug erkennen läßt. Es wundert uns nach diesem Bilde nicht mehr, daß die allerletzten Werke Van Goghs Landschaften waren und über seinen Kornfeldern, dem letzten Gemälde, die schwarzen Raben der Verzweiflung kreisen.

Ganz anders Max Liebermann. Auch er hat uns eine Darstellung des "Barmherzigen Samariters" im Jahre 1911 geschenkt. Aber für ihn verkörpert sich nicht nur im gewählten Sujet, sondern auch in der Komposition und vor allem in den Farben ein synthetisch-optimistisches Prinzip, das sicher auch Van Gogh, wenn auch im Endeffekt vergebens, gesucht hat.

Warum schließe ich mit diesem 2000 Jahre alten Gleichnis? Ich bin davon überzeugt, daß nicht der Gesundheitsingenieur von morgen, nicht der Medizinmann von gestern, sondern der praktische Arzt aller Zeiten, benutzen wir ruhig dieses altmodische, aber ehrwürdige, vom griechisch-lateinischen $\dot{\alpha}\varrho\chi - \iota\dot{\alpha}\tau\varrho\acute{o}\varsigma$ abgeleitete Wort – es war ein Ehrentitel und sollte auch einer bleiben – die wahre Heilkunde repräsentiert. Er ist derjenige, der dem kranken Menschen als Freund, als Helfer gegenübertritt, und es wäre gut, wenn wir uns in diesen Zeiten der Unsicherheit und des Umbruchs alle an die alte Geschichte erinnern würden:

"Es war ein Mensch, der ging von Jerusalem hinab gen Jericho und fiel unter die Mörder. Sie zogen ihn aus und schlugen ihn und gingen davon und ließen ihn halbtot liegen. Es begab sich aber ungefähr, daß ein Priester dieselbe Straße hinabzog, und da er ihn sah, ging er vorüber. Desgleichen auch ein Levit. Da er kam zu der Stätte und sah ihn, ging er vorüber. Ein Samariter aber reiste und kam dahin und da er ihn sah, jammerte ihn sein und ging zu ihm, verband ihm seine Wunden und goß darein Öl und Wein und hob ihn auf sein Tier und führte ihn in die Herberge und pflegte sein. Welcher dünkt dich, der unter diesen Dreien der Nächste sei gewesen dem, der unter die Mörder gefallen war?"

I. Untersuchungsmethoden in der Osteologie

Untersuchungsmethoden generalisierter Osteopathien: Probleme, offene Fragen und Zukunftsaspekte

H.-P. Kruse, J. Woggan

I. Medizinische Klinik, Universitätsklinikum Eppendorf, Martinistraße 52, W-2000 Hamburg 20, Bundesrepblik Deutschland

Die generalisierten metabolischen und endokrinen Osteopathien lassen sich pathologisch-anatomisch auf drei Grundformen zurückführen, Osteopenie bzw. Osteoporose, Knochenmineralisationsstörung im Sinne einer Osteomalazie und die Ostitis fibrosa generalisata als Ausdruck einer Nebenschilddrüsenüberfunktion [7]. Ein großer Teil der Osteopathien läßt sich ursächlich auf Grunderkrankungen in den Organsystemen Intestinaltrakt, Nieren oder Endokrinium zurückführen. Die Untersuchung der Osteopathien hat daher außer dem Skelettsystem selbst die genannten Organsysteme in ihrer Funktion und in ihrem Einfluß auf den Kalziumphosphatstoffwechsel zu berücksichtigen. Bei dem umfassend und allgemein formulierten Thema werden im wesentlichen drei Punkte herausgestellt, erstens Probleme der klinischen Diagnostik, zweitens die Bewertung der laborchemischen Parameter des Knochenumbaus und drittens Veränderungen der Knochenstruktur in Beziehung zum Frakturrisiko und zu Meßmethoden des Knochenmineralgehaltes.

Für die Probleme der klinischen Diagnostik werden zwei Beispiele angeführt, die sich durchaus verallgemeinern lassen. Zum einen kommt es nicht selten vor, daß die korrekte Diagnose einer generalisierten Osteopathie verkannt wird, da es sich um eine seltene Osteopathie handelt und diagnostisch wegweisende Befunde übersehen werden oder fehlen. Auf der anderen Seite wird die generalisierte Osteopathie zwar erkannt, durch Übersehen des Grundleidens erfolgt jedoch keine ätiologische Zuordnung, wodurch eine insuffiziente Behandlung resultiert.

Die diffusen Skelettbeschwerden bei einer Osteomalazie, oft verbunden mit einer Gangstörung und Muskelschwäche, werden nicht selten als theumatisch oder neurologisch bedingt verkannt. Beispielhaft seien die Fälle von sporadischem Phosphatdiabetes im Erwachsenenalter angeführt. Eigene Untersuchungen konnten zeigen, daß die korrekte Diagnose retrospektiv erst mehr als fünf Jahre nach Auftreten der ersten Skelettsymptome gestellt wird [10]. Dabei zeigte sich, daß der wegweisende laborchemische Befund einer Hypophosphatämie meist übersehen wird, dieses wohl nicht zuletzt in Unkenntnis des relativ seltenen Krankheitsbildes.

E. Werner H.H. Matthiaß (Hrsg.)
Osteologie - interdisziplinär
© Springer-Verlag Berlin Heidelberg 1991

Patienten mit einheimischer Sprue weisen knochenhistologisch in mehr als 90% Osteopathien auf, bei denen es sich in der Regel um Mischbilder der eingangs genannten Grundformen handelt. Etwa ein Drittel aller Fälle weist primär Skelettsymptome auf, ohne daß charakteristische gastrointestinale Symptome bestehen, so daß das Grundleiden oft lange Zeit verkannt wird. Eine retrospektive Untersuchung ergab eine korrekte ätiologische Zuordnung der Osteopathie erst mehr als 8 Jahre nach Auftreten der ersten Symptome [9].

Diese Beispiele unterstreichen die Notwendigkeit, pathologische laborchemische Befunde des Kalziumphosphatstoffwechsels sorgfältig zu bewerten und die Organsysteme Gastrointestinaltrakt, Endokrinium und Nieren in die Untersuchung generalisierter Osteopathien einzubeziehen.

Die laborchemische Diagnostik generalisierter Osteopathien dient nicht nur der Diagnose der Skeletterkrankung selbst, sondern auch der Differentialdiagnose und dem Nachweis eines möglichen Grundleidens. Darüber hinaus sind für verschiedene Osteopathien, insbesondere für die Osteoporose sowie für renale und intestinale Osteopathien Informationen über den Knochenumbau von Interesse. Als laborchemische Parameter der Knochenneubildung gelten die Aktivität der alkalischen Serumphosphatase sowie das Osteocalcin im Serum, als Parameter der Knochenresorption die Kalzium- und Hydroxyprolinausscheidung im morgendlichen Nüchternurin. Bislang liegt nur von einer Arbeitsgruppe eine Studie vor, die unter Anwendung der genannten Parameter und zusätzlicher Bewertung der Körperfettmasse gezeigt hat, daß bei Patienten mit Osteoporose prospektiv mit einer Wahrscheinlichkeit von knapp 80% zwischen sogenannten "fast bone losers" (mehr als 3% pro Jahr) und "slow bone losers" (weniger als 2% pro Jahr) unterschieden werden kann [1]. In folgenden seien einige Probleme der Bewertung der Parameter des Knochenumbaus angesprochen. Hyldstrup et al. [6] konnten zeigen, daß die Hydroxyprolinausscheidung im Nüchternurin von der Knochenmasse abhängig ist, während die alkalische Serumphosphatase und das Serum-Osteocalcin keine signifikante Korrelation zeigten. Signifikante Korrelationen zwischen Osteocalcin und alkalischer Phosphatase auf der einen Seite sowie alkalischer Phosphatase und histomorphometrischer Knochenneubildung auf der anderen Seite wurden bei gesunden Frauen von Eastell et al. [3] gezeigt. Bei gesonderter Betrachtung von jüngeren und älteren Frauen zeigte sich doch, daß in der höheren Altersgruppe die signifikante Korrelation von Osteocalcin und alkalischer Phosphatase zur histomorphometrisch gemessenen Knochenneubildung verlorengeht, ein Befund, der nur schwer zu interpretieren ist. Die gleichzeitige Untersuchung von Osteocalcin und alkalischer Phosphatase bei verschiedenen Krankheitsbildern ergab ein konkordantes Verhalten bei Hypoparathyreoidismus, Hyperthyreose, primärem Hyperparathyreoidismus, Akromegalie und postmenopausaler Osteoporose sowie ein diskordantes Verhalten bei Glucocorticoidexzeß, Morbus Paget, chronsicher Niereninsuffizienz und osteolytischen Knochenmetastasen [2]. Für das diskordante Verhalten lassen sich natürlich verschiedene Erklärungen heranziehen, letztlich zeigt diese Untersuchung jedoch, daß die Parameter der Knochenneubildung nur individuell und unter Berücksichtigung des jeweiligen Krankheitsbildes zu bewerten sind. Weitere Parameter des Knochenabbaus, wie z.B. die Dipeptidyl Peptidase IV (DAP IV) [4] oder das Galactosyl Hydroxylysin [11] haben bislang zu keinen wesentlichen Fortschritten geführt.

Messungen des Knochenmineralgehaltes bei Osteoporose haben bei hoher Spezifität nur eine geringe Sensitivität und umgekehrt [13,8]. Für diese Tatsache dürfte unter anderem

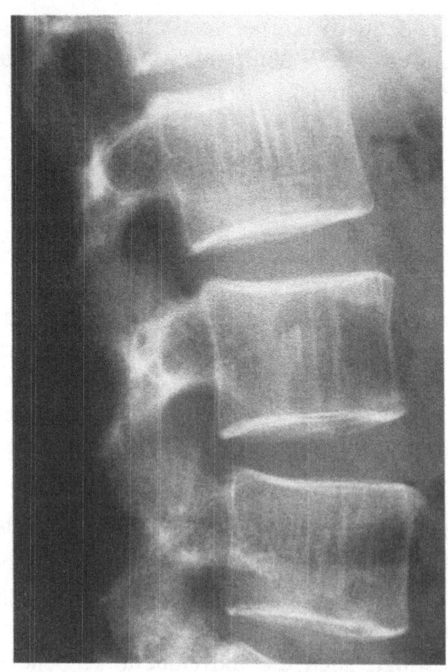

Abb. 1. 31jähriger Mann: seitliche Röntgenaufnahme der LWS von L2 bis L4 mit kräftig ausgeprägten vertikalen Trabekeln. Mineralgehaltsmessung mittels DPX-Methode: 79% der mittleren Norm. Unauffällige klinische und laborchemische Untersuchungen, keine Medikamenteneinnahme. Normvariante der Knochenstruktur oder pathologischer Befund? Erhöhtes Frakturrisiko?

die Knochenstruktur verantwortlich sein, die bislang bei in vivo Untersuchungen keine Berücksichtigung findet. Hahn et al. [5] konnten zeigen, daß im Bereich der Lendenwirbelkörper die horizontalen Trabekel mit zunehmendem Lebensalter stärker abgebaut werden als die vertikalen Trabekel. Der Abbau der Knochensubstanz geht dabei im wesentlichen auf Kosten der plattenartigen Strukturen, während stabartige Strukturen erhalten bbleiben. Für diese Mechanismen sind im wesentlichen sogenannte Perforationen verantwortlich, bei denen die Resorptionslakunen die Trabekel durchstoßen, und so zu einem unwiederbringlichen Verlust der Knochensubstanz führen. Die theoretischen Überlegungen von Parfitt [14] demonstrieren, daß bei einem mittleren Trabekeldurchmesser von $140 \pm 40 \mu m$ und einer mittleren Tiefe der Resorptionslakunen von $60 \pm 20 \mu m$ die Wahrscheinlichkeit einer Perforation 4 Promille beträgt. Die Wahrscheinlichkeit wird noch größer, wenn an einem Trabekel zwei gegenüberliegende Resorptionslakunen entstehen. Außerdem machen diese Überlegungen deutlich, daß die Chance einer Trabekelperforation umso größer wird, je mehr Knochenumbauplätze vorhanden sind. Das bedeutet andererseits, daß Patienten mit einer gröberen Knochenstruktur, d.h. mit dickeren Trabekeln bei gleicher Knochenmasse das geringere Risiko einer Perforation und damit eines unwiederbringlichen Knochensubstanzverlustes aufweisen. In die Messungen des Knochenmineralgehaltes gehen zwangsläufig Trabekelstrukturen mit ein, die durch Perforation als freie Enden in den Markraum ragen, dadurch aber nicht zur Stabilität der Struktur beitragen. Indirekt wird dieses belegt durch die Untersuchungen von Mosekilde et al. [12], die bei Knochengesunden am ersten

24

Lendenwirbelkörper feststellten, daß das Aschegesicht vom 20. bis zum 80. Lebensjahr um etwa 50% abnimmt, während die maximale Belastbarkeit der Wirbelkörper im selben Zeitraum um 75 bis 80% abnimmt.

Schlußfolgerung

In der klinischen Diagnostik generalisierter Osteopathien kommt es zu Problemen, wenn die uncharakteristischen Skelettbeschwerden falsch interpretiert werden und diagnostisch wegweisende Befunde als solche nicht erkannt oder übersehen werden. Dies passiert umso leichter, wenn es sich um seltene Erkrankungen handelt. Außerdem treten oft Schwierigkeiten bei der ätiologischen Einordnung generalisierter Osteopathien auf, wenn nicht daran gedacht wird, auch die Organsysteme Intestinaltrakt, Nieren und Endokrinium einer sorgfältigen Funktionsdiagnostik zu unterziehen.

Die Interpretation der laborchemischen Parameter des Knochenumbaus ist nur individuell und in Abhängigkeit des zugrundeliegenden Krankheitsgeschehens möglich. Zu beachten sind mögliche Abhängigkeiten von Alter, Geschlecht und Knochenmasse.

Die derzeitigen Messungen des Knochenmineralgehaltes in vivo beschreiben das Frakturrisiko nur in grober Annäherung. Bessere Ergebnisse sind nur zu erwarten, wenn es gelingt, auch die individuelle Knochenstruktur zu erfassen und in die Beurteilung mit einzubeziehen.

Literatur

1. Christiansen C, Riis B (1989) New methods for identifying "at risk"patients for osteoporosis. Clin rheumatol 8, Suppl 2:52–55
2. Duda RJ, O'Brien JF, Katzmann JA, Peterson JM, Mann KG, Riggs BL (1988) Concurrent assays of circulating bone Gla-protein and bone alkaline phosphatase: effects of sex, age, and metabolic bone disease. J Clin Endocrinol Metab 66:951–957
3. Eastell R, Delmas PD, Hodgson SF, Eriksen EF, Mann KG, Riggs BL (1988) Bone formation rate in older normal women: concurrent assessment with bone histomorphometry, calcium kinetics, and biochemical markers. J Clin Endocrinol Metab 67:741–748
4. Gotoh H, Hagihara M, Nagatsu T, Iwata H, Miura T (1988) Activity of dipeptidyl peptidase IV and post-proline cleaving enzyme in sera from osteoporotic patients. Clin Chem 34:2499–2501
5. Hahn M, Vogel M, Pompesius-Kempa M, Delling G (1989) Kombinierte zwei- und dreidimensionale Analyse der Wirbelsäule als Grundlage für das Verständnis endokriner Knochenmassenverlust-Syndrome. Quintessenz, Berlin
6. Hyldstrup L, McNair P, Jensen GF, Nielsen HR, Transbol I (1984) Bone mass as a referent for the urinary hydroxyproline excretion: age- and sex-related changes in 125 normals and in primary hyperparathyroidism. Calcif Tiss Int 36:639–644
7. Kruse HP, Kuhlencordt F (1984) Grundzüge der Osteologie. Springer, Berlin Heidelberg New York
8. Kruse HP, Ringe JD (1989) Diagnostische Wertigkeit nichtinvasiver Meßmethoden des Knochenmineralgehaltes. Z Rheumatol 48,Suppl. 1:32–36
9. Kruse HP, Tomforde-Brunkhorst R, Ringe JD (1987) Die einheimische Sprue, oft verkannte Ursache hochgradiger generalisierter Osteopathien. Dtsch Med Wochenschr 122:1155–1159
10. Kruse HP, Vorkefeld M, Woggan KJ (1988) Untersuchungen zum Phosphatdiabetes im Erwachsenenalter. In: Heuck FHW, Keck E (Hrsg.) Fortschritte der Osteologie in Diagnostik und Therapie. Springer, Berlin Heidelberg New York, S 64–68

11. Moro L, Modricky C, Rovis L, de Bernard B (1988) Determination of galactosyl hydroxylysine in urine as means for the identification of osteoporotic women. Bone and Mineral 3:271–276
12. Mosekilde Li, Mosekilde Le, Danielsen CC (1987) Biomechanical competence of vertebral trabecular bone in relation to ash density and age in normal individuals. Bone 8:79–85
13. Ott SM, Kilcoyne RF, Chesnut III CH (1987) Ability of four different techniques of measuring bone mass to diagnose vertebral fractures in postmenopausal women. J Bone Min Res 2:201–210
14. Parfitt AM (1987) Trabecular bone architecture in the pathogenesis and prevention of fractures. Am J Med 82, Suppl 1B:68–72

Altersabhängigkeit der Serumosteocalcinspiegel bei Normalpersonen

P. Pietschmann[1], H. Resch[2], W. Woloszcuk[3], R. Willvonseder[2,4]

[1]II. Medizinische Universitätsklinik, Garnisongasse 13, 1090 Wien, Österreich
[2]Medizinische Abteilung, Krankenhaus der Barmherzigen Brüder, Große Mohrengasse 9, 1020 Wien, Österreich
[3]Ludwig Boltzmann-Institut für Klinische Endokrinologie, 1090 Wien, Österreich
[4]Ludwig Boltzmann-Institut für Altersforschung, 1090 Wien, Österreich

Einleitung

Osteocalcin (OC, bone GLA protein) ist ein aus 48 Aminosäuren bestehendes Knochenmatrixprotein, das mittels Radioimmunoassay in der peripheren Zirkulation nachgewiesen werden kann [8]. Es wird angenommen, daß die im Serum gemessenen Osteocalcinspiegel der de novo Synthese durch die Osteoblasten entstammen und damit einen biochemischen Parameter der Knochenneubildung darstellen [9]. In der Literatur finden sich bezüglich der Altersabhängigkeit der Serumosteocalcinspiegel widersprüchliche Angaben. Ziel unserer Studie war es daher, den Einfluß des Alters und des Geschlechtes auf die Serumosteocalcinspiegel bei Normalpersonen zu untersuchen.

Methodik

Wir untersuchten 106 gesunde Probanden (58 Frauen, Alter 46 ± 2 Jahre, range: 21-77 Jahre; 48 Männer, Alter 40 ± 2 Jahre, range 20-81 Jahre). Bei allen Probanden bestand eine unauffällige Blutchemie (insbesondere Calcium, Phosphor, alkalische Phosphatase, Leber- und Nierenparameter, Blutglukose), sowie ein altersentsprechend unauffälliger internistischer Status. Die Serumosteocalcinspiegel wurden mittels eines kommerziellen Radioimmunoassays (CIS International, Gif sur Yvette, Frankreich) bestimmt.
Statistik: Alle Daten werden als Mittelwert ± SEM angegeben. Die statistischen Analysen wurden mittels Mann-Whitney U-Test und Pearson-Korrelationskoeffizient durchgeführt.

Ergebnisse

Die Serumosteocalcinspiegel der prä- und postmenopausalen Frauen sowie der Männer unter bzw. über 50 Jahre sind in Tabelle 1 dargestellt. Bei den postmenopausalen Frauen waren die Serumosteocalcinspiegel signifikant höher als bei den prämenopausalen Probanden (p < 0,002). Im Gegensatz dazu waren die Serumosteocalcinspiegel bei den Männern über bzw. unter 50 Jahre statistisch nicht signifikant unterschiedlich. Eine statistisch signifikante Korrelation zwischen den Serumosteocalcinspiegeln und dem Alter fand sich bei den

E. Werner H.H. Matthiaß (Hrsg.)
Osteologie - interdisziplinär

weiblichen (r = 0,40; p < 0,002), nicht jedoch bei den männlichen Probanden /r = 0,20; NS).

Tabelle 1. Serum Osteocalcinspiegel bei prä- (*A*) bzw. postmenopausalen (*B*) Frauen (*F*) und Männern (*M*) unter (*A*) bzw. über (*B*) 50 Jahre

	A	B	
F	6,4 ± 0,3 ng/ml	8,2 ± 0,6 ng/ml	p < 0,002
M	7,2 ± 0,4 ng/ml	6,7 ± 0,6 ng/ml	NS

Diskussion

Histomorphometrische Untersuchungen haben ergeben, daß die Serumosteocalcinspiegel sowohl bei Normalpersonen als auch bei Patienten mit postmenopauseller Osteoporose bzw. verschiedenen Endokrinopathien einen spezifischen biochemischen Parameter der Knochenneubildung darstellen [6, 1, 4]. Bezüglich der Alters- und Geschlechtsabhängigkeit der Serumosteocalcinspiegel bei Normalpersonen finden sich in der Literatur divergente Aussagen. Epstein et al. [5] beschrieben ein Ansteigen der Serumosteocalcinspiegel mit dem Alter bei beiden Geschlechtern; in allen Altersgruppen waren die Serumosteocalcinspiegel der Frauen höher als diejenigen der Männer. Ähnlich wie in unserer Studie beschrieben Delmas et al. [3] ein Ansteigen der Serumosteocalcinspiegel bei gesunden Frauen im Alter, Worsfold et al. [10] fanden eine etwa doppelte Erhöhung der Serumosteocalcinspiegel bei 50 bis 75jährigen gegenüber 35 bis 39jährigen Frauen; bei gesunden Männern beschrieben Worsfold und Mitarbeiter ein Absinken der Serumosteocalcinspiegel bis zum Alter von 60–70 Jahren. Im Gegensatz dazu fanden Catherwood et al. [2] bei gesunden Probanden keine Altersabhängigkeit der Serumosteocalcinspiegel; Price und Nishimoto [7] beschrieben eine negative Korrelation zwischen dem Alter und den Serumostaocalcinspiegeln.

Unsere Ergebnisse sprechen dafür, daß bei gesunden postmenopausalen Frauen eine gesteigerte Knochenneubildung wahrscheinlich im Sinne eines erhöhten Knochenumsatzes vorliegt, während bei gesunden Männern die durch die Serumosteocalcinspiegel reflektierte Knochenneubildung keine Altersabhängigkeit zeigt. Die Widersprüche zwischen unseren Daten und einigen in der Literatur publizierten Studien könnten einerseits durch die unterschiedlichen Radioimmunoassaysysteme, andererseits durch Unterschiede in den untersuchten Populationen erklärt werden.

Literatur

1. Brown JP, Delmas PD, Malaval L, Edouard C, Chapuy MC, Meunier PJ (1984) Serum bone GLa-protein: a specific marker for bone formation in postmenopausal osteoporosis. Lancet 1:1091–1093
2. Catherwood BD, Marcus R, Madviq P, Cheung AK (1985) Determinants of bone gamma-carboxyglutamic acid containing protein in plasma of healthy aging subjects. Bone 6:9–13

3. Delmas PD, Stenner D, Wahner HW, Mann KG, Riggs BL (1983) Increase in serum bone γ-carboxyglutamic acid protein with aging in women. J Clin Invest 71:1316–1321
4. Delmas PD, Malaval L, Arlot ME, Meunier PJ (1985) Serum bone Gla-protein compared to bone histomorphometry in endocrine disease. Bone 6:339–341
5. Epstein S, Poser J, McClintock R, Johnston CC, Bryce G, Hui S (1984) Differences in serum bone GLA protein with age and sex. Lancet 1:307–310
6. Garcia-Carrasco M, Gruson M, de Vernejoul MC, Denne MA, Miravet L (1988) Osteocalcin and bone morphometric parameters in adults without bone disease. Calcif Tissue Int 42:13–17
7. Price PA, Nishimoto SK (1980) Radioimmunoassays for the vitamin K-dependent protein of bone and its discovery in plasma. Proc Natl Acad Sci, USA 77:2234–2238
8. Price PA, Parthemore JG, Deftos LJ (1980) New biochemical marker for bone metabolism. Measurement by radioimmunoassay of bone GLA protein in the plasma of normal subjects and patients with bone disease. J Clin Invest 66:878–883
9. Price PA, Williamson MK, Lothringer JW (1981) Origin of the vitamin K-dependent bone protein found in plasma and its clearance by kidney and bone. J Biol Chem 256:12760–12766
10. Worsfold M, Sharp CA, Davie MJW (1988) Serum osteocalcin and other indices of bone formation: an 8-decade population study in healthy men and women. Clinica Chimica Acta 178:225–236

Parameter der renalen Calcium- und Hydroxyprolinausscheidung

C. Leuschner[1], G. Rittmeyer[2], J. Woggan[2], H.-P. Kruse[2]

[1] Abteilung Strahlentherapie, Radiologische Klinik, Universitätsklinikum Eppendorf,
Martinistraße 52, W-2000 Hamburg 20, Bundesrepublik Deutschland
[2] I. Medizinische Klinik, Universitätsklinikum Eppendorf, Martinistraße 52, W-2000 Hamburg 20,
Bundesrepublik Deutschland

Einleitung

Zur Beschreibung des Ausmaßes der Knochenresorption existieren verschiedene Parameter, deren Bedeutung in der laborchemischen Diagnostik und der Verlaufskontrolle von Calciumstoffwechselstörungen und Skeletterkrankungen untersucht wurden. Angesichts der problematischen Urinsammlung über 24 Stunden, speziell für ambulante Patienten und der bisher geforderten kollagenfreien Diät zur Hydroxyprolinbestimmung wurde insbesondere die Vergleichbarkeit dieser Parameter im 24-Stunden-Sammelurin und im Nüchternurin untersucht. Grundlage hierfür sind Untersuchungen von Nordin, der bereits 1959 die Einbeziehung der Kreatininkonzentration bei der Calciumbestimmung im Nüchternurin forderte unter der Annahme, durch den Bezug aufg das Kreatinin die fettfreie Körpermasse ungeachtet der Geschlechtszugehörigkeit, der Körpergröße und des Ernährungszustandes miteinbezogen zu haben. Des weiteren ermöglicht das Wissen um eine rasche Absorption beider Substanzen eine nahrungseinflußfreie Bestimmung im Urin nach einer nächtlichen Fastenmethode.

Methode

Es wurden 43 Patienten untersucht, von denen 37 wegen Osteopathien bzw. Calcium-Phosphat-Stoffwechselstörungen stationär in der 1. Medizinischen Klinik des Universitätskrankenhauses Hamburg-Eppendorf behandelt wurden: 6 Patienten ohne diese Erkrankungen dienten als Kontrollgruppe. Während des Untersuchungszeitraumes von 5 Tagen erhielten die Patienten über 4 Tage eine kollagenfreie Diät, im Sammelurin der Tage 3 und 4 wurden die Konzentrationen von Phosphat, Kreatinin, Calcium und Hydroxyprolin (Hypronosticon, Fa. Organon Teknika) bestimmt. Es wurden diese Konzentrationsbestimmungen im Nüchternurin des 5. Tages vorgenommen, in die Berechnungen und Quotientenbildungen miteinbezogen wurde auch der Kreatininwert im Serum. Neben den Absolutwerten wurden der Calcium/Kreatininquotient, die Calcium-Exkretion und der Hydroxyprolin/Kreatininquotient jeweils im 24-Stundensammelurin und im Nüchternurin errechnet und miteinander verglichen.

E. Werner H.H. Matthiaß (Hrsg.)
Osteologie - interdisziplinär
© Springer-Verlag Berlin Heidelberg 1991

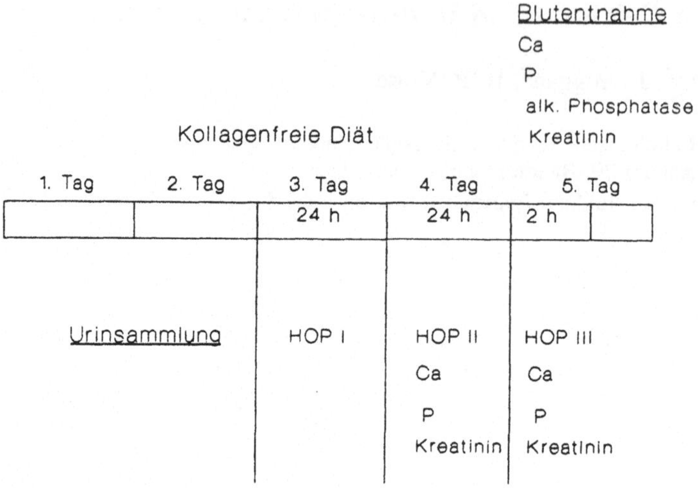

Abb. 1. Sammelschema für die Bestimmung von Calcium, Phosphor und Hydroxyprolin (*HOP*) im Urin

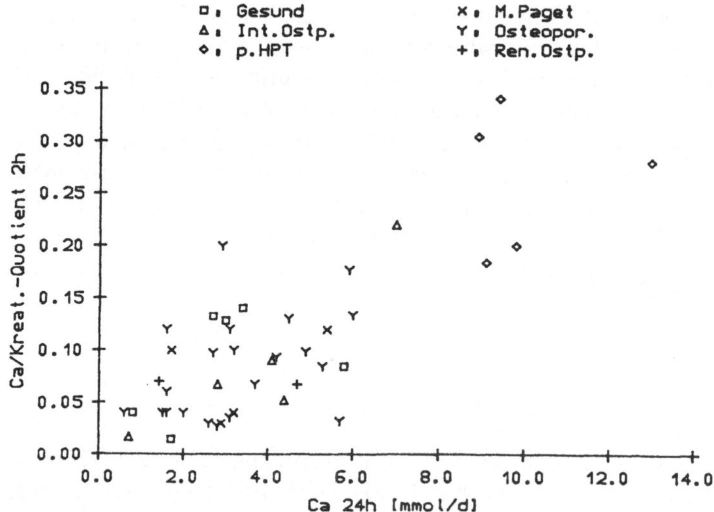

Abb. 2. Lineare Korrelation zwischen der Calciumausscheidung im 24-Stunden-Urin und dem Calcium/Kreatinin-Quotienten im Nüchternurin

Ergebnisse

Im Rahmen der vergleichenden Untersuchung der Konzentrationen im 24-Stunden-Sammelurin und im Nüchternurin ergab sich mit r = 0,7745 eine hochsignifikante lineare Korrelation zwischen der absoluten Calciumausscheidung im 24-h-Urin (mg/d) und dem Calcium/Kreatinin-Quotienten im Nüchternurin.

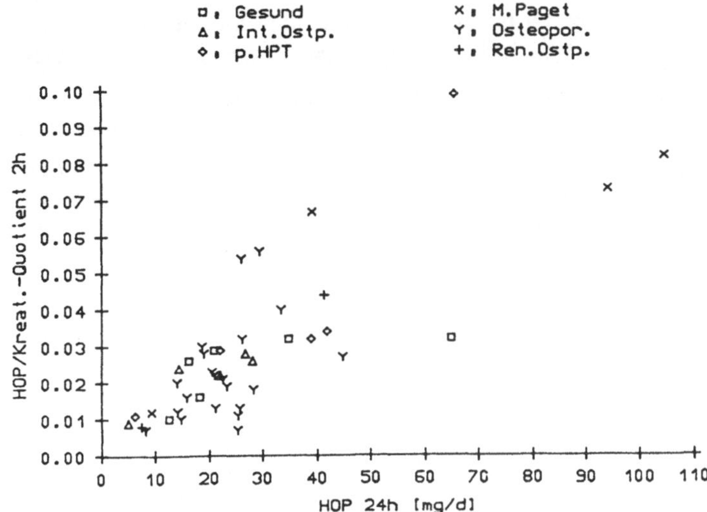

Abb. 3. Lineare Korrelation zwischen der Hydroxyprolinausscheidung im 24-Stunden-Urin und dem Hydroxyprolin/Kreatinin-Quotienten im Nüchternurin

Ebenfalls hochsignifikant mit r = 0,7922 zeigte sich die lineare Korrelation zwischen der absoluten Hodroxyprolinausscheidung im 24-h-Urin und dem Hydroxyprolin/Kreatinin-Quotienten im Nüchternurin.

Wert der vergleichenden Untersuchung der Calcium- und der Hydroxyprolinkonzentration im Sammelurin und im Nüchternurin

Bei der Unterscheidung einer resorptiven von einer absorptiven Hypercalciurie spricht ein hoher Wert für das Calcium im Nüchternurin bei einem normalen Wert im Sammelurin für eine erhöhte Knochenresorption, während ein normaler Wert für die Calciumausscheidung im Nüchternurin gegenüber einem erhöhten Wert im 24-Stunden-Urin für eine Absorptionsstörung spricht. Entsprechend diesen Aussagen zeigt ein erhöhter Hydroxyprolin/Jreatinin-Quotient im Nüchternurin einen gesteigerten Abbau von Kollagen und damit von Knochenmatrix an; eine hohe Hydroxyprolinausscheidung im Sammelurin bei einem normalen Wert für den Nüchternurin spricht für ein Überangebot an Kollagen mit der Nahrung.

Schlußfolgerungen

Zur Untersuchung des Calciumstoffwechsels anhand der Calciumausscheidung im Urin ist aufgrund der Probleme einer 24-stündigen Sammelperiode eine Bestimmung der Calciumkonzentration im Nüchternurin sinnvoll, unter Berücksichtigung der individuellen Körpermasse und der Nierenfunktion wird der Calcium/Kreatinin-Quotient bestimmt. Zur

Beurteilung der intestinalen Calciumabsorption und zur Differenzierung einer Hypercalci-urie ist eine zusätzliche 24-Stunden-Urinanalyse erforderlich.

Auf die Bestimmung der Hydroxyprolinkonzentration im 24-Stunden-Sammelurin kann durch die Ermittlung des Hydroxyprolin/Kreatinin-Quotienten im Nüchternurin verzichtet werden, im Vergleich mit der ungleich einfacheren Bestimmung im Nüchternurin ohne aus-ausgegangene Diät bietet die Hydroxyprolinbestimmung aus dem 24-Stunden-Urin keine Mehrinformation.

Der Einsatz elektronischer Bildanalysesysteme in der Knochenhistomorphometrie

M. E. Böhringer, W. F. Beyer, H. Arnold, W. Willauschus

Abteilung für Orthopädische Rheumatologie (Direktor: Prof. Dr. G. Weseloh),
Orthopädische Universitätsklinik Erlangen-Nürnberg (Direktor: Prof. Dr. D. Hohmann),
Rathsbergerstraße 57, W-8520 Erlangen, Bundesrepublik Deutschland

Einleitung

In der Medizin ist der Einsatz digitaler Bildverarbeitung und elektronischer Bildanalyse weit verbreitet.

Ein wesentlicher *Vorteil eines Bildanalysesystems* gegenüber Integrationsokularmessungen ist die schnelle und exakte Auswertung selbst komplexer Strukturen ohne ermüdende Mikroskoparbeit und unter Berücksichtigung von Artefakten. Man kann sowohl *statisch-morphometrische Parameter* (Länge, Fläche, Umfang, Anzahl, Distanz, Durchmesser etc.) als auch *dynamische* (Bewegungsanalyse hinsichtlich Richtung/Orientierung, Geschwindigkeit und Zeit) und *densitometrische Parameter* (mittlerer Grauwert, Transmissionsgrad, mittlere/integrierte optische Dichte) bestimmen.

Im *semiautomatischen Modus* (hier umfährt man die Meßstruktur von Hand mit dem Cursor) können prinzipiell alle *osteologischen Parameter* gemessen werden [7, 2, 1]. Im *automatischen Modus* (hier wird durch Grauwertschwellen festgelegt, in welchem Intensitätsbereich sich die Meßstruktur befindet) können bisher nur kontrastreiche Strukturparameter wie Volumen- und Oberflächendichte von Trabekeln, Trabekeldurchmesser und -abstand exakt gemessen werden [4, 1, 5].

Die *Problematik bei der Anwendung eines automatischen Bildanalysesystems* besteht in einem geringen Helligkeitsunterschied zwischen Meßobjekt und Umgebungsstrukturen, so daß detektierte Fremdstrukturen nicht vollauf eliminiert werden können. Oft kann jedoch durch eine geeignete Färbe- und Herstellungstechnik, durch die Verwendung von Fluorescenz- oder Phasenkontrasttechnik, von Polarisations- oder Interferenzfiltern sowie durch Einsatz von Farbanalysesystemen (3 Farbintensitäten/1 Grauwert) Abhilfe geleistet werden.

Der *Funktionsablauf* eines Bildanalysesystems gliedert sich in Bildgewinnung (Digitalisierung und Speicherung), Bildrestauration (Verzerrungen, Ausleuchtungsfehler, Rauschen), Bildoptimierung (Abb. 1: Kontrast-/Konturverstärkung, Artefakteliminierung), Bildsegmentierung (Zerlegen in Objekt und Hintergrund), Binärbildoptimierung (Abb. 2:

E. Werner H.H. Matthiaß (Hrsg.)
Osteologie - interdisziplinär
© Springer-Verlag Berlin Heidelberg 1991

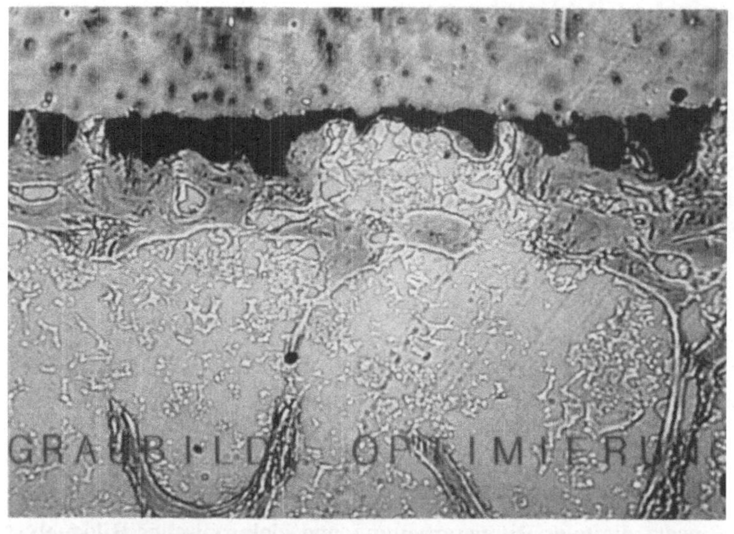

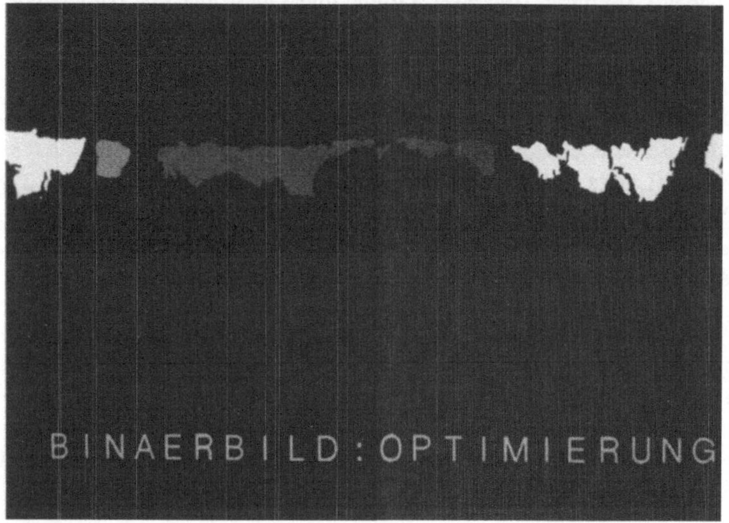

Abb. 1 *(oben).* Digitale Graubildoptimierung (Kalkknorpel) nach Einsatz eines Interferenzfilters

Abb. 2 *(unten).* Erzeugung eines meßbereiten Binärbildes (Kalkknorpel)

Objektoptimierung, Fremdstruktureliminierung), Objektmessung (morpho-/densitometrische Parameter), Datenauswertung und -archivierung (Statistik, Klassifikation).

Einfluß auf die Meßgenauigkeit haben neben der Fertigungs- und Färbetechnik des Präparates das optische System (Kameratyp, Mikro-/Makroskop, Filter), die Bildhelligkeit und Bildschirmauflösung (Kantendetektion) sowie der Detektionsmodus (manuell-automatisch).

In der Literatur findet man *Meßabweichungen* von Bildanalysesystemen gegenüber *Integrationsokularmessungen* von 0.8–9.3% [5], 0.3–20% [7], 0.1–25.6% [1] und 1.4–18.5% [4]. Bei *interindividuellen* Vergleichen ergaben sich Abweichungen von 0.7–12.2% [7], 1.9–5.9% [1] und 2.8% [4], bei *intraindividuellen* Messungen Differenzen von 0.5–11.9% [7] und 1.6–5.5% [1], wobei die einzelnen Autoren eine unterschiedliche Anzahl an Parametern untersucht haben.

Eigene Untersuchung

Bei der Initiierung und Progression der Arthrose spielt die Festigkeit des subchondralen Knochens eine mitentscheidende Rolle. Ein großer Festigkeitsunterschied an umschriebener Stelle führt bei Belastung durch das Auftreten von Zug- und Scherkräften möglicherweise zu Läsionen im darübergelegenen Knorpel [8, 9]. Ziel unserer Arbeit ist deshalb die quantitative Erfassung der subchondralen Spongiosa in unterschiedlichen Gelenkarealen bezogen auf den Zustand des darüberliegenden Gelenkknorpels.

Material und Methode

21 humane Schienbeinköpfe, teils makroskopisch unverändert, teils mit beginnender Knorpeldegeneration (Arthrosegrad 0–3 n. Fassbender), wurden frontal in 5 mediale und 5 laterale Blöcke geschnitten und unentkalkt in Methylmethacrylat eingebettet. Mit einem Hartschnittmikrotom (Reichart-Jung) wurden 6μm dünne Großflächenpräparate hergestellt, nach Von Kossa gefärbt und in subchondrale sowie distal benachbarte Referenz-Sektoren eingeteilt. Anschließend wurde ein Bildanalysesystem (VIDAS, Kontron) so programmiert, daß die *Flächendichte* (Volumendichte) und *Grenzliniendichte* (Umfang/Fläche) der Spongiosa in diesen Sektoren gemessen werden konnte.

Tabelle 1. Spongiosa-Flächendichte (in %) bezogen auf unterschiedliche Arthrosestadien

	0	1	2	3
Arthrosegrad (Fassbender)	0	1	2	3
Anzahl der Sektoren	922	242	86	10
Spongiosa (subchondral)	28.71	29.63	32.13	33.46
Spongiosa (Referenz)	13.63	11.60	13.67	11.43
Skleros. Faktor (sub/ref)	2.10	2.55	2.35	2.93

36

Ergebnisse

Die *Flächendichte der subchondralen Spongiosa* ist zwar gegenüber der Referenz-Spongiosa für alle untersuchten Arthrosestadien erhöht, die *Zunahme der Sklerosierung* (Sub/Ref-Faktor) mit steigendem Arthrosegrad erwies sich jedoch im Kruskal-Wallis und Mann-Whitney/Wilcoxon-Rangsummen-Test (p = 0.05) als nicht signifikant, wobei die Werte für den Arthrosegrad 3 nicht berücksichtigt wurden (Tabelle 1).

Gleiches gilt für die *Grenzliniendichte der subchondralen Spongiosa.* Sie ist bei allen untersuchten Arthrosestadien gegenüber der Referenz-Spongiosa erniedrigt, die Abnahme mit steigendem Arthrosegrad (entsprechend einer zunehmenden Sklerosierung) erwies sich im Kruskal-Wallis und Mann-Whitney/Wilcoxon-Rangsummen-Test (p = 0.05) ebenso als nicht signifikant, wobei die Werte für den Arthrosegrad 3 nicht berücksichtigt wurden (Tabelle 2).

Tabelle 2. Spongiosa-Grenzliniendichte (Umfang/Fläche) bezogen auf unterschiedliche Arthrosestadien (in mm/mm^2)

Arthrosegrad (Fassbender)	0	1	2	3
Anzahl der Sektoren	922	242	86	10
Spongiosa (subchondral)	14.99	14.41	14.62	12.68
Spongiosa (Referenz)	19.22	20.74	20.14	19.20
Skleros. Faktor (sub/ref)	1.28	1.43	1.38	1.51

Literatur

1. Chavassieux PM, Arlot ME, Meunier PJ (1985) Comparison between manual and computerized methods applied to iliac bone biopsies. Bone 6:221–229
2. Clermonts ECGM, Birkenhäger-Frenkel DH (1985) Software for bone histomorphometry by means of a digitizer. Computer Methods and Programs in Biomedicine 21:185–194
3. Fassbender H (1975) Pathologie rheumatischer Erkrankungen. Springer, Berlin Heidelberg New York
4. Garrahan NJ, Mellish RWE, Vedi S, Compston JE (1987) Measurement of mean trabecular plate thickness by a new computerized method. Bone 8:227–230
5. Hempel E, Stiller KJ, Eichhorn KH (1982) Investigations about the usefulness of an automatic image analyser in the bone histomorphometry. Anatomie Anzeiger 157:177–183
6. Malluche HH, Manaka RC (1981) A program package for quantitative analysis of histologic structure and remodelling dynamics of bone. Computer Programs in Biomedicine 13:191–202

7. Malluche HH, Sherman D, Meyer W, Massry SG (1982) A new semiautomatic method for quantitative static and dynamic bone histology. Calcif Tissue Int 34:439–448
8. Radin EL (1983) The relationship between biological and mechanical factors in the etiology of osteoarthritis. J Rheumatol Suppl 9:20–21
9. Radin EL, Rose MR (1986) Role of subchondral bone in the initiation and progression of cartilage damage. Clin Orthop 213:34–40
10. Romeis B (1989) Mikroskopische Technik. Oldenbourg, München

Kriterien des "high and low turnover" in der Histomorphometrie metabolischer Osteopathien

K. Abendroth

Klinik für Innere Medizin, Friedrich-Schiller-Universität Jena, Karl-Marx-Allee 101,
O-6902 Jena-Lobeda, Bundesrepublik Deutschland

Die Dynamik des Knochenumbaus, ihre Suffizienz und die resultierende Bilanz bestimmen den Status des Skeletts. Diese Tatsache und die Art der krankhaften Veränderungen in den einzelnen Aspekten des Bone turnover bei der Planung der Therapie der Osteoporose zu ignorieren oder nicht genügend zu bedenken, ist zum einen Ursache für die weltweit sehr widersprüchlichen Behandlungsergebnisse bei der Osteoporose und zum anderen auch eine Erklärung für die Vielfalt und Gegensätzlichkeit der in den jeweiligen Ländern verwendeten Mitteln des gesamten therapeutischen Arsenals für die Behandlung ein und derselben Erkrankung – der Osteoporose.

Es ist für das Behandlungsergebnis pro Zeiteinheit bei jeder metabolischen Osteopathie und für jedes therapeutische Prinzip von Bedeutung, in welchem Aktivitätszustand der Remodellingprozeß des gesamten Knochens sich befindet.

Für die Therapiestrategie ist es bestimmend, ob der Bone turnover erst mobilisiert werden muß, oder ob ein High turnover in seiner Aktivität zu einer positiven Bilanz zu kanalisieren ist.

Neben den Ergebnissen der biochemischen Analyse des Kalziumstoffwechsels in Blut und Harn sind histologische, vor allem aber histomorphometrische Analysen des Knochens zur Beurteilung der Turnoveraktivität hilfreich.

Es soll hier unser System der morphometrischen Beurteilung der Umbauaktivität zur Diskussion gestellt werden.

Zur Auswertung werden herangezogen: 4 μm dicke Schnitte unentkalkter Knochenbioptate, bei denen morphometrische Parameter mit dem Zählnetz nach Merz vermessen worden sind. Für die Beurteilung des Bone turnover wurden herangezogen die Anbau (OS)- und Abbauoberfläche (HT), die mit Osteoblasten (OB) oder Osteoklasten (HO) besetzten Oberflächenanteile sowie die mit Tetrazyklin markierten Oberflächenbereiche (TLS), als Leistungsparameter die Mineralisationsrate (MR) und die Knochenbildungsrate (BFR). Für die 4 statischen Meßwerte OS, HT, OB und HO gibt es altersbezogene Normwerte (wir verwenden die von Delling angegebenen). Die Abweichungen vom altersbezogenen Normwert machen jedes Ergebnis universell vergleichbar. Für die dynamischen Parameter (nach Tetrazyklinmarkierung) gehen international die Angaben zu Normbereichen weit ausein-

E. Werner H.H. Matthiaß (Hrsg.)
Osteologie - interdisziplinär

ander und eine altersbezogene Normierung ist bis heute weitgehend Stückwerk geblieben. Wir verwenden hier von uns normierte Mittelwerte nach Melsen.

Danach ergeben sich für uns folgende Werte für einen "normalen turnover":

Osteoidoberfläche	(OS)	80–200 % der Altersnorm
Resorptionsoberfläche	(HT)	80–200 % der Altersnorm
OS mit Osteoblasten	(OB)	60–200 % der Altersnorm
HT mit Osteoklasten	(HO)	60–200 % der Altersnorm
OTC-markierte Oberfläche	(TLS)	7 % der Oberfläche
Mineralisationsrate	(MR)	0,7 μm/d
Bone formation rate/OS	(BFR)	0,5 μm/d / OS

Die relativ breite Streuung des Brereiches für die Abweichung der altersbezogenen Normwerte ist methodisch bedingt. Die von uns gewählten Bereiche für die Zuordnung zum "low oder high turnover" sind aus Tabelle 1 zu ersehen.

Tabelle 1. Histomorphometrische Normwerte – Richtwerte für die Quantifizierung der Aktivität des Bone Turnover

Bone turnover:		low	normal	high	
		(Angaben in % der Altersnorm)			
Osteoidoberfläche (Osteoid surface OS/BS)	*- OS*	< 80	80–200	> 200	%
Resorptionsoberfläche (Eroded surface ES/BS)	*- HT*	< 80	80–200	> 200	%
OS mit Osteoblasten (Osteoblast surface ObS/BS)	*- OB*	< 60	60–200	> 200	%
HT mit Osteoklasten (Osteoclast surface OcS/BS)	*- HO*	< 60	60–200	> 200	%
Tetrazyklin markierte Oberfläche in % der Endostoberfläche (Mineralizing surface MS/BS)	*- TLS*	< 4	7	> 14	
Mineralisationsrate (Mineral apposition rate MAR)	*- MR*	< 0,4	0,7	> 1,1	μm/d
Knochenbildungsrate/OS (Adjusted apposition rate Aj.AR)	*- BFR/OS*	< 0,3	0,5	> 0,8	μm/d

Probleme in der Zuordnung zum "low oder high turnover" ergeben sich aus Befunden mit Differenzen wie z.B. im Anbau ein low turnover und im Abbau ein high turnover – eine Situation der beginnenden Postmenopauseosteoporose oder einer Steroid-induzierten Osteoporose. Gibt es für die Deutung des Gesamtbefundes ein Primat des Abbaus oder sind beide Systeme getrennt zu werten? Eine ähnliche Situation ist gegeben, wenn die statischen und dynamischen Parameter in ihren Aussagen deutlich differieren. Umfangreichere Erfahrungen mit solchen diagnostischen Ausgangsdifferenzierungen und ebensolchen für die Therapieverlaufskontrolle sind dringend erforderlich, um Pathophysiologie und Wirkungsprinzipien der Osteoporosetherapie besser zu verstehen.

Nur bei exakter auch morphometrischer Differenzierung der Krankheitsaktivität ist eine entsprechende Differentialtherapie möglich und diese ist für die Verbesserung der therapeutischen Effektivität bei der Osteoporose heute eine dringende Notwendigkeit. Nicht so sehr neuer Mittel bedarf die Osteoporosetherapie, sondern mehr neuer Wege.

Literatur

1. Delling G (1975) Endokrine Osteopathien. In: Büngeler W, Lennert K, Peters G, Sandritter W, Seifert G (Hrsg) Veröffentlichungen aus der Pathologie, Heft 98. Fischer, Stuttgart, S 11–31
2. Melsen F (1978) Histomorphometric analysis of iliac bone in normal and pathological conditions. University Institute of Pathology Aarhus (ed), Denmark, pp 42–46

Die immunhistochemische Analyse der normalen und pathologischen Knochen- und Knorpelmatrix als Methode in der Osteologie*

A. Nerlich[1], I. Wiest[1], S. Kantimm[1], R. Brenner[2], K. von der Mark[3]

[1]Pathologisches Institut, Universität München, Thalkirchnerstraße 36,
  W-8000 München 2, Bundesrepublik Deutschland
[2]Abteilung I, Kinderklinik, Universität Ulm, Prittwitzstraße 43,
  W-7900 Ulm, Bundesrepublik Deutschland
[3]Max-Planck Arbeitsgruppe für klinische Rheumatologie, Universität Erlangen,
  Schwabachanlage 10, W-8520 Erlangen, Bundesrepublik Deutschland

Einleitung

Der Aufbau und die Zusammensetzung der extrazellulären Matrix sind entscheidend für die Art und die Funktion der verschiedenen Anteile des Stütz- und Skelettsystems. Hauptbestandteil von Knochen, Knorpel und Sehnengewebe ist das Kollagen, dessen Idiotypen im Normalgewebe ein z.T. Gewebe-spezifisches Verteilungsmuster aufweisen. Neben der quantitativen biochemischen Analyse gibt die immunhistochemische Darstellung verschiedener Kollagene wichtige Aufschlüsse über die Rolle von Kollagenveränderungen bei verschiedenen physiologischen und pathologischen Prozessen. Die Immunhistochemie bietet dabei zugleich den Vorteil, die Lokalisation auch kleinster Mengen im Gewebe angeben zu können.

Im folgenden soll eine kurze Darstellung der bisher bekannten Ergebnisse und der Einsatzmöglichkeiten der immunhistochemischen Analyse der Kollagene I–V im Knorpel-Knochen-System erfolgen.

Methodik

Die vorliegenden Untersuchungen wurden sowohl am unfixierten, als auch am formalinfixierten Gewebe nach Entkalkung (EDTA, pH 7,2), z.T. nach enzymatischer Vorbehandlung, durchgeführt. Die typenspezifischen Antikörper gegen verschiedene Kollagene wurden nach der Methode von Timpl et al. [7] hergestellt. Die Darstellung der Kollagene erfolgte mit der ABC-Peroxidase-Methode [4] oder der APAAP-Methode [2] (Sekundärantikörper: Vector, Burlingame, USA).

---

* Die vorliegenden Untersuchungen wurden vom BMFT unterstützt (Projekt VM 8619/2).

E. Werner H.H. Matthiaß (Hrsg.)
Osteologie - interdisziplinär
© Springer-Verlag Berlin Heidelberg 1991

42

Normalverteilung im adulten Skelettsystem

Die osteoide Matrix des Knochens besteht nahezu ausschließlich aus Kollagen I. Nur endostal kann ein schmaler Saum aus Kollagen III (Abb. 1) und V gefunden werden, Kollagen V kommt auch perizellulär um Osteozyten und deren Kanalikuli vor. Unverkalkter und verkalkter Knorpel enthält selektiv Kollagen II (und die minoren Kollagene IX und XI). Periostal und perichondral sowie immer wieder als dünner "Überzug" der Superfizialschicht hyalinen Knorpels findet man eine Mischung aus Kollagen I, III und V. Die endotheliale Basalmembran kleiner Blutgefäße, insbesondere in den Havers'schen Kanälen des Knochens, enthält u.a. Kollagen IV, das sinusoidale Blut-Strombahngebiet des Markraumes jedoch nicht.

Fetale Entwicklung

Das Verteilungsmuster von Kollagen I und II ist im fetalen Knorpel und Knochen analog zu dem des Erwachsenen: Kollagen I kommt in Knochen, Periost und Perichondrium vor, Kollagen II ist auf den Knorpel aller Zonen (Ruhe-, Proliferations-, Hypertrophieknorpel) beschränkt. Kollagen III hingegen ist nicht nur im Markraum und periostal/perichondral zu finden, es kommt auch als dünne Schicht entlang der Knorpelkanäle, aber auch in der osteoiden Matrix der primären Spongiosa vor (Abb. 2). Kollagen V läßt sich schon früh

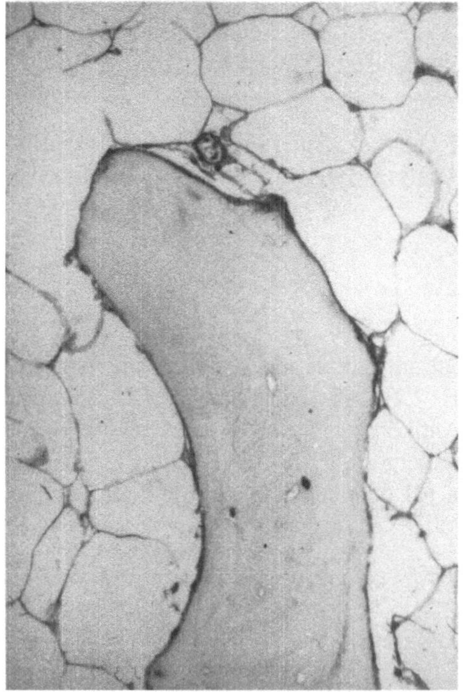

Abb. 1. Lokalisation von Kollagen III in der Spongiosa eines adulten Knochens. Die Knochenmatrix bleibt ungefärbt, während das Endost und Gitterfasern um die Fettzellen des Marks positiv sind

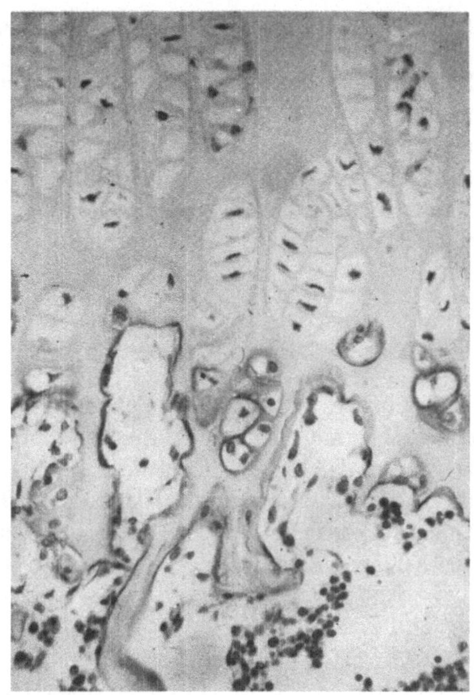

Abb. 2. Verteilungsmuster von Kollagen III an der fetalen Ossifikationszone. Kollagen III ist hier auch in der neugebildeten osteoiden Matrix stellenweise nachzuweisen

endostal beobachten. Eine positive perizelluläre Anfärbung der Osteozyten kann jedoch erst nach der 25. Schwangerschaftswoche herdförmig beobachtet werden.

Angeborene Skelettdysplasien

Bei einer Reihe von Skelettdysplasien sind bis heute Defekte im Stoffwechsel verschiedener Kollagene nachgewiesen bzw. vermutet. Insbesondere bei der Osteogenesis imperfecta sind Strukturdefekte im Kollagen I [6] bekannt, aber auch Defekte der Kollagenregulation mit Verminderung der Kollagen I-Synthese werden vermutet [1]. Bei einigen Fällen mit Achrondrogenesie Typ II sind Defekte im Stoffwechsel von Kollagen II nachgewiesen [3]. Immunhistochemisch konnten wir bei bislang einem Fall von Achondrogenesie Typ I eine Koexpression geringer Mengen von Kollagen I, II, III und V in der Matrix der vakuolig aufgetriebenen Chondrozyten beobachten. Ein Fall mit Achondrogenesie Typ II zeigte immunhistochemisch nur fokal eine Anfärbbarkeit des Knorpels für Kollagen II, während große Areale negativ waren. Bei Osteogenesis imperfecta Typ II läßt sich ein "ersatzweises" Auftreten von reichlich Kollagen III und V bei starker Reduktion von Kollagen I in den spärlichen Osteoidbälkchen erkennen. Auch bei Fällen mit milderer Form der Erkrankung (OI Typ I/III/IV) ist in der hyperzellulären Knochenmatrix herdförmig flächig Kollagen III zu beobachten.

Degenerative Knorpel-Knochenveränderungen

Bei Arthrosis deformans kommt es zu einem progredienten Umbau der Knorpelmatrix bis hin zum Auftreten eines bindegewebigen Ersatzes [5]. Diese Umbauvorgänge können immunhistochemisch schon frühzeitig in Form eines Auftretens von Kollagen I und III (Abb. 3) und einem progredienten Verlust von Kollagen II in der Knorpelmatrix erfaßt werden, wobei das Ausmaß der immunhistochemisch faßbaren Kollagen-Veränderungen mit dem Umfang der routinemorphologischen Veränderungen korreliert.

Metabolische Veränderungen

Bisher haben wir in diesem Bereich die Kollagen-Veränderungen bei gesteigertem Knochenumbau mit Fibroosteoklasie im Rahmen einer renalen Osteopathie untersucht. Hierbei zeigt sich, daß der erhöhte Knochenumbau zu einer stellenweisen Einlagerung von Kollagen III in die neugebildete Knochenmatrix führt, während die Resorptionslakunen mit einem lockeren kollagenen Fasergewebe, das vorwiegend aus Kollagen V, weniger auch aus Kollagen III besteht, gefüllt sind.

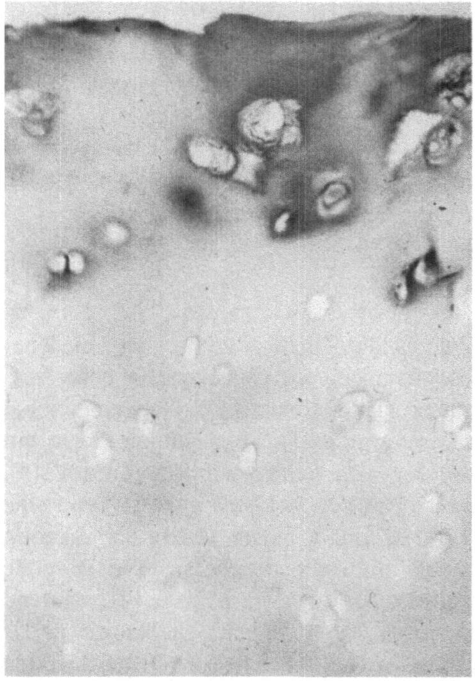

Abb. 3. Kollagen I-Verteilung im oberflächennahen hyalinen Knorpel bei geringer Arthrosis deformans. Die proliferierenden oberflächennahen Chondrozyten weisen bereits eine perizelluläre Kollagen I-Ablagerung auf, die normalerweise dünne superfizielle Kollagen I-Schicht ist z.T. verbreitert

Zusammenfassende Bemerkungen

Unsere bisherigen Ergebnisse bestätigen und ergänzen frühere Befunde [8], die zeigen, daß im Knorpel-Knochen-System die verschiedenen Kollagene in einem spezifischen Verteilungsmuster vorkommen. Auffallend sind dabei die Beobachtungen, daß während der fetalen Entwicklung die Kollagene III und V ein vom adulten Bild abweichendes Muster erkennen lassen. Dies deutet darauf hin, daß diesen Kollagenen eine mögliche regulative Rolle im Rahmen der physiologischen Knochen-Wachstumsprozesse zukommt. Ausgehend von diesem Verteilungsbild im Normalgewebe lassen sich bei einer ganzen Reihe von pathologischen Veränderungen Abweichungen vom Normalbefund erkennen, die immunhistochemisch faßbar sind. Hier sind in erster Linie die kongenitalen Skelettdysplasien zu nennen, bei denen teilweise ein spezifischer Defekt mit Ausfall einer bestimmten Kollagen-Komponente auch immunhistochemisch nachgewiesen werden kann. Als weiteren auffälligen, immunhistochemisch faßbaren Befund kann eine Einlagerung von Kollagen III in das Osteoid bei Knochenumbauprozessen verschiedenster Genese (z.B. bei Osteogenesis imperfecta, renaler Osteopathie) gewertet werden, ebenso wie immunhistochemisch das Auftauchen von Kollagen I und III bei degenerativen Knorpelveränderungen gut faßbar ist.. Es ist deshalb vorstellbar, daß die systematische Analyse weiterer Knochenerkrankungen weitere Aufschlüsse über die ablaufenden metabolischen Prozesse im Skelettsystem gibt. Unsere Untersuchungen zeigen somit, daß die Anwendung immunhistochemischer Methoden eine breite Einsatzmöglichkeit zur Untersuchung osteologischer Fragestellungen bietet, so daß ein zunehmender Einblick in die ablaufenden molekularen Veränderungen möglich wird.

Literatur

1. Brenner RE, Vetter U, Nerlich A, Wörsdörfer O, Teller WM, Müller PK (1989) Osteogenesis imperfecta: Biochemische Untersuchungen an Knochen-, Callusgewebe und kultivierten Zellen. Ein Beitrag zum Verständnis der molekularen Ursachen. In: Willert HG, Heuck FHW (Hrsg) Neuere Ergebnisse in der Osteologie. Springer, Berlin Heidelberg New York, S 23-27
2. Cordell JL, Falini B, Erber WN, Ghosh AK, Abdulaziz Z, MacDonald S, Pulford AF, Stein H, Mason DY (1984) Immunoenzymatic labelling of monoclonal antibodies using immune complexes of alkaline phosphatase and monoclonal anti-alkaline phosphatase. J Histochem Cytochem 32:219-225
3. Feshchenko SP, Rebrin IA, Sokolnik VP, Sher BM, Sokolov BP, Kalinin VN, Laszjuk GI (1989) The absence of type II collagen and changes in proteoglycan structure of hyaline cartilage in a case of Langer-Saldino achondrogenesis. Hum Genet 82:49–54
4. Hsu SM, Raine L, Fanger H (1981) A comparative study on the peroxidase-antiperoxidase method and an avidin-biotin complex method for studying polypeptide hormones with radio immunoassay antibodies. Am J Clin Path 75:734-739
5. Mohr W (1977) Arthrosis deformans. In: Doerr, Seifert, Uehlinger (Hrsg) Handbuch der Speziellen Pathologie, Bd. 18. Springer, Berlin, S 257–372
6. Prockop DJ, Kuivaniemi H (1986) Inborn errors of collagen. Rheumatology 10:246–271
7. Timpl R, Wick G, Gay S (1977) Antibodies to distinct types of collagens and procollagens and their application in immunhistology. J Immunol Meth 18:165–175
8. von der Mark K (1977) Localization of collagen types in tissues. Int Rev Connect Tiss Res 9:265–324

Der Leukozytenmigrationstest: Ein Parameter der zellulären Immunreaktion bei der Knochentransplantation

H.-E. Schratt[1], J.L. Spyra[1], M. Schindele[1], R. Ascherl[2], G. Blümel[1]

[1]Institut für Experimentelle Chirurgie (Dir.: Univ.-Prof. Dr. med. G. Blümel), Technische Universität München, Klinikum rechts der Isar, Ismaninger Straße 22, W-8000 München 80, Bundesrepublik Deutschland
[2]Orthopädische Poliklinik (Dir.: Univ.-Prof. Dr. med. E. Hipp), Technische Universität München, Klinikum rechts der Isar, Ismaninger Straße 22, W-8000 München 80, Bundesrepublik Deutschland

Problemstellung

Die Transplantation von allogenen Bankknochen stellt heute bereits einen klinischen Routineeingriff dar. Gerade diese scheinbar problemlose Verwendbarkeit von Fremdknochen führt jedoch leider noch immer zu einer völligen Negierung immunologischer Aspekte dieses Verfahrens, wie die soeben publizierten "Richtlinien zum Führen einer Knochenbank" [9] nachhaltig beweisen. Ein Grund hierfür liegt nicht zuletzt im Fehlen geeigneter Nachweismethoden der immunologischen Reaktionen. So wurde es bislang versäumt, einen Test zu entwickeln, der den spezifischen Problemen des Knochens angepaßt ist [1]. Ein solches, auch klinisch anwendbares Testverfahren zum Nachweis immunologischer Reaktionen muß dabei folgende Kriterien erfüllen:

- klinische Relevanz der Ergebnisse
- gute Reproduzierbarkeit
- zuverlässige Anwendbarkeit auch bei vorbehandelten Transplantaten
- geringe Belastung für den Patienten
- (relativ) einfache Handhabung
- (relativ) schnelle Testauswertung

Bisherige experimentelle Arbeiten über immunologische Verfahren bei der Knochentransplantation ergaben, daß vor allem der zelluläre Teil der spezifischen Immunreaktion von Bedeutung ist. Es mußte daher eine Testmethode zum Nachweis dieses Arms der Immunabwehr gefunden werden.

Bei anderen Organtransplantationen haben sich bislang vor allem drei Testmethoden zum Nachweis zellulärer Immunreaktionen bewährt:

- Mixed lymphocyte culture (MLC)
- Zytotoxizitätstest
- Leukozyten-Migrations-Inhibitions-Test (LMI)

Während die MLC ein "in-vitro" Modell für die Erkennungsphase einer Allograft-Abstoßung darstellt, gilt der Zytotoxizitätstest als Parameter der Stärke einer Allograft-Abstoßung. Beide Testmethoden verwenden Spender-Lymphozyten als Target-Zellen und setzen damit eine absolute Identität der Antigenstrukturen des transplantierten Organs mit

E. Werner H.H. Matthiaß (Hrsg.)
Osteologie - interdisziplinär
© Springer-Verlag Berlin Heidelberg 1991

dem Spender-Lymphozyten voraus. Gerade diese Prämisse stellt jedoch bei der Transplantation von konserviertem Knochen ein besonderes Problem dar, da hier eine Antigenveränderung durch die verschiedenen physikalischen und chemischen Einflüsse nicht ausgeschlossen werden kann. Diese Problematik konnte durch den Leukozytenmigrationsinhibitionstest (LMI) gelöst werden.

Theoretische Grundlagen

Sensibilisierte Lymphocyten schütten auf einen spezifischen Antigenreiz hin Lymphokine aus. Diese hemmen die Wanderung der Makrophagen, was in-vitro durch mechanische Einflüsse zu einer Hemmung der gesamten Leukozyten-Migration führt. Das Prinzip des LMI besteht in einer Messung dieser Wanderungshemmung bei Antigenzusatz. Dabei ist der Grad der durch die Lymphokin-Ausschüttung ausgelösten Wanderungshemmung proportional zur Stärke der Sensibilisierung, wie David et al. [2] nachgewiesen haben.

Im Gegensatz zur MLC und dem Zytotoxizitätstest gestattet der LMI neben der Verwendung von Lymphokinen als Antigenträger auch die Anwendung von Antigen-Homogenisaten, Antigen-Extrakten, isolierten Transplantatzellen und korpuskulären Antigenen. Es ist damit auch möglich, den transplantierten Knochen selbst als Antigen zu verwenden.

Praktische Durchführung

Die praktische Ausführung des Leukozyten-Migrations-Inhibitions-Tests orientierte sich an dem von Scheu und Fiedler [5] angegebenen Verfahren der Kapillarmethode.

Für jeden Testansatz werden vom Empfänger ca. 5 ml EDTA-Blut und ca. 40 mg des zu testenden Antigens (= Knochentransplantat) benötigt. Für den klinischen Gebrauch hat es sich bewährt, bereits bei Entnahme des Transplantats die für den Test benötigten Mengen abzutrennen und proportioniert aufzubewahren.

Aufarbeitung der Empfängerlymphozyten

Für den Testansatz wird die Gesamtfraktion der Leukozyten benötigt, so daß eine aufwendige Auftrennung der weißen Blutkörperchen nicht mehr notwendig ist. 5 ml EDTA-Blut werden in Hämatokritkapillaren "aufgezogen" und anschließend unter Kühlung für 5 Minuten zentrifugiert. Mittels eines Glasschneiders wird der Serumüberstand abgetrennt, so daß die Gesamtleukozytenfraktion direkt an der Schnittfläche liegt.

Aufarbeitung des Antigens

Bei der hier vorgestellten Methode dienen Spongiosa-Tx in homogenisierter und Kortikalis-Tx in Knochenmehl-Form als Antigenträger.

48

Testansatz

Die Leukozytenwanderung wird in den nach der Anleitung von Scheu und Fiedler [5]
gefertigten Migrationskammern gemessen. Je vier Hämatokritkapillaren werden mit oben
liegendem Leukozytensaum in die Kammern eingebracht. Anschließend erfolgt die Zugabe
des Testmediums (RPMI-Medium mit 10% fetalem Kälberserum und Antibiotikazusatz)
mit und ohne Antigen. Pro Testansatz werden zwei Kammern ohne Antigenzusatz und je
zwei Kammern für das zu testende Antigen (Konzentration 5 mg/min) benötigt (s. Abb.
1).

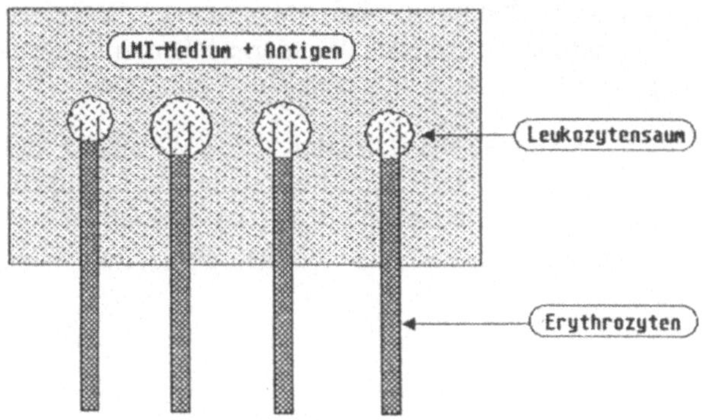

Abb. 1. Leukozytenmigrationstest (LMI)

Testauswertung

Der LMI wird für 20 Stunden bei 37°C in feuchten Kammern inkubiert. Die Auswertung
der Leukozytenwanderung erfolgt nach der von Watanuki und Haga [8] beschriebenen
Methode der Längenmessung. Die Stärke der Immunreaktion wird nach folgender Formel
berechnet:

$$\text{MIF} = 100\% - \frac{\text{Wanderung mit Antigen}}{\text{Wanderung ohne Antigen}} \times 100\% \ .$$

Durch die Berechnung eines "cut-offs" kann ein Grenzwert für noch positive Immunreaktionen bestimmt werden. Cut-off Bestimmung nach Elves [3]:

$$\text{Cut-off} = \text{MIF}(t_0) + 2\sigma(t_0) \ .$$

Knochentransplantation – Experiment

In einer Versuchsreihe zur Antigenveränderung bei Knochentransplantationen nach Kältekonservierung [6] wurden 94 Ratten mit allogenen Transplantaten mittels LMI auf zelluläre Immunreaktionen untersucht. Dabei konnte gezeigt werden, daß die Kältekonservierung zwar zu einer veränderten Antigenstruktur der Knochentransplantate führt, jedoch
nicht mit einer reduzierten Immunreaktion verbunden ist. Die in-vitro Ergebnisse korrelierten dabei mit den histologischen Befunden. Gerade bei dieser Fragestellung war die
Verwendung von Knochen als Testantigen von entscheidender Bedeutung. So konnte in
früheren Untersuchungen mittels Zytotoxizitätstest bei Verwendung von Lymphozyten als
target-Zellen diese Antigenveränderung nicht erfaßt werden [4] und führte zu falsch negativen Resultaten.

Knochentransplantation – Klinik

In einer klinischen Studie [6] wurden 41 Patienten mit Spongiosatransplantaten über einen
Zeitraum von 8 Wochen mittels LMI auf Abwehrreaktionen untersucht. Dabei konnte bei
nahezu allen Getesteten eine positive zelluläre Immunreaktion gegen das Tx beobachtet
werden. Es fand sich eine zunehmende Stärke bei Blutgruppen-inkompatibler Transplantation.

Knochenheilung – Experiment

Bei der Untersuchung der Einheilungsvorgänge bei autogenen Frischtransplantaten [7]
konnten zelluläre Immunreaktionen beobachtet werden, die vermutlich regulatorische Funktion aufwiesen und durch knochenspezifische Antigenstrukturen induziert wurden. Es zeigte
sich eine Übereinstimmung der in-vitro-Befunde mit den morphometrischen Ergebnissen
der Milzhistologie und den radiologischen Befunden.

Diskussion

Die angegebenen Beispiele zeigen, daß der LMI für den Nachweis zellulärer Immunreaktionen nach Knochentransplantation gut geeignet ist. Die experimentell gefundenen Ergebnisse erbrachten eine gute Korrelation mit dem Einheilungsergebnis. Durch die Verwendung von korpuskulären Antigenstrukturen können auch konservierungsbedingte Antigen-
veränderungen erfaßt werden. Die klinische Anwendung ist zudem nur mit einer minimalen
Belastung des Patienten verbunden.

Ob der LMI auch als Verlaufsparameter bei der Knochenheilung eingesetzt werden kann,
wie die experimentellen Befunde vermuten lassen, können jedoch erst weitere Arbeiten
aufzeigen.

Literatur

1. Czitrom AA (1989) Bone transplantation, passenger cells and major histocompatibility complex. In: Aebi M, Regazzoni P (Hrsg) Bone transplantation. Springer, Berlin Heidelberg New York, S 103–110
2. David JR, Al-Askari D. Lawrence HS, Thomas L (1964) Delayed hypersensitivity in vitro. 1. The specifity of inhibition of cell migration by antigens. J Immunol 93:264–273
3. Elves MW (1978) Cell mediated immunity to allografts of fresh and treated bone. Int Orthop 2:171-175
4. Friedlaender GE, Strong DM, Sell KW (1984) Studies on the antigenicity of bone. 2. Donor-specific anti-HLA antibodies in human recipients of freeze-dried allografts. J Bone Joint Surg 66-A:107–112
5. Scheu M, Fiedler H (1979) An economic and simplified migration inhibition test in chickens. Zbl Vet Med 26:843–844
6. Schratt HE, Spyra JL, Ascherl R, Lechner F, Blümel G (1988) Zur Antigenität von kältekonserviertem Knochen – Experimentelle und klinische Untersuchungen. In: Schriefers KH (Hrsg) Chir Forum '88 für experim u klin Forschung. Springer, Berlin Heidelberg New York, S 131–136
7. Schratt HE, Spyra JL, Ascherl R, Blümel G (1989) Immunreaktionen bei der Knochenheilung. In: Hamelmann H (Hrsg) Chir Forum '89 für experim u klin Forschung. Springer, Berlin Heidelberg New York, S 269–273
8. Watanuki M, Haga S (1977) The statistical distribution of a macrophage migration distance and its application to MIF test. J Immunol Meth 15:331–341
9. Wissenschaftlicher Beirat der Bundesärztekammer (1990) Richtlinien zum Führen einer Knochenbank. Dt Ärztebl 87:39–42

Quantitative Knochenmineralbestimmung und Struktur-/Texturanalyse am Lendenwirbelkörper mittels Röntgen-Computertomographie

R. Weiske[1], H. Bressmer[2], V. Heinze[2]

[1]Radiologisches Institut, Katharinenhospital, Kriegsbergstraße 60, W-7000 Stuttgart 1, Bundesrepublik Deutschland
[2]Institut für Biomedizinische Technik, Universität Stuttgart, Seidenstraße 36, W-7000 Stuttgart 1, Bundesrepublik Deutschland

Einleitung

Unter den verschiedenen Untersuchungsmethoden zur Knochenmineralbestimmung nimmt die quantitative Computertomographie (QCT) eine bevorzugte Stellung ein, da sie neben der getrennten Messung an der stoffwechselaktiveren Wirbelspongiosa und der umbauträgeren Corticalis als einziges Verfahren die Möglichkeit einer gleichzeitigen Beurteilung der makromorphologischen Knochenstruktur am Meßort bietet [4]. Eine solche Strukturanalyse ist notwendig, um die simple Bestimmung eines Knochendichtewertes bei einer Vielzahl von gängigen Fragestellungen valider zu machen und zu präzisieren. Durch die Beurteilung der spongiösen Wirbeltextur soll eine bessere Einordnung und diagnostische Zuordnung erstmals erstellter *Einzelmeßwerte* innerhalb der großen biologischen Streubreite erreicht werden, um beispielsweise frühzeitiger eine Entscheidung zur Therapie treffen zu können. Dazu gehört auch die Interpretation von Meßergebnissen, die in einem vorgegebenen Referenzbereich *Grenzwerte* darstellen. Um die Ergebnisse der visuellen makromorphologischen Beurteilung und Klassifizierung von CT-Schnitten in der Mitte der Lendenwirbel zu verbessern, wird eine Analyse mit statistischen Verfahren zur Texturbeschreibung durchgeführt. Im Gegensatz zum Histogramm bietet sie den Vorteil, Nachbarschaftsbeziehungen zwischen den einzelnen Bildelementen zu evaluieren, die in strukturierten Objekten wie der Spongiosa eine große Bedeutung haben [1, 3, 6].

Texturanalyse mit statistischen Kenngrößen der Co-Occurrence-Matrizen

Die Gesetzmäßigkeiten und gegenseitigen Abhängigkeiten von Grauwerten eines Bildes oder Bildbereiches werden in der digitalen Bildverarbeitung als Textur bezeichnet [6]. Ein Verfahren, welches diese Gesetzmäßigkeiten zu quantifizieren versucht, ist die Texturana-

E. Werner H.H. Matthiaß (Hrsg.)
Osteologie - interdisziplinär
© Springer-Verlag Berlin Heidelberg 1991

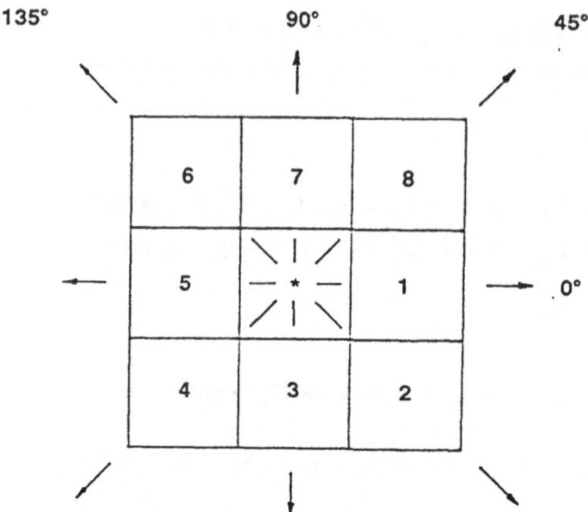

Abb. 1. Definition der Winkel der Nachbarbildpunkte zum betrachteten Punkt *

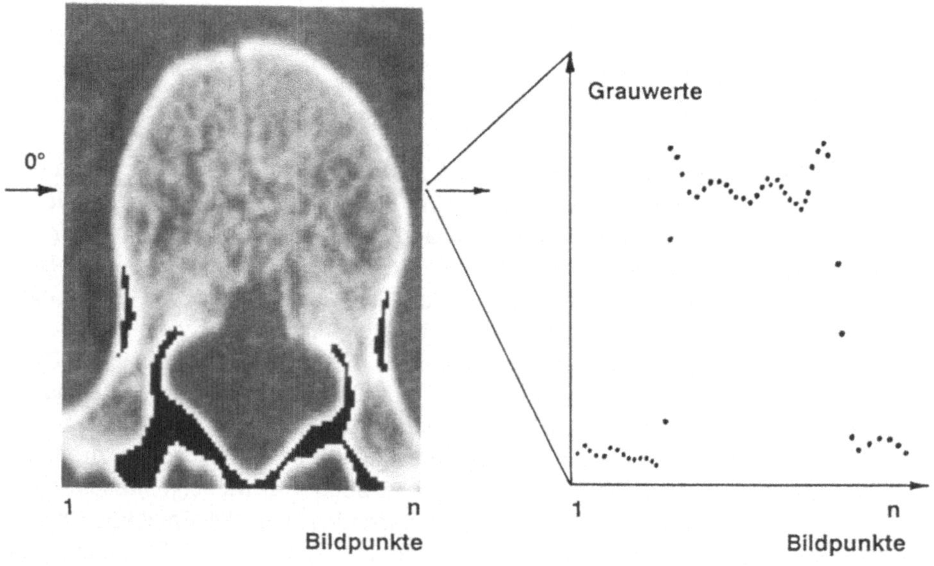

Abb. 2. Zweidimensionales computertomographisches Bild zerlegt in einzelne Schnitte mit der Blickrichtung 0 Grad

lyse mit Hilfe der Co-Occurrence-Matrizen [3, 6]. Sie stellen in ihrem Aufbau eine Art zweidimensionales spiegelsymmetrisches Histogramm dar. Ausgegangen wird bei deren Berechnung von einem einzelnen Bildpunkt, dessen Nachbarbildpunkte durch den Winkel und die Distanz festgelegt sind (Abb. 1).

Ein CT-Schnittbild setzt sich aus Nx Spalten und Ny Zeilen von Bildpunkten zusammen, deren Grauwerte den Intensitäten der absorbierten Strahlung entsprechen. Durchfährt man dieses Bild in einem bestimmten Betrachtungswinkel, z.B. 0 Grad, resultiert daraus die in Abb. 2 dargestellte Kurve.

Wählt man einen bestimmten Bildpunkt an dem Ort Nx mit dem Grauwert I aus, so besitzt dieser im Abstand von einem Bildpunkt (Nx + 1) einen Nachbarbildpunkt mit dem Grauwert J. In der Co-Occurrence-Matrix wird nun aufgelistet, wie oft in Abhängigkeit von dem Betrachtungswinkel und der Distanz ein solcher Übergang von einem Grauwert I zu einem Grauwert J in einem Bild auftritt (Tabelle 1).

Normiert man diese mit der Summe aller in diesem Bild auftretenden Grauwertübergänge, so kann man aus der so normierten Co-Occurrence-Matrix Kenngrößen berechnen, welche die Textur des Bildes in Abhängigkeit von dem Betrachtungswinkel und der Distanz beschreiben. Die nachfolgende Zusammenstellung zeigt alle berechneten statistischen Kenngrößen. Die Beschreibung und Herleitung dieser Kenngrößen sind den Publikationen von Haralick und Mitarbeitern, Zucker und Terzopoulos sowie Zöfel zu entnehmen [3, 5, 6] (Tabelle 2).

Tabelle 1. Prinzipieller Aufbau einer Co-Occurrence Matrix. Wählt man einen bestimmten Bildpunkt an dem Ort nx mit dem Grauwert i aus, so besitzt dieser im Abstand von einem Bildpunkt (nx + 1) einen Nachbarbildpunkt mit dem Grauwert j. In der Co-Occurrence Matrix wird nun aufgelistet, wie oft in Abhängigkeit von dem Betrachtungswinkel und der Distanz ein solcher Übergang von einem Grauwert i zu einem Grauwert j in einem Bild auftritt

		Grauwert des Nachbarbildpunktes			
		0	1	2	3
Grauwerte	0	(0,0)	(0,1)	(0,2)	(0,3)
	1	(1,0)	(1,1)	(1,2)	(1,3)
	2	(2,0)	(2,1)	(2,2)	(2,3)
	3	(3,0)	(3,1)	(3,2)	(3,3)

Tabelle 2. Zusammenstellung der berechneten statistischen Kenngrößen

K01	Mittelwert	K11	Entropy
K02	Standardabweichung	K12	Difference Entropy
K03	Angular Second Moment	K13	Difference Variance
K04	Contrast	K14	Measures of Correlation (1)
K05	Correlation	K15	Measures of Correlation (2)
K06	Sum Squares	K16	Max. Correlation Coefficient
K07	Inverse Difference Moment	K17	Chi-Quadrat
K08	Sum Average	K18	Cluster Shade
K09	Sum Entropy	K19	Cluster Prominence
K10	Sum Variance	K20	Kontingenzkoeffizient

Versuchsdurchführung

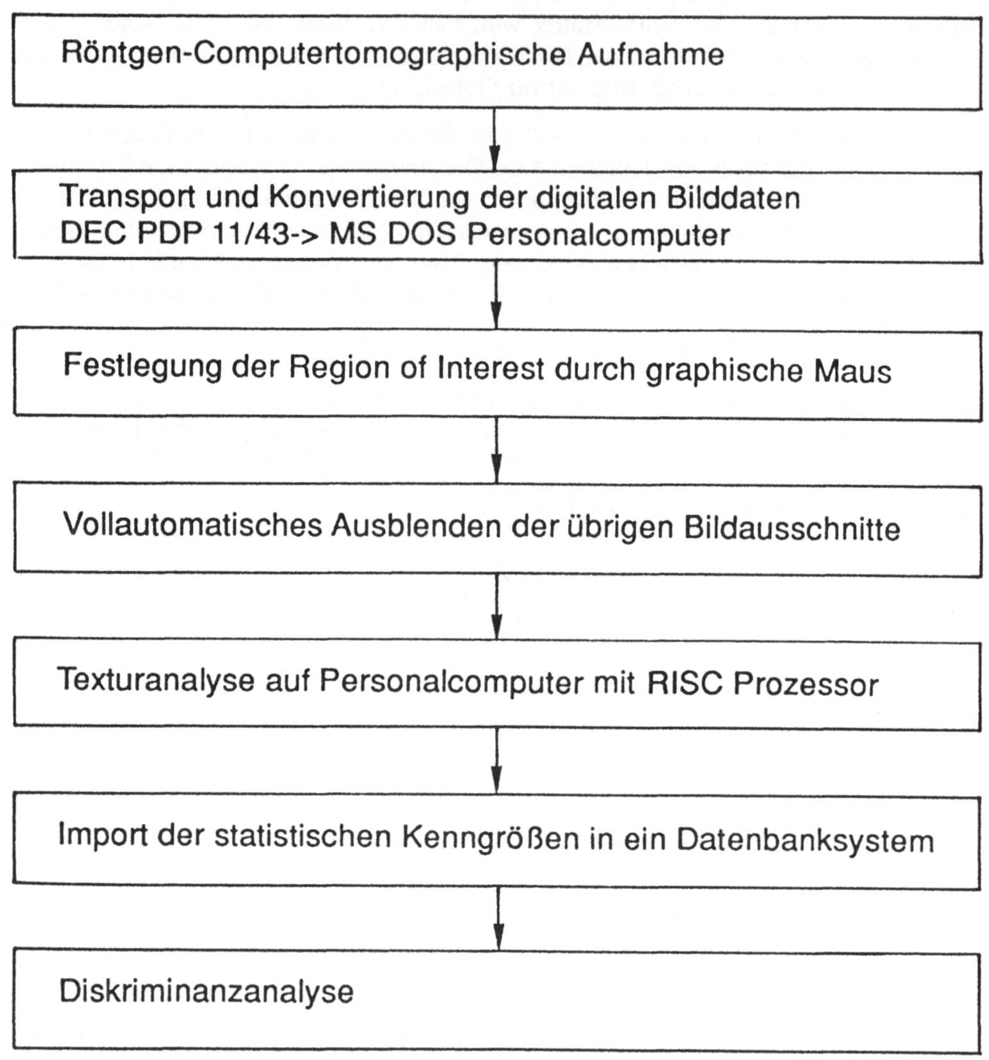

Vorläufige Ergebnisse

a) Referenzdaten

Zunächst wurden von 20 Probanden mit klinisch klarer Zuordnung der Ergebnisse der computertomographischen Dichtemessung zu krank/gesund aus der Co-Occurrence-Matrix 20 Kenngrößen ermittelt. Von diesen haben sich vorrangig 3 Kenngrößen (K1, K10, K16) zur Definition des Merkmalsrahmen und Unterscheidung einer kranken und gesunden Population geeignet. Für diese 3 Kenngrößen wurden aus den Referenzdaten die Grenzwerte

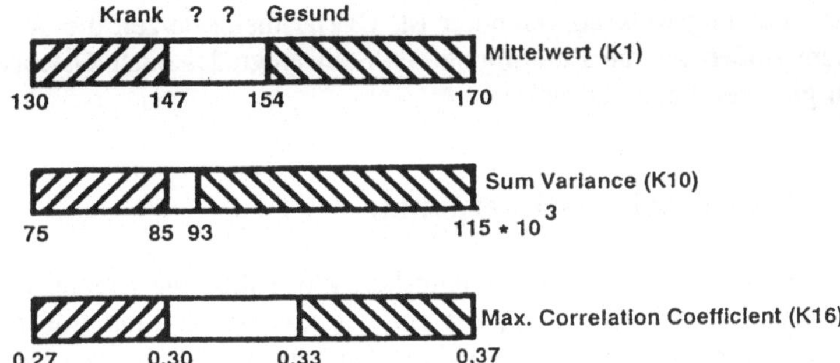

Abb. 3. Geeignete Texturkenngrößen zur Differenzierung von Röntgen-CT-Bildern der menschlichen Lendenwirbel (Zahlenwerte für Distanz 3, Winkel 45 Grad)

festgelegt, die eine Trennung zwischen "krank" und "gesund" ermöglichen. Ein "fraglicher" Bereich wurde als Sicherheitszone eingerichtet (Abb. 3).

b) Diskriminanzanalyse

Als krank wurde eingestuft, wer alle 3 Kenngrößen im kranken Bereich oder 2 Kenngrößen im kranken Bereich und die dritte im fraglichen Bereich hatte. Als wahrscheinlich krank wurde klassifiziert, wer 2 Kenngrößen im kranken und die dritte im gesunden Bereich oder eine Kenngröße im kranken und die beiden anderen im fraglichen Bereich hatte.

Keine Aussage war möglich, wenn eine Kenngröße krank, gesund und fraglich lautete oder alle 3 Kenngrößen fraglich waren. Diese Einteilung ergab 5 Gruppen: Krank, wahrscheinlich krank, fraglich, gesund und wahrscheinlich gesund.

c) Untersuchungsstrategie und erste Ergebnisse

Bei 40 zufällig im Anschluß an Knochendichteuntersuchungen ausgewählten Patienten haben wir die 3 Kenngrößen bestimmt und entsprechend der Grenzziehung eine Gruppeneinteilung vorgenommen. Die computertomographisch bestimmten Apatitäquivalentwerte wurden je nach Grad der Dichteminderung in 3 Schweregrade der Osteopenie eingeteilt:

1. Leicht: Apatitwert 0,8 bis 1,1 Standardabweichungen unterhalb Mittelwert.
2. Mittelschwer: Apatitwert 1,2 bis 1,5 Standardabweichungen unterhalb Mittelwert.
3. Schwer: Apatitwert stärker als 1,6 Standardabweichungen unter den Mittelwert vermindert.

Darüber hinaus wurde festgehalten, ob die Dichteminderung wahrscheinlich durch eine Osteoporose oder eine andersartige Osteopathie verursacht war.

Die anhand dieser 3 Kenngrößen durchgeführte Klassifikation zeigte in über 80% eine gute Übereinstimmung mit den Untersuchungsergebnissen der computertomographischen Dichtebestimmung und der visuellen makromorphologischen Strukturanalyse. K1 und K10 verhalten sich weitgehend gleichsinnig. Eine besondere Bedeutung scheint dem maximalen Korrelationskoeffizienten (K16) als komplexer mathematischer Funktion zuzukommen, der insbesondere bei grenzwertigen Meßergebnissen und abweichenden Osteopathieformen richtungsweisend verändert ist. Unklar bleibt derzeit die Wertigkeit der 3 getesteten Kenngrößen für die Einordnung des Schweregrades einer Osteopenie wegen der bislang zu geringen Patientenzahl.

Zukünftige Arbeitsschwerpunkte

Durch ein größeres Untersuchungskollektiv sollen die Ergebnisse statistisch abgesichert werden. Durch Auswertung der anderen komplexen Kenngrößen, speziell bei medizinischen Grenzfällen, ist eine subtilere Differenzierung zu erwarten. Damit sollen spezielle Fragestellungen beantwortet werden, zu denen gehören:

1. Die Interpretation von Meßergebnissen, die in einem vorgegebenen Referenzstreubereich der Apatitäquivalentwerte grenzwertig sind.
2. Die Eingrenzung und Absicherung von sogenannten Frakturgrenzen.
3. Die Erkennung von Änderungen der Spongiosaarchitektur als früher Hinweis auf Knochenumbauvorgänge an Wirbelquerschnitten, an denen normale Knochenmineralwerte gemessen werden.
4. Die Differenzierung verschiedener Osteopenie- und Osteopathieformen, wovon entscheidend abhängt, welche Therapie eingeschlagen werden soll.

Literatur

1. Bressmer H, Faust U, Heinze V (1989) Texturanalyse von Ultraschall-B-Bildern von menschlichen Carotisstenosen mit Hilfe der Co-Occurrence-Matrizen. Biomed Techn 34(E):140–141
2. Faust U, Bressmer H, Arlart I, Weiske R (1989) Quantitative Mineralsalzbestimmung und Strukturanalyse mit Hilfe der Röntgen-Computertomographie. Biomed Techn 34(E):184–185
3. Haralick RM, Shanmugan K, Dinstein I (1973) Textural features for image classification. IEEE Trans on Systems, Man and Cybernetics SMC 3:610–621
4. Weiske R (1990) Knochenmineralbestimmungen ohne CT-Morphologie? In: Schneider GH, Vogler E, Kocever K (Hrsg) Digitale Bildgebung, interventionelle Radiologie, integrierte digitale Radiologie. 6. Grazer radiologisches Symposium Oktober 1989. Blackwell Ueberreuter, Berlin, S 479–484
5. Zöfel P (1988) Statistik in der Praxis. Gustav Fischer, Stuttgart, S 184–194
6. Zucker SW, Terzopoulos D (1980) Finding structure in co-occurrence-matrices for texture analysis. Computer Graphics and Image Processing 12:286–308

CT-Osteoabsorptiometrie - Ein Verfahren zur Beurteilung der mechanischen Situation von Gelenken am Lebenden

M. Müller-Gerbl[1], R. Putz[1], N. Hodapp[2], F. Eckstein[1], E. Schulte[1]

[1]Anatomische Anstalt München, Lehrstuhl I, Pettenkoferstraße 11, W-8000 München 2,
Bundesrepublik Deutschland
[2]Radiologische Klinik Freiburg, Abteilung Strahlentherapie, Universitätsklinik Freiburg,
Hugstetterstraße 55, W-7800 Freiburg, Bundesrepublik Deutschland

Für das Hüftgelenk scheint es gesichert zu sein, daß die flächenhafte Verteilung der subchondralen Knochendichte die Verteilung der hauptsächlichen, längerdauernden Spannungsverteilung in einer Gelenkfläche widerspiegelt [4, 1, 6]. Die bislang dabei verwendete Methode der Röntgendensitometrie [5] kann allerdings nicht auf den lebenden Menschen angewendet werden, da Summationsröntgenbilder keine objektive Aussage über die Verteilung in der Fläche erlauben. Wir entwickelten deshalb die CT-Osteoabsorptiometrie, ein Verfahren, das die Darstellung der subchondralen Mineralisierungsmuster auch am Lebenden erlaubt und damit am Patienten u.a. zu diagnostischen Zwecken eingesetzt werden kann. In dieser Studie sollen einige Anwendungsbeispiele der CT-Osteoabsorptiometrie an 2 Gelenken demonstriert werden.

Material

CT-Datensätze (Schichtdicke 2 bzw. 4 mm) der Cavitas glenoidalis von 10 Normalpersonen (Alter: 23–46 Jahre, 7 männlich, 3 weiblich) und 25 Patienten (Alter: 19–66 Jahre, 21 männlich, 4 weiblich) mit diversen Schultererkrankungen (habituelle Schulterluxation, Rotatorenmanschettenruptur, Instabilität).

CT-Datensätze (Schichtdicke 4 mm) des Femoropatellargelenkes von 10 Normalpersonen (Alter: 26–75 Jahre, 5 männlich, 5 weiblich) und 10 Patienten (Alter: 16–65 Jahre, 6 männlich, 4 weiblich), bei denen arthroskopisch Knorpelschäden erhoben wurden, darunter noch ein 38-jähriger Patient, der als Kind an Poliomyelitis mit nachfolgender Lähmung des linken Beines erkrankt war.

Methode

CT-Osteoabsorptiometrie: Mittels der in der Strahlentherapieplanung verwendeten Programme "EVA1" und "SIDOS-TELE" Bestimmung der Dichtebereichsgrenzen in Hounsfieldeinheiten (HU) an den einzelnen Schnittbildern. Falschfarbendarstellung mit Hilfe eines Bildanalysegerätes und anschließend flächenhafte Darstellung der Dichteverteilung innerhalb der Kontur der Gelenkfläche.

E. Werner H.H. Matthiaß (Hrsg.)
Osteologie - interdisziplinär
© Springer-Verlag Berlin Heidelberg 1991

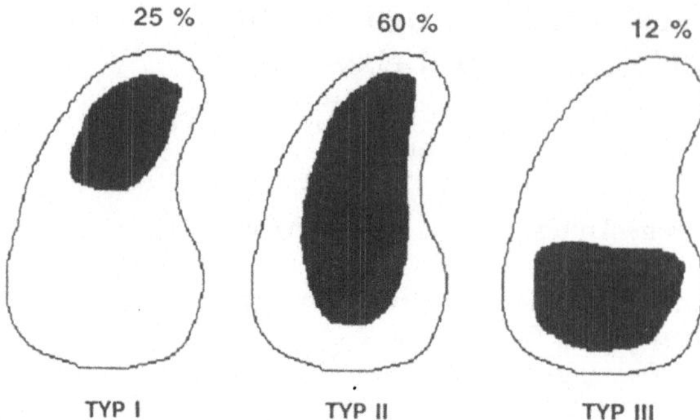

Abb. 1. Verteilung der subchondralen Knochendichte in der Cavitas glenoidalis. Schwarz: die Zonen höchster Dichte

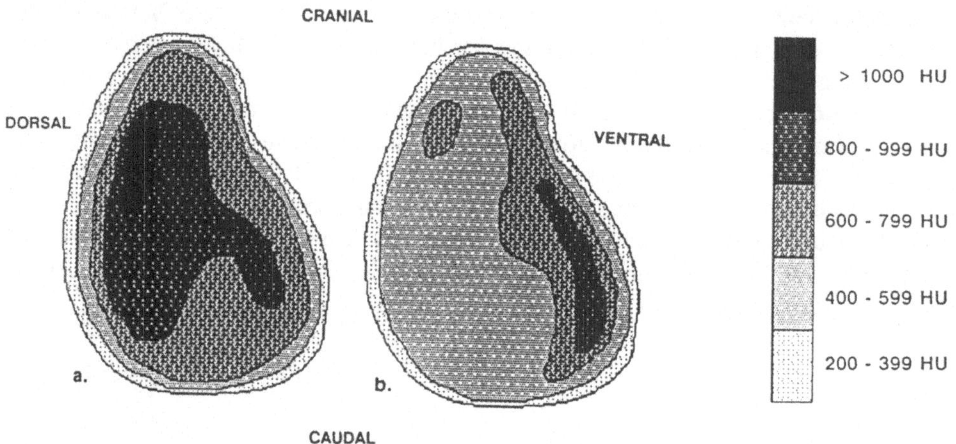

Abb. 2a,b. Dichtemuster der Cavitas glenoidalis. **a** ein Patient mit habitueller Schulterluxation, **b** ein Patient mit vorderer Schulterinstabilität

Ergebnisse

1. An Schulterpfannen von Normalpersonen findet sich immer eine zentrale Lokalisation der Dichtemaxima, wobei sich allerdings 3 Typen unterscheiden lassen (Abb. 1).
2. Im Gegensatz dazu treten bei einigen Patienten mit Schultererkrankungen davon abweichende Mineralisationsmuster auf, d.h. Dichtemaxima sind in die Randbereiche verschoben (Abb. 2).
3. In der patellaren Gelenkfläche sind bei Normalpersonen die Maxima subchondraler Dichte konstant im proximalen Anteil der lateralen Facette zu beobachten (Abb. 3). In der femoralen Gelenkfläche sind die höchsten Dichtestufen häufig zentral lokalisiert. Die Dichtewerte liegen in allen Fällen um 150–300 HU niedriger als in der korrespondierenden Patella.
4. Bei Patienten mit Knorpelschäden findet sich zwar die gleiche Lokalisation der Dichtemaxima, bei lateralen Knorpelschäden aber zeigt sich eine mit zunehmendem Schwe-

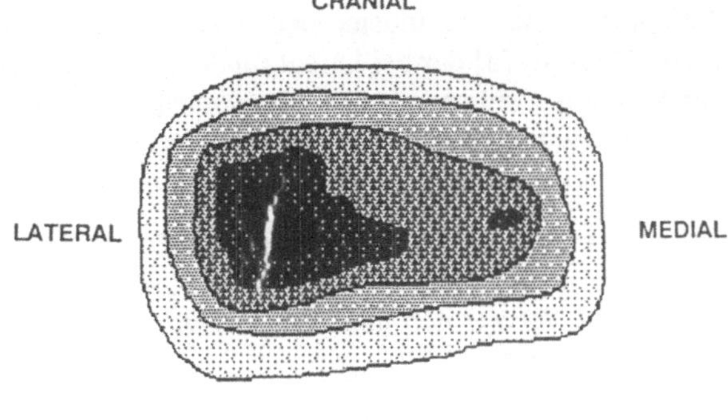

Abb. 3. Dichtemuster der Patella bei Normalpersonen

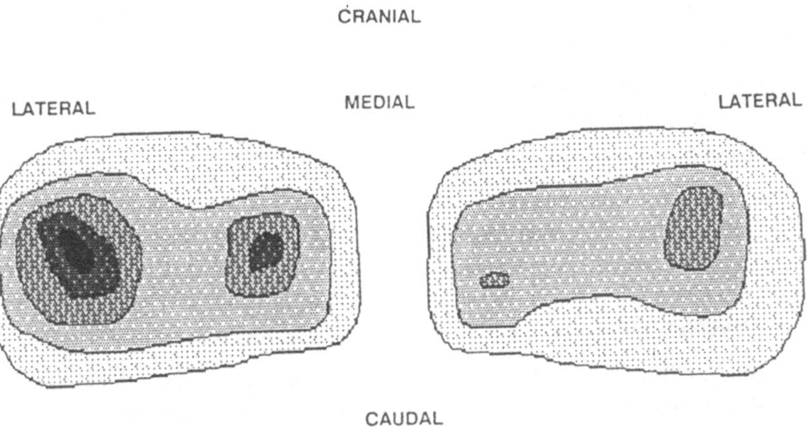

Abb. 4. Dichtemuster der Patellae eines 38jährigen Patienten mit Poliomyelitis in der Kindheit und nachfolgender Lähmung des linken Beines

regrad deutlich erhöhte Gesamtmineralisierung, bei solchen mit medialen Schäden eine deutliche Erniedrigung.

5. Bei dem an Poliomyelitis erkrankten Patienten zeigt ein Vergleich der Mineralisierung in beiden Patellae bei gleicher Lage der Maxima eine deutlich höhere Knochendichte auf der nicht gelähmten, rechten Seite (Abb. 4).

Diskussion

Es läßt sich feststellen, daß die CT-Osteoabsorptiometrie geeignet ist, Aussagen über die flächenhafte Verteilung der subchondralen Mineralisierung zu machen. Ihre Anwendung auf mehrere Gelenke zeigt, daß es innerhalb jeder Gelenkfläche mit einer individuellen Varianz regelhafte, reproduzierbare Verteilungsmuster gibt.

60

Daß diese Verteilungsmuster mechanisch relevant sind, bestätigen auch die Untersuchungen von Odgaard [3] der bei kniegesunden, teil- und totalmeniskektomierten Patienten eine Veränderung der subchondralen Dichtemuster im Bereich des Tibiaplateaus nachwies, die exakt den Spannungsanstiegen und in der Ausdehnung der Dichtemaxima der verringerten Kontaktfläche entsprechen, wie sie in Rechenmodellen ermittelt wurden.

Unsere Befunde an der Cavitas glenoidalis bei Patienten mit Schultererkrankungen deuten auf eine pathologische Beanspruchungssituation im Schultergelenk hin, d.h. auf eine im zeitlichen Verlauf gesehen überwiegend exzentrische Lage des Durchstoßpunktes der Gelenkresultierenden.

Die unterschiedlichen Mineralisierungsgrade in der Patella bei medialen und lateralen Knorpelschäden scheinen unter Berücksichtigung der Kniegelenksmechanik auf eine unterschiedliche Ätiologie der beiden Knorpelschäden – zum einen Überforderungs- zum anderen Unterforderungsfolge – hinzuweisen. Bei dem Patienten mit Kinderlähmung äußert sich die über Jahre erheblich verringerte Belastung der gelähmten Extremität erwartungsgemäß in einem deutlich erniedrigten Mineralisierungsgrad in der linken Patella.

Der Wert dieser Methode für die Biomechanik besteht also darin, daß damit das morphologische Korrelat der hauptsächlichen Beanspruchung der Gelenke individuell dargestellt und rechnerische sowie geometrische Gelenkmodelle überprüft werden können.

Die klinische Relevanz dieser Methode beinhaltet ein weites Spektrum an Möglichkeiten. Sie kann zu diagnostischen Zwecken eingesetzt werden, um Aufschluß über die individuelle mechanische Situation eines Gelenkes zu erhalten. Damit bietet sie sich zum Einsatz in der klinischen Grundlagenforschung am Bewegungsapparat an, da sie eine wenig invasive, den Patienten nicht über Gebühr belastende Untersuchungsmethode darstellt.

Damit steht u.E. eine Methode zur Verfügung, die in besonders gelenkbeanspruchenden Bereichen der Arbeits- und Sportwelt für die Prävention und Früherkennung von Gelenkschäden und eine objektive Bewertung von sogenannten präarthrotischen Zuständen eingesetzt werden kann, was angesichts der flächendeckenden Zahl von CT-Geräten nicht auf den Einzelfall beschränkt bleiben muß.

Die Osteoabsorptiometrie bietet speziell für den operativ tätigen Kliniker eine ganz bestimmte Anwendung, nämlich die kritische Verlaufskontrolle aller gelenkbetreffenden Operationen, die eine Änderung der Gelenkmechanik unterstellen, wie beispielsweise Umstellungsosteotomien bei Coxa vara und Coxa valga oder Operationen zur Entlastung des Femoropatellargelenkes.

Literatur

1. Kummer B (1968) Die Beanspruchung des menschlichen Hüftgelenks. I Allgemeine Problematik. Z Anat Ent-gesch 127:277–285
2. Müller-Gerbl M, Putz R, Hodapp N, Schulte E, Wimmer B (1989) Computed tomography-osteoabsorptiometry for assessing the density distribution of subchondral bone as a measure of long-term mechanical adaptation in individual joints. Skeletal Radiol 18:507–512
3. Odgaard A, Pedersen CM, Bentzen SM, Jorgensen HT (1988) Density changes at the proximal tibia after medial meniscectomy. 6th Meeting of the European Society of Biomechanics, Bristol
4. Pauwels F (1965) Gesammelte Abhandlungen zur Biomechanik des Bewegungsapparates. Springer, Berlin Heidelberg New York
5. Schleicher A, Tillmann B, Zilles K (1980) Quantitative analysis of x-ray images with a television image analyser. Microscopia Acta 83:189–196
6. Tillmann B (1978) A contribution of the functional morphology of articular surfaces. In: Normale und pathologische Anatomie, Vol 34. Thieme, Stuttgart

Quantisierung von Knochenstrukturauflockerungen mit der digitalen Röntgenbildverarbeitung*

K. Wolschendorf[1], K. Vanselow[1], W. Niedermayer[2], J. Albrecht[2]

[1]Institut für Angewandte Physik, Universität Kiel, Olshausenstraße 40, W-2300 Kiel 1, Bundesrepublik Deutschland
[2]Abteilung für Spezielle Nephrologie und Dialyse, I. Medizinische Klinik, Universität Kiel, Schittenhelmstraße 12, W-2300 Kiel 1, Bundesrepublik Deutschland

Einführung

Bei einer Vielzahl von Störungen des Skelettwachstums lassen sich diese wegen des größeren Oberflächen-Volumen-Verhältnisses im Spongiosabereich erheblich früher nachweisen als im kompakten Knochen. Dabei können sie sowohl zu einer Verringerung der Trabekeldichte und einer Änderung ihrer räumlichen Ausrichtung, d.h. ihrer Struktur, führen. Ein Beispiel hierzu ist in der Abb. 1 dargestellt; sie zeigt links die typische Röntgenaufnahme eines Phalangenknochens (a) und daneben entsprechende Ausschnittsvergrößerungen bei einer Normalperson (b) und bei einem Dialysepatienten (c).

Die üblicherweise für die Mineralgehaltsbestimmung verwendeten Verfahren wie Röntgendensitometrie, Photonenabsorptiometrie und Computertomographie ermitteln im Spongiosabereich lediglich die mittlere Dichte der Trabekel, können jedoch keine Aussage über deren Struktur liefern. Die Erfassung der Knochenstruktur bzw. ihrer Veränderung ist gegenwärtig nur mit Hilfe der digitalen Bildverarbeitung möglich.

Hierbei hat man zwar schon frühzeitig [2] Ansätze zur Mustererkennung entwickelt. Ihre Anwendung auf Radiographien von Knochenspongiosa wurde dann zunächst von Heuck [3] vorgenommen und danach von Wolschendorf [5] und Trouerbach [4] fortgeführt. Dabei zeigte sich jedoch, daß die hier angewandten Verfahren noch mit verschiedenen Störungen behaftet waren, die eine quantitative Erfassung der Struktur erheblich erschwerten.

Untersuchungsmethode und Patientengut

Mit zunehmender Verbreiterung leistungsfähiger Bildverarbeitungssysteme verbesserte sich auch die Möglichkeit der bildverarbeitungsgestützten quantitativen Erfassung der Knochenstruktur. So wurde von Wolschendorf in einer vorangehenden Arbeit [6] ein Verfahren vorgeschlagen, bei dem mit Hilfe der digitalen Bildverarbeitung eine zweidimensionale Fourier-Transformation des Spongiosa-Röntgenbildes vorgenommen wird. Dabei ließ sich

* Mit Unterstützung der Deutschen Forschungsgemeinschaft, Ni 238/2-1.

E. Werner H.H. Matthiaß (Hrsg.)
Osteologie - interdisziplinär
© Springer-Verlag Berlin Heidelberg 1991

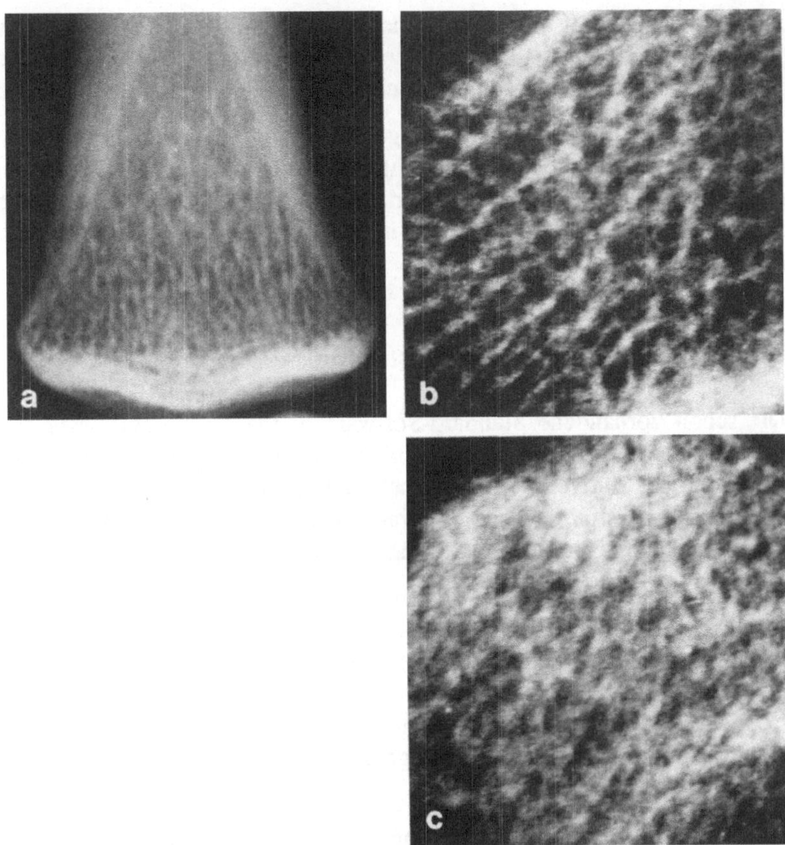

Abb. 1. a Typische Röntgenaufnahme eines Phalangenknochens, **b** Ausschnittsvergrößerung nach Digitalisierung für Normalperson, **c** Dialysepatient

zeigen, daß Strukturänderungen im Bildbereich zu charakteristischen Amplitudenverteilungen im zweidimensionalen Ortsfrequenzspektrum führten. Aus diesen ließen sich dann mit Hilfe der winkelbezogenen Amplitudensumme Kriterien zur Unterscheidung von gesunder und kranker Knochenstruktur gewinnen. Wegen der überlagerten Störungen gestatteten die seinerzeit erzielten Ergebnisse jedoch noch keine parametrisierbare Zuordnung zum Schweregrad der Erkrankung.

In der Zwischenzeit konnte sowohl die Bildverarbeitungsanlage als auch das Auswerteverfahren erheblich verbessert werden, was letztendlich zu einer relativ störungsfreien Parameterextraktion führte. Das Grundkonzept der Anlage ist schon in einer vorangehenden Arbeit [6] beschrieben worden. Die Bildaufnahme selbst erfolgte dabei über eine Video-Farbkamera vom Typ Panasonic WV-V3E. Neu installiert wurden dagegen die Hardwarekomponenten zur Bilddigitalisierung und Speicherung.

Die Vorverstärkung und Digitalisierung des Bildes im Format 512 × 512 Pixel mit 256 Graustufen erfolgte nun in einem Bildboard PPI-2 (Eltec), das darüber hinaus noch einen 4 MB Bildspeicher, die Ausleseelektronik und ein Look-Up-Table für die Kennlinien-

64

modifikation enthält. Als Bildrechner findet ein EUROCOM 5 VMEbus-Rechner (Eltec) Verwendung, der unter dem Echtzeitbetriebssystem OS-9 arbeitet. Neben den üblichen Peripheriegeräten steht auch ein hochauflösender Farbmonitor zur Verfügung.

Mit dieser Bildverarbeitungsanlage wurden nun die Radiographien der Phalangen (Mittelfinger, 2. Fingerglied) von drei Patienten mit verschiedenem Grad von Strukturauflockerung untersucht. Bei Patient I handelt es sich um eine 25jährige Normalperson; Patient II war eine 33jährige Person mit mittlerer Dialysedauer und Patient III eine 48jährige Langzeitdialysepatientin.

Bildverarbeitung und Bildfensterung

Die schon vorhandene Standard-Software wurde an die Hardware der neuen Bildverarbeitungsanlage angepaßt. Darüber hinaus wurde noch eine Reihe von weiteren Routinen zur Filterung, Bildverknüpfung, Spektraldarstellung und Color-Manipulation erstellt. Damit stand ein umfangreiches Softwarepaket zur Verfügung, mit dem sich ein großer Teil der in der digitalen Bildverarbeitung gebräuchlichen Verfahren durchführen ließ.

Insbesondere gestattete die so erweiterte Anlage eine Reihe von Bildvorverarbeitungsoperationen, mit denen sich der für die quantitative Auswertung des Ortsfrequenzspektrums erforderliche größere Störabstand erreichen ließ und die in Abb. 2 als Funktionsdiagramm dargestellt sind. Hierbei wurde in einem ersten Vorverarbeitungsschritt von der im PPI-Board gegebenen Möglichkeit Gebrauch gemacht, mit Hilfe der Offset- und Gainregelung Mittelwert und Kontrast des Bildsignals so einzustellen, daß die 8-Bit-Auflösung des AD-Wandlers voll ausgenutzt wird.

In einem weiteren Vorverarbeitungsschritt erfolgte dann eine sog. "Fensterung" des Bildsignals. Da die Theorie der Fourier-Transformation von einem unendlichen Integrationsintervall ausgeht, dieses jedoch bei praktisch vorkommenden Bildsignalen nicht gegeben ist, können speziell im niederfrequenten Bereich erhebliche Störungen auftreten. Wie beispielsweise bei Azizi [1] gezeigt wird, muß man zur Reduzierung dieser Störungen im Ortsbereich eine Multiplikation mit einer geeigneten Fensterfunktion, die sog. Fensterung, vornehmen. Daher wurde das Bildsignal mit einer speziellen symmetrischen Gaußfunktion gefenstert, die sich gegenüber den üblicherweise verwendeten Hanning- und Blackman-Fenstern als vorteilhafter erwies. Eine solche Fensterung bedeutet zwar eine gewisse Einschränkung der Bildinformation im Ortsbereich, liefert jedoch ein sehr viel störungsfreieres

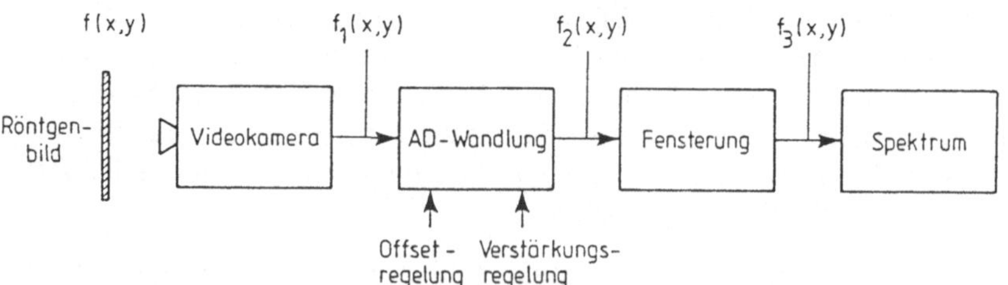

Abb. 2. Funktionsdiagramm der einzelnen Bildverarbeitungsschritte

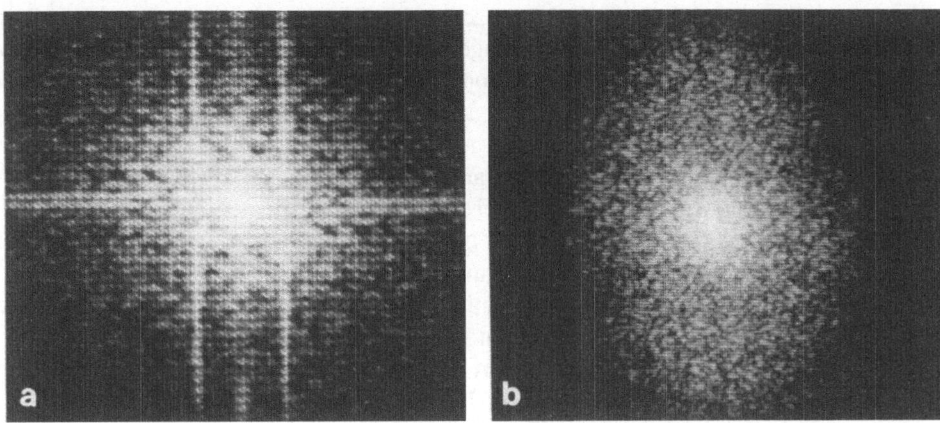

Abb. 3. a Berechnetes Ortsfrequenzspektrum ohne Bildfensterung, **b** mit Bildfensterung

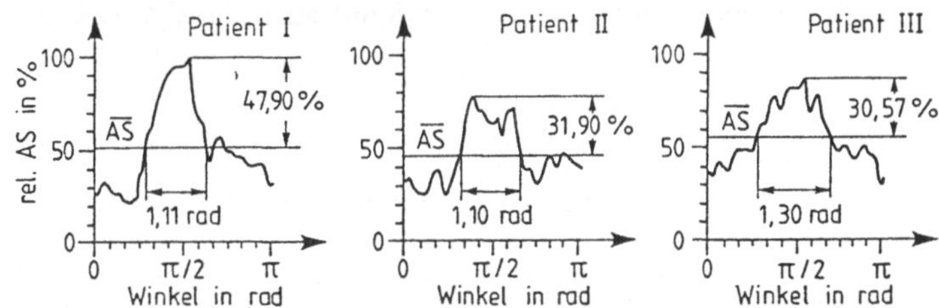

Abb. 4. Winkelabhängigkeit der relativen Amplitudensumme für die verschiedenen Patienten

Ortsfrequenzspektrum. In Abb. 3 ist die Wirkung einer solchen Bildfensterung gezeigt, wobei das Ortsfrequenzspektrum einmal ohne (a) und einmal mit (b) Fensterung berechnet wurde. Hierbei wurde die Spektralanalyse mit derselben FFT-Routine durchgeführt.

Parametrisierung und Ergebnisse

Auf die Phalangen-Röntgenaufnahmen der drei ausgewählten Patienten wurden nun die oben beschriebenen Bildvorverarbeitungsoperationen angewandt. Anschließend wurde mit Hilfe der FFT das dazugehörige Frequenzspektrum berechnet, das – wie in Abb. 3 gezeigt – als logarithmisches Betragsspektrum der Amplituden in der Ortsfrequenzebene dargestellt wird.

Für eine quantitative Erfassung der durch die unterschiedlich starken Strukturveränderungen der Spongiosa hervorgerufenen verschiedenen Verteilungen des Ortsfrequenzspektrums lassen sich zwei Merkmale heranziehen. Das ist zum einen die Richtung, die bei Normalpersonen als eine ausgeprägte Vorzugsrichtung der Trabekel in den Phalangen vorhanden ist und die sich entsprechend phasenverschoben auch im Ortsfrequenzspektrum wiederfindet. Zum anderen ist es der Frequenzgang, bei dem sich eine zunehmende Strukturauflockerung als eine Verschiebung des Spektrums nach höheren Ortsfrequenzen hin bemerkbar machen muß.

In der vorliegenden Arbeit wurde zunächst das Richtungskriterium zur quantitativen Erfassung der Strukturauflockerung herangezogen. Hierzu summiert man in der Ortsfrequenzebene für jeden Winkel die Amplituden in radialer Richtung von einer minimalen bis hin zu einer maximalen Ortsfrequenz auf. Bei einer Normalperson mit ausgeprägter Vorzugsrichtung der Trabekel sollte diese Amplitudensumme ein ausgeprägtes Maximum in einem relativ schmalen Winkelbereich aufweisen. Dieses Verfahren wurde nun auf die berechneten Ortsfrequenzspektren der drei untersuchten Patienten angewandt, wobei die Werte der Amplitudensumme relativ zur Normalperson (Patient I) ermittelt wurden. In Abb. 4 ist nun diese relative Amplitudensumme für alle drei Fälle aufgetragen. Deutlich erkennt man, daß die Normalpersonen (Patient I) ein hohes Maximum (47,9) bei kleinem Winkelbereich (1,11 rad) aufweist, während der mittelschwere Grad der Strukturauflockerung (Patient II) sich in einem niedrigeren Maximum (31,9) bei gleichem Winkelbereich (1,11 rad) und der schwere Grad (Patient III) in einem niedrigeren Maximum (30,6) bei größerem Winkelbereich ausdrückt. Der Quotient dieser beiden Größen ergibt dann für Patient I (Normalperson): 43,5, für Patient II: 28,7 und für Patient III: 23,5 und liefert somit eine Möglichkeit, einen Parameter und damit eine quantitative Beschreibung für den Grad der Strukturauflockerung und damit auch der Erkrankung zu definieren.

Literatur

1. Azizi AS (1981) Meßtechnische Anwendung der schnellen Fourier-Transformation (FFT). ntz 34:152–158
2. Haralick RM (1973) Textural features for image classification. IEEE Trans on Systems Man and Cybernetics. Vol SMC 3:610–621
3. Heuck FWH, Bloss WH, Saackel RL, Reinhardt ER (1980) Strukturanalyse des Knochens aus Röntgenbildern. Biomed Techn 25:35–42
4. Trouerbach WT, Grashuis JL, Zwamborn AW, Clermonts ECGM, Schouten JA (1987) Microdensitometric analysis of bone structures in X-ray images. Skeletal Radiol 16:190–195
5. Wolschendorf K, Weigel H (1985) Osteoporose-Erkennung mit Hilfe der digitalen Röntgenbildverarbeitung. Med Phys 87:544-549
6. Wolschendorf K, Vanselow K (1989) Bildverarbeitungsverfahren zur Erfassung von Strukturveränderungen bei gestörtem Skelettwachstum. In: Willert HG, Heuck FWH (Hrsg) Neuere Ergebnisse der Osteologie. Springer, Berlin Heidelberg New York, S 87-90

Radiologische Diagnostik der Hand –
Vergleich von digitaler Lumineszenz-Radiographie (DLR)
und konventioneller Mammographiefilm-Technik

J. Adolph, R. Erlemann, W. Wiesmann, H. Müller-Miny, G. Reuther, P.E. Peters

Institut für Klinische Radiologie, Westfälische Wilhelms-Universität (Dir.: Univ.Prof. Dr. med.
P.E. Peters), Albert-Schweitzer-Straße 33, W-4400 Münster, Bundesrepublik Deutschland

Einleitung

Die Hand ist Zielregion für die radiologische Diagnostik einer Vielzahl von Knochen- und
Gelenkerkrankungen. Voraussetzung für die differenzierte Beurteilung ist die Darstellung
der knöchernen Strukturen mit hoher Detailauflösung und die Abbildung der Weichteil-
gewebe. Diese Voraussetzung wird in der konventionellen Röntgendiagnostik durch die
Anwendung der Mammographiefilm-Technik erfüllt, die eine sehr hohe Ortsauflösung mit
befriedigender Weichteildarstellung vereint.

Die digitale Lumineszenz-Radiographie (DLR) hat als neueste Technik der radiologischen Diagnostik bereits in einigen Teilbereichen Anwendung gefunden. Die wesentlichen
Vorteile des Verfahrens liegen neben den Möglichkeiten der elektronischen Bildverarbeitung und -nachbearbeitung in dem extrem hohen Dynamikumfang mit simultaner Darstellung von Knochen- und Weichteilstrukturen und dem über einen weiten Dosisbereich
nahezu konstanten Bildkontrast mit konstanter diagnostischer Abbildungsqualität [10]. Als
limitierend für den Einsatz in der Skelettdiagnostik wird bisher die begrenzte Ortsauflösung
angesehen [4, 7, 5].

Ziel der vorliegenden Studie war die Bestimmung der diagnostischen Wertigkeit der
DLR in der Darstellung entzündlicher und resorptiver Knochenläsionen im Vergleich zur
konventionellen Mammographiefilm-Technik.

Patientenkollektiv und Methodik

Zur Auswertung gelangten jeweils 100 parallel angefertigte konventionelle und digitale
Aufnahmen der Hand in d.v.-Projektion von 63 Patienten (40 weiblich, 23 männlich, Alter
23–81 Jahre), die wegen der klinischen Diagnosen seropositive und seronegative rheumatoide Arthritis ($n = 29$), Kollagenose ($n = 6$), Hyperparathyreoidismus/renale Osteopathie
($n = 8$), Polyarthrose ($n = 6$) und unklarer Gelenkbeschwerden bzw. sonstiger Erkrankungen ($n = 14$) zur Untersuchung überwiesen wurden.

E. Werner H.H. Matthiaß (Hrsg.)
Osteologie - interdisziplinär
© Springer-Verlag Berlin Heidelberg 1991

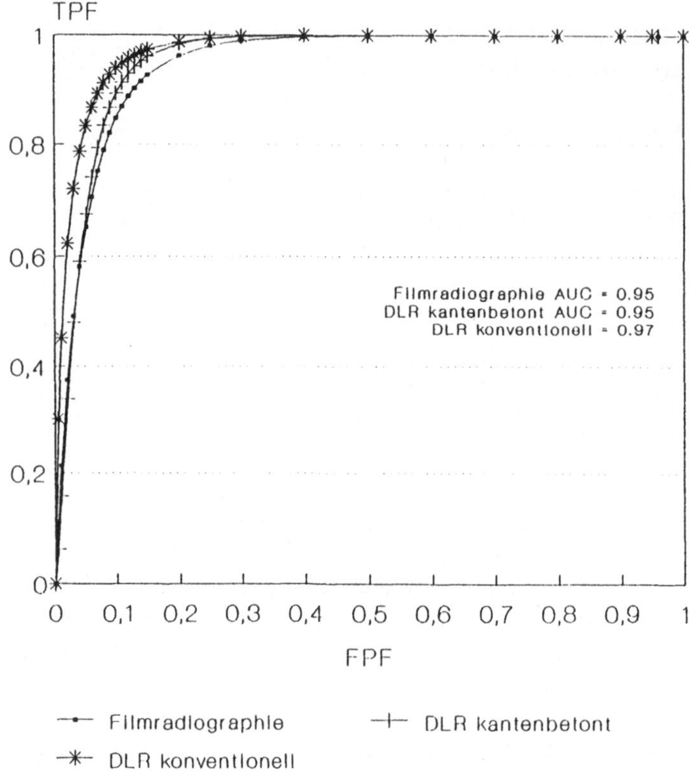

Abb. 1. ROC-Kurven und -Flächen ("receiver operating characteristic") für den Nachweis erosiver und resorptiver Läsionen am Handskelett. *TPF* "true positive fraction", *FPF* "false positive fraction", *AUC* "area under curve"

Die konventionellen Bilder wurden mit den Aufnahmeparametern 40 kV/10 mAs auf einem Film-Folien-System Ortho M/Min-R (Fa. Kodak) angefertigt. Das für die digitale Radiographie benutzte System (Digiscan, Fa. Siemens) verwendet als Bildrezeptor photostimulierbare Lumineszenzfolien aus Europium-dotierten Barium-Fluor-Halogenid, die in Kassetten üblicher Größe mit herkömmlichen Röntgengeräten analog zur konventionellen Aufnahme belichtet wurden (HR-Kassette, Pixelgröße 0, 1 mm). Das resultierende latente Speicherbild der Röntgenstrahlung wird durch pixelweise Stimulation mit einem Helium-Neon-Laser im Fluoreszenzlicht umgesetzt und die Lichtquanten in einem Photomultiplier registriert. Nach A/D-Wandlung erfolgt die Bildverarbeitung mit Filterung, Betonung spezifizierter Ortsfrequenzen und Grauskalen-Konversion entsprechend definierter Standardprogramme. Die Bilder werden nach anschließender D/A-Wandlung mit einer hochauflösenden Laser-Kamera auf Röntgenfilm dokumentiert. Eine individuelle Bild-Nachverarbeitung ist an einer separaten Auswertekonsole möglich.

Für die Auswertung wurde jede Aufnahme in zwei Standardausspielungen vorgelegt: "konventionell" ähnlich dem üblichen Röntgenbild (Abb. 2b) und kantenbetont mit geringer Gradation und Betonung hoher Ortsfrequenzen ähnlich einem Xeroradiogramm (Abb. 2c).

Die 100 konventionellen Aufnahmen wurden durch übereinstimmende Beurteilung zweier Skelettradiologen als altersentsprechend unauffällig (n = 50) oder pathologisch mit Vorliegen erosiver und/oder resorptiver Läsionen oder arthropathischer periostaler Knochenappositionen (n = 50) klassifiziert. Die 3 Serien von je 100 Aufnahmen (konventionell, digital-konventionell ausgespielt und digital-kantenbetont ausgespielt) wurden anonymisiert und in zufälliger Reihenfolge von 3 erfahrenen Befundern in 3 Sitzungen bezüglich der Nachweisbarkeit entzündlicher und resorptiver Veränderungen anhand einer 5-stufigen Konfidenzskala bewertet. Ein zeitliches Limit war nicht vorgegeben. Die Berechnung der ROC (receiver operating characteristics)-Kurven und -Flächen sowie die statistische Auswertung erfolgte mit dem "Rocfit"-Programm in der Modifikation von Charles Metz [2, 3, 9].

Ergebnisse

Die ROC-Kurven und -Flächen sind in Abb. 1 dargestellt. Zwischen konventionellen und digitalen Aufnahmen sowie den verschiedenen digitalen Ausspielungen waren keine statistisch signifikanten Unterschiede in der diagnostischen Beurteilbarkeit nachweisbar. Eine direkte Gegenüberstellung von konventionellen Aufnahmen und digitalen Standardausspielungen (Abb. 2) läßt zwar insbesondere im Bereich der spongiösen Knochentrabe-

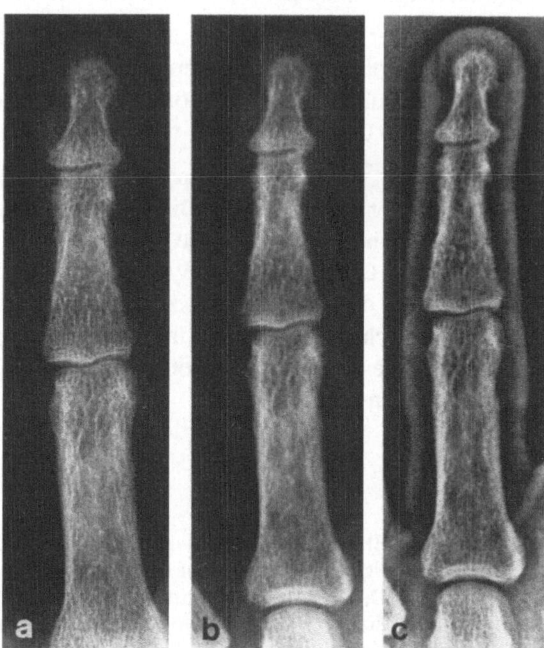

Abb. 2a–c. Hyperparathyroidismus. Nachweis subperiostaler Resorptionen und Auslöschung der Grenzlamelle am Processus unguicularis; **a** konventionelle Aufnahme in Mammographiefilmtechnik, **b** digitale Aufnahme in konventioneller Ausspielung, **c** digitale Aufnahme mit kantenbetonter Ausspielung

kel eine geringere Abbildungsschärfe der digitalen Bilder als Folge der geringeren Ortsauflösung erkennen; umschriebene erosive und resorptive Läsionen sind allerdings mit konventioneller und digitaler Technik in gleicher Weise abgrenzbar.

Diskussion

Die Möglichkeit der digitalen Verarbeitung analog akquirierter Aufnahmen bietet auch in der Skelettradiologie Vorteile gegenüber der konventionellen Röntgentechnik [1]. Die bisher für eine direkte digitale Bildakquisition verwendeten Systeme der DLR weisen allerdings eine limitierte Ortsauflösung auf, die auch unter optimalen Bedingungen um den Faktor 1,6 bis 2 unter den mit Mammographiefilm-Folien-Kombinationen erreichbaren Werten von 8 Linienpaaren/mm liegt. In der vorliegenden Studie zum Methodenvergleich resultierte diese Tatsache nicht in einer Reduktion des diagnostischen Informationsgehaltes bei der Erkennung entzündlicher und resorptiver Knochenveränderungen.

Als Einschränkung muß dabei der geringe Anteil von Patienten mit knöchernen Manifestationen eines Hyperparathyreoidismus bzw. einer renalen Osteodystrophie angesehen werden. Die Detektion kleinster Resorptionen in den Anfangsstadien dieser Erkrankung stellt nachweislich die höchsten Anforderungen an das Bildgebungssystem und den befundenden Radiologen und erfordert auch in der konventionellen Röntgentechnik Vergrößerungsaufnahmen mit Feinstfokus-Röhren [8, 5].

Bei adäquater Röntgentechnik und Bildverarbeitung liefert die DLR allerdings gerade bei direkten Vergrößerungsaufnahmen Resultate, die infolge des überlegenden Bildkontrastes Vorteile gegenüber der konventionellen Technik erkennen lassen und somit das Problem der begrenzten Ortsauflösung zu umgehen helfen [6, 4].

Ein weiterer wesentlicher Aspekt beim Einsatz digitaler Radiographiesysteme ist die Möglichkeit der elektronischen Bildspeicherung und -archivierung, die zunehmend an Bedeutung gewinnen wird, und die Voraussetzung für die Einführung von PACS (Picture Archiving and Communication System) ist. Unsere Ergebnisse lassen den Schluß zu, daß ein Einsatz der digitalen Lumineszenz-Radiographie im Rahmen der Einführung elektronischer Bildspeichersysteme auch in der Skelettdiagnostik bereits zum gegenwärtigen Zeitpunkt ohne relevanten Informationsverlust gegenüber der konventionellen Röntgentechnik möglich zu sein scheint.

Literatur

1. Braunstein EM, Capek P, Buckwalter K, Bland P, Meyer ChR (1988) Adaptive histogram equalization in digital radiography of destructive skeletal lesions. Radiology 166:883–885
2. Dorfman DD, Alf E (1969) Journal of Mathematical Psychology 6:487–496
3. Gray DR, Morgan BJT (1972) Journal of Mathematical Psychology 9:128–139
4. Matsubara K, Sakuma S (1987) Diseases of the bones and joints. In: Tateno Y, Linuma T, Takano M (eds) Computed radiography. Springer, Berlin Heidelberg New York, p 137–154
5. Murphey MD (1989) Digital skeletal radiography: Spatial resolution requirements for detection of subperiosteal resorption. AJR 152:541–546
6. Nakano Y, Hiraoka T, Togashi K et al (1987) Direct radiographic magnification with computed radiography. AJR 148:569–573

7. Pettersson H, Aspelin P, Boijsen E, Herrlin K, Egund E (1988) Digital radiography of the spine, large bones and joints using stimulable phosphor: Early clinical experience. Acta Radiol 29,3:267–271
8. Resnick D, Deftos LJ, Parthemore JG (1981) Renal osteodystrophy: Magnification radiography of target sites of absorption. AJR 136:711–714
9. Swets JA, Pickett RM (1982) Evaluation of diagnostic systems: Methods from signal detection theory. Academic Press, New York
10. Tateno Y, Iinuma T, Takano M (1987) Computed radiography. Springer, Berlin Heidelberg New York Tokyo

Erste Erfahrungen mit der DLR in der Skelettdiagnostik

R. Erlemann, W. Wiesmann, U. Bick, J. Adolph, G. Reuther, P. E. Peters

Institut für Klinische Radiologie, Westfälische Wilhelms-Universität, Albert-Schweitzer-Straße 33, W-4400 Münster, Bundesrepublik Deutschland

Die digitale Lumineszenz-Radiographie (DLR) ist ein relativ neues Untersuchungsverfahren, mit dem digitale Bilder erstellt werden können und das nun Einzug in die Klinik hält. Das DLR System arbeitet mit wiederverwendbaren Folien, die in üblichen Kassettenformaten zur Verfügung stehen und an jedem Röntgenarbeitsplatz exponiert werden können. Die Bildfolien enthalten spezielle Leuchtstoffe (Europium dotierte Bariumfluoridhalogene), die die Fähigkeit haben, die Energie von Röntgenstrahlen zu speichern. Nach Stimulation der exponierten Folie mit Laserlicht wird die gespeicherte Energie in Form von Fluoreszenzlicht wieder freigesetzt, das dann über ein Photomultiplier verstärkt, in elektrische Signale transformiert und schließlich nach Konvertierung über einen Analog-Digitalwandler als digitales Bild gespeichert wird.

Die digitalen Bilder werden dann elektronisch nachbearbeitet (Gradierung- und Frequenzvariation), wobei mit einem auf die untersuchte Region abgestimmten vorgegebenen Algorithmus oder einer freien Wahl der Bildparameter gearbeitet werden kann. Durch spezielle Rechenfilter und Verstärkung der höherfrequenten Bildanteile können so z.B. Bilder mit einer Betonung von Grenzstrukturen erstellt werden. Nach der Bearbeitung wird das Bild über einen Laserimager ausgegeben.

Die Vorteile dieses Systems bestehen in der Möglichkeit einer nachträglichen Bildmanipulation bei einer linearen Beziehung zwischen Röntgendosis und der Intensität des Fluoreszenzlichtes über einen sehr weiten Bereich, wodurch Fehlbelichtungen nahezu ausgeschlossen sind [1, 7].

In unserem Institut wurden bisher mehr als 2000 Röntgenuntersuchungen des Skeletts mittels DLR (Digiscan, Siemens) erstellt, wobei überwiegend solche Untersuchungen durchgeführt wurden, bei denen von der Möglichkeit einer Dosisreduktion oder dem Vorteil der großen Dynamik dieses Systems Gebrauch gemacht wurden.

Vorteile

Dosisreduktion. Von der durch die DLR zu erzielenden Dosisreduktion profitieren vor allen Dingen Kinder und Jugendliche, die Meßaufnahmen bestimmter Skelettregionen erhalten.

E. Werner H.H. Matthiaß (Hrsg.)
Osteologie - interdisziplinär
© Springer-Verlag Berlin Heidelberg 1991

Bei den zur Abschätzung einer Hüftdysplasie erforderlichen Aufnahmen (Müller und Rippstein Projektionen) kann die Dosis auf etwa ein Drittel der bei konventionellen Aufnahmen (Film-Folien Kombination der Empfindlichkeitsklasse 250) gebräuchlichen Dosis ohne subjektiven Informationsverlust reduziert werden. Eine weitere Dosisreduzierung führt zu einem deutlichen Anstieg des Bildrauschens (Quantenrauschen). Die relevanten Winkel (Pfannendachwinkel, Zentrum-Eckenwinkel, Antetorsionswinkel) können auf diesen Aufnahmen mit gleicher Zuverlässigkeit wie auf konventionellen Röntgenbildern ausgemessen werden. Durch eine kantenbetonte Ausspielung erscheinen die Pfannenränder besser als auf konventionellen Röntgenbildern definiert (Abb. 1). Der Vorteil der Dosisreduktion durch die DLR kommt besonders bei Verlaufskontrollen zum Tragen. Leider stehen noch keine geeigneten Kassetten zur Verfügung, mit denen man Ganzwirbelsäulenaufnahmen auf einem Format durchführen kann. Für Aufnahmen, auf denen die Knochenstruktur beurteilt werden und die die gleichen diagnostischen Informationen wie ein konventionelles Röntgenbild enthalten sollen, sollte die Dosisreduktion 50% nicht überschreiten [6].

Reduktion der Dichteunterschiede. Durch die Nachbearbeitung mit Anpassung der Gradierung, des Graustufenumfangs und -bereiches an die untersuchte Region und Fragestellung kann der Bildkontrast den unterschiedlichen Fragestellungen angepaßt werden. Dieses Procedere bringt besonders bei Untersuchungsregionen mit sehr unterschiedlichen Objektdicken deutliche Vorteile. So können bei Fußaufnahmen sowohl Rück- als auch Vorfuß ohne Verwendung einer Grelleuchte beurteilt werden. Bei Aufnahmen der Schulter können periartikuläre Verkalkungen und die gelenkbildenden Knochen simultan optimal dargestellt werden (Abb. 2). Bei Doppelkontrastarthrographien werden sowohl die positiv als auch negativ kontrastierten Gelenkanteile mit gleicher Qualität abgebildet. An der Wirbelsäule wird dieser Vorteil besonders bei der Abbildung der zervikothorakalen und thorakolumbalen Übergangsbereiche offensichtlich (Abb. 3). Die Ausdehnung einer Weichteilkomponente von Tumoren kann grob abgeschätzt werden.

Bildspeicherung. In Zukunft werden verstärkt digitale Bildspeicherarchive Einzug in die Klinik halten [2]. Während die Speicherung von primär digitalen Bildern (CT, MR, US) keine Probleme bereitet, erfordert die sekundäre digitale Bildspeicherung von konventionellen Röntgenaufnahmen eine personal- und zeitaufwendige Nachdigitalisierung, die zu Qualitätseinbußen führt [4]. Da bei der DLR primär digitale Bilder anfallen, ist die Speicherung ohne Qualitätseinbußen und ohne zusätzlichen Personalaufwand möglich. Wegen des großen Speicherplatzbedarfs der projektionsradiographischen Aufnahmen sind jedoch Datenkompressionen notwendig, die in Maßen ohne offensichtliche diagnostische Einbußen durchgeführt werden können [3].

Nachteile

Ortsauflösung. Die Ortsauflösung der DLR ist deutlich geringer als beim konventionellen Röntgenfilm und ist daneben noch von dem Format der verwendeten DLR-Folie abhgängig. Während der konventionelle Röntgenfilm eine Auflösung von 5–10 Linienpaaren (LP)/mm erbringt, beträgt diese in der DLR bei einem Filmformat von 18 × 24 cm (hochauflösend)

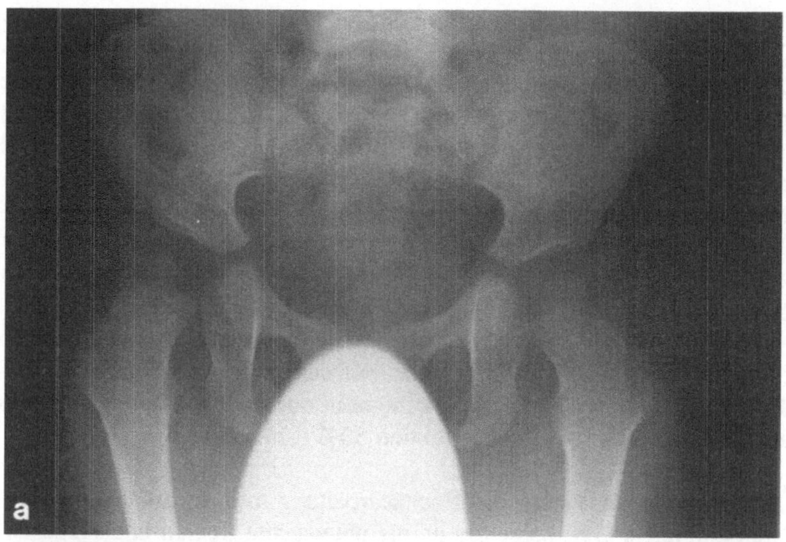
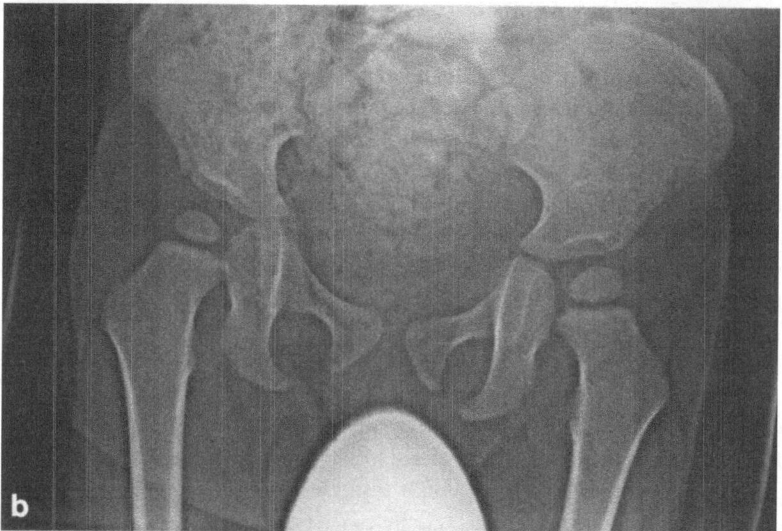

Abb. 1 a,b. Rechtsseitige Hüftdysplasie bei einem 2jährigen Jungen. Auf dem kantenbetonten digitalen Bild **b** sind die Pfannenränder etwas klarer und die Weichteile deutlich besser sichtbar als auf dem konventionellen Röntgenbild **a**

max. 5 LP/mm und bei einem Filmformat von 35 × 43 cm etwa 2,5 LP/mm. Dieses bedeutet, daß, besonders wenn große Kassettenformate gewählt werden, Feinstrukturen weniger deutlich als im konventionellen Röntgenbild dargestellt werden. So konnten bei einigen Metastasen die Breite der Übergangszonen zwischen Läsion und normalem Knochen kaum abgeschätzt werden und in einem Fall wurde in der DLR sogar ein diskreter sklerotischer Randsaum vorgetäuscht. Diskrete Knochenveränderungen, wie sie z.B. beim Hyperparathyreoidismus beobachtet werden, sind auf Standardausspielungen der digitalen

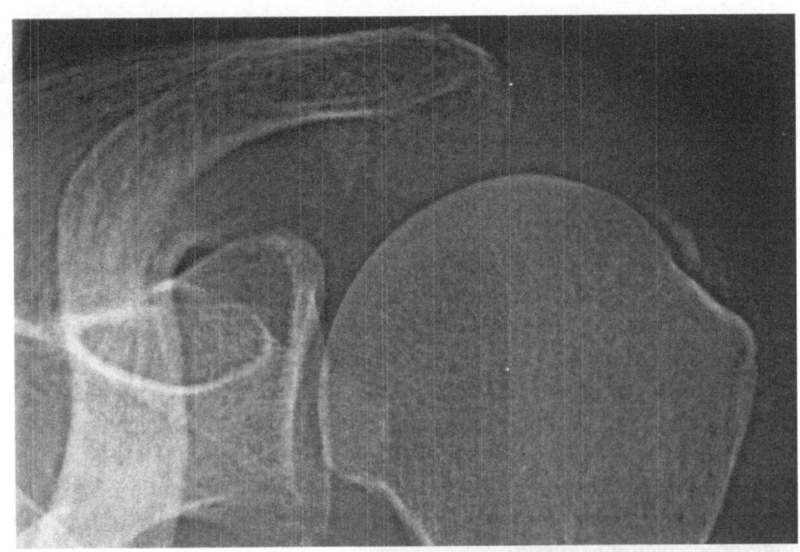

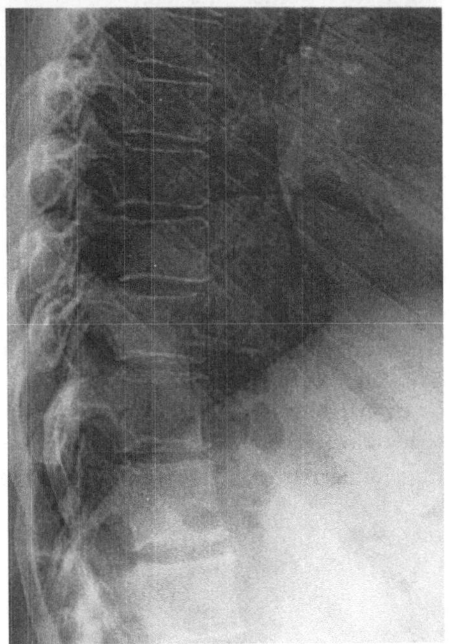

Abb. 2 (*oben*). Auf dem kantenbetonten digitalen Bild sind sowohl die Verkalkung in der Supraspinatussehne als auch die ossären Strukturen klar und kontrastreich dargestellt

Abb. 3 (*unten*). Der thorakolumbale Übergang kann auf dem kantenbetonten digitalen Bild zuverlässig beurteilt werden

Bilder schlechter als auf konventionellen Röntgenbildern zu erkennen. Nach einer gezielten Nachbearbeitung mit regionaler Vergrößerung, falls primär ein kleines Kassettenformat mit hochauflösender Folie gewählt worden war, sind diese Läsionen dagegen deutlich zu erkennen. Für den Nachweis von subtilen Skelettveränderungen wird eine Ortsauflösung von mindestens 5 LP/mm gefordert [5].

Zeitbedarf. Falls lediglich die softwaremäßig implementierten Bildverarbeitungsparameter angewendet werden, ist der Zeitbedarf für die Filmbearbeitung nicht wesentlich größer als für herkömmlich angefertigte Röntgenaufnahmen. Allerdings ist die Verarbeitungsleistung eines DLR Arbeitsplatzes mit maximal 49–72 Speicherfolien/Stunde deutlich geringer als die eines modernen Tageslichtentwicklungssystems mit bis zu 240 Filmen/Stunde. Dagegen bedeutet eine individuelle Bildnachbearbeitung durch den befundenden Arzt eine nicht unbeträchtliche zeitliche Belastung, zumal wenn kein Timesharing von Folienauslesung und automatisierter Nachbearbeitung einerseits und individueller Bildnachbearbeitung andererseits auf dem Rechner möglich ist. Zu klären ist weiterhin die Frage, ob bei nachbearbeiteten Bildern die Befundung am Monitor ausreichend ist, oder ob zusätzlich Hardcopyfilme angefertigt werden müssen.

Artefakte. Jedes Abbildungsverfahren erzeugt Artefakte und neue Abbildungsverfahren erzeugen neue Artefakte. Ein bekanntes Phänomen der DLR ist der Überschwingeffekt an den Grenzen harter Kontraste. Bei der Beurteilung von Metallimplantaten führt dieser Effekt zu deutlichen Aufhellungslinien, welche zur Fehldiagnose einer Lockerung führen können. Diese Artefakte treten besonders bei der kantenbetonten Ausspielung auf.

Folgerung

Die Wertigkeit der DLR in Skelettdiagnostik kann noch nicht abschließend beurteilt werden. Einer Reihe von Vorteilen stehen einige Nachteile gegenüber. Zur Zeit kann dieses Untersuchungsverfahren ohne Einschränkungen für Meßaufnahmen und mit geringen Einschränkungen auch für Kontrollaufnahmen empfohlen werden, wobei besonders Kinder, Jugendliche und Patienten im gebärfähigen Alter von der Dosisreduktion profitieren.

Literatur

1. Balter S (1988) On the work of radiologist – separation of image capture from image display. Acta Radiol Diagn 29:257–265
2. Bohndorf K, Wein B, Alzen G, Günther RW (1989) Digitale Radiographie: ein neuer Ansatz in der Röntgendiagnostik. Orthopäde 18:66–71
3. Bramble JM, Cook LT, Murphey MD, Martin NL, Anderson WH, Hensley KS (1989) Image data compression in magnification hand radiographics. Radiology 170:133–136
4. Braunstein EM, Capek P, Buckwalter K, Bland P, Meyer CR (1988) Adaptive histogramm equalization in digital radiography of destructive skeletal lesions. Radiology 166:883-885
5. Murphey MD (1989) Digital skeletal radiography: spatial resolution requirements for detection of subperiosteal resorption. AJR 152:541–546
6. Pettersson H, Aspetin P, Boijsen E, Herrlin K, Egund N (1988) Digital radiography of the spine, large bones and joints using stimulable phosphor. Early clinical experience. Acta Radiol Diagn 29:267–271
7. Tateno Y, Iinuma T, Takano M (1987) Computed radiography. Springer, Berlin Heidelberg New York Tokyo

Die Subtraktionsäquidensitometrie als Methode zur Analyse der Gelenkbeanspruchung – dargestellt am Beispiel des Radiokarpalgelenkes

J. Koebke, J. Mockenhaupt, A. Lorbach

Anatomisches Institut, Universität Köln, Joseph-Stelzmann-Straße 9, Lindenburg, W-5000 Köln 41, Bundesrepublik Deutschland

Einleitung

Knochen als vitales Gewebe ist, folgt man den Aussagen von Pauwels [5, 6] und Kummer [2], zu funktioneller Anpassung befähigt. Diese drückt sich u.a. aus in der spezifischen Dichteverteilung der Mineralsalze im Bereich des unter dem Gelenkknorpel gelegenen subchondralen Knochens. In Antwort auf eine durch Gelenkdruck provozierte Spannung reagiert das Knochengewebe mit lokal unterschiedlich dichter Einlagerung von festigenden Mineralsalzen. Die Verteilung von Spannungen kann annähernd gleichmäßig, aber auch sehr ungleichmäßig sein: in jedem Fall werden Ausbreitung und radiologische Dichte der subchondralen Knochenzone als morphologisches Äquivalent einer Spannungsverteilung anzusehen sein. Von daher ermöglichen Dichtemessungen am subchondralen Knochen eines Gelenkkörpers Aussagen bezüglich einer stattgehabten Belastung. Derartige Untersuchungen fehlen bislang für das Radiokarpalgelenk. Sie erscheinen notwendig, da die Kraftübertragung im Bereich des Handgelenks kontrovers diskutiert wird.

Material und Methode

Als Untersuchungsmaterial dienen 20 mazerierte, distale Radiusenden (11 weibl., 9 männl., Altersdurchschnitt 68,2 Jahre) sowie die zugehörigen Ossa scaphoideum und lunatum. Die Knochenelemente werden mittels Sägeschnitte so bearbeitet, daß sie bei erhaltenen radiokarpalen Gelenkflächen plan aufgelegt werden können (Abb. 1a). Nach erfolgter Röntgenaufnahme im longitudinalen Strahlengang wird von den Knochenelementen die subchondrale Kortikalis abgefräst. Die Fräsung wird beendet, sobald sich die subkortikalen Spongiosamaschen eröffnen (Abb. 1b). Nach einer unter gleichen Bedingungen angefertigten zweiten Röntgenaufnahme werden beide Röntgenaufnahmen mit dem Bildanalysesystem IBAS II (Kontron, Eching, FRG) erfaßt und ausgewertet.

Das Prinzip der Subtraktionsäquidensitometrie besteht darin, daß nach Zurdeckungbringen der beiden Röntgenbilder das Objekt "gefräst" vom Objekt "ungefräst" subtrahiert wird. Es verbleibt die subchondrale Kompakta, deren Dichte in Grauwerten wiedergegeben wird. Zonen gleicher Grauwerte werden Pseudofarben zugeordnet, welche als Äquidensiten den

E. Werner H.H. Matthiaß (Hrsg.)
Osteologie - interdisziplinär
© Springer-Verlag Berlin Heidelberg 1991

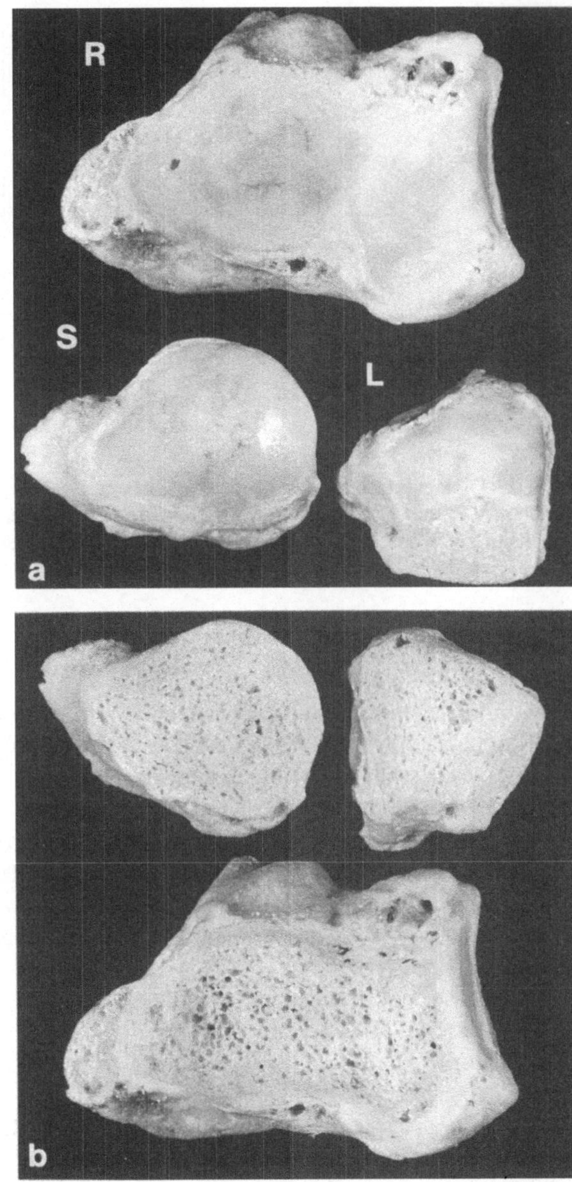

Abb. 1a,b. Aufsicht auf die mazerierten Gelenkflächen von Radius (*R*), Skaphoid (*S*) und Lunatum (*L*) vor (**a**) und nach dem Fräsen (**b**)

jeweiligen Dichtebereich anzeigen. Ein mitgeführter Aluminiumvergleichskörper erlaubt eine direkte Zuordnung der einzelnen Dichtestufen zu einer bestimmten Schichtdicke in mm Aluminium (weitere Einzelheiten zur Bildanalyse bei Mockenhaupt et al., im Druck [4]).

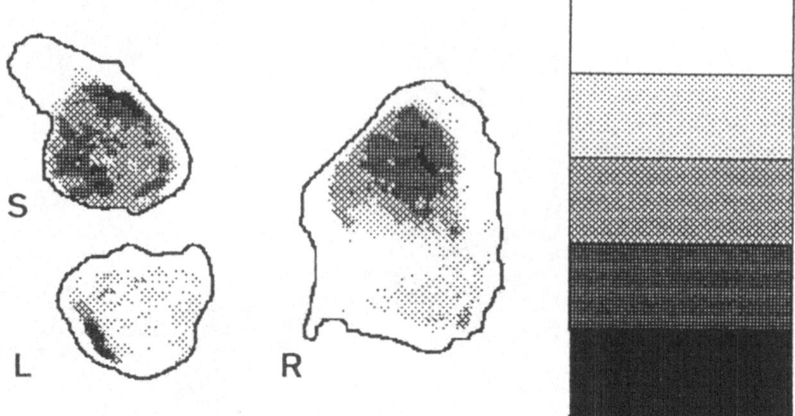

Abb. 2. Dichteverteilung der Mineralsalze in der subchondralen Knochenlamelle von Radius (*R*), Skaphoid (*S*) und Lunatum (*L*). Die dargestellten Dichtestufen entsprechen der Strahlenabsorption von Aluminium in einer Dichte von 0,5 bis 2,5 Millimetern (Stufenleiter von *weiß* bis *schwarz*)

Ergebnisse

Die Äquidensitendarstellung der mittels Subtraktion isoliert wiedergegebenen subchondralen Kompakta ergibt für 20 untersuchte Radiokarpalgelenke jeweils ein charakteristisches Bild der Anpassung des Knochengewebes an eine "Langzeitbeanspruchung". Hierbei ist festzustellen, daß in der überwiegenden Mehrzahl der Fälle (17 von 20) am Skaphoid höhere Knochendichten vorliegen als am Lunatum (Abb. 2). Am distalen Radius sind Dichtemaxima in gleicher Häufigkeit im Bereich der Skaphoid- und der Lunatumfacette zu beobachten. Eine Dichteverteilung mit Maximalwerten ausschließlich am Lunatum und an der Lunatumfacette des Radius läßt sich bei keinem der untersuchten Präparate nachweisen.

Diskussion

Sieht man in der spezifischen Dichteverteilung der das subchondrale Knochengewebe festigenden Mineralsalze ein Äquivalent der Spannungsverteilung, so läßt sich bezüglich der spannungsprovozierenden Belastung des Radiokarpalgelenkes folgende Aussage machen. Entgegen der Vorstellung von McConnaill und Basmajian [3], Koob [1], Segmüller [7] und Sennwald [8], die das Lunatum und die Lunatumfacette des Radius als Hauptträger einer Last ansehen, scheint es offensichtlich, daß anteilmäßig das Skaphoid und die Skaphoidfacette am höchsten belastet werden (Abb. 3). Selbst in den Fällen, bei denen eine relativ höhere Lunatumbelastung abgeleitet werden kann, zeigt sich eine zumindest vergleichbare, wenn nicht höhere Skaphoidbelastung am gleichen Präparat.

Zusammenfassend bleibt festzustellen, daß das Lunatum nicht die Zentraleinheit des Radiokarpalgelenkes darstellt, sondern in der funktionellen Einheit der ersten Handwur-

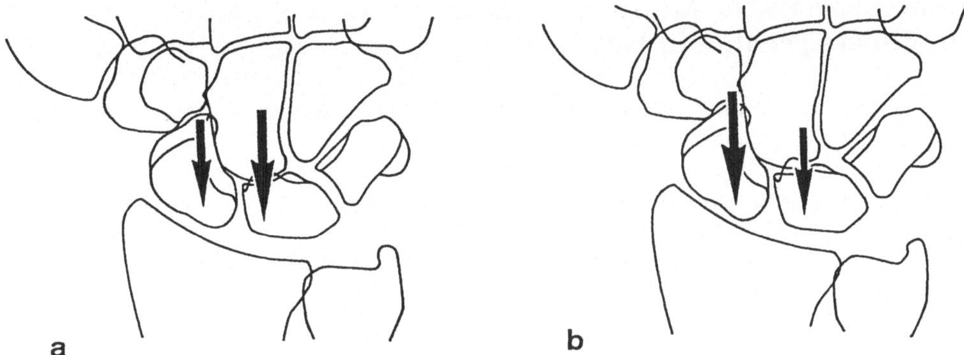

Abb. 3a,b. Entgegen der Vorstellung, daß Kräfte von der Hand vornehmlich über das Lunatum auf den Radius übertragen werden (a), sind das Skaphoid und die Skaphoidfacette des Radius Hauptträger der Last (b); nicht quantitive schematische Darstellung

zelreihe seinen Platz hat, in der dem Skaphoid eine besondere Rolle hinsichtlich der Kraftübertragung zufällt.

Literatur

1. Koob E (1973) Die Mondbeinnekrose. Handchirurgie 5:173–186
2. Kummer B (1985) Einführung in die Biomechanik des Hüftgelenks. Springer, Berlin Heidelberg New York Tokyo
3. McConnaill MA, Basmajian JV (1969) Muscles and movements. A basis for human kinesiology. William and Wilkins, Baltimore
4. Mockenhaupt J, Koebke J, Neumann G Vergleichende densitometrische und computertomographische Bildanalyse von Kniegelenkspräparaten. Verh Anat Ges Ulm (im Druck)
5. Pauwels F (1955) Über die Verteilung der Spongiosadichte im coxalen Femurende und ihre Bedeutung für die Lehre vom funktionellen Bau des Knochens. Siebter Beitrag zur funktionellen Anatomie und kausalen Morphologie des Stützapparates. Morph Jb 95:35–54
6. Pauwels F (1965) Gesammelte Abhandlungen zur Biomechanik des Bewegungsapparates. Springer, Berlin Heidelberg New York
7. Segmüller G (1981) Zur Lunatum Malazie (M. Kienböck). Orthopäde 10:47–51
8. Sennwald G (1987) Das Handgelenk. Springer, Berlin Heidelberg New York London Paris Tokyo

Monochromatische Mikrotomographie zur Quantifizierung des Mineralgehaltes in Knochen*

K. Engelke[1], M. Cornils[1], W.-R. Dix[2], W. Graeff[2], M. Lohmann[2], L. Meiss[1], R. Reumann[2], R. Schanz[1]

[1]Klinik für Orthopädie, Universitätsklinikum Eppendorf, Martinistraße 52, W-2000 Hamburg 20, Bundesrepublik Deutschland
[2]Hamburger Synchrotronstrahlungslabor HASYLAB am DESY, Notkestraße 85, W-2000 Hamburg 52, Bundesrepublik Deutschland

Einleitung

Das bildgebende Verfahren der Computertomographie (CT) mit Röntgenstrahlen wird routinemäßig zur Diagnose von Knochenkrankheiten wie z.B. Osteoporose eingesetzt. Als Quelle werden dabei i.a. konventionelle Röntgenröhren benutzt. Als Ergebnis erhält man dann ein Tomogramm des totalen linearen Röntgenabsorptionskoeffizienten.

In diesem Beitrag wird ein neuartiges mikrotomographisches Verfahren vorgestellt, das statt mit konventionellen mit Synchrotronstrahlungsquellen arbeitet [1]. Die dafür entwickelte Apparatur QuaMToS (*qu*antitative *M*ikro*to*mographie mit *S*ynchrotronstrahlung) liefert quantifizierbare Dichteverteilungsbilder des Knochenmineralgehaltes mit einer Ortsauflösung von 50µm.

Das Hauptanwendungsgebiet liegt z.Zt. in der Untersuchung des Knochenmineralgehaltes zwecks Analyse von Knochenwachstum, welches durch Druckreiz induziert wird. Der Druckreiz wird von einem Expander, der unter dem Periost plaziert ist, ausgeübt. Für weitere Einzelheiten sei auf einen anderen Bericht dieser Tagung verwiesen [5].

Im Folgenden wird die hier entwickelte Methodik für Mikro-CT beschrieben, und die Apparatur QuaMToS vorgestellt. Weiterhin werden die für die Tomographie relevanten Eigenschaften der Synchrotronstrahlung erläutert, und Tomogramme mit der Mineralverteilung von Kaninchenknochen gezeigt.

Synchrotronstrahlung für Mikrotomographie

Synchrotronstrahlung (SR) ist elektromagnetische Strahlung, die von beschleunigten elektrischen Ladungen emittiert wird. Typische Quellen für Synchrotronstrahlung, wie sie heute von Forschung und Industrie benutzt werden, sind Elektronen-Speicherringe, z.B. DORIS bei DESY in Hamburg. Im Vergleich zu konventionellen Röntgenröhren ist die Intensität

* Dieses Projekt wird unterstützt vom Bundesministerium für Forschung und Technologie (BMFT) Projekt Nr.: 05 405MAB6.

E. Werner H.H. Matthiaß (Hrsg.)
Osteologie - interdisziplinär

der SR um Größenordnungen höher. Eine weitere für ein tomographisches Verfahren attraktive Eigenschaft ist die Homogenität der Intensität über weite Bereiche des gesamten Röntgenspektrums. Zum einen läßt sich daher monochromatische Strahlung mit ausreichender Intensität aus dem einfallenden Röntgenlicht herausfiltern. Strahlhärtungseffekte, die bei der Benutzung des von Röntgenröhren emittierten breiten Energiespektrums durch die geringere Probenabsorption von Strahlung mit höherer Energie verursacht werden, treten daher nicht mehr auf. Zum anderen kann die Energie des abtastenden Strahls mit Hilfe des Monochromators gemäß der Faustregel $\mu D = 2$ [2] optimal an das zu untersuchende Objekt angepaßt werden. D bezeichnet den Probendurchmesser und μ den mittleren Absorptionskoeffizienten der Probe.

Die Nutzung der Synchrotronstrahlung ist besonders vorteilhaft, wenn eine hohe Ortsauflösung w (in Längeneinheiten) erzielt werden soll. Soll das Rauschen im Bild bei höherer Auflösung konstant bleiben, gilt für die benötigte Intensität I der einfallenden Strahlung: $I \sim w^{-4}$. Da bei gegebener Quelle die Intensität proportional zur Meßzeit ist, kann eine Auflösung von unter $100\mu m$ mit konventionellen Röntgenröhren nur bei sehr langen Meßzeiten realisiert werden.

Eine hohe Ortsauflösung impliziert aber einerseits eine hohe Strahlendosis $\mathcal{D}$ ($\mathcal{D} \sim w^{-4}$) und andererseits eine Limitierung des Probendurchmessers, da heutzutage Tomogramme auf Bildmatrizen von 512×512 bzw. 1024×1024 Bildpunkten begrenzt sind. Eine angestrebte Auflösung von $50\mu m$ limitiert also D auf 5 cm. In vivo Untersuchungen sind dann aufgrund der Strahlenexposition nicht mehr vertretbar.

Die Apparatur QuaMToS I

Abbildung 1 zeigt die Apparatur QuaMToS I. Ein Monchromator selektiert aus dem weißen Synchrotronstrahlungsspektrum die gewünschte Energie heraus. Der Spalt kollimiert die vertikale Strahlausdehnung auf die gewünschte Auflösung.

Der hochauflösende Zeilendetektor zur Registrierung der transmittierten Röntgenstrahlen hinter dem Objekt besteht aus zwei Photodiodenzeilen (Reticon RL1024SF) mit je 1024 Photodioden und einem Diodenabstand von $25\mu m$. Objekte von maximal 5 cm Durchmesser können hier untersucht werden. Auf jeder Photodiodenzeile befindet sich eine Fiberoptik aus $6\mu m$ kreisrunden Einzelfasern, die über ein Silikonöl an eine dünne Phosphorschicht aus $Gd_2O_2S{:}Tb$ angekoppelt sind. Der Phosphor konvertiert die einfallende Röntgenstrahlung in sichtbares Licht.

Eine dritte Diodenzeile dient als Monitor, mit deren Hilfe auf Schwankungen in der einfallenden Intensität normiert wird. Da die empfindliche Länge einer einzelnen Zeile nur $2,5\,cm$ beträgt, wird der Monitor mit einem $2 : 1$ Fiberoptik-Taper an den $5\,cm$ breiten Strahl angekoppelt. Die erreichbare Ortsauflösung mit dieser Kombination beträgt etwa $200\mu m$. Alternativ wird ein $1 : 1$ abbildender Lichtleiter benutzt, der dann allerdings den maximalen Objektdurchmesser auf $2,5\,cm$ begrenzt, aber eine höhere Ortsauflösung von etwa $50\mu m$ erlaubt. Wie bei dem Detektor konvertiert auch hier ein Phosphor aus $Gd_2O_2S{:}Tb$ die Röntgenstrahlen in sichtbares Licht.

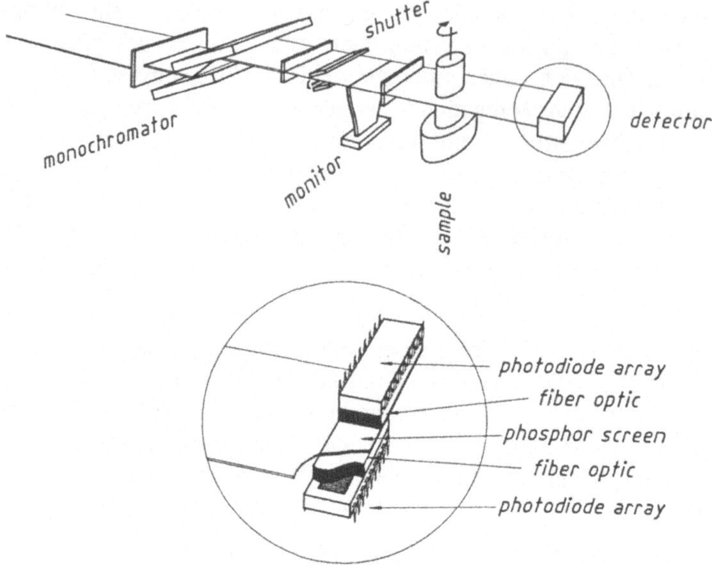

Abb. 1. Die Apparatur QuaMToS I

Ergebnisse

Mit Hilfe der sog. Zwei-Energiemethode [3, 4] lassen sich die beiden "schweren" Elemente des Knochens, Ca und P, von den "leichten" Elementen wie H, C, N, und O differenzieren. Auf diese Weise kann der Knochenmineralgehalt selektiv dargestellt werden. Abbildung 2 zeigt Tomogramme mit der Verteilung des Knochenmineralgehaltes der proximalen Tibia eines Kaninchens. Die Abb. 2a und 2b zeigen Querschnitte der linken Tibia, bei der neben dem Expander eine Hydroxylapatitstruktur implantiert wurde, die zusätzliche Knochenneubildung stimulieren soll. Der Expander wurde vor der tomographischen Untersuchung entfernt. Abbildung 2c zeigt die rechte Tibia, bei der zum Vergleich lediglich das Periost vom Knochen gelöst wurde, da bekanntlich schon eine Reizung des Periostes Knochenneubildung auslösen kann. An der linken Tibia ist aber eine deutlich höhere Neubildung zu sehen.

Zur Abschätzung der Genauigkeit des hier vorgestellten Verfahrens wurden Plexiglasphantome, die verschieden konzentrierte Lösungen von K_2HPO_4 in H_2O enthielten, tomographiert [1]. Für die quantitative Analyse wurde über eine ROI (region of interest) von $1\,mm^2$ bei einer Schichtdicke von lediglich $100\,\mu m$ gemittelt. Die in den Phantomen erzielte Genauigkeit ist besser als 5% bei höheren K_2HPO_4-Konzentrationen ($> 0,3\,g/cm^3$) und besser als 10% bei geringeren Konzentrationen. Diese Werte sind zu vergleichen mit einer Genauigkeit von etwa 1–2%, wie sie heute in der klinischen Routine erreicht werden, allerdings bei einer Mittelung über einen Bereich von mehreren cm^3.

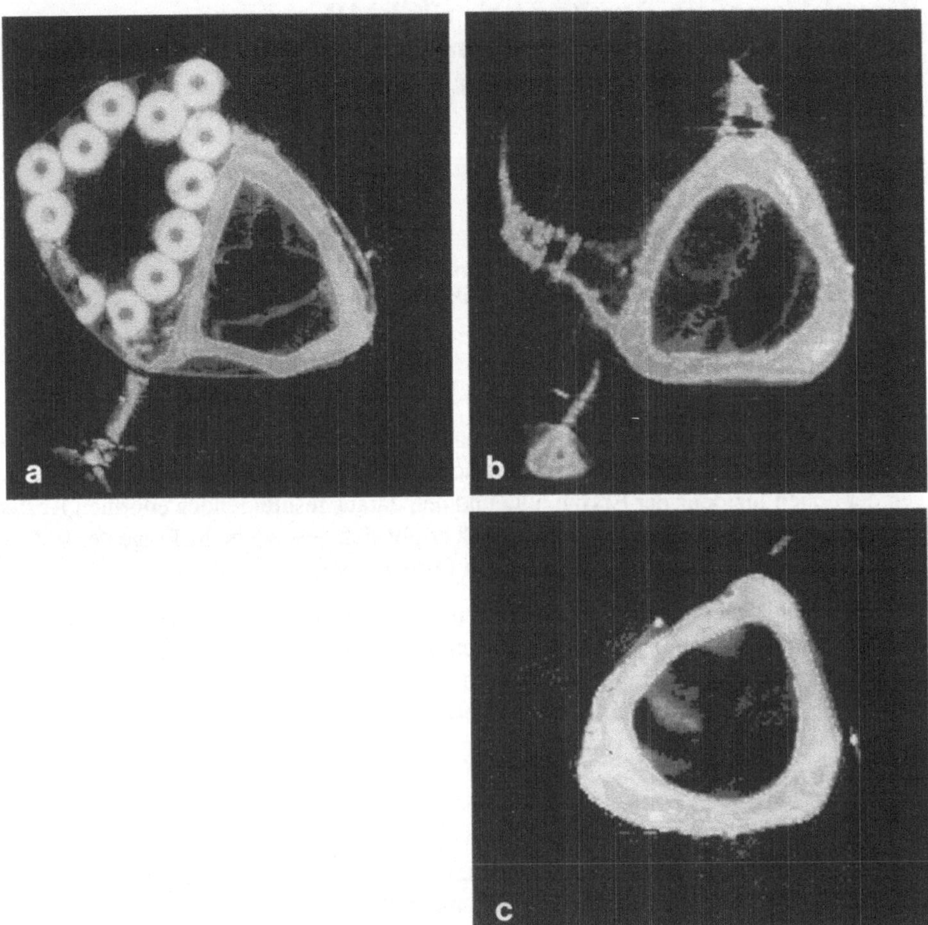

Abb. 2. a Tomogramm mit der Dichteverteilung des Knochenminerals der linken proximalen Tibia eines Kaninchens mit (bereits wieder entferntem) Expander unter dem Periost und künstlich hinzugefügter Hydroxylapatitstruktur. **b** Wie **a**, aber andere Querschnittsebene. **c** Tomogramm der rechten proximalen Tibia, bei der lediglich das Periost vom Knochen abgehoben wurde

Literatur

1. Engelke K (1989) Mikrotomographie mit Synchrotronstrahlung zur quantitativen Darstellung des Mineralgehaltes in Knochen. PhD Dissertation (in German), Universität Hamburg. Internal Report DESY F41 Hasylab 89–12
2. Grodzins L (1983) Optimum energies for X-ray transmission tomography of small samples. Nucl Instr and Meth 206:541–545
3. Kalender WA, Perman WH, Vetter JR, Klotz E (1986) Evaluation of a prototype of dual energy computed tomographic apparatus. I Phantom Studies. Med Phys 13:334–339
4. Lehmann LA, Alvarez RE, Macovski A, Brody WR, Pelc NJ, Riederer SJ, Hall AL (1981) Generalized image combinations in dual KVP digital radiography. Med Phys 8:659–667
5. Schanz R Gewinnung von autologen Knochen durch osteoperiostale Expansion mittels Silikonexpander. Diese Proceedings

Personalcomputer-Densitometrie (PCBMD) versus Dualphotonenabsorptionsdensitometrie. Vergleich der Ergebnisse beider Verfahren am Beispiel der Knochendichtemessung nach Radiusfrakturen

R. Inglis, J. Windolf, A. Pannike

Zentrum der Chirurgie, Unfallchirurgische Klinik (Leiter: Prof. Dr. med. A. Pannike), Klinikum der Johann Wolfgang Goethe-Universität, Theodor Stern Kai 7, W-6000 Frankfurt am Main 70, Bundesrepublik Deutschland

Die Dualprotonen- und die Dualphotonenabsorptionsdensitometrie sind heute eingeführte Verfahren zur Bestimmung der Knochendichte bei unterschiedlichen Fragestellungen. Wegen der hohen Inzidenz der Erkrankung und den daraus resultierenden enormen Kosten verursacht durch Therapie und Verdienstausfall ergibt sich besonders die Frage der frühzeitigen Erfassung und Therapie einer allgemeinen Osteoporose.

Nicht minder wichtig für den Betroffenen ist aber auch die Diagnose der infolge traumatischer Schädigung in einem Knochenabschnitt oder nach Verletzungen wegen der krankheitsbedingten Immobilisierung auftretenden allgemeinen Entkalkung. Ziel der Untersuchung war die Validierung eines neuen Verfahrens.

Methode

1. Meßobjekt: Die zur Diagnostik und Verlaufsbeurteilung von Radiusfrakturen angefertigten "Routine"-Röntgenaufnahmen von 6 ambulanten Patienten.

2. Meßverfahren: Nach Übernahme der Röntgenbilder mittels einer Videokamera vom Lichtkasten wird das Bild im Format 512 × 512 Pixel in 256 Graustufen digitalisiert und in einen Bildspeicher ("Framegrabber") übernommen. Die Weiterverarbeitung erfolgt im Schwarz-Weiß-Modus mit einem handelsüblichen Programmpaket zur digitalen Bildverarbeitung auf einem IBM-kompatiblen Personalcomputer.

Durchführung der Messungen: Die konventionelle Röntgenaufnahmetechnik ist normiert; für jeden Skelettabschnitt sind Aufnahmeabstand und Filmformat festgelegt. Variable sind damit noch die elektrische Spannung in Kilovolt und die Stromstärke (also die elektrische Leistung), mit der die Abbildungen entstehen. Die "Röntgenleistung" bestimmt den Grad der Durchdringung des dargestellten Objekts, allerdings auch den Grad der Schwärzung des belichteten Films *außerhalb* des dargestellten Skelettanteils.

Damit "bekommt der ganze Röntgenfilm dieselbe Strahlung ab", eine Streuung an Knochenkanten tritt wegen der Härte der Strahlung praktisch nicht auf. Gemessen wird am digitalisierten Röntgenfilm die Menge des den Film bei der Aufnahme durchdringenden sichtbaren (Lichtkasten-)Lichts. Es besteht also für jedes Bild ein zunächst als individuell

E. Werner H.H. Matthiaß (Hrsg.)
Osteologie - interdisziplinär
© Springer-Verlag Berlin Heidelberg 1991

angenommenes festes Verhältnis des Lichts, das den Film im Bereich des dargestellten Knochenabschnitts durchdringt zur Lichtmenge, die den "Hintergrund" erreicht.

Bei der herkömmlichen Transmissionsdensitometrie wird nach Normierung der Bilder über einen mitabgebildeten Maßstab das gesamte Bild densitometrisch vermessen und zwar als Liniendensitogramm an festgelegten korrespondierenden Meßlinien (bei allen interindividuellen Knochen) im Vergleich. Die Meßwerte des Bildhintergrundes werden individuell bei jedem Bild gemittelt und dieser Mittelwert von jedem Meßwert "über dem Knochen" subtrahiert.

Auswertung: Die über korrespondierenden Meßlinien aller Radius-Knochen gewonnenen Werte wurden programmgesteuert in einer Datenbank erfaßt und von dort mittels Varianzanalyse ausgewertet. Verglichen wurden dabei nur jeweils Werte aus Röntgenbildern, die gleichen Zeitabstand zum Unfalltag hatten.

3. Das Verfahren wurde mit dualphotonendensitometrischen Messungen desselben Tages, an dem die Röntgenaufnahmen entstanden, bei den gleichen Patienten verglichen (Abb. 1, Abb. 2).

Methode

1. Übernahme der durch Dualphotonenabsorptionsdensitometrie über einer Meßzone ("Region of Interest") gewonnenen [wegen dieses Meßverfahrens] integralen Werte der Knochendichte in eine Datenbank.
2. Übernahme der durch PCBMD ermittelten *Einzelwerte* über der gleichen Zone des distalen Radius ebenfalls in eine Datenbank. Hierbei automatische Integration aller Einzelwerte mit Berechnung des für diese Zone repräsentativen integralen Dichtewertes.
3. Vergleich der korrespondierenden Werte aus beiden Untersuchungsmethoden.

Ergebnis

Die Meßwerte aus der Dualphotonenabsorptionsdensitometrie sind proportional dem Zehnerlogarithmus der Meßwerte aus der PCBMD. Es ergibt sich als Proportionalitätsfaktor ein Wert um 1,7 als Konstante. Diese Konstante änderte sich in Versuchen mit dem Grad der Inkongruenz (Unterschied der vermessenen Flächen bei beiden Verfahren) der Meßfelder.

Konsequenz

1. Von der Aussagekraft her ist die PCBMD der Dualphotonen-BMD gleichwertig.
2. Ergebnisse beider Verfahren sind ineinander umrechenbar, wenn die vermessenen Flächen der distalen Radii bei beiden Methoden identisch groß und gleich positioniert sind.

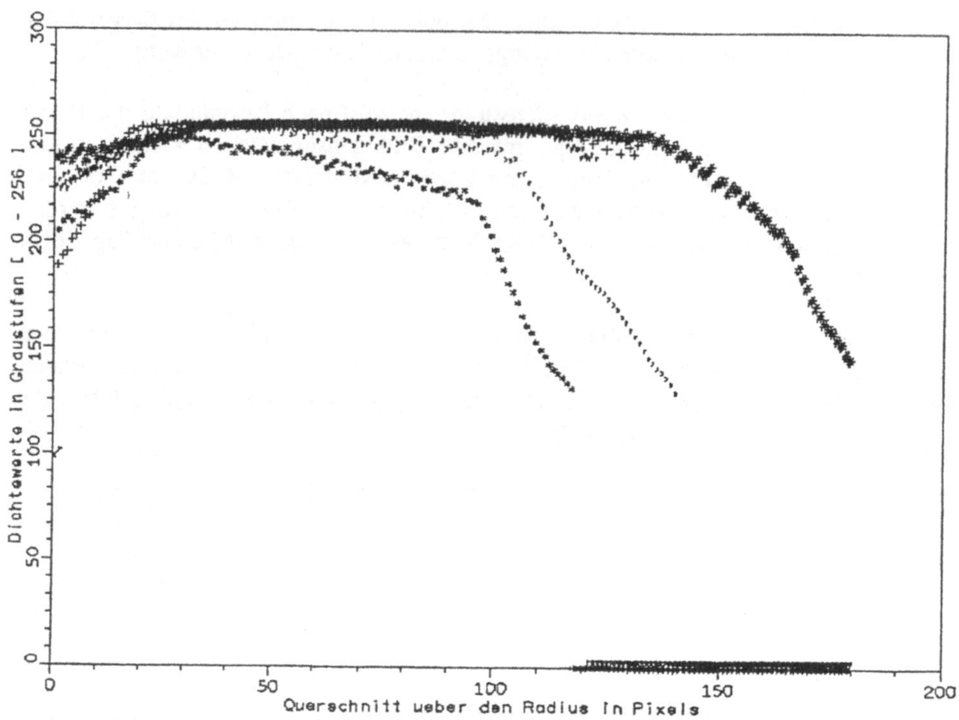

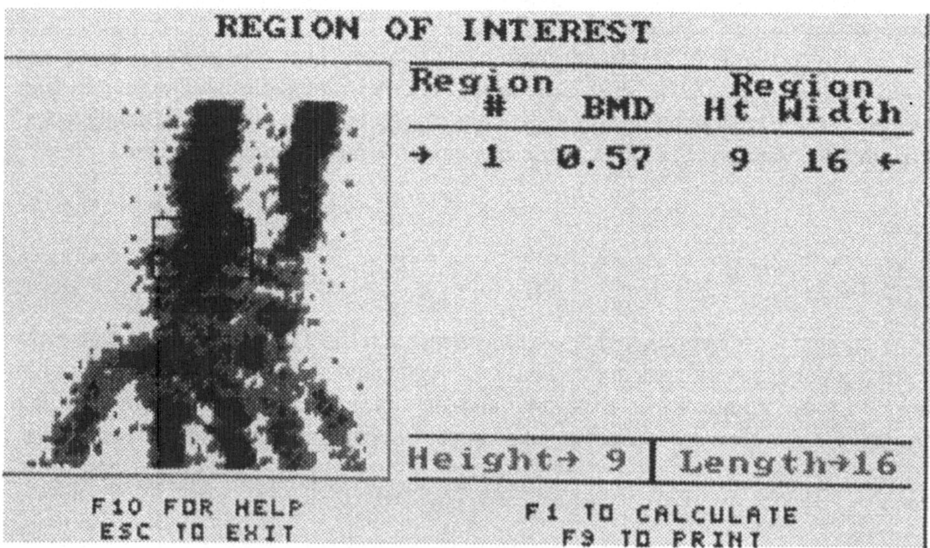

Abb. 1 (*oben*). Dichtewerte bei mittels PCBMD vergleichend gemessenen Radiusfrakturen 10 Tage nach Fraktur

Abb. 2 (*unten*). Dualphotonenabsorptionsdensitometrie des distalen Radius; 10 Tage nach Fraktur

3. Die Positionierung der Meßfelder bei interindividuellen Vergleichen ("Osteoporose-screening") mittels PCBMD ist am Röntgenbild wesentlich genauer durchführbar, als mit dem "konkurrierenden" Verfahren.

4. Die PCBMD ist damit bei gleichwertigen Ergebnissen
   a) kostengünstiger an Geräte-, Personal- und laufenden Kosten
   b) weniger invasiv und
   c) unabhängig von der Anwesenheit des Patienten selber durchführbar.

5. Eine Normierung der PCBMD ist nur dann erforderlich, wenn Daten aus beiden Verfahren miteinander verglichen werden sollen; absolute Werte des Mineralgehaltes eines Knochens sind mit beiden Methoden nicht errechenbar.

Vergleichende Untersuchungen zur Aussagekraft von radiologischen und histologischen Methoden bei experimentellen Knochentransplantaten

H.-E. Schratt[1], J.L. Spyra[1], R. Hipp[2], G. Voggenreiter[1], R. Ascherl[2], G. Blümel[1]

[1]Institut für Experimentelle Chirurgie (Dir.: Univ.-Prof. Dr. med. G. Blümel), Technische Universität München, Klinikum rechts der Isar, Ismaninger Straße 22, W-8000 München 80, Bundesrepublik Deutschland
[2]Orthopädische Klinik und Poliklinik (Dir.: Univ.-Prof. Dr. med. E. Hipp), Technische Universität München, Klinikum rechts der Isar, Ismaninger Str. 22, W-8000 München 80, Bundesrepublik Deutschland

Fragestellung

Die Radiologie ist in der Klinik noch immer der wesentliche bildgebende Beobachtungsparameter von Knochentransplantaten. Trotz scheinbar guter radiologischer Ergebnisse kommt es jedoch immer wieder zum unerwarteten Versagen von Transplantaten. Dies gibt Grund zu der Befürchtung, daß durch die Radiologie nicht immer ein zustandsgetreues Bild des Transplantats gegeben wird. In der vorliegenden Arbeit wurde versucht, bei experimentellen Knochentransplantaten die radiologischen Befunde mit den tatsächlichen histologischen Ergebnissen zu vergleichen, um so die Aussagekraft der Radiologie beurteilen zu können.

Methodik

Als Versuchsmodell diente die bereits in früheren Arbeiten beschriebene orthotope Kortikalis-Transplantation an der Ratte. Die Transplantate, von Mark und Periost befreite Kortikalissegmente, wurden dabei orthotop an der Tibia mittels intramedullärem Kirschnerdraht fixiert. Alle Eingriffe wurden in Ketamin/Xylazin-Allgemeinanästhesie unter aseptischen Bedingungen durchgeführt. Der Beobachtungszeitraum betrug 3, 6, 9, 12 und 18 Wochen. Nach Opferung der Tiere zum jeweiligen Versuchszeitpunkt wurde die gesamte Tibia entnommen und mittels einer an unserem Institut etablierten Methode des Kontaktröntgens auf hochauflösendem Film (KODAK X-OMAT) radiologisch untersucht.

Die radiologische Bewertung erfolgte nach einem eigenen Score in Anlehnung an die von Aebi et al. [1] angegebenen Kriterien. Dabei wurde jede Osteotomie mit maximal drei Punkten, das radiologische Ergebnis des Transplantats mit bis zu vier Punkten bewertet, so daß sich eine maximal mögliche Gesamtpunktzahl von 10 Punkten ergab. Die Auswertung erfolgte unabhängig voneinander durch vier Mitarbeiter.

Zur histologischen Untersuchung wurden sowohl entkalkte Paraffinschnitte mit H.E.- und E.v.G. Färbung, wie auch nicht entkalkte Hartschnitthistologien mit Tolidinblau- und Masson-Goldner-Färbung verwendet. Als histologischer Score diente das von Bos et al. [2]

E. Werner H.H. Matthiaß (Hrsg.)
Osteologie - interdisziplinär

angegebene Schema, das für den vorliegenden Versuchsaufbau modifiziert wurde. Dabei wurden je maximal vier Punkte für die proximale und die distale Osteotomie, den Umbau des Transplantats und die Regeneration des Knochenmarks vergeben.

Ergebnisse

Zur endgültigen Auswertung kamen 153 Transplantate. Dabei wiesen alle drei Untersuchungsgruppen prinzipiell den gleichen Einheilungsverlauf auf, auch wenn dieser bei den beiden allogenen Gruppen deutlich verlangsamt war.

In der Anfangsphase zeigte sich vor allem eine ausgeprägte, vom Lagerknochen ausgehende, Knochenneubildung in Form einer Kallusbrücke über dem Transplantat. Ab der 6. Woche erfolgten dann sowohl im Transplantatbereich wie auch im angrenzenden Lagerknochen massive Resorptionsvorgänge. Radiologisch war diese Phase gekennzeichnet durch eine wesentlich geringere Röntgendichte des Transplantats und des angrenzenden Wirtsknochens, histologisch fanden sich neben den Resorptionshöhlen mit ausgeprägter Osteoklastentätigkeit vor allem im Bereich des Lagerknochens eine Vielzahl von sekundären Markhöhlen.

Beginnend ab der 9. Woche war das radiologische Bild vor allem durch eine Wiederzunahme der Röntgendichte des Transplantats geprägt, Ausdruck einer Knochenneubildung im Rahmen des Transplantatumbaus. Dieser radiologische Befund erwies sich jedoch histologisch oft nur als nicht-umgebautes Transplantat, umgeben von einer Kallusbrücke des Lagerknochens.

Vitaler Knochen im Transplantatbereich, sicheres Zeichen einer Knochenneubildung, konnte in ausgeprägtem Maße nur in einer geringen Anzahl der untersuchten Transplantate gezeigt werden. Demgegenüber wiesen die Transplantate mit deutlich sichtbarem Knochenumbau radiologisch häufig ein wesentlich schlechteres Ergebnis auf als die "reaktionslosen" Tx.

Die radiologisch nicht erfaßbare Knochenmarksregeneration war zum Versuchsende nur bei der autogenen Gruppe weitestgehend abgeschlossen. Die vergleichende graphische Darstellung von Radiologie- und Histologie-Score (s. Abb. 1) zeigt, daß zum Versuchsende bei der radiologischen Beurteilung im Durchschnitt nahezu 90% der möglichen Punktzahl erreicht wurden, wobei ca. 30% der untersuchten Tx die Maximalpunktzahl aufwiesen. Diese konnte in der histologischen Bewertung von keinem Tx erreicht werden, und auch das durchschnittliche Ergebnis lag mit ca. 75% des Maximalwerts deutlich unter dem radiologischen Befund.

Betrachtet man die Zunahme der Punktzahl im zeitlichen Verlauf, so findet sich eine gute Korrelation der beiden Untersuchungsmethoden bis zur 9. Woche, also in einer Phase, die vor allem durch Knochenneubildung und Transplantatresorption gekennzeichnet war. Mit dem beginnenden Umbauvorgängen am Transplantat ab der 9. Woche jedoch ist diese Übereinstimmung nicht mehr gegeben. Bedingt durch die eingeschränkte radiologische Beurteilbarkeit des Transplantats, die ja im wesentlichen nur die Röntgendichte als Kriterium aufweist, fanden sich nur noch sehr geringe Veränderungen. Demgegenüber kam

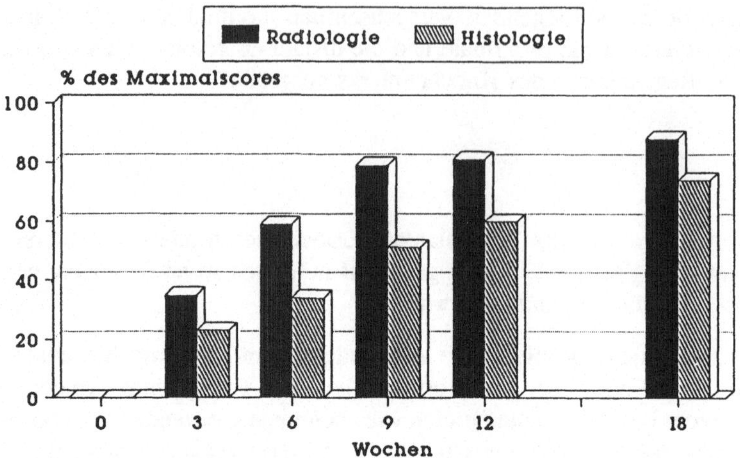

Abb. 1. Vergleich Radiologie – Histologie ($n = 158$)

es histologisch oft zu massiven Veränderungen des Befundes, die ihren Ausdruck in einer deutlichen Zunahme des Punktescores aufwiesen.

Diskussion

Die dargestellten Befunde zeigen, daß von der Radiologie nur ein Teil der auftretenden Geschehnisse im Verlauf des Transplantateinbaus erfaßt werden. Während sich vom Lagerknochen ausgehende Knochenneubildungen und resorptive Vorgänge im Transplantatbereich gut darstellen ließen, wurden die entscheidenden Umbauvorgänge nur sehr unzureichend erfaßt. Gute radiologische Ergebnisse stimmten dabei nicht immer mit den histologischen Befunden überein.

Dies läßt den Schluß zu, daß die Radiologie als alleiniges bildgebendes Verfahren zur Beurteilung des Ein- und Umbaus von Knochentransplantaten nicht ausreichend ist und daher durch andere Methoden ergänzt werden muß. Denkbar erscheint hierbei der Einsatz der Drei-Phasen-Skelett-Szintigraphie. Diese zeigt im Gegensatz zur Radiologie kein Summationsergebnis der Umbauvorgänge, sondern die aktuelle Umbau-Aktivität im Tx- und Lagerbereich. Dies ermöglicht eine Beurteilung der Transplantatrevaskularisierung und weist, wie Hipp et al. [3] zeigten, eine gute Korrelation zu den histologischen Befunden auf.

Literatur

1. Aebi M, Schwarzenbach O, Regazzoni P, Perren SM (1986) Der segmentale Knochenersatz im Tierversuch. Hefte Unfallheilkd 181:276–279
2. Bos GD, Goldberg VM, Powell AE, Heiple KG, Zika JM (1983) The effect of histocompatibility matching on canine frozen bone allografts. J Bone Joint Surg 65-A:89–96
3. Hipp R, Ascherl R, Schmeller ML, Geissdörfer K, Scherer MA, Langhammer H, Blümel G (1988) Experimental study on the healing of cryopreserved cortical bone allografts. Cryobiology 25:559–560

Wert der Röntgenuntersuchung beim Zervikalsyndrom

B. Werner, E. Baudisch

Zentrum für Röntgendiagnostik des Bereiches Medizin, Friedrich-Schiller-Universität Jena,
Bachstraße 18, O-6900 Jena, Bundesrepublik Deutschland

Einleitung – Problemstellung

Untersuchungen in der bildgebenden Diagnostik zwingen aus verschiedenen Gründen zu
einem effektiven Einsatz der Verfahren, d.h. Abwägung von Nutzen zu Aufwand und Risiko. Von Seiten der Radiologen ist der Nutzen durch Aussagewert und die Treffsicherheit,
also Sensitivität und Spezifität der Untersuchungsverfahren bestimmbar, und in koopera-
tiver Zusammenarbeit mit den Partnerdisziplinen lassen sich wissenschaftlich begründete
Indikationsstellungen zur Untersuchung ableiten.

In Publikationen der WHO wird der Begriff der "Wirksamkeit" oder "Efficacy" als
Maß für die Eignung eines diagnostischen Verfahrens benutzt [42, 23, 43, 28]. Für die
Röntgendiagnostik sind 2 der 4 Größen der Definition von Bedeutung:

1. Das diagnostische Denken des behandelnden Arztes ist zu beeinflussen, d.h., es ist ein
   wesentlicher Beitrag zur Gesamtdiagnose zu erbringen.
2. Es ist weiter die beabsichtigte Versorgung und Behandlung des Patienten zu beeinflussen, d.h. ein wesentlicher Beitrag zur Therapieentscheidung zu erbringen.

Nach angloamerikanischen Untersuchungen sollen bis zu 30% aller Röntgenuntersuchungen bei Zugrundelegung dieser Definition nicht gerechtfertigt sein. Das Risiko für
den Patienten ist in der Strahlenbelastung und der Möglichkeit des Auftretens von Nebenwirkungen bei Kontrastmitteluntersuchungen zu sehen. Röntgenuntersuchungen führen
u.a. zu einer Belastung des blutbildenden Knochenmarks und der Gonaden. Man kann
annehmen, daß durch die 17 Millionen Röntgenuntersuchungen in der DDR pro Jahr etwa
45 somatische und 15 vererbbare Schäden induziert werden [28, 2, 3, 4, 21].

In einer unseren eigentlichen Untersuchungen vorausgegangenen Analyse überprüften
wir die Indikation zur Röntgenuntersuchung der HWS und LWS mit den Röntgenbefunden.
71% (HWS, $n = 270$) und 73% (LWS, $n = 242$) der Röntgenuntersuchungen wurden wegen
Schmerzen mit der Frage nach degenerativen Veränderungen oder Störungen der Dynamik
durchgeführt, 11,5% zum Ausschluß von Metastasen bei unserem onkologischen Krankengut. Weitere Indikationen waren Parästhesien, Armschwäche oder Armschmerz, Skoliose,
Vertebralissyndrom, Schwindel, zerebrovaskuläre Insuffizienz, Herzschmerz u.a.m. In 84%
fanden wir einen regelrechten Befund oder degenerative Umbauvorgänge, in nur 0,4%

E. Werner H.H. Matthiaß (Hrsg.)
Osteologie - interdisziplinär
© Springer-Verlag Berlin Heidelberg 1991

wurden bei den Tumorpatienten Metastasen entdeckt. Somit erschien eine prospektive Studie zur Wirksamkeit der Röntgenuntersuchung beim vertebragenen Schmerzsyndrom der HWS und LWS indiziert. Im nachfolgenden werden die Ergebnisse der HWS-Untersuchung vorgetragen.

Material und Methode

Zur Testung der Wertigkeit der röntgenologischen Merkmale für die Diagnose wurde der Versuchsplan einer diagnostic-marker-case-control-study zugrunde gelegt [45]. 245 Patienten mit einem vertebragenen Schmerzsyndrom der HWS und 172 Patienten ohne solche Beschwerden wurden anamnestisch und klinisch untersucht. Es erfolgten standardisierte Röntgenaufnahmen der HWS in 6 unterschiedlichen Positionen (im anterior-posterioren Strahlengang im Liegen nach Othonello, im frontalen Strahlengang im Sitzen in Neutralhaltung, maximaler Ante- und Retroflexion sowie Schrägaufnahmen rechts und links bei genauer Winkeleinstellung von 45° in posterior-anteriorer Projektion).

In der Alterszusammensetzung der Patienten mit Beschwerden fanden wir eine Anhäufung in der Altersgruppe 35–54 Jahre, insbesondere beim weiblichen Geschlecht. Schwierigkeiten bestanden in der Zusammenstellung einer brauchbaren Kontrollgruppe, da wir den Verordnungen zum Strahlenschutz Rechnung tragen mußten (Gesetzblatt der DDR, Teil 1, Nr. 30, 1984). Nach Beratungen mit Statistikern und klinischen Partnern wurden für diese Gruppe von seiten der Wirbelsäule beschwerdefreie Tumorpatienten ohne Hinweis für das Vorliegen von Metastasen ausgewählt.

Die Röntgenbildanalyse erfaßte 293 Einzelsymptome (= primär erfaßte Merkmale) und 20 abgeleitete Merkmale mit definierten Entscheidungskriterien und Merkmalsgrenzen. Die wichtigsten primär erfaßten röntgenologischen Merkmale betreffen
- Kontur-, Struktur- und Formabweichungen,
- Stellung der Ebenen des atlantookzipitalen Überganges
- Beurteilung der Lordose sowie die
- Ermittlung von Wirbelkörper- und Bandscheibenhöhe und des
- Bewegungsumfanges der Bewegungssegmente.

Zu den abgeleiteten Merkmalen gehören überwiegend Merkmalkomplexe unterschiedlicher Befundmuster degenerativer Umbauvorgänge.

Wir überprüften, ob ein Zusammenhang zwischen den röntgendiagnostischen Merkmalen bzw. Symptomen und den klinischen Symptomen oder der klinischen Diagnose nachweisbar war und ob sich die beiden Untersuchungsgruppen hinsichtlich ihrer Röntgenmorphologie unterschieden. Die statistische Analyse umfaßte somit:
1. Ermittlung absoluter und relativer Häufigkeiten aller Merkmale und Symptome in den Untersuchungsgruppen.
2. Hypothesenprüfungen mittels der 2-I-Statistik nach Kullback in Kontingenztafeln und parametrische Tests auf Mittelwertdifferenzen mit dem t-Test nach Student bzw. Fischer-Behrens.
3. Methoden der mehrdimensionalen Varianz- und Diskriminanzanalyse und Versuch einer Reklassifizierung der Probanden in die entsprechenden Untersuchungsgruppen [62, 52, 54, 36, 1].

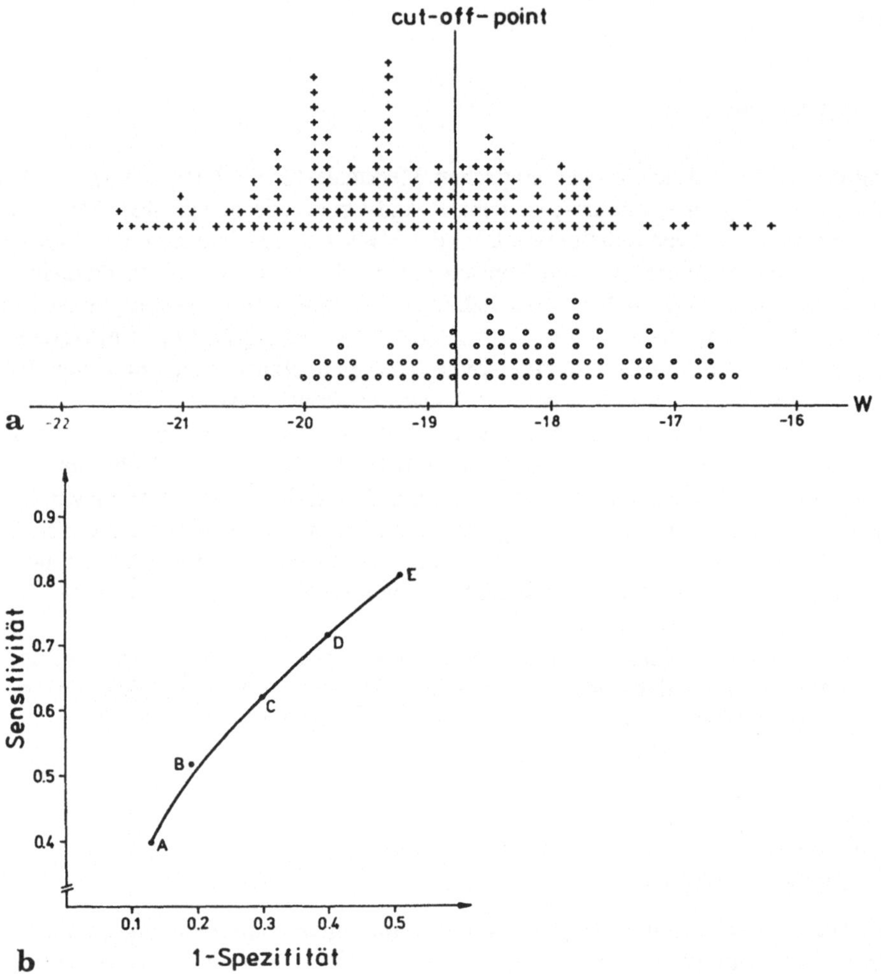

Abb. 1a,b. Diskriminanzanalyse. **a**   Männlich und weiblich, 35–54 Jahre; n = 246 Patienten.
b   ROC-Kurve, Entscheidungskriterien A, B, C, D, E. A = 0,3 (W = −19,47), B = 0,4
(W = −19,24), C = 0,5 (W = −18,81), D = 0,6 (W = −18,55), E = 0,7 (W = −18,30)
Perzentile

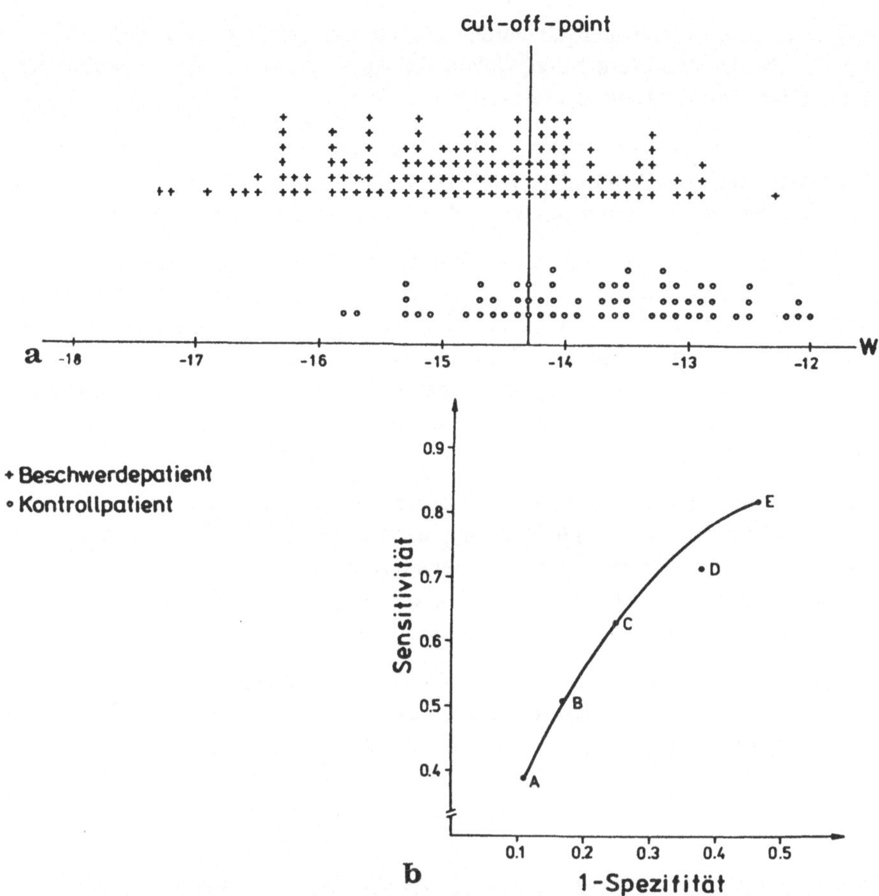

Abb. 2a,b. Diskriminanzanalyse. **a** weiblich, 35–54 Jahre; $n = 191$ Patienten. **b** ROC-Kurve. Entscheidungskriterien A, B, C, D, E. $A = 0,3$ ($W = -15,06$), $B = 0,4$ ($W = -14,72$), $C = 0,5$ ($W = -14,44$), $D = 0,6$ ($W = -14,14$), $E = 0,7$ ($W = -13,83$) Perzentile

Ergebnisse

Die Ergebnisse lassen sich zusammengefaßt wie folgt formulieren:

1. In beiden Untersuchungsgruppen besteht zwischen Alter und degenerativen Umbauvorgängen ein hochsignifikanter Zusammenhang.
2. Zwischen degenerativen Umbauvorgängen und klinischen Beschwerden bestehen keine signifikanten Unterschiede; diese Aussage trifft auch für die übrigen erfaßten röntgenologischen Symptome und Merkmale zu.
3. Bemerkenswert ist weiter, und das stimmt mit zahlreichen Angaben aus der Literatur überein, daß der Anteil der die Therapie entscheidend beeinflussenden Röntgendiagnosen sehr klein ist. In keinem Fall der Patienten der Untersuchungs- und Kontrollgruppe wurde ein entzündlicher oder metastasierender Knochenprozeß nachgewiesen.

Die erste Diskriminanzanalyse wurde mit 20 primär erfaßten röntgenologischen Merkmalen und 2 abgeleiteten Merkmalen, welche die Aussagen von 25 Einzelmerkmalen erfaßten, durchgeführt. Die Ergebnisse waren unbefriedigend.

In der zweiten Analyse erhöhten wir deshalb den Inhalt der angebotenen Informationen auf den von 60 Einzelmerkmalen: Die Abb. 1 und 2 demonstrieren die Ergebnisse an zwei Beispielen der am dichtesten besetzten Altersgruppe zwischen 35–54 Jahren.

Abbildung 1a gibt die mittels des Wertes der Diskriminanzfunktion bestimmte Position der Probanden zwischen 35 und 54 Jahren wieder. Die Signaturen bezeichnen die tatsächliche Zuordnung entsprechend der klinischen Befunde. Bei Lage des cut-off-point (Schnittpunktes) in der Mitte der Mittelwertvektoren beider Kollektive ist eine entsprechend richtige oder falsche Zuordnung der Probanden in Patienten mit oder ohne Beschwerden möglich. Es wurde eine Sensitivität von 64% und Spezifität von 69% bei einem Fehleranteil von 34,1% ermittelt.

Die für diese Analyse zugehörige ROC-Kurve (Abb. 1b) demonstriert, daß bei Verschiebung des cut-off-point sowohl in Richtung niederer als auch in Richtung höherer Perzentilen keine entscheidende Verbesserung der Sensitivität zu erzielen ist. Jeder Anstieg der Sensitivität ist mit einem Abfall der Spezifität verbunden. Der günstigste Schnittpunkt für die Diskrimination dürfte zwischen den Punkten C und D liegen.

Trennt man die Geschlechter, so ergibt sich für die gleiche Altersgruppe des weiblichen Geschlechts ein ähnliches Diskriminanzergebnis: Sensitivität 65%, Spezifität 68% und einen Fehleranteil von 33,5% (Abb. 2a und 2b). Die ROC-Kurve verläuft fast genauso.

Literatur

1. Ahrens H, Läuter J (1981) Mehrdimensionale Varianzanalyse. Berlin
2. Angerstein W (1978) Beiträge zur Ermittlung der genetisch signifikanten Dosis. Dt Gesundh Wesen 33:1671–1676
3. Angerstein W (1981) Strahlenririko und Röntgendiagnostik. Radiol diagn 22:700–705
4. Angerstein W (1982) Zur Frage des Strahlenrisikos durch Röntgenuntersuchungen. Eine Abschätzung auf der Grundlage von ICRP 26. Strahlenschutz in Forschung und Praxis 23:147–153
5. Bargon G (1980) Röntgenologische Meßmethode der Wirbelsäule. Röntgenblätter 33:2–10
6. Brocher JEW (1970) Die Wirbelsäulenleiden und ihre Differentialdiagnose, 4. Aufl. Thieme, Stuttgart
7. Brocher JEW (1955) Die Occipito-Cervical-Gegend. Fortschr Röntgenstr Nukl Med Erg 74: 1–145
8. Brune G (1981) Die neurologische Untersuchung bei Erkrankungen der Halswirbelsäule. Z Orthop 119:574–576
9. Buetti-Bäuml C (1954) Funktionelle Röntgendiagnostik der HWS. Thieme, Stuttgart
10. Carrick FR (1983) Cervical radiculopathy: The diagnoses and treatment of pathomechanics in the cervical spine. J Manipulative Physiol Ther 6:129–137
11. Debrunner HU (1982) Orthopaedic Diagnosis, 2. rev. Ed. Thieme, Stuttgart
12. Decking D (1973) Klinische und röntgenologische Diagnostik der Erkrankungen der Halswirbelsäule. Z Allg Med 49:924–926
13. Decking D, Gutmann G (1975) Die Vergleichbarkeit von Röntgenbildern der HWS. RoFo 122:368–371
14. Decking D, Ramisch R (1975) Der Wert des seitlichen Röntgenbildes der HWS für die Diagnostik. Man Med 13:21–25

15. Dihlmann W (1973) Gelenke - Wirbelverbindungen, Bd III. Thieme, Stuttgart
16. Drexler L (1962) Röntgenanatomische Untersuchungen über Form und Krümmung der Halswirbelsäule in den verschiedenen Lebensaltern. In: Die Wirbelsäule in Forschung und Praxis, Bd. 23. Hippokrates, Stuttgart
17. Eckel H (1980) Die röntgenologische Funktionsdiagnostik der Halswirbelsäule. Röntgenblätter 33:11–17
18. Ecklin U (1960) Die Altersveränderungen der Halswirbelsäule. Springer, Berlin Göttingen Heidelberg
19. Enke H (1973) Analyse von 2-dimensionalen Kontingenztafeln in medizin-soziologischen und epidemiologischen Untersuchungen mit Hilfe der Informationsstatistik 2 I. Z ges Hygiene 19:156–159
20. Enke H (1973) Analyse von 3-dimensionalen Kontingenztafeln in medizin-soziologischen und epidemiologischen Untersuchungen. Z ges Hygiene 19:234–239
21. Ewen K, Lauber-Altmann L (1984) Das Strahlenrisiko in der Röntgendiagnostik. Radiol Diagn 25, H.6:805–814
22. Exner G (1954) Die HWS. Pathologie und Klinik. Thieme, Stuttgart
23. Fendel H (1981) Wie läßt sich der Wert einer Röntgenuntersuchung bestimmen? STH-Berichte 12:31–56
24. Gaizler G (1971) Das Treppenphänomen der HWS. RoFo 114:317–322
25. Gutmann G (1975) Röntgendiagnostik der Wirbelsäule unter funktionellen Gesichtspunkten. Ergebnisse und Impulse für Klinik und praxis. Man Med 13:1–13
26. Gutmann G (1981) Funktionelle Pathologie und Klinik der Wirbelsäule. 1. Die Halswirbelsäule. Funktionsanalytische Röntgendiagnostik der Halswirbelsäule und der Kopfgelenke. Fischer, Stuttgart New York
27. Hansen K, Schliack H (1962) Segmentale Innervation – ihre Bedeutung für Klinik und Praxis. Thieme, Stuttgart
28. IRCP-Publication 26 (dt. 1978, 1977) Fischer, Stuttgart
29. Jirout J (1976) Die Bedeutung der Synkinesen für die Entstehung der Wirbelblockierungen. Man Med 14:43
30. Jirout J (1979) The rotational component in the dynamics of the C2-3 spinal segment. Neuroradiology 17:177–1981
31. Junghanns H (1963) Die funktionelle Röntgenuntersuchung der Wirbelsäule. Radiologe 3:209–210
32. Junghanns H (1975) Die Wirbelsäule in der Arbeitsmedizin, Teil 1 u. 2. ASP 10:136–138, 157–160
33. Junghanns H (1979) Die Wirbelsäule in der Arbeitsmedizin. Teil 1. In: Die Wirbelsäule in Forschung und Praxis, Bd 80. Hippokrates, Stuttgart
34. Junghanns H (1980) Die Wirbelsäule unter Berufsbelastung. In: Die Wirbelsäule in Forschung und Praxis, Bd 92. Hippokrates, Stuttgart
35. Kamieth H (1983) Röntgenbefunde von normalen Bewegungen in den Kopfgelenken. In: Die Wirbelsäule in Forschung und Praxis, Bd 101. Hippokrates, Stuttgart
36. Koebberling J, Richter K, Tillil H (1984) The predictive factor – a method to simplyfy Bayes' formula and its application to diagnostic procedures. Klin Wochenschr 62:586–592
37. Kraemer J (1978) Bandscheibenbedingte Erkrankungen. Thieme, Stuttgart, S 1–116
38. Kullback S (1959) Information theory and statistics. Wiley, New York, pp 395
39. Kunert W (1963) Das Zervikalsyndrom. In: Die Wirbelsäule in Forschung und Praxis, Bd 25. Hippokrates, Stuttgart, S 133–139
40. Lewit K (1971) Der "Repositionseffekt" – ein prognostisch ungünstiges Zeichen. Man Med 1:2–7
41. Lewit K, Krausova L (1963) Messungen von Vor- und Rückbeuge in den Kopfgelenken. RoFo 99:538–543
42. Ließ G (1984) Ermittlung des Nutzen-Aufwand-Risiko-Verhältnisses zur wissenschaftlichen Fundierung von Indikationen für die Röntgendiagnostik. Radiol diagn 25:339–344
43. Ließ G, Angerstein W (1983) Stand und Entwicklungstendenzen der Röntgendiagnostik. Moderne Röntgenphotographie 1:3–15

44. Lorenz R (1981) Indikationen und Aussagekraft radiologischer Meßmethoden bei Wirbelsäulen-
    erkrankungen. Röntgenbl 34:192–197
45. Mac Mahon B, Pugh ThF (1970) Epidemiology - principles and methods. Boston
46. Markuske H (1978) Wert und Grenzen der funktionellen Röntgendiagnostik der Halswirbelsäule.
    Dt Gesundh Wesen 33:2449-2452
47. Markuske H (1979) Beziehungen zwischen den ZWS-Höhen und dem Lordosegrad der kindli-
    chen Halswirbelsäule. Eine röntgenometrische Studie. Anat Anz 145:286–292
48. Mildenberger F (1976) Indikationen zur Röntgenuntersuchung der Wirbelsäule. Man Med 6:99–
    100
49. Pschirrer M (1968) Vermessungen der Halswirbelsäule. Dissertation, Frankfurt/Main
50. Schlegel KF (1964) Das Röntgenbild der unspezifisch-deformierenden Veränderungen an der
    Wirbelsäule. In: Die Wirbelsäule in Forschung und Praxis, Bd 28. Hippokrates, Stuttgart, S
    63–70
51. Stargardt A, Angerstein W, Fuchs R (1984) Quantitative Konzepte zur Einschätzung der Effekti-
    vität röntgendiagnostischer Untersuchungen – der Aussagewert (predictive value). Radiol diagn
    25:345–352
52. Thorner RM, Remein QR (1961) Principles and procedures in the evaluation of screening for
    disease. Public Health Monogr 67
53. Torklus D, Gehle W (1975) Die obere Halswirbelsäule. Regionale Morphologie, Pathologie und
    Traumatologie. In: Praktischer Röntgenatlas und Systematik. Thieme, Stuttgart
54. Vecchio TJ (1966) Predictive value of a single diagnostic test in unselected population. N Engl
    J Med 274:1171–1173
55. Wackenheim A (1983) Röntgendiagnostik der Wirbel des Erwachsenen. Springer, Berlin Hei-
    delberg New York
56. WHO Technical Documentation (1977) The efficacy and efficiency of the diagnostic application
    of radiation and radionuclides RAD 78/3. WHO Meeting Brüssel 7.-11.11.
57. WHO Technical Documentation (1979) Definition and explanation of terminology used in effi-
    cacy and efficiency studies. RAD 80/4. Annex 1, WHO Meeting Neuherberg 5.-7.Dez.
58. WHO Technical Report (1982) Quality assurance in diagnostic radiology. Geneva
59. WHO Technical Report, Series 689 (1983) A rational approach to radiodiagnostic investigations.
    Geneva
60. Wolff HD (1974) Funktionelle Störungen des Stütz- und Bewegungsapparates. Therapie über
    das Nervensystem, Bd XII, Sonderdruck. Hippokrates, Stuttgart
61. Wolff HD (1975) Radikuläre und "pseudoradikuläre" Syndrome, degenerative Veränderungen
    und funktionelle Störungen an der Wirbelsäule. Man Med 3:50–56
62. Yerushalmy J (1947) Statistical problems in assessing methods of medical diagnosis with special
    reference to X-ray techniques. Public Health Rep 62:1432–1449

Magnet-Resonanz-Tomographie (MRT) der hämophilen Arthropathie des Kniegelenks: Frühveränderungen, occulte Blutungen, posthämorrhagische Synovitis

A. Steudel[1], G. Clauss[2], M. Reiser[1]

[1] Radiologische Klinik (Dir.: Prof. Dr. M. Reiser), Universität Bonn, Sigmund Freud Straße 25, W-5300 Bonn-Venusberg, Bundesrepublik Deutschland
[2] Orthopädische Klinik (komm.Dir.: Prof. Dr. K. Münzenberg), Universität Bonn, Sigmund Freud Straße 25, W-5300 Bonn-Venusberg, Bundesrepublik Deutschland

Die Pathogenese der posthämorrhagischen Arthropathie bei der Hämophilie ist seit Jahren Gegenstand intensiver Forschungen. Mit den Möglichkeiten der Magnet-Resonanz-Tomographie (MRT) zur nichtinvasiven, multiplanaren Abbildung der Kniegelenkbinnenstrukturen wurden diese Forschungen erheblich erweitert und verbessert [2, 3]. Zunächst wurden mit hochauflösenden Oberflächenspulen die verschiedenen Stadien der hämophilen Arthropathie und ihr pathomorphologisches Substrat an Gelenkknorpel, Kapsel-Band-Apparat und Hoffaschem Fettkörper untersucht [1]. In dem jetzt vorgestellten Patientenkollektiv wollten wir der Frage nachgehen, wie sicher Frühveränderungen, occulte Blutungen und die posthämorrhagische Synovitis in der MRT nachweisbar sind und welche therapeutischen Konsequenzen sich hieraus ergeben könnten.

Methodik

Die Untersuchungen erfolgten an einem MR-System mit supraleitendem Magnet (Gyroscan S15, Philips), das zunächst bei einer Feldstärke von 0,5 T, später bei 1,5 T betrieben wurde. In allen Fällen erfolgte eine T1-betonte Spin Echo-Sequenz (SE, 400/20) in sagittaler und gegebenenfalls coronarer Multi Slice-Technik bei einer Schichtdicke von 5–8 mm. In den meisten Fällen wurde zusätzlich eine T2-betonte SE-Sequenz (SE, 1800/120) durchgeführt. Für die dynamischen Untersuchungssequenzen mit dem paramagnetischen Kontrastmittel Gd-DTPA verwendeten wir T1-betonte Gradienten Echo-Sequenzen in der FFE-Technik. In einigen Fällen erfolgte in einer ausgewählten Einzelschicht eine quantitative Auswertung der T1- und T2-Relaxationszeiten mit einer kombinierten SE/IR-Sequenz (mixed sequence). Die flexible Oberflächenspule, die um das Kniegelenk gelegt wurde ("wrapped coil"), erlaubt bei optimalem Signal-Rausch-Verhältnis, guter räumlicher Auflösung und kleinem field of view (FOV) eine Bildrekonstruktion mit einer Pixelgröße von $0,8 \times 0,8$ mm.

Ergebnisse

Frühveränderungen

In einem ersten Patientenkollektiv von 40 Kniegelenken mit hämophiler Arthropathie entfielen nur 13 Patienten mit einem Durchschnittsalter von 17,6 Jahren auf das Stadium I

E. Werner H.H. Matthiaß (Hrsg.)
Osteologie - interdisziplinär
© Springer-Verlag Berlin Heidelberg 1991

nach Arnold. In dem jetzt vorgestellten, erweiterten Kollektiv von 74 Patienten waren 20 bzw. 8 Patienten mit einem Durchschnittsalter von 18,5 bzw. 22,6 Jahren in den Stadien 0 und 1 des modifizierten Pettersson-Score [2] eingestuft. Als Frühveränderungen konnten wir bereits in den Stadien 0 und 1 folgende Veränderungen des hyalinen Gelenkknorpels nachweisen: Verdünnung unter 1 mm bei 8 von 28 Patienten (28,6%), dagegen im Stadium 2 und 3 bei 44 von 46 Patienten (95,6%); Konturunregelmäßigkeit bei 9 von 28 Patienten (32,1%), im Stadium 2 und 3 bei 45 von 46 Patienten (97,8%); Signalverminderung bei 4 von 28 Patienten (14,3%), im Stadium 2 und 3 bei 39 von 46 Patienten (84,8%). Eine Induration des Hoffaschen Fettkörpers (Stadium 0/1 bei 2/28, Stadium 2/3 bei 37/46) sowie eine Synovialisverdickung (Stadium 0/1 bei 3/28, Stadium 2/3 bei 28/46) werden dagegen eher in den Stadien 2 und 3 nach Pettersson gesehen.

Die klinischen Zeichen der Schmerzsymptomatik und der Bewegungseinschränkung korrelieren ebenso wie die oben beschriebenen morphologischen Veränderungen mit der Dauer der Erkrankung und damit mit dem Schweregrad der Arthropathie.

Occulte Blutungen

Bei 74 Patienten wurde in der MRT 28mal eine frische Blutung festgestellt. Der Nachweis einer solchen Blutung verteilte sich gleichmäßig auf alle Stadien der Arthropathie. 19 von 28 Blutungen (67,8%) bei Patienten mit zum Teil sehr unterschiedlichen Faktor VIII-Restaktivitäten zwischen 1% und 66% (bestimmt am MR-Untersuchungstag) blieben klinisch unerkannt und waren erst in der MRT nachweisbar. Bei der Hälfte der 28 Fälle gaben die Patienten an, kein Gefühl einer Blutung zu haben. Bei 7 der 19 klinisch unerkannten Blutungen fand sich zusätzlich in der MRT eine ebenfalls klinisch unerkannte Synovitis. Bei 74 Patienten ergab sich bei 19 klinisch unerkannten Blutungen und 10 klinisch unerkannten Synovitiden eine Koinzidenz von sieben Patienten mit Blutung und Synovitis. Eine korrekte Einschätzung bei dem Gefühl einer Blutung und dem Nachweis einer Blutung ergab sich richtig positiv in 12%, richtig negativ in 60,5%. Zur Verifizierung der kernspintomographischen Befunde hinsichtlich einer intraartikulären Blutung wurde bei zunächst 6 Patienten mit Verdacht auf eine Blutung in der MRT im Anschluß an die Untersuchung eine diagnostische Punktion durchgeführt. Bei vier der sechs Patienten konnte der Verdacht bestätigt werden, wobei die Möglichkeit falsch negativer Befunde bei der Punktion noch nicht abgeschätzt werden kann.

Synovitis

Eine Verdickung der Synovialis wurde bei 21 der 74 Patienten in der MRT diagnostiziert. Diese Befunde wurden etwa gleichmäßig verteilt bei allen Schweregraden der Arthropathie festgestellt. In 11 von 21 Fällen fand sich gleichzeitig als klinisches Korrelat eine Gelenkschwellung, wobei zusätzlich bei 5 dieser Patienten ein Hämarthros beobachtet wurde. Bei den restlichen 10 Patienten lag keine tastbare Schwellung vor. Es fand sich aber siebenmal intraartikuläres Blut. Die kernspintomographisch diagnostizierten Synovitiden der Stadien II und III (18/21) zeigten alle in der GE-Sequenz Signalauslöschungen durch Suszeptibilitätsartefakte, die durch Hämosiderinablagerungen nach intraartikulären Blutungen verursacht wurden. In den frühen Stadien der hämophilen Arthropathie konnte bei den ersten Patienten in der dynamischen GE-Sequenz nach intravenöser Injektion des paramagnetischen Kontrastmittels Gd-DTPA ein Signalintensitätsanstieg in der Synovia als Hinweis auf eine frische Synovitis beobachtet werden.

Diskussion

Die Magnet-Resonanz-Tomographie (MRT) hat für die Diagnostik der hämophilen Arthropathie neue diagnostische Möglichkeiten eröffnet. In dem jetzt vorgestellten Patientenkollektiv sollte der Stellenwert der MRT hinsichtlich Frühveränderungen, occulten Blutungen und der posthämorrhagischen Synovitis untersucht werden. Die Anwendung der Gradientenechosequenzen (GE) hat eine verbesserte Darstellung des hyalinen Gelenkknorpels ermöglicht. Während die bisher verwendeten T1-gewichteten Spin Echo-Sequenzen in Verbindung mit geeigneten Oberflächenspulen eine gute Darstellung der Menisci und Bandstrukturen hinsichtlich Kontrast und räumliche Auflösung boten, führen intermediär gewichtete GE-Sequenzen mit Flipwinkeln von 30–40 Grad zu einer signalintensiven und kontrastreichen Darstellung des Gelenkknorpels. Damit können frühzeitig Schäden der Oberfläche des hyalinen Gelenkknorpels und Veränderungen der Knorpelstruktur nachgewiesen werden. Eine Minderung der Signalintensität des Gelenkknorpels kann als Hinweis auf einen verminderten Flüssigkeitsgehalt des Knorpels gewertet werden und war bereits in den Stadien 0 und I der hämophilen Arthropathie in 23% nachweisbar. Die vorliegenden Untersuchungen an 74 Patienten zeigen keine Korrelation der klinischen Parameter der Bewegungseinschränkung und der Schmerzsymptomatik – mit Ausnahme des akuten Schmerzes – zur Ausprägung der morphologischen Veränderungen insbesondere des hyalinen Gelenkknorpels. Während die anamnestisch erfaßbare Zahl der Blutungen in etwa dem Schweregrad der hämophilen Arthropathie entsprach, kann die am MR-Untersuchungstag bestimmte Restaktivität des Faktors VIII nicht als diagnostischer Parameter verwendet werden.

Die Selbsteinschätzung des Patienten hinsichtlich einer Blutung ist nur bedingt zuverlässig, da nur 72,5% der Patienten dahingehend richtig positive oder richtig negative Angaben machen konnten. Die Zuverlässigkeit der MR-Diagnose einer intraartikulären Blutung kann noch nicht abschließend beurteilt werden. Bisher wurde erst sechsmal der Befund durch eine diagnostische Punktion kontrolliert, wobei in vier Fällen eine Blutung bestätigt werden konnte. 19 klinisch unerkannte Blutungen und 10 klinisch unerkannte Synovitiden, die bei 7 Patienten gleichzeitig gefunden wurden, sind das größte klinische Problem. Wegen der hohen diagnostischen Aussagekraft der MRT sollte die Untersuchungsindikation hierbei häufiger gestellt werden.

Die Verwendung von Gd-DTPA als intravenöses, paramagnetisches Kontrastmittel erlaubt ähnlich wie bei der rheumatoiden Arthritis eine Differenzierung der frischen Synovitis von postsynovitischem Pannus. Die Schweregrade II und III der hämophilen Arthropathie nach Pettersson zeigen jedoch häufig nach zahlreichen Blutungen ausgeprägte Suszeptibilitätsartefakte durch Hämosiderinablagerungen, die eine Beurteilung des Signalintensitätsanstiegs erschweren. Die exakte Darstellung dieser Befunde bei der hämophilen Arthropathie führt zu einer verbesserten Indikation zur Synovektomie. Die Untersuchung eines größeren Patientenkollektivs sollte die Beantwortung noch offener Fragen ermöglichen:

Unterhalten sich occulte Synovitiden und occulte Blutungen gegenseitig? Welche pathologische Bedeutung haben klinisch unerkannte Gelenkblutungen hinsichtlich des Schweregrades der Arthropathie und wie groß ist die tatsächliche Frequenz solcher Blutungen insgesamt?

Literatur

1. Clauss G, Steudel A, Messler H, Rüther W (1987) Was leistet die Kernspintomographie beim Hämophilen? Dargestellt am Beispiel von occulten Blutungen im Kniegelenk. In: Landbeck G, Marx R (Hrsg) 17. Hämophilie-Symposium, Hamburg. Springer, Berlin Heidelberg New York, S 221–227
2. Pettersson H, Gilbert MS (1985) Diagnostic imaging in hemophilia. Musculoskeletal and other hemorrhagic complications. Springer, Berlin Heidelberg New York
3. Steudel A, Clauss G, Träber F, Nicolas V, Lackner K (1986) MR-Tomographie der hämophilen Arthropathie des Kniegelenks. Fortschr Röntgenstr 145:571–577

Die Wertigkeit der Magnetresonanztomographie (MRT) in der Diagnostik von Arthritiden im Kindesalter

G. Luttke[1], H. Stern[2], K. Lehner[1], B. Allgayer[1], P. Emmrich[2], P. Gerhardt[1]

[1]Institut für Röntgendiagnostik (Dir.: Prof. Dr. Dr. h.c. P. Gerhardt),
 Technische Universität München, Klinikum rechts der Isar, Ismaninger Straße 22,
 W-8000 München 80, Bundesrepublik Deutschland
[2]Kinderklinik (Dir.: Prof. Dr. P. Emmrich), Technische Universität München, Kölner Platz 1,
 W-8000 München 40, Bundesrepublik Deutschland

Die Diagnostik entzündlicher Gelenkerkrankungen im Kindesalter gibt häufig Probleme auf, die im Lebensalter des Patienten (mangelhafte Eigenanamnese, motorische Unruhe etc.) wie in den Untersuchungsmethoden (z.B. Schmerzhaftigkeit beim Erheben des klinischen Befundes, Strahlenbelastung bei röntgenologischen Untersuchungsmethoden) begründet sind [1]. Zur Erfassung einer ossären Beteiligung am entzündlichen Prozeß wird gewöhnlich die konventionelle Röntgenaufnahme und die Szintigraphie eingesetzt, zur Darstellung der Weichteilkomponente eines entzündlichen Gelenkes oder möglicher intraartikulärer Flüssigkeitsansammlungen wird üblicherweise die Sonographie angewandt. Die Magnetresonanztomographie (MRT) ist aufgrund ihres exzellenten Gewebekontrastes, ihrer guten räumlichen Auflösung sowie der Möglichkeit der multiplanaren Darstellung anatomischer Strukturen sehr schnell Bestandteil der Untersuchungsstrategie bei Gelenkerkrankungen geworden [2, 4]. Den Wert dieser diagnostischen Methode bei Arthritiden im Kindesalter zu ermitteln, ist Ziel unserer Untersuchung.

Patienten und Methode

In einer prospektiv angelegten Studie wurden bislang 25 MRT-Untersuchungen von Gelenken bei 12 Patienten zwischen 2 und 15 Jahren (Durchschnittsalter 8,1 Jahre) durchgeführt. 5 Kinder mußten für die MRT-Untersuchung sediert werden. In allen 25 Fällen wurden zunächst T1- und T2-gewichtete Sequenzen im Spin-Echo angefertigt, bei 10 Untersuchungen wurde zusätzlich im T2*-gewichteten Gradienten-Echo-Mode gemessen, bei 8 Untersuchungen wurden darüber hinaus IR-Sequenzen angewandt. Zum Untersuchungszeitpunkt lagen in allen Fällen Röntgenübersichtsaufnahmen der betroffenen Gelenke vor. Bei 4 Patienten war vor der MRT eine Szintigraphie, bei 8 Patienten eine Sonographie durchgeführt worden.

Ergebnisse

Bei 19 der 25 untersuchten Gelenke fand sich ein entzündlicher Befall, der in allen Fällen seinen Ausdruck in einer unterschiedlich ausgeprägten intraartikulären Ergußbildung fand. Die vermehrte Gelenkflüssigkeit war röntgenologisch lediglich in 5 der 19 arthritisch be-

E. Werner H.H. Matthiaß (Hrsg.)
Osteologie - interdisziplinär
© Springer-Verlag Berlin Heidelberg 1991

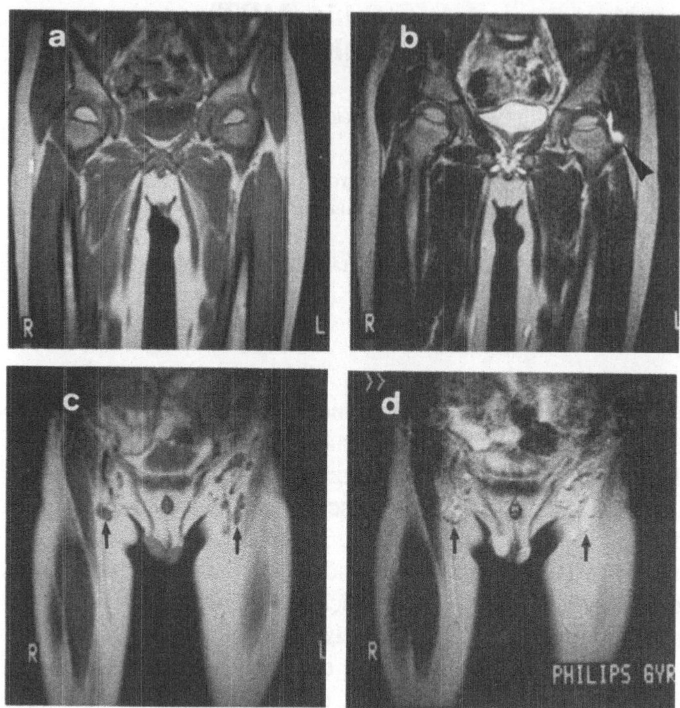

Abb. 1a-d. Exsudative parainfektiöse Coxitis links eines 3jährigen Jungen. Die coronaren (**a, c**) T1-gewichteten und (**b, d**) T2-gewichteten Sequenzen zeigen eine mäßiggradige Ergußbildung im linken Hüftgelenk (▸). Erhebliche entzündliche Schwellung (→) der benachbarten inguinalen Lymphknoten ("Sekundärzeichen")

fallenen Gelenke nachweisbar, in 3 Fällen, bei denen sich MR-tomographisch ein kleiner Erguß darstellte, gelang der Sonographie der Nachweis nicht.

Eine knöcherne Beteiligung am entzündlichen Prozeß wurde röntgenologisch in 3 Fällen beobachtet, bei denen in der MRT eine entsprechende Markraumveränderung (Ödem) nachgewiesen wurde. Bei 5 Gelenken zeigte die MRT ein Knochenmarködem ohne morphologisches Korrelat in der Röntgenübersicht. Die Szintigraphie war in allen Fällen positiv, bei denen in der MRT die ossäre Beteiligung aufgedeckt wurde.

In 3 Fällen wurde MR-tomographisch eine entzündliche Infiltration von Weichteilen und Sehnen beobachtet, die röntgenologisch nicht zur Darstellung kam.

Aufgrund der klinischen Daten, der klinisch-chemischen Parameter, des röntgenologischen Befundes und aufgrund der MRT-Untersuchung konnten die Arthritiden differentialdiagnostisch einer Ursache zugeordnet werden (Tabelle 1). 4 Patienten, bei denen eine parainfektiöse Arthritis diagnostiziert wurde, zeigten eine mäßiggradige intraartikuläre Ergußbildung. In 3 von diesen 4 Fällen handelte es sich um Coxitiden. Überraschenderweise wurde bei diesen Kindern in der MRT eine ausgedehnte entzündliche Schwellung der inguinalen Lymphknoten beobachtet (Abb. 1), was wir als "Sekundärzeichen" gewertet haben.

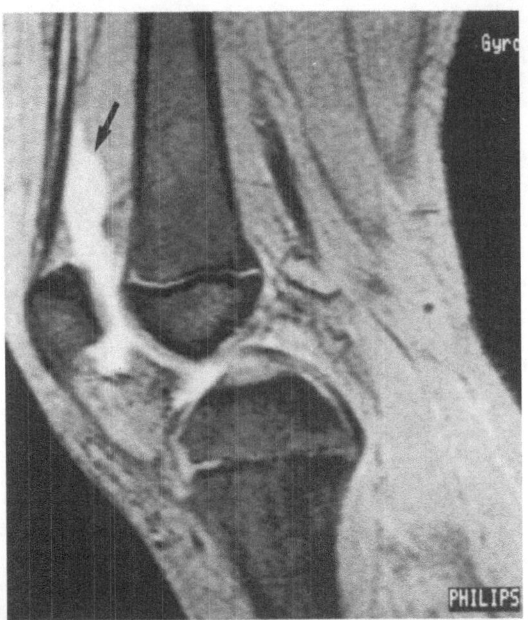

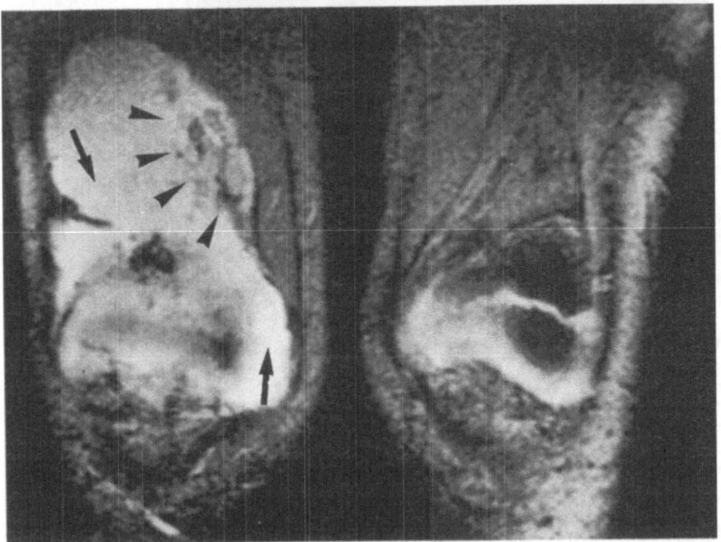

Abb. 2 (*oben*). Exsudative Form der juvenilen rheumatoiden Arthritis bei einem Kniegelenk eines 11jährigen Jungen. Die T2*-gewichtete sagittale Gradienten-Echo-Sequenz stellt einen ausgedehnten Gelenkerguß, der bis in den Recessus suprapatellaris reicht, dar (➡)

Abb. 3 (*unten*). Gemischt exsudativ-produktive Form der juvenilen rheumatoiden Arthritis bei einem Kniegelenk eines 5jährigen Mädchens. Die T2*-gewichtete coronare Gradienten-Echo-Sequenz zeigt neben dem Erguß (➡) fibrinöse Veränderungen an der Synovialmembran (▸)

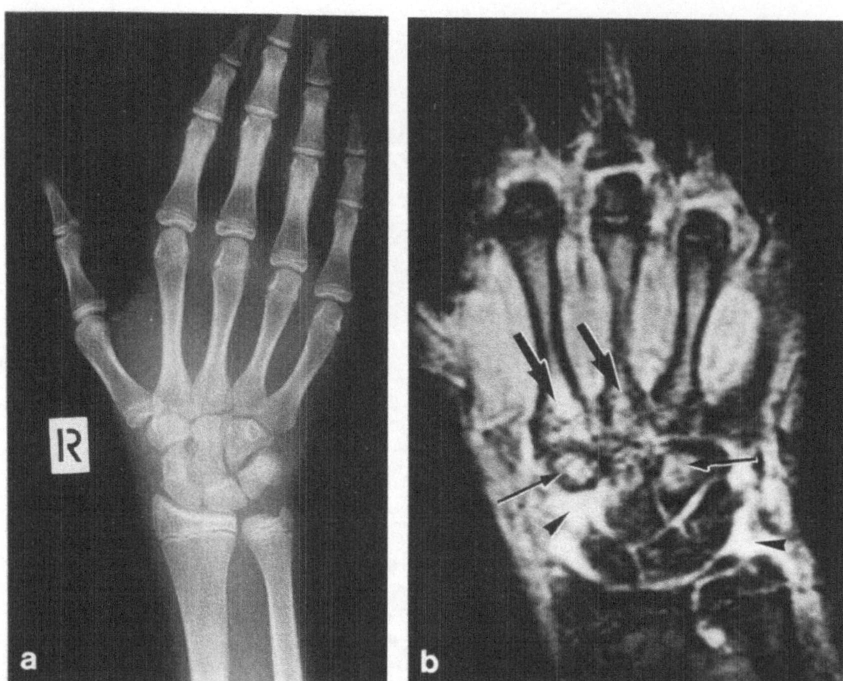

Abb. 4 a,b. Ossäre Beteiligung am arthritischen Prozeß am Beispiel der rechten Hand eines 14-jährigen Mädchens mit HLA-B 27 positiver juveniler rheumatoider Arthritis. Die Röntgenübersicht (a) zeigt Erosionen, Zysten und Ankylosierungen im Carpalbereich. Das T2*-gewichtete coronare MR-Tomogramm zeigt neben dem Handwurzelbefall (⟶) auch eine Knochenmarkreaktion in den Metacarpalbasen II und III (➡). Ausgedehnter Gelenkerguß (▸)

Tabelle 1. Formen kindlicher Gelenkentzündungen ($n = 12$)

Gruppe 1:	4 parainfektiöse Arthritiden
Gruppe 2:	4 juvenile rheumatoide Arthritiden
Gruppe 3:	1 bakterielle Arthritis
Gruppe 4:	3 sympathische Arthritiden bei Osteomyelitis

2 der 4 Fälle einer juvenilen rheumatoiden Arthritis hatten als Zeichen der Entzündung in der MRT einen ausgedehnten Gelenkerguß (Abb. 2). Bei den beiden übrigen Patienten waren im Erguß synovianahe fibrinöse Veränderungen nachzuweisen (Abb. 3). Bei 2 Kindern zeigten sich in der MRT intraossäre Signalveränderungen, die über den röntgenologisch auffälligen Bereich hinausgingen (Abb. 4). Bei einem Kind mit einer rheumatoiden Arthritis wurden entzündliche bedingte Flüssigkeitsansammlungen in den Scheiden der Beugesehnen des Handgelenkes und der Fingergelenke nachgewiesen.

Bei den sympathischen Arthritiden im Rahmen einer akuten oder chronischen Osteomyelitis ($n = 3$) wurde ebenfalls eine vermehrte intraartikuläre Flüssigkeitsansammlung in der MRT beobachtet, die im Fall der chronischen Osteomyelitis sehr ausgeprägt war. Bei den beiden akuten Osteomyelitiden hingegen fand sich erstaunlicherweise ein nur mäßiggradiger Gelenkerguß (Abb. 5). Bei der chronsichen Osteomyelitis (Garre') wurde eine gelenknahe Osteosklerose erst in der MRT nachgewiesen. Bei dem einen Patienten mit bakterieller Arthritis kam ein ausgedehnter Hüftgelenkserguß zur Abbildung.

Diskussion

Der entzündliche Gelenkbefall bewirkt eine Schädigung der Synovialmembran, die diese mit Hyperämie, Exsudation (Gelenkerguß, Kapsel- und Weichteilödem), Infiltration von Entzündungszellen und Proliferation beantwortet [6]. Diese feingeweblichen Vorgänge werden röntgenologisch frühestens nach Wochen, in der Regel aber nach Monaten und manchmal auch erst nach Jahren sichtbar [3]. Der hohe Gewebekontrast der MRT ermöglicht die Erfassung früher Stadien der entzündlichen Gelenkreaktion [5]. Auch in unserer Untersuchung war die MRT in der Erkennung kleiner entzündlicher Gelenkergüsse der konventionellen Röntgenaufnahme, aber auch der Sonographie überlegen. Ein weiterer entscheidender Vorteil der MRT gegenüber konventionellen röntgenologischen methoden besteht darin, daß sie proliferative Veränderungen der Synovia früh und direkt darstellen kann. Dadurch kann die rein exsudative von der produktiven Arthritis bzw. von ihren Mischformen frühzeitig differenziert werden.

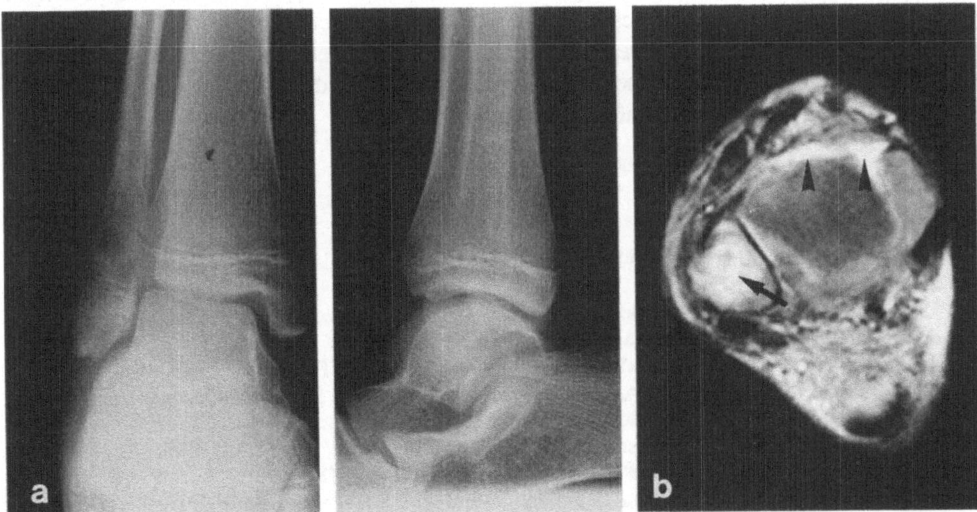

Abb. 5 a,b. Sympathische Arthritis bei Staphylokokken-Osteomyelitis der rechten Fibula. In der Röntgenübersicht (a) große Osteolyse und Periostreaktion. Das axiale T2-gewichtete MR-Tomogramm (b) weist neben dem entzündlichen Knochenmarkprozeß (➡) einen mäßiggradigen Gelenkerguß im Sprunggelenk nach (▸)

Die Beteiligung des Knochens am Entzündungsprozeß ist mit der MRT ebenfalls in frühen Stadien als ödematöse Knochenmarkreaktion nachzuweisen. In unserer Studie zeigte die MRT an 5 Gelenken eine ossäre Veränderung zu einem Zeitpunkt, an dem röntgenologisch kein pathologischer Befund erhoben wurde. Bei allen szintigraphisch untersuchten Patienten wurde entsprechend dem MRT-Befund eine Steigerung des Knochenstoffwechsels beobachtet. Die Szintigraphie scheint also bei dieser Fragestellung so empfindlich wie die MRT zu sein. Die MRT ermöglicht eine hervorragende Darstellung der periartikulären Weichteile und der bindegewebigen Strukturen eines Gelenkes. Aus diesem Grunde ist die entzündliche Mitreaktion dieser Kompartimente MR-tomographisch ausgezeichnet erkennbar. Soweit bei der kleinen Patientenzahl beurteilbar, scheinen sich die verschiedenen Arthritisformen in ihrer MR-Morphologie zu unterscheiden (z.B. mäßiger Erguß und Schwellung der Lymphknoten bei der parainfektiösen Arthritis, ossärer Befall bei der sympathischen Arthritis im Rahmen einer Osteomyelitis, proliferative Veränderungen an der Synovia bei der rheumatoiden Arthritis).

Schlußfolgerung

Mit der MRT können entzündliche Gelenkveränderungen früher als mit der konventionellen Röntgenübersicht und der Sonographie nachgewiesen werden. Durch die Möglichkeit, Knochen, Weichteile und bindegewebige Gelenkstrukturen darzustellen, ist die Ausdehnung eines entzündlichen Prozesses detaillierter erfaßbar. Die MRT kann zwischen exsudativer und produktiver Arthritis differenzieren. Das MR-tomographische Bild einer Arthritis kann Rückschlüsse auf die Ätiologie der Entzündung zulassen.

Die MRT wird in Zukunft eine größere Rolle in der Diagnostik von Arthritiden im Kindesalter spielen. Dabei ist neben den erwähnten Eigenschaften der MRT die fehlende Strahlenbelastung von besonderer Bedeutung. Es ist unzweifelhaft, daß die MRT damit auch Einfluß auf Therapieentscheidungen (z.B. Auswahl und Dosierung von Medikamenten, Entschluß zu operativen Maßnahmen) erhalten wird.

Literatur

1. Behrman RE, Vaughan VC III (1987) Nelson textbook of pediatrics, 13. Aufl. Saunders, Philadelphia
2. Dalinka MK, Kricun ME, Zlatkin M, Hibbard CA (1989) Modern diagnostic imaging in joint disease. AJR 152:229–240
3. Dihlmann W (1987) Gelenke – Wirbelverbindungen, 3. Aufl. Thieme, Stuttgart New York
4. Luttke G, Lehner K, Heuck A, Allgayer B, Brandstetter (1990) Die Magnetresonanztomographie (MRT) bei Erkrankungen der Gelenke. Röntgenpraxis (im Druck)
5. Senac MO jr, Deutsch D, Bernstein BH, Stanley Ph, Crues JV III, Stoller DW, Mink J (1988) MR imaging in juvenile rheumatoid arthritis. AJR 150:873–878
6. Sandritter W, Beneke G (1974) Allgemeine Pathologie. Schattauer, Stuttgart New York

Dynamische Gd-DTPA Untersuchungen in der MRT von Knochen- und Weichteiltumoren

R. Erlemann[1], G. Reuther[1], P. Wuisman[2], J. Adolph[1], A. Bosse[3], P.E. Peters[1]

[1]Institut für Klinische Radiologie, Westfälische Wilhelms-Universität,
  Albert-Schweitzer-Straße 33, W-4400 Münster, Bundesrepublik Deutschland
[2]Orthopädische Klinik und Poliklinik, Westfälische Wilhelms-Universität,
  Albert-Schweitzer-Straße 33, W-4400 Münster, Bundesrepublik Deutschland
[3]Gerhard-Domagk-Institut für Pathologie, Westfälische Wilhelms-Universität,
  Domagkstraße 17, W-4400 Münster, Bundesrepublik Deutschland

Die Magnetresonanztomographie (MRT) hat einen hohen Stellenwert in der Diagnostik von Knochen- und Weichteiltumoren. Die allen anderen bildgebenden Verfahren überlegene Kontrastauflösung und die Möglichkeit der multiplanaren Schnittführung erlauben ein zuverlässiges Staging von muskuloskelettalen Tumoren. Da sich in der MRT die klinischen Erfahrungen nur über wenige Jahre erstrecken, liegen zur Zeit noch keine Parameter vor, anhand derer die Dignität von Tumoren zuverlässig abgeschätzt werden kann. Ein weiteres zu lösendes Problem ist die in-vivo-Beurteilung des Ansprechens von Osteosarkomen und Ewing Sarkomen auf eine präoperative Chemotherapie. Denn falls durch die Chemotherapie eine weitgehende Devitalisierung eingetreten ist, kann eine für einen extremitätenerhaltenden Eingriff notwendige eingeschränkte Tumorresektion durchgeführt werden [3]. Die für diese Aufgabe üblicherweise eingesetzte Skelettszintigraphie zeigt nur eine geringe Ortsauflösung, so daß die Prädilektionsstellen der Tumorpersistenz nicht gezielt untersucht werden können [4]. In dieser Studie wurde die diagnostische Potenz von dynamischen Untersuchungen mit dem paramagnetischen MR-Kontrastmittel Gd-DTPA in der Beantwortung der o.a. Fragestellungen analysiert.

Material und Methodik

Bei 128 primären ($n = 84$) und sekundären ($n = 15$) Knochentumoren, tumorähnlichen Läsionen ($n = 6$) und Weichteiltumoren ($n = 23$) wurden dynamische Gd-DTPA Studien durchgeführt. 97 Tumoren waren maligne und 31 benigne. Innerhalb des Kollektives sind 15 Osteosarkome und 6 Ewing Sarkome enthalten, die vor und nach einer präoperativen Chemotherapie gemäß des COSS-86 oder CESS-86 Protokolls untersucht worden sind, um die Effektivität der Chemotherapie abzuschätzen. In unseren Untersuchungen kamen FLASH- (Fast Low Angle Shot) Sequenzen mit einem Flipwinkel von $90°$, einer Repetitionszeit von 40 ms und einer Echozeit von 10 ms zum Einsatz. Mit diesen wurde der Signalintensitätsverlauf in Tumoren und normalen Geweben innerhalb der ersten Minuten nach intravenöser Applikation von Gd-DTPA analysiert. Nach der ersten FLASH-Sequenz wurde das Gd-DTPA als Bolusinjektion appliziert und 11 weitere FLASH-Sequenzen wurden in Abständen von jeweils 20 s akquiriert. Die Signalintensitäten wurden gegen die Zeit graphisch dargestellt und aus den erhaltenen Kurven die Anfangssteigungen als prozentualer Anstieg der Ausgangssignalintensität pro Minute ermittelt [1, 2]. Die Auswertung

E. Werner H.H. Matthiaß (Hrsg.)
Osteologie - interdisziplinär
© Springer-Verlag Berlin Heidelberg 1991

wurde in verschiedenen Tumorarealen durchgeführt, wobei für die weitere Analyse die Bezirke mit den stärksten Steigungen verwandt wurden (Abb. 1). Bei den Verlaufskontrollen unter Chemotherapie wurden die dynamischen Untersuchungen nach Therapie in den gleichen Arealen wir vor Therapie ausgewertet. Für die Beurteilung des Ansprechens wurde ein prozentualer Quotient aus den Werten nach durch die Werte vor Therapie gebildet. Die Ergebnisse wurden mit dem semiquantitativ ermittelten histologischen Grad des Ansprechens verglichen [5].

Tabelle 1. Dynamische Untersuchungsparameter in verschiedenen Geweben

Gewebe	Steigung		
	Median	Unteres Quartil	Oberes Quartil
Fettgewebe	0%/min	0%/min	3%/min
Knochenmark	0%/min	0%/min	3%/min
Muskulatur	8%/min	4%/min	12%/min
Maligne Tumoren	81%/min	36%/min	128%/min
Benigne Tumoren	19%/min	14%/min	33%/min
Nekrose	4%/min	0%/min	5%/min
Peritumoröses Ödem	17%/min	13%/min	30%/min

Ergebnisse

Nach Gabe von Gd-DTPA traten keine oder nur minimale und dann protrahierte Signalintensitätssteigerungen innerhalb des Fettgewebes und des Knochenmarks auf, während in der Muskulatur ein geringer Anstieg der Signalintensitäten beobachtet wurde. Das tumoröse Gewebe unterschied sich deutlich von den drei o.a. Geweben. Nicht-therapierte maligne Tumoren zeigten überwiegend einen deutlichen und raschen Anstieg der Signalintensitäten. In benignen Tumoren waren die Signalintensitätserhöhungen weniger deutlich ausgeprägt und erfolgten verzögerter. Der Median der Steigung betrug weniger als ein Viertel des Wertes, der in malignen Tumoren ermittelt wurde (Tabelle 1, Abb. 2). In einem Mann-Whitney-Wilcoxon-Test konnten signifikante Unterschiede der Steigungen ($p < 0,001$), die in malignen und benignen Tumoren ermittelt worden waren, nachgewiesen werden. Die weitere Analyse der Werte zeigte, daß die Steigungen eine gewisse Abschätzung der

Abb. 1a,b. Dynamische Gd-DTPA Studie in einem Osteosarkom. Bereits nach 40 s ist eine ▶ deutliche Signalintensitätserhöhung in der Weichteilkomponente nachweisbar, während die Signalerhöhungen in der intraossären Komponente später und nur fokal erfolgt (a). Die graphische Auftragung der Signalintensitäten (Ordinate) gegen die Zeit (Abszisse) zeigt eine starke und schnelle Signalerhöhung in der intraossären und extraossären Weichteilkomponente, während die Signalerhöhungen in der Muskulatur und im Knochenmark minimal sind (b). [Die auf der Abszisse aufgetragenen Zahlen sind die Nummern der Bilder, die jeweils im Abstand von 20 s aufgenommen worden sind]

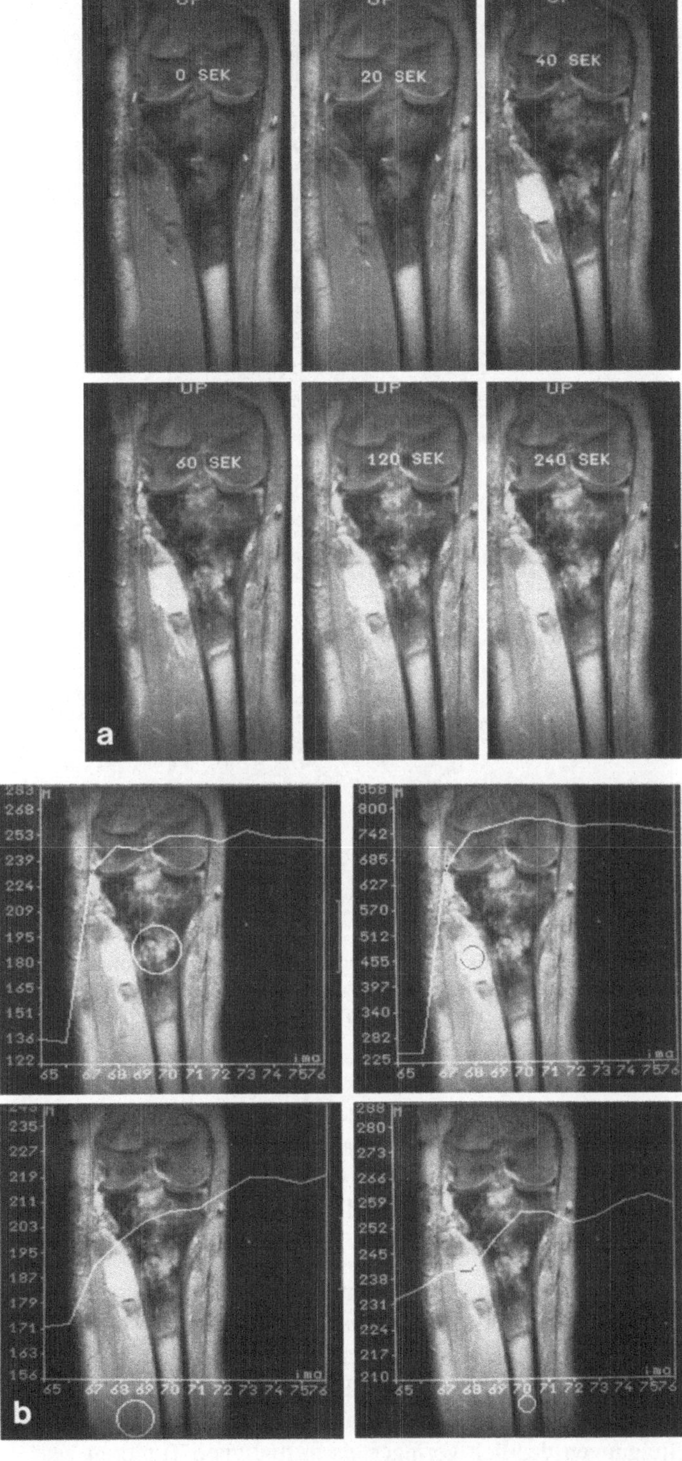

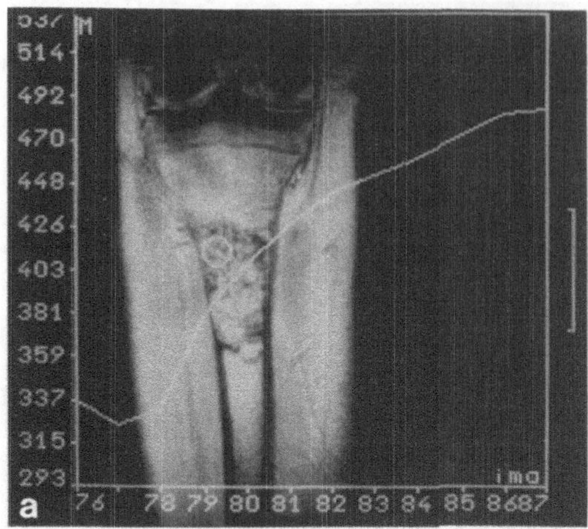

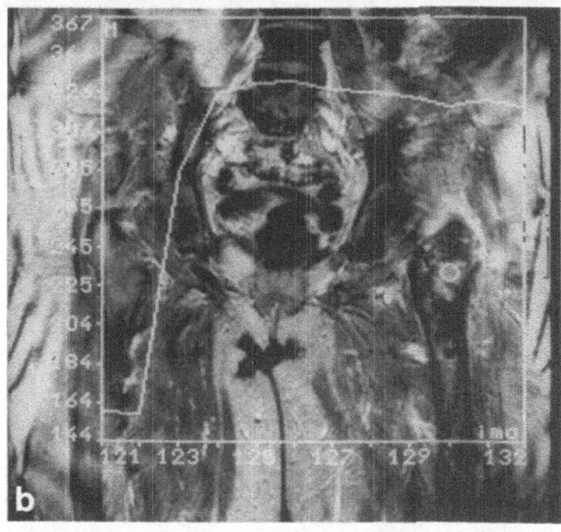

Abb. 2a,b. Dynamische Untersuchung in einem Enchondrom (a) und einem Chondrosarkom (b). Die Signalintensitätsanstiege erfolgen wesentlich protrahierter und geringer in dem Enchondrom (Steigung = 12%/min) als in dem Chondrosarkom (Steigung = 104%/min)

Dignität eines Tumors erlaubten, wenn als Differenzierungskriterium eine Steigung von 30%/min angewandt wurde. Dabei wurden Tumoren mit geringeren Steigungen als benigne und solche mit größeren Steigungen als maligne eingestuft. Benigne Tumoren konnten mit einer Sensitivität von 74% und maligne mit einer Sensitivität von 90% diagnostiziert werden, wobei die diagnostische Treffsicherheit 84% betrug.

Überwiegend und komplett nekrotische Areale innerhalb der Tumoren ($n = 22$) konnten eindeutig von vitalem Tumorgewebe differenziert werden. Diese zeigten nur eine geringe und deutlich protrahierte Signalintensitätserhöhung. 36% der nekrotischen Areale zeigten sogar keine Signalerhöhung. In den peritumorösen Ödemen ($n = 19$) war eine deutliche, jedoch protrahierte Signalintensitätssteigerung nachweisbar, wobei der Median der Steigungen deutlich geringer als in malignen Tumoren war.

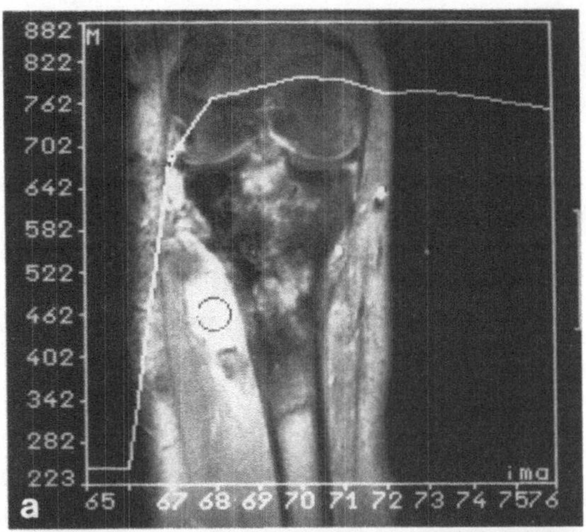

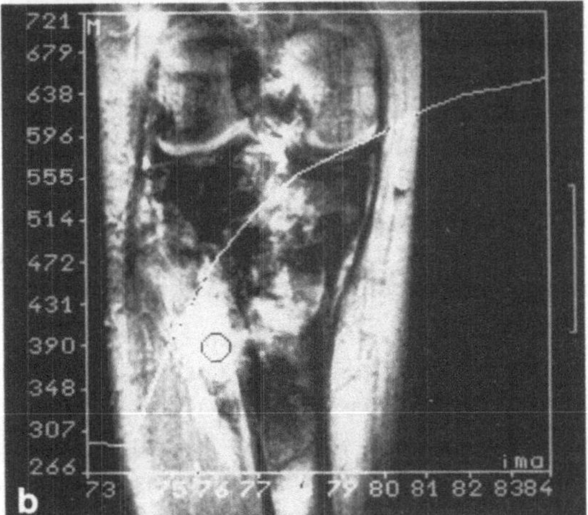

Abb. 3a,b. Osteosarkom der proximalen Tibia. Vor Chemotherapie (a) war ein rascher starker Anstieg der Signalintensitäten nach Gabe von Gd-DTPA nachweisbar (Steigung: 205 %/min). Nach Abschluß der Chemotherapie (b) erfolgte der Signalintensitätsanstieg wesentlich protrahierter und ist geringer (Steigung: 32%/min), wobei der Abfall der Steigung auf 16% des Ausgangswertes für einen Responder sprach. Histologisch konnte ein Responder bestätigt werden

In den dynamischen Untersuchungen zur Beurteilung der Effektivität einer präoperativen Chemotherapie wurde bei Respondern (< 10% vitale Tumorzellen im Resektat) nach Chemotherapie eine deutliche Reduktion der Steigung verglichen mit den Ausgangswerten beobachtet. Im Mittel reduzierten sie sich auf 24% der Ausgangswerte (Abb. 3). In Non-Respondern (≤ 10% vitale Tumorzellen im Resektat) wurde dagegen nur eine geringe Reduktion der Steigungen nachgewiesen, die im Mittel noch 76% der Ausgangswerte betrugen. In zwei Osteosarkomen und einem Ewing-Sarkom wurde sogar ein Anstieg der Steigungen unter Chemotherapie beobachtet. Als Differenzierungskriterium zur Beurteilung des Ansprechens zeigte eine Reduktion um mindestens 60% der Ausgangswerte mit 86% die höchste Treffsicherheit. Nur jeweils ein Responder und zwei Non-Responder wurden falsch klassifiziert.

116

Diskussion

Dynamische Gd-DTPA Untersuchungen erweitern die Aussagemöglichkeiten der Magnetresonanztomographie:

1. Eine Abschätzung der Dignität von Knochen- und Weichteiltumoren ist mit einem gewissen Grad an Überlappung möglich.
2. Die Differenzierung von vitalen und nekrotischen Arealen innerhalb eines Tumors wird verbessert.
3. Das Ansprechen auf eine präoperative Chemotherapie kann in-vivo mit einer hohen Treffsicherheit beurteilt werden.

Ein Einsatz dieser Untersuchungstechnik zur Dignitätsbeurteilung eines Knochen- und Weichteiltumors bietet sich in den Fällen an, in denen anhand der etablierten bildgebenden Verfahren keine zuverlässige Dignitätsbeurteilung möglich ist. Dieses ist besonders bei Weichteiltumoren der Fall, deren Dignität röntgenmorphologisch kaum abgeschätzt werden kann. Die Dignität von Knochentumoren kann dagegen mit wenigen Ausnahmen am konventionellen Röntgenbild mit hoher Zuverlässigkeit abgeschätzt werden. Allerdings ist die Differenzierung zwischen benignen Schaftenchondromen und solchen mit sekundär maligner Entartung schwierig, wenn keine Penetration der Kortikalis nachweisbar ist. In den dynamischen MRT-Untersuchungen zeigten die malignen Areale entsprechende Signalintensitätsverläufe wie maligne Tumoren, während die benignen Areale ein Kontrastmittelanreicherungsverhalten wie die übrigen benignen Tumoren aufwiesen. Die zuverlässige Differenzierung zwischen vitalen und nekrotischen Arealen kann zur Biopsieplanung herangezogen werden, da gezielt Gewebe aus vitalen Bezirken entnommen werden kann.

Dynamische Untersuchungen zur Beurteilung des Ansprechens einer präoperativen Chemotherapie von malignen Knochentumoren sind als quantitativ auswertbares Untersuchungsverfahren der üblicherweise eingesetzten 3-Phasen Skelettszintigraphie in der Ortsauflösung deutlich überlegen. Mit dieser Technik können gezielt diejenigen Regionen untersucht werden, die als Prädilektionsstellen für eine Tumorpersistenz nach Chemotherapie bekannt sind [4]. Für eine endgültige Bestimmung des Stellenwertes dieser Untersuchungstechnik sind jedoch Untersuchungen eines größeren Patientenkollektivs erforderlich.

Literatur

1. Erlemann R, Reiser M, Peters PE, Wuisman P, Niendorf HP, Kunze V (1988) Zeitabhängige Änderungen der Signalintensitäten in neoplastischen und entzündlichen Läsionen des Bewegungsapparates nach i.v. Gabe von Gd-DTPA. Radiologe 28:269–276
2. Erlemann R, Reiser M, Peters PE et al. (1989) Musculoskeletal neoplasma: static and dynamic Gd-DTPA MR imaging. Radiology 171:767–773
3. Murray JA, Jessup K, Romsdahl M (1985) Limb-salvage surgery in osteosarcoma: early experience at M.D. Anderson Hospital and Tumor Institute. Cancer Treat Symp 3:131–137
4. Picci P, Bacci G, Campanacci M, Gasparini M, Pilotti S, Cesaroli S, Bertoni F (1985) Histologic evaluation of necrosis in osteosarcoma induced by chemotherapy. Cancer 56:1515–1521
5. Salzer-Kuntschik M, Brand G, Delling G (1983) Bestimmung des morphologischen Regressionsgrades nach Chemotherapie bei malignen Knochentumoren. Pathologe 4:135–141

Nuklearmedizinische Untersuchungsmethoden in der Osteologie

J. Spitz

Institut für Nuklearmedizin, HSK – Städtisches Klinikum Wiesbaden, Ludwig-Erhard-Straße 100, W-6200 Wiesbaden, Bundesrepublik Deutschland

Einleitung

Untersuchungen des Knochenstoffwechsels mit osteotropen Substanzen gehören bereits seit von Hevesy und damit seit etwa 1/2 Jahrhundert zum diagnostischen Spektrum in der Nuklearmedizin. Zur breiten täglichen Routineanwendung kam es jedoch erst mit der Entwicklung Tc-markierter Diphosphonate [16] und der Dual-Photon-Absorptiometrie [9] im Verlauf der 70er Jahre.

Während es sich bei der Skelettszintigraphie um eine Emissionsmessung handelt, basiert die Mineralometrie auf einer Absorptionsmessung. Die Untersuchungsmöglichkeiten sollen im Nachstehenden kurz skizziert werden.

Skelettszintigraphie als Emissionsmessung Tc-99m-markierter Diphosphonate zur Darstellung der aktuellen Stoffwechselsituation des Knochens

1. Wie alle Tracer-Untersuchungen stellt auch die Skelettszintigraphie den aktuellen Funktionszustand eines Organs dar. Die szintigraphische Darstellung des Knochenumbaus korreliert nicht mit der Kalziummasse des Skelettsystems. Es ist dabei möglich, diesen Knochenstoffwechsel qualitativ deskriptiv einzelnen Skelettanteilen zuzuordnen. Auf diese Weise lassen sich lokale Stoffwechselveränderungen mit hoher Signalintensität darstellen. Daher wird die Technik zum Nachweis fokaler Knochenläsionen wie z.B. bei Knochenmetastasen oder Frakturen benutzt.

2. Quantitative Aussagen sind mit Hilfe der globalen Retentionsmessung radioaktiver Substanzen möglich. An erster Stelle sind hier die Kalziummessungen im Ganzkörperzähler zu nennen, die Aufschluß geben über die Resorption des Kalziums aus dem Verdauungstrakt sowie über den Kalziummetabolismus im Körper. Wegen der Langlebigkeit der verwende-

E. Werner H.H. Matthiaß (Hrsg.)
Osteologie - interdisziplinär
© Springer-Verlag Berlin Heidelberg 1991

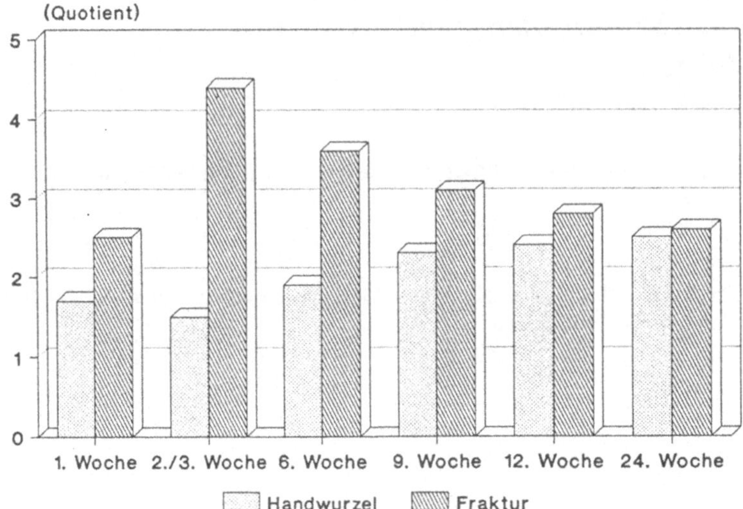

Abb. 1. Graphische Darstellung des mittleren ossären Umbaus von Navicularefrakturen und den umgebenden Handwurzelknochen (z.B. os pisiforme)

ten Kalziumisotope und des kostenaufwendigen abgeschirmten Ganzkörperzählers bleibt diese Technik wenigen Zentren und Forschungsprojekten vorbehalten.

3. Vielversprechender erscheint daher der Ansatz, die 24-Stunden-Retention-Tc-markierter Diphosphonate mit Hilfe der Ganzkörperskelettszintigraphie zu messen. Hierzu wird eine geringe Menge (etwa 2,0 MBq) eines Tc-99m-markierten Diphosphonates injiziert und nach 5 Minuten sowie 24 Stunden die Zählrate des Ganzkörpers bestimmt. Die Arbeitsgruppe von Fogelmann [4] hat sich eingehend mit diesem Konzept beschäftigt. Wegen der Abhängigkeit der Werte von der Nierenfunktion hat jedoch auch diese Technik keinen Platz in der Routinediagnostik gefunden. Ein normaler 24-Stunden-Retentionswert schließt allerdings eine metabolische Knochenerkrankung wie z.B. die Osteomalazie aus.

4. Semiquantitative Messungen des regionalen Knochenstoffwechsels (Szintimetrie) ergeben zwar keine Absolutwerte des Knochenstoffwechsels, erlauben jedoch eine relativ präzise Beschreibung des (fokal gesteigerten) Knochenstoffwechsels im Vergleich zu einer Referenzregion. Während im onkologischen Indikationsbereich die Szintimetrie wegen ihrer eingeschränkten Spezifität nur begrenzt Eingang in die Routinediagnostik gefunden hat, lassen sich bei traumatologischen Fragestellungen mit Hilfe der Szintimetrie wertvolle grundsätzliche Informationen bezüglich des Heilungsverlaufs gewinnen, wie die eigene Arbeitsgruppe zeigen konnte [14].

Abbildung 1 zeigt als Beispiel die szintimetrisch ermittelten mittleren Knochenumbauraten im Bereich von Navicularefrakturen sowie in den umgebenden Handwurzelknochen in Abhängigkeit von der Zeit. Während mit fortschreitender Heilung der Umbau im Frakturenbereich rückläufig wird, verursacht die Inaktivitätsosteoporose in den umgebenden Handwurzelknochen eine zunehmende Umbaureaktion, die nahezu die Speicherintensität der Fraktur erreicht.

5. Der Vollständigkeit halber sei an dieser Stelle im Rahmen der Abhandlung der Tracer-Technik bzw. Emissionsmessung noch auf die nuklearmedizinische Darstellung des Knochenmarks bzw. entzündlicher Knochenprozesse hingewiesen [7]. Hierbei gelangen überwiegend Tc-markierte Nanokolloide und zunehmend markierte autologe Leukozyten zur Anwendung [8]. Im Rahmen der Knochenmarkszintigraphie lassen sich fokale Defekte infolge raumfordernder Knochenmarksprozesse bei malignen Erkrankungen [11] nachweisen. Generalisierte Erkrankungen des Knochenmarks bzw. des RES zeichnen sich durch periphere Expansion bzw. Dezentralisierung des Knochenmarks in der Ganzkörperszintigraphie aus. Die Szintigraphie mit markierten Leukozyten erlaubt neben der Knochenmarksdarstellung zusätzlich noch den Nachweis entzündlicher Knochenprozesse, insbesondere im Extremitätenbereich. Hier wird sie routinemäßig zum Nachweis der posttraumatischen Osteomyelitis und zur Differenzierung der Prothesenlockerung eingesetzt.

Absorptionsmessungen zur Bestimmung des Knochenmineralgehaltes (Mineralometrie)

Im Gegensatz zur Skelettszintigraphie ist die Mineralometrie eine Bilanzmessung, d.h. sie mißt das Ergebnis der beiden gegenläufigen Stoffwechselprozesse des Knochenab- und -aufbaus. Für die Bestimmung der Knochenmasse stehen verschiedene Methoden zur Verfügung, die praktisch alle auf der Absorption von Gammastrahlen oder Röntgenstrahlen durch den Knochen beruhen. Voraussetzung für die Meßtechnik ist die Annahme, daß qualitative Veränderungen in der Zusammensetzung der Knochenmineralien nicht mit dem Verlust an Knochenmasse im Rahmen des Alters- oder Krankheitsprozesses verbunden sind und daß der Knochenmineralgehalt daher repräsentativ für die Knochenmasse ist.

Wegen der limitierten Möglichkeiten im Rahmen der vorliegenden Arbeit sollen nur die wichtigsten Techniken näher erläutert werden, während auf ausgefallenere Methoden wie Neutronenaktivierungsanalyse und Comptonstreustrahlung nicht eingegangen werden soll. Eine umfassende Darstellung findet sich bei Genant 1987 [5].

1. Single-Photon-Absorptiometrie [3]
Diese Technik wurde bereits 1963 von Cameron und Sorenson beschrieben. Als Meßwert dient der Mittradius und der distale Radius. Wegen der variablen Anteile von Kompakta und Spongiosa an verschiedenen Stellen des Radius ist bei Verlaufskontrollen eine exakte Positionierung erforderlich. Die SPA-Technik setzt als Strahler ein Nuklid mit monoenergetischer Gammastrahlung ein (z.B. J-125 mit einer Energie von 27,5 keV). Das Meßsystem wird in der Regel mäanderförmig über das Meßfeld geführt, wobei zeilenweise eine Absorptionskurve erstellt wird. Der Photonenstrahl ist hinsichtlich seiner Intensitätskonstanz quer zur Strahlenrichtung und hinsichtlich der Ausbeute optimal kollimiert.

Die variable Körperkontur sowie das Vorhandensein verschiedener Gewebe (Muskel, Knochen, Fett) lassen die Lösung der mathematisch formulierten einfachen Schwächungsgleichung für die "Ein-Photonen-Strahler" jedoch nicht ohne Korrektur zu. Es ist daher eine Reduzierung der Variablen erforderlich. Durch Verwendung eines muskeläquivalenten Wasserbades bekannter Abmessung innerhalb der Meßstrecke wird der Einfluß der Körperkontur aufgehoben. Die Berücksichtigung des strahlendurchlässigeren Fettgewebes wird durch eine Nullmessung seitlich des Knochens erreicht. Verschiedene Untersuchungen haben eine sehr gute Linearität, eine gute Reproduzierbarkeit sowie eine geringe Abhängigkeit der SPA-Messung vom Fettgewebe nachgewiesen. Wegen der genannten besonderen Eigenschaften ist der Einsatz der SPA auf das periphere Skelett limitiert (Unterarm, Calcaneus).

2. Dual-Photon-Absorptiometrie [3]

Diese Technik wurde 1970 von der Arbeitsgruppe Roos [12] entwickelt und von Wilson und Madsen 1977 [17] zur Messung der Lendenwirbelsäule modifiziert. 1980 berichteten Dunn und Mitarbeiter [2] über die Möglichkeit zur Messung des Schenkelhalses. Das am häufigsten verwendete Nuklid bei der DPA-Technik ist Gadolinium-153 mit Energien von 44 und 100 keV. In ähnlicher Weise wie bei der SPA wird das kollimierte Quellen-/Detektorsystem mäanderförmig über den Meßbereich geführt. Neuere Multidetektorsysteme können den Meßbereich gradlinig abfahren.

Die DPA geht von einem 2-Komponenten-Modell aus, das die Berücksichtigung der variablen Körperkontur innerhalb der Meßstrecke erlaubt. Eine 3. Komponente, der Fettanteil, wird als Konstante vorausgesetzt und ist damit für die Berechnung des Knochenmineralgehaltes unbedeutend.

Mit Hilfe eines relativ aufwendigen mathematischen Algorithmus läßt sich aus mehreren Gleichungssystemen durch die Verwendung der beiden monoenergetischen Photonenenergien eine Knochenkonturfindung sowie die Umrechnung der gemessenen, unterschiedlichen Absorptionen in g Hydroxylapatit/cm^2 erreichen.

Die Reproduzierbarkeit der Meßergebnisse wird von allen Autoren als geeignet angesehen, um mit DPA-Geräten Langzeitstudien durchzuführen.

Ein Vergleich der Messung des Knochenmineralgehaltes mit SPA und DPA mit der Neutronen-Aktivierungsanalyse ergibt Korrelationen von $r = 0,7 - 0,99$.

3. Quantitative periphere Computertomographie mit hoch auflösendem Spezialscanner (pQCT)

Dieses Verfahren wurde in Deutschland von der Arbeitsgruppe Schneider, Reiners und Börner in Würzburg [13] entwickelt und zur Serienreife gebracht. Mit Hilfe eines Rotationsscanners, der mit einer J-125 Quelle ausgerüstet ist (27,5 keV), wird eine 5 mm dicke Schicht des distalen Unterarms in 50 Meßschritten in einer 128er Matrix mit einer Auflösung von 0,5 mm gemessen. Die eingesetzte Software erlaubt eine automatische Konturfindung sowie eine getrennte Messung von Spongiosa und Kompakta. Das Gerät verfügt über eine ausgezeichnete Präzision mit einem Variationskoeffizienten von 0,7%. Die Korrelation der gemessenen Dichtewerte zum Achsenskelett wird mit $r = 0,7$ angegeben. Zur Zeit wird in breit angelegten Untersuchungen der Stellenwert dieser Technik im Vergleich zur herkömmlichen Extremitätendensitometrie mit SPA und den Stammskelettmessungen mit DPA bzw. DEXA überprüft.

4. Dual-Photon-Absorptiometrie von Röntgenstrahlen, DEXA (quantitative digitale Radiographie, QDR)

Verschiedene, als nachteilig empfundene Aspekte der DPA-Technik haben in den vergangenen Jahren dazu geführt, nach Verbeserungsmöglichkeiten zu suchen. Als Ergebnis dieser Bemühungen wurden die DEXA- oder QDR-Geräte entwickelt, die anstelle der Gadolinium-153-Strahlenquelle eine Röntgenröhre zur Erzeugung der Strahlung benutzen [10].

Wie eigene Untersuchungen bestätigten [14], sind die Ergebnisse der DEXA-Messung hoch korreliert mit den Meßwerten der DPA-Technik. Dies ist verständlich, da sich bei der DEXA-Technik das gefilterte, zweigipflige Spektrum der Röntgenstrahlung und die Art der Messung der nicht vom Knochen absorbierten Strahlung mit Hilfe eines Natriumjodkristalls sowie der mathematische Algorithmus zur Berechnung des Knochenmineralgehaltes im wesentlichen nicht von der DPA-Technik unterscheiden. Infolge des höheren Photonenflusses und der feineren Kollimierung resultieren ungeachtet erheblich kürzerer Meßzeiten eine wesentlich bessere Auflösung und Reproduzierbarkeit als mit den DPA-Geräten. Ferner wird die ohnehin schon geringe Strahlenbelastung der DPA-Technik nochmals deutlich reduziert. Als weitere Vorteile sind die vereinfachten Möglichkeiten zur Durchführung von Ganzkörper- und peripheren Extremitätenmessungen zu nennen.

Zum gegenwärtigen Zeitpunkt besteht somit eine breite Palette nuklearmedizinischer Verfahren zur Bestimmung des Knochenmineralgehaltes, die durch den Einsatz der Computertomographie (SE QCT und DE QCT) sowie die DEXA- und QDR-Geräte ergänzt werden. In Tabelle 1 sind nach einer Arbeit von Genant et al. [6] die wesentlichen Qualitätskriterien der verschiedenen Untersuchungstechniken zusammengestellt.

Tabelle 1. Zusammenstellung wesentlicher Geräteeigenschaften für unterschiedliche Meßtechniken (modifiziert nach Genant et al. 1989)

Technik	Präzision (%)	Richtigkeit (%)	Untersuchungsdauer (min)	absorbierte Dosis (μSV)
SPA	2–3	5	15	100
DPA	2–4	4–10	20–40	50
DEXA	1–2	3–5	5	10–30
pQCT	0,7	0,5	2,5	100
QCT	1–2	5–10	10	1000–3000

Zukünftige Aspekte

Eine der entscheidenden Voraussetzungen für eine weitere Steigerung der klinischen Relevanz der Mineralometrie ist die Eichung der einzelnen Meßgeräte verschiedener Hersteller auf einen gemeinsamen, international anerkannten Standard. Eine solche Standardisierung ist unbedingt erforderlich, um zu einer Vergleichbarkeit der Ergebnisse zu kommen. Abbildung 2 zeigt die vergleichende Messung eines Wirbelsäulenphantoms mit 7 Meßgeräten aus dem Wiesbadener Arbeitskreis für Osteologie. Die Darstellung der prozentualen Abweichung von dem vorgegebenen Phantomwert unterstreicht die deutlichen Meßwertdifferenzen, die zum Teil bei baugleichen Geräten eines Herstellers (offensichtlich infolge Software-Änderungen) nachweisbar sind.

Die kommenden Jahre werden entscheiden, ob eine der verschiedenen Techniken exklusiv für die Routine zum Nachweis und zur Verlaufskontrolle der Osteoporose eingesetzt werden kann, oder ob die Methodenvielfalt wegen der unterschiedlichen Vor- und Nachteile

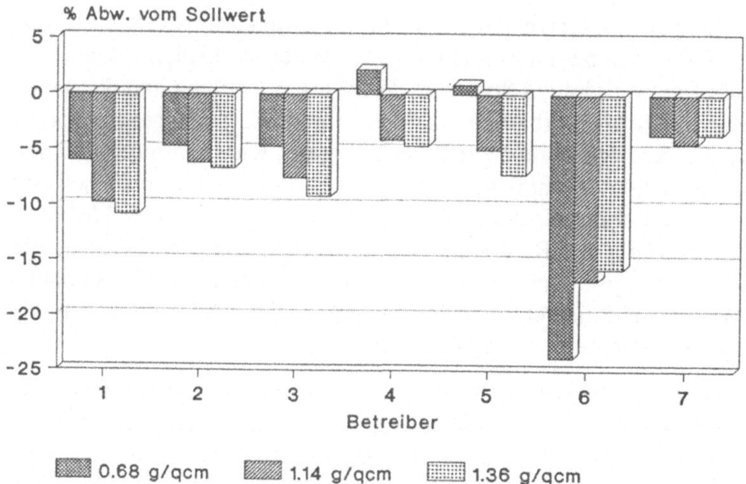

Abb. 2. Unterschiedliche Meßwerte verschiedener Geräte (DPA und DEXA) für ein Wirbelsäulenphantom mit 3 Meßpunkten unterschiedlichen Hydroxylapatitgehaltes

der einzelnen Techniken bestehen bleiben wird. Ferner ist eine Verbesserung der Kenntnisse des Knochenstoffwechsels im Allgemeinen und der Möglichkeiten und Grenzen der Mineralometrie im Besonderen bei Patienten und Ärzten erforderlich. Diesem Ziel ein wenig näherzukommen, soll die vorliegende Arbeit dienen.

Literatur

1. Cameron JR, Sorenson J (1963) Measurement of bone mineral in vivo: an improved method. Science 142:230–232
2. Dunn WL, Wahner HW, Riggs BL (1980) Measurement of bone mineral content in human vertebrae and hip by dual photon absorptiometry. Radiology 136:485–487
3. Fischer M, Kempers B, Tschepke HD, Spitz J (1988) Nuklearmedizinische Verfahren zur Bestimmung des Knochenmineralgehaltes. Radiologe 28:179–183
4. Fogelman I, Bessent RG, Turner JG, Citrin DL, Boyle IT, Greig WR (1978) The use of whole-body retention of Tc-99m-diphosphonate in the diagnosis of metabolic bone disease. J Nucl Med 19:270–275
5. Genant HK (1987) Osteoporosis update. Radiology Research and Education Foundation, San Francisco
6. Genant HK, Block JE, Steiger P, Glueer CC, Ettinger B, Harris ST (1989) Appropriate use of bone densitometry. Radiology 170:817–822
7. Hotze A, Ruhlmann R, Bockisch A, Briele B, Biersack HJ (1989) Vergleich der Knochenmarkszintigraphie und Magnetresonanztomographie beim Plasmozytom. Nuklearmediziner 12:337–341
8. Kaps H-P, Georgi P (1986) Die Leukozytenszintigraphie mit 111-Indium bei akuter und chronischer Osteomyelitis im Tiermodell – Eine experimentelle Studie. Nucl Med 25:61–70
9. Mazess RB, Wilson CR, Hanson K, Kan W, Madsen M, Pelc N, Witt R (1974) Progress in dual-photon absorptiometry of bone. In: Schmelling P (Hrsg) Proceedings of the Symposium of Bone Mineral Determinations. Nykoping, Sweden: Aktiebolaget Atomenergi
10. Mazess RB, Collick R, Trempe J, Barden H, Hanson J (1989) Performance evaluation of a dual-energy X-ray bone densitometer. Calcif Tissue Int 44:228–232

11. Reske SN, Sohn M, Glöckner W, Karstens HJ, Büll U (1990) Tc-99m-markierte NCA-95/CEA-Antikörper (TcNCAA) zur Immunszintigraphie des Knochenmarks beim Menschen. II. Vergleich mit Knochenszintigraphie, konventionellen Röntgenaufnahmen und HAMA-Reaktion. In: Höfer R (Hrsg) Radioaktive Isotope in Klinik und Forschung, 19. Symposium Bad Gastein
12. Roos B, Rosengren B, Sköldborn H (1970) Determination of bone mineral content in lumbar vertebrae by double gamma-ray technique. In: Cameron JR (Hrsg) Proceedings of bone measurement conference. United States Atomic Energy Commission, Chicago, pp 243–253
13. Schneider P, Berger P (1988) Knochendichtebestimmung mit der quantitativ ausgewerteten CT und einem Spezialscanner. Nuklearmediziner 11:145–152
14. Spitz J (1990) Grundsätzliche Aspekte der Skelettszintigraphie in der Traumatologie. Nuklearmediziner 13:17–34
15. Spitz J, Stöcker M, Clemenz N, Kempers B, Fischer M (1990) Vergleichende Messung des Knochenmineralgehaltes mit DPA und DPX – Erste klinische Erfahrungen. RöFo 152:340–344
16. Subramanian G, McAfee JG (1971) A new complex of Tc-99m for skeletal imaging. Radiology 99:192–196
17. Wilson CR, Madsen M (1977) Dichromatic absorptiometry of vertebral bone mineral content. Invest Radiol 12:180–184

Szintigraphische Darstellung der regionalen Inaktivitätsosteoporose

J. Spitz[1], K. Tittel[2], H. Weigand[3]

[1]Institut für Nuklearmedizin, HSK-Städtisches Klinikum Wiesbaden, Ludwig-Erhard-Straße 100,
W-6200 Wiesbaden, Bundesrepublik Deutschland
[2]Klinik für Unfallchirurgie, HSK-Städtisches Klinikum Wiesbaden, Ludwig-Erhard-Straße 100,
W-6200 Wiesbaden, Bundesrepublik Deutschland
[3]Zentrales Röntgeninstitut, HSK-Städtisches Klinikum Wiesbaden, Ludwig-Erhard-Straße 100,
W-6200 Wiesbaden, Bundesrepublik Deutschland

Einleitung

Die Ruhigstellung einer Extremität im Gipsverband gehört auch heute noch zu den häufigsten therapeutischen Maßnahmen nach einer Fraktur. Es gibt in der Literatur keine Berichte über die Veränderungen des Skelettszintigrammes in Abhängigkeit von der Dauer der Ruhigstellung im Gipsverband. In der vorliegenden Arbeit wurde daher die Abhängigkeit des ossären Umbaus im Rahmen der Ruhigstellung des Handgelenkes nach einer Fraktur untersucht.

Patientenkollektiv und Methode

Aus dem Patientengut der Routinediagnostik der vergangenen Jahre wurden 122 Patienten mit Ruhigstellung der oberen Extremität im Gipsverband nach Fraktur des distalen Radius bzw. des os naviculare untersucht. Die Untersuchungszeitpunkte lagen zwischen 1 Tag und 24 Wochen nach dem Trauma. Es wurde jeweils eine 3-Phasenskelettszintigraphie nach intravenöser Injektion von 7–10 MBq Tc-99m-HMDP/kg Körpergewicht (Firma Isotopendienst CIS) an einer digitalen Großfeldgammakamera (Apex 415-ECT, Firma Elscint) durchgeführt. Alle Untersuchungsdaten wurden digital abgespeichert und szintimetrisch ausgewertet.

Ergebnisse

In allen Fällen läßt sich spätestens ab dem 3. Tag eine frische knöcherne Verletzung des Handgelenkes szintigraphisch sicher nachweisen oder ausschließen.

Während sich die initiale Durchblutungssteigerung des betroffenen Handgelenkes nach einigen Wochen weitgehend zurückbildet, kommt es im Frakturbereich selbst zu einer zunehmenden Speicherintensität bis etwa 2–3 Wochen nach dem Trauma. Im Anschluß daran bildet sich die Umbauintensität in der Fraktur allmählich zurück.

E. Werner H.H. Matthiaß (Hrsg.)
Osteologie - interdisziplinär
© Springer-Verlag Berlin Heidelberg 1991

In der Umgebung der Fraktur hingegen kommt es etwa ab der 2. Woche zu einer zunehmenden, den gesamten Gelenkbereich betreffenden Steigerung des ossären Umbaus. Diese Veränderungen sind bei Navicularefrakturen infolge der längeren und strengeren Ruhigstellung deutlicher ausgeprägt als bei den Radiusfrakturen [2]. Gegen Ende der Therapie im Gipsverband läßt sich eine solch intensive Umbaureaktion im gesamten Handgelenk nachweisen, daß in einzelnen Fällen szintigraphisch das verletzte os naviculare nicht mehr von den übrigen Handwurzelknochen abgrenzbar ist. Im Röntgenbild findet sich zu diesem Zeitpunkt die typische fleckförmige Entkalkung der Inaktivitätsosteoporose.

Bedingt durch die besondere Art des Gipsverbandes zeigt sich bei den Navicularefrakturen dieser verstärkte ossäre Umbau nicht nur im betroffenen Handgelenk, sondern auch in dem ruhiggestellten 1. bis 3. Strahl. In Abb. 1 ist ein Beispiel für den szintigraphischen Verlauf nach Navicularefraktur dargestellt.

Die Mittelwerte der szintimetrisch ermittelten Quotienten der ossären Umbaurate im Handwurzelbereich nach Navicularefraktur sind in Abb. 2 für verschiedene Zeitabschnitte darstellt. Die über dem os pisiforme repräsentativ gemessenen Quotienten sinken in der 1. und 2. Woche zunächst ab, da sich die durchblutungsbedingte Mehrspeicherung zurückbildet.

In den nächsten Wochen findet sich jedoch ein kontinuierlicher Anstieg der Umbauintensität im Bereich des os pisiforme. Die maximale, inaktivitätsbedingte ossäre Umbaurate findet sich am Ende der therapeutischen Ruhigstellung im Gipsverband.

Diskussion

Aufgrund der vorliegenden systematischen Auswertung skelettszintigraphischer Verlaufskontrollen nach Frakturen des distalen Radius bzw. des os naviculare mit entsprechend langfristiger, adäquater Ruhigstellung im Gipsverband kann gezeigt werden, daß die resul-

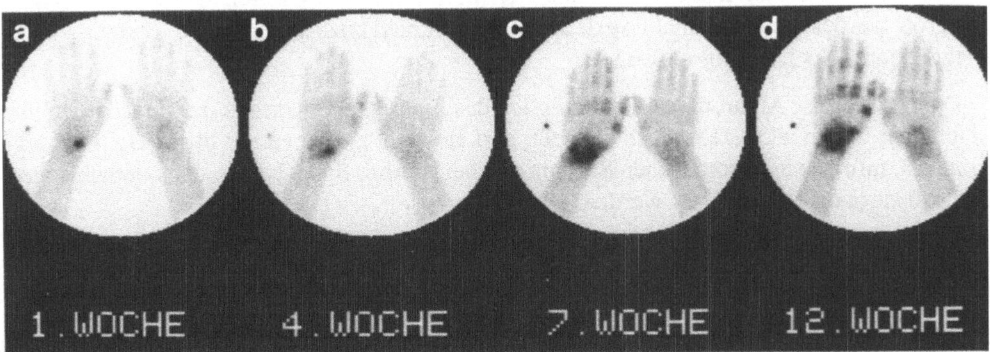

Abb. 1a-d. Ossärer Umbau nach Fraktur des os naviculare 1–12 Wochen nach dem Trauma. Während sich im Frakturbereich nach dem Maximum zur 2. Woche die Anreicherungsintensität zurückbildet, zeigen die umgebenden Handwurzelknochen eine stetige Zunahme der Speicherintensität infolge der Inaktivitätsosteoporose

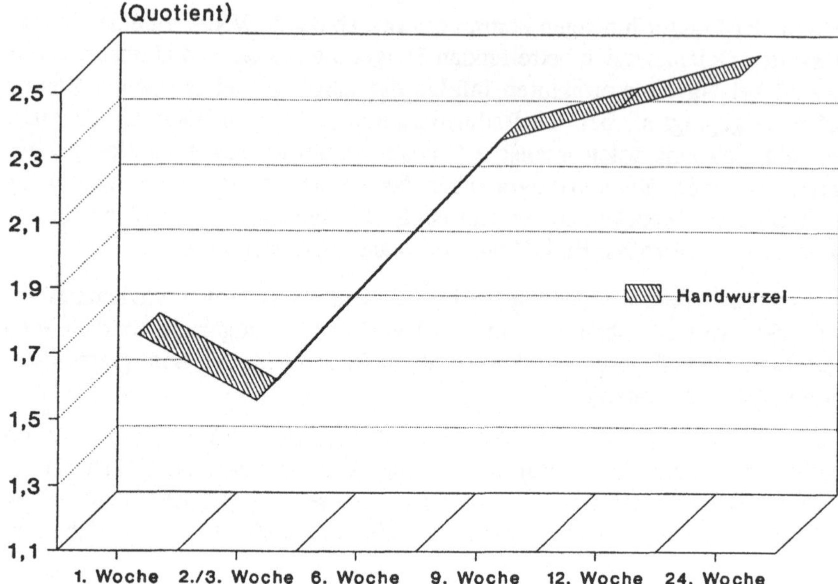

Abb. 2. Graphische Darstellung der szintimetrisch ermittelten mittleren Speicherintensität im Handwurzelbereich unter Ruhigstellung im Gipsverband. Die angegebenen Quotienten wurden über dem als repräsentativ anzusehenden os pisiforme des betroffenen Handgelenkes im Vergleich zur Gegenseite berechnet

tierende Inaktivitätsosteoporose begleitet ist von einer Intensivierung des ossären Umbaus in diesem Bereich.

Offensichtlich kommt es reaktiv zu dem vermehrten Knochenabbau auch zu einem vermehrten Knochenaufbau, wobei letztlich die Bilanz dieser gegenläufigen Prozesse negativ ist.

Das Ausmaß dieser inaktivitätsinduzierten Steigerung des ossären Umbaus kann derart groß werden, daß die nicht verletzten Handwurzelknochen eine dem Frakturbereich vergleichbare Speicherung aufweisen.

Da diese diffuse Mehreinlagerung lediglich das funktionelle Korrelat der im Röntgenbild sichtbaren Inaktivitätsosteoporose darstellt, darf sie nicht mit einem gestörten Heilungsverlauf, z.B. infolge einer trophischen Störung wie bei Morbus Sudeck bzw. der sympathischen Reflexdystrophie verwechselt werden.

Literatur

1. Spitz J (1988) Die 3 Phasen-Skelettszintigraphie in der Traumatologie. Nuc Compact 19:226–233
2. Spitz J, Clemenz N, Tittel K, Weigand H (1989) Der Einfluß der Inaktivitätsosteoporose auf die szintigraphische Darstellung knöcherner Verletzungen im Bereich des Handgelenks. Nukl Med 28:124–128
3. Spitz J, Tittel K, Weigand H (1990) Grundsätzliche Aspekte der Skelettszintigraphie in der Traumatologie. Nuklearmediziner 13:17–34

DPX: Alternative oder Fortschritt zur DPA?

J. Spitz[1], M. Stöcker[1], M. Fischer[2]

[1]Institut für Nuklearmedizin, HSK – Städtisches Klinikum Wiesbaden, Ludwig-Erhard-Straße 100,
 W-6200 Wiesbaden, Bundesrepublik Deutschland
[2]Institut für Nuklearmedizin, Städtisches Klinikum Kassel, Mönchebergstraße 41–43,
 W-3500 Kassel, Bundesrepublik Deutschland

Einleitung

In den vergangenen Jahren sind verschiedene Geräte und Untersuchungstechniken zur Messung des Knochenmineralgehaltes entwickelt worden. Seit kurzem steht auch in Deutschland eine neue Gerätegeneration zur Verfügung [2], die eine Bestimmung des Knochenmineralgehaltes am Körperstamm und den Extremitäten erlaubt und als Strahlungsquelle eine Röntgenröhre benutzt (Dual Photonen Röntgenabsorption = DPX bzw. Quantitative Digitale Radiographie = QDR). Die vorliegende Studie berichtet über die Ergebnisse einer vergleichenden Untersuchung des Knochenmineralgehaltes von Wirbelsäule und Femur unter Einsatz der bewährten DPA im Vergleich zu der neu entwickelten DPX-Meßtechnik.

Untersuchungskollektiv

163 Patienten (142 Frauen und 21 Männer im Alter von 26–83 Jahren) aus der täglichen DPA-Routinediagnostik. Nach eingehender Aufklärung und Einverständniserklärung wurde anschließend am gleichen Tage noch die Messung mit dem DPX-Meßgerät durchgeführt. Die 163 Patienten teilen sich in ein größeres Kollektiv von 126 Patienten in der Zeit von Dezember 1988 bis Februar 1989 und eine kleinere Gruppe von 37 Patienten im Januar 1990 auf.

Meßgeräte

1. Lunar DP3

Meßgerät zur Bestimmung des Knochenmineralgehaltes auf der Basis der Dual Photonen Absorptiometrie (DPA) mit Gadolinium-153, die in Deutschland seit mehreren Jahren für Forschung und klinische Routine eingeführt ist [1].

E. Werner H.H. Matthiaß (Hrsg.)
Osteologie - interdisziplinär
© Springer-Verlag Berlin Heidelberg 1991

2. *Lunar DPX*

Meßgerät zur Bestimmung des Knochenmineralgehaltes, das anstelle der Gadolinium-153-Quelle mit einer Röntgenröhre ausgerüstet ist. Mit Hilfe eines Ceriumfilters (350 mg/cm^2) wird während des Untersuchungsbetriebes ein zweigipfliges Strahlenspektrum erzeugt, wobei der niedrigere Peak bei 38 keV und der höhere bei 70 keV liegt. Da keine Streuung durch diese Filterung auftritt, kann die Strahlung zu 100% genutzt werden.

Unter den genannten Betriebsbedingungen resultiert eine Strahlenbelastung von < 20μSv/Untersuchung. Die Strahlenbelastung in der Umgebung des Meßgerätes beträgt in 1 m Abstand weniger als 2,5μSv/Std.

Ergebnisse

Die 10-fach-Messungen eines Wirbelsäulen-Phantoms mit dem DPA- und dem DPX-Gerät zeigen bezüglich des Mittelwertes nur geringe Unterschiede: 1,236 g/cm^2 mit der DPA-Technik und 1,208 g/cm^2 mit der DPX-Technik. Entsprechend hoch ist auch der Korrelationskoeffizient mit $r = 0,96$. Bei der Berechnung der Präzision finden sich hingegen deutliche Unterschiede: Die an und für sich schon recht gute Reproduzierbarkeit der DPA-Messung mit einem VK von 1,23% wurde von der DPX-Technik mit einem VK von 0,35% deutlich verbessert.

Ähnlich verhielten sich beide Geräte bei den 10-fach-Messungen der Lendenwirbelsäule eines älteren Probanden mit bereits deutlichen, degenerativen Veränderungen im Bereich der Wirbelsäule. Für das DPA-Gerät errechnete sich ein Variationskoeffizient von 2,23% und für die DPX-Technik von 1,56%.

Die Ergebnisse der LWS- und Femurmessung des 1. Untersuchungskollektivs sind in Tabelle 1 zusammengestellt.

Tabelle 1. Knochenmineralgehalt der Wirbelsäule und des Oberschenkels, gemessen mit DPA und DPX im Vergleich

	L2/L4	Neck	Ward	Troch
n	126	120	120	120
MW DPA	1,073	0,798	0,656	0,667
MW DPX	1,014	0,826	0,662	0,681
Min DPA	0,68	0,44	0,23	0,34
Max DPA	1,66	1,19	1,20	0,98
Min DPX	0,59	0,45	0,27	0,44
Max DPX	1,70	1,15	1,13	0,97
r	0,97	0,93	0,93	0,93
R	94%	87%	87%	87%
Intercept	0,146	0,035	0,050	0,016
Slope	0,913	0,923	0,915	0,955

Diskussion

Die Auswertung der ersten 126 vergleichenden Messungen des Knochenmineralgehaltes mit der in Deutschland neu eingeführten DPX-Technik zeigen eine ausgezeichnete Korrelation der Daten sowohl in der Wirbelsäule als auch im Oberschenkelbereich.

Die Daten bestätigen die von Mazess 1988 an kleineren Kollektiven (Wirbelsäule = 50, Femur = 14) gewonnenen Ergebnisse.

Eine zweite Meßserie etwa im Abstand eines Jahres bestätigt die ausgezeichnete Korrelation der DPA- und DPX-Meßwerte beider Geräte für die Lendenwirbelsäule.

Allerdings ist die Standardabweichung bei den Meßdaten des zweiten Untersuchungskollektivs größer als beim ersten, ohne daß sich eine systematische Abweichung nachweisen ließe. Entsprechend sind auch die beiden Regressionsgeraden $DPA = 0,146856 + 0,913809 * DPX$ für das erste Kollektiv (Abb. 1) und $DPA = 0,2147 + 0,82964 * DPX$ für das zweite Kollektiv weitgehend identisch. Deutlichere Unterschiede in den Meßergebnissen finden sich hingegen beim Vergleich der Reproduzierbarkeit der Meßergebnisse mit Hilfe des Wirbelkörperphantoms. Hier liegt die DPX-Technik mit einem VK von 0,35% für das Phantom und 1,56% für den männlichen Probanden deutlich besser als die DPA-Technik mit einem VK von 1,23% für das Phantom und 2,23% für die Messung des Probanden.

Aufgrund dieser Qualitätssteigerung der Reproduzierbarkeit bei der DPX-Messung sind auch kurzfristigere Kontrollmessungen zum Nachweis einer high turn over Osteoporose möglich und sinnvoll. Zusätzlich ist die Strahlenbelastung für die DPX-Messung mit etwa 20μSv noch niedriger als bei der DPA-Messung mit 50μSv, die örtliche Auflösung erheblich verbessert und die Untersuchungszeit um den Faktor 3–5 verkürzt.

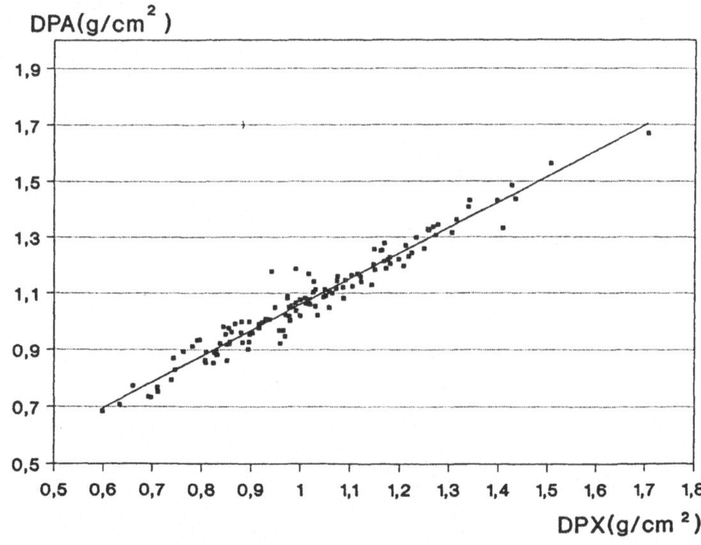

Abb. 1. Graphische Darstellung der Regressionsanalyse der Lendenwirbelsäulenmeßwerte von Untersuchungsgruppe 1

Die Erfahrungen aus der vergleichenden Bestimmung des Knochenmineralgehaltes von 163 Patienten mit Hilfe der DPA- und DPX-Meßtechnik sprechen für einen deutlichen Fortschritt in der technischen Entwicklung der Mineralometrie als Voraussetzung für eine adäquate Diagnostik des Knochenmineralgehaltes und die Therapiekontrolle der Osteoporose.

Literatur

1. Fischer M, Kempers B, Tschepke HD, Spitz J (1988) Nuklearmedizinische Verfahren zur Bestimmung des Knochenmineralgehaltes. Radiologe 28:179–183
2. Mazess RB, Collick R, Trempe J, Barden H, Hanson J (1989) Performance evaluation of a dual-energy X-ray bone densitometer. Calcif Tissue Int 44:228–232

Vegleichsuntersuchungen zur Knochendichtemessung am Schenkelhals mittels DEXA

G. Seidl[1], P. Hübsch[1], G. Kalchhauser[2], K. Klaushofer[2], R. Popovic[3], H. Plenk[4]

[1]Röntgenstation, II. Medizinischen Universitätsklinik Wien, Garnisongasse 13, 1090 Wien, Austria
[2]Ludwig Boltzmann Forschungsstelle für Klinische Experimentelle Osteologie, Hanuschkrankenhaus, Heinrich-Collin-Straße 30, 1140 Wien, Austria
[3]II. Medizinische Universitätsklinik Wien, Garnisongasse 13, 1090 Wien, Austria
[4]Labor für Biomaterial- und Stützgewebeforschung, Histologisch-Embryologisches Institut der Universität Wien, Schwarzspanierstraße 17, 1090 Wien, Austria

Einleitung

DEXA (dual energy X-ray absorptiometry) ist eine Röntgenmethode zur nichtinvasiven Knochendichtebestimmung [1, 2]. Ziel der Untersuchung war einerseits ein Vergleich zweier handelsüblicher DEXA-Geräte untereinander, sowie mit einem DPA-System (dual photon absorptiometry) mit Gadoliniumquelle. In einem zweiten Teil der Studie wurden die Meßwerte der DEXA mit dem morphologischen Befund verglichen.

Material und Methode

Es wurden 12 Leichenpräparate des proximalen Femur untersucht. Nach Entfernung der Weichteile wurden Knochendichtemessungen am Schenkelhals mit den folgenden Geräten durchgeführt: QDR 1000 (Fa. Hologic), DPX (Fa. Lunar) und Sophos DPA (Fa. Sopha Medical). Die Messungen mittels DEXA wurden in einem Wasserbad (20 cm Tiefe) zur Simulierung der Weichteile durchgeführt. Der statistische Vergleich erfolgte mittels des gepaarten t-Testes.

Danach wurden die dem Schenkelhals-Meßfeld entsprechenden Knochenstücke mazeriert, und es wurden Seriendünnschliffe des nicht entkalkten Knochens angefertigt. Diese wurden mit Computerunterstützung (Image Performer, Fa. COIN) direkt ausgewertet. Bestimmt wurde die Flächendichte von jeweils drei Dünnschliffen pro Meßfeld; für die weitere Analyse wurde der Mittelwert herangezogen. Zur statistischen Quantifizierung des Zusammenhanges zwischen Flächendichte und densitometrischem Knochendichtewert am QDR 1000 wurde der Maßkorrelationskoeffizient berechnet.

Zusätzlich wurde die Knochendichte am Schenkelhals bei 46 Patienten mit dem Gerät QDR 1000 ermittelt und anhand von Röntgenaufnahmen der Singh-Index als morphologisches Kriterium bestimmt. Zur Quantifizierung des Zusammenhanges diente der Rangkorrelationskoeffizient.

E. Werner H.H. Matthiaß (Hrsg.)
Osteologie - interdisziplinär
© Springer-Verlag Berlin Heidelberg 1991

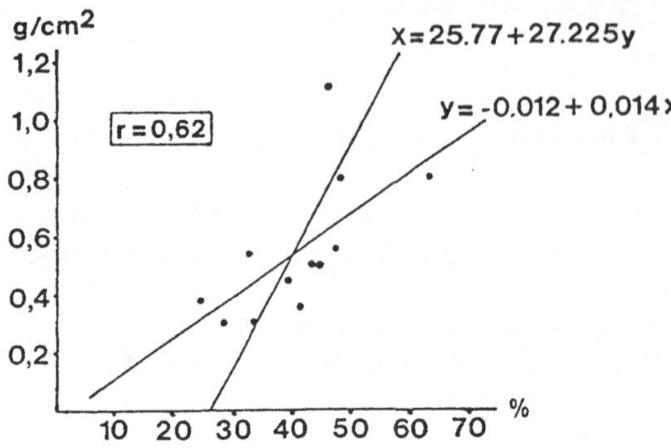

Abb. 1. Darstellung des Zusammenhanges von Flächendichte der Dünnschliffe und densitometrischer Knochendichte

Ergebnisse

Die mit dem Gerät QDR 1000 erzielten Meßwerte unterschieden sich nicht signifikant von den Meßwerten des Gerätes Sophos DPA. dagegen waren die mit dem Gerät DPX gemessenen Werte signifikant höher ($p = 0,01$).

Es bestand eine positive Korrelation zwischen der Flächendichte der Dünnschliffe und der mittels DEXA gemessenen Knochendichte des Schenkelhalses ($r = 0,62$) – s. Abb. 1.

Die Korrelation der Dichtewerte mit dem Singh-Index in vivo war sehr gut ($R = 0,86$). Dichtewerte unter 0,5 g/cm² waren mit nur einer Ausnahme mit einem Singh-Index unter 5 verbunden (Abb. 2).

Diskussion

Wie unsere Ergebnisse zeigen, korrelieren die DEXA-Meßwerte am Schenkelhals mit den morphologischen Befunden. Die DEXA-Methode (welche auf Grund der Korrelation der Meßwerte mit den morphologischen Untersuchungen an Leichenpräparaten in ihrer Aussagekraft abgesichert werden konnte), hat gegenüber dem Singh-Index den Vorteil der besseren Reproduzierbarkeit. Die Quantifizierung der Knochendichte mittels DEXA erlaubt aussagekräftige Verlaufsuntersuchungen. Dennoch ist auf Grund unserer Ergebnisse der Singh-Index einmal mehr als brauchbare Alternative bestätigt worden.

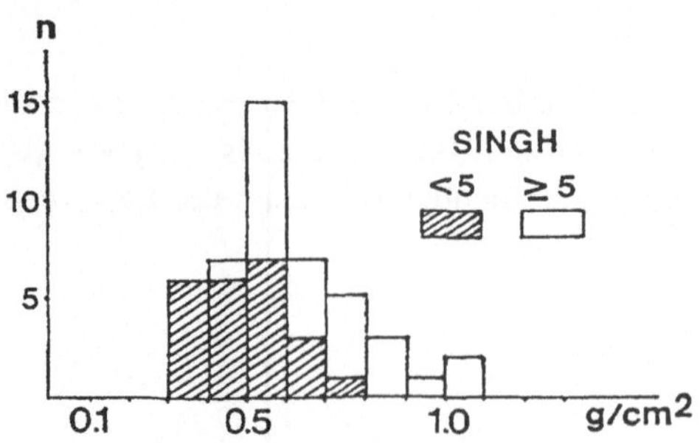

Abb. 2. Häufigkeitsdiagramm zur Verteilung der Singh-Indices in Abhängigkeit von der densitometrischen Knochendichte

Die Meßwerte der DEXA sind allerdings teilweise geräteabhängig [3, 4, 5]. Meßdaten unterschiedlicher Geräte zur Knochendichtemessung (DEXA und DPA) und Normalwerte, die an unterschiedlichen Geräten erarbeitet wurden, sind daher in Abhängigkeit von Bauart und Hersteller nicht immer vergleichbar. Eine Knochendichte des Schenkelhalses von weniger als 0,5 g/cm^2 (gemessen am QDR 1000) ist mit größter Sicherheit als pathologisch zu bezeichnen.

Literatur

1. Borders J, Sartoris DJ, Stein JA, Ramos E, Resnick D (1988) Quantitative dual energy radiographic absorptiometry of the lumbar spine: in vivo comparison to dual photon absorptiometry. Radiology 170:129–131
2. Gundry CR, Miller CW, Ramos E, Moscona A, Stein JA, Mazess RB, Sartorius DJ, Resnick D (1990) Dual energy radiographic absorptiometry of the lumbar spine: Clinical experience with two different systems. Radiology 174:539–541
3. Sartoris DJ, Resnick D (1989) Dual energy radiographic absorptiometry for bone densitometry: current status and perspective. AJR 152:241–246
4. Wahner HW, Brown ML, Dunn WL, Hauser MF, Morin RL (1988) Comparison of quantitative digital radiography and dual photon absorptiometry for bone mineral measurement of the lumbar spine. In: Dequeker J, Geusens P, Wahner HW (Hrsg) Bone mineral measurement by photon absorptiometry: methodological problems. Leuven University Press, Leuven, Belgium, pp 419–426
5. Wahner HW, Dunn WL, Brown ML, Morin R, Riggs BL (1988) Comparison of dual-energy X-ray absorptiometry and dual photon absorptiometry for bone mineral measurements of the lumbar spine. Mayo Clin Proc 63:1074–1084

Osteodensitometrische Kontrolle des Heilungsverlaufes einer Pseudarthrose des Tibia-Schafts

J. Happ[1], D. Sandberg[2], W. Schaub[3], S. Jost-Köstering[1], J. Hammerl[1]

[1] Endokrinologisch-nuklearmedizinische Praxis, Düsseldorfer Straße 1–7,
W-6000 Frankfurt/Main 1, Bundesrepublik Deutschland
[2] Orthopädische Praxis, Freiherr-von-Stein-Straße 15, W-6000 Frankfurt/Main 1,
Bundesrepublik Deutschland
[3] Orthopädische Universitätsklinik Friedrichsheim, Marienburgstraße 2,
W-6000 Frankfurt/Main 71, Bundesrepublik Deutschland

Einleitung

Die Osteodensitometrie hat sich als wertvolles neues Handwerkszeug in der Diagnostik und Verlaufskontrolle der Osteoporose bzw. metabolischer Osteopathien erwiesen [1]. Die vorliegende Kasuistik einer gestörten Frakturheilung soll zeigen, daß die Methode auch für die Verlaufsbeurteilung lokaler Prozesse am Knochen hilfreich sein kann.

Kasuistik und Methoden

Bei einer 38jährigen Frau war 1 1/2 Jahre nach einer kompletten Unterschenkelfraktur rechts (6–87) mit hoher Fraktur des Fibulaschaftes und distaler doppelter Fraktur des Tibia-Schaftes die Fibulafraktur zeitgerecht verheilt, im Tibiaschaft jedoch eine Pseudarthrose im Sinne einer verzögerten Bruchheilung entstanden. Im Pseudarthrosenbereich bestanden noch starke Schmerzen, so daß eine Belastung des Beins nicht möglich war und Gehstützen benötigt wurden. Im Röntgenbild (*Abb. 1: 12–88 und 1–89*) war eine Verschiebung des distalen Tibiafragments nach lateral um 1/4 Schaftbreite erkennbar; der Frakturspalt stellte sich gegenüber dem angrenzenden Gewebe noch aufgehellt dar. Der hohe Wadenbeinbruch stand ad axim und war knöchern durchbaut. Bei der Skelettszintigraphie (*Abb. 2: 10–88*) wurde eine intensive ^{99m}Tc-MDP-Aufnahme im Pseudarthrosen-Bereich und im Bereich des rechten Kniegelenks wie auch des rechten Sprunggelenks und der Mittelfußregion gefunden.

Der Heilungsverlauf wurde osteodensitometrisch (Abb. 3) mit Hilfe der quantitativen digitalen Radiographie (QDR) verfolgt. Im Abstand von ca. 1/2 Jahr, d.h. 1 1/2 und 2 Jahre nach dem Frakturereignis (*Tabelle 1: 1–89 und 6–89*), erfolgten Messungen mit dem Röntgen-Osteodensitometer Hologic QDR-1000. Die Knochenmineraldichte (bone mineral density (MBD)) wurde in den Unterschenkelknochen-Schäften auf Frakturhöhe und im Bereich der distalen Tibia- und Fibula-Metaphysen gemessen (Abb. 3) und mit den Meßergebnissen korrespondierender Skelettabschnitte der kontralateralen Seite ins Verhältnis (R/L) gesetzt. Die Veränderungen wurden mit dem röntgenologischen (*Abb. 1: 12–88, 1–89 und 10–89*) und skelettszintigraphischen Verlauf (*Abb. 2: 10–88 und 5–89*) verglichen.

E. Werner H.H. Matthiaß (Hrsg.)
Osteologie - interdisziplinär
© Springer-Verlag Berlin Heidelberg 1991

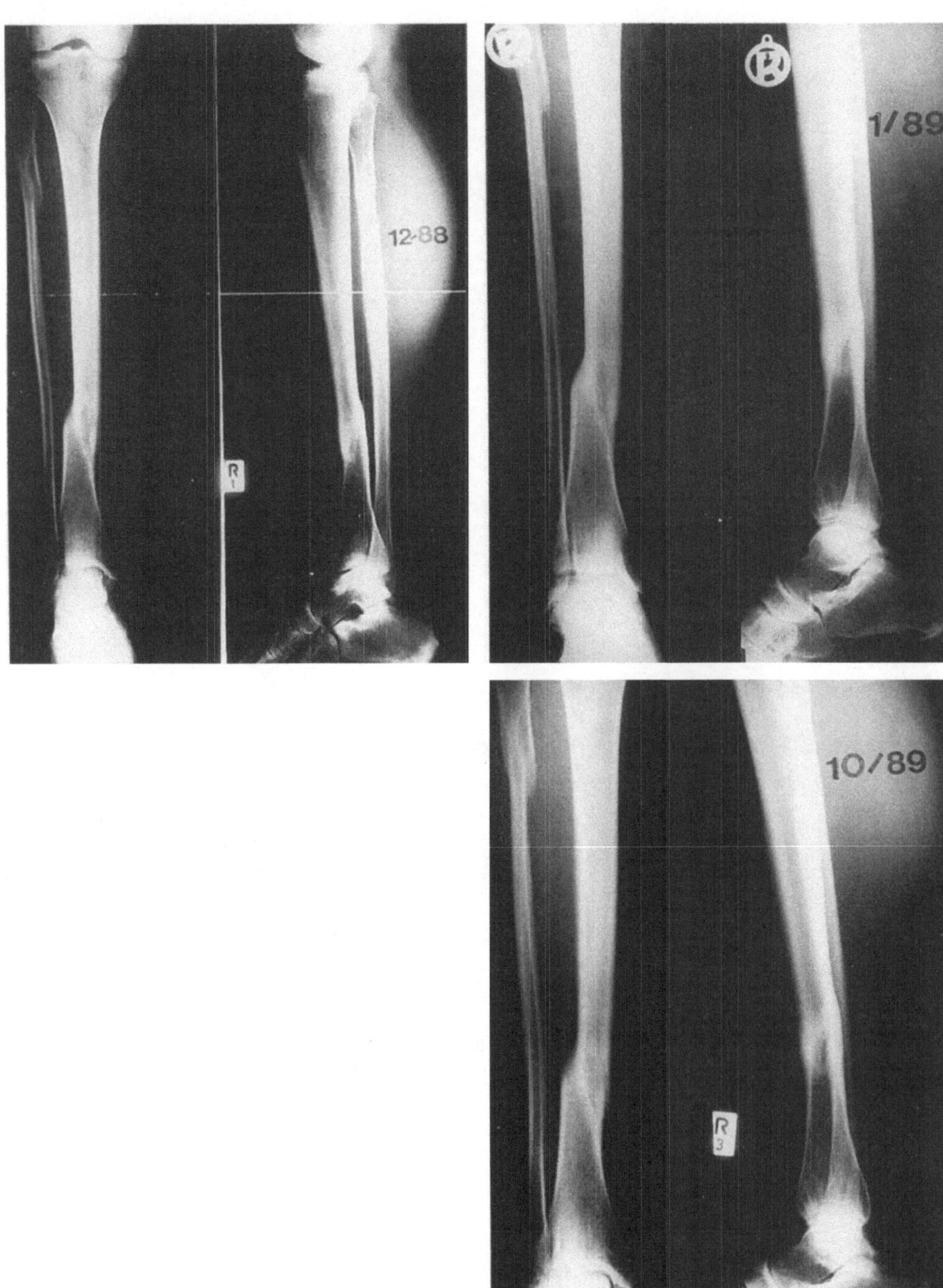

Abb. 1. Röntgenologischer Verlauf einer gestörten Frakturheilung. *12–88, 1–89* Der Frakturspalt ist gegenüber angrenzendem Knochengewebe noch aufgehellt. *10–89* Jetzt deutliche Kallusbildung; die mediale Abstützung hat zugenommen

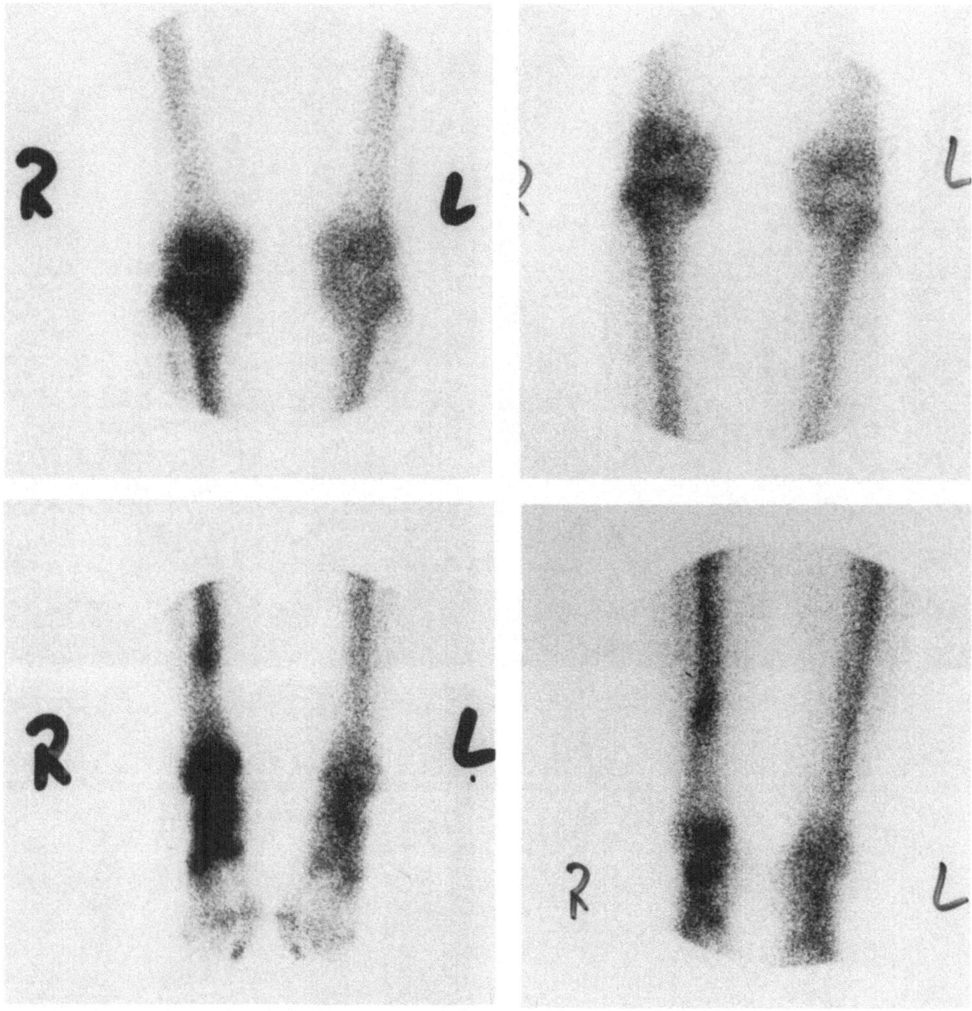

Abb. 2. Skelettszintigraphischer Verlauf einer gestörten Frakturheilung. *10–88* (*links*) und *5–89* (*rechts*): Abnahme der ossären ^{99m}Tc-MDP-Mehranreicherungen im Bereich des rechten Unterschenkels

Ergebnisse

Im Laufe der Frakturheilung waren deutliche Veränderungen der BMD meßbar (Tabelle 1). Das R/L-Verhältnis der BMD des Frakturbereiches nahm im Zeitraum von ca. 1/2 Jahr um ca. 20% zu, im Bereich der distalen Unterschenkelknochen-Metaphysen dagegen um ca. 4% ab. Die relative BMD-Zunahme im Pseudarthrosenbereich korrelierte mit einer Abnahme der ossären ^{99m}Tc-MDP-Mehranreicherung im rechten Unterschenkel (Abb. 2) und einer später (*10–89*) im Röntgenbild (Abb. 1) festgestellten Frakturheilung. Der Frakturbereich

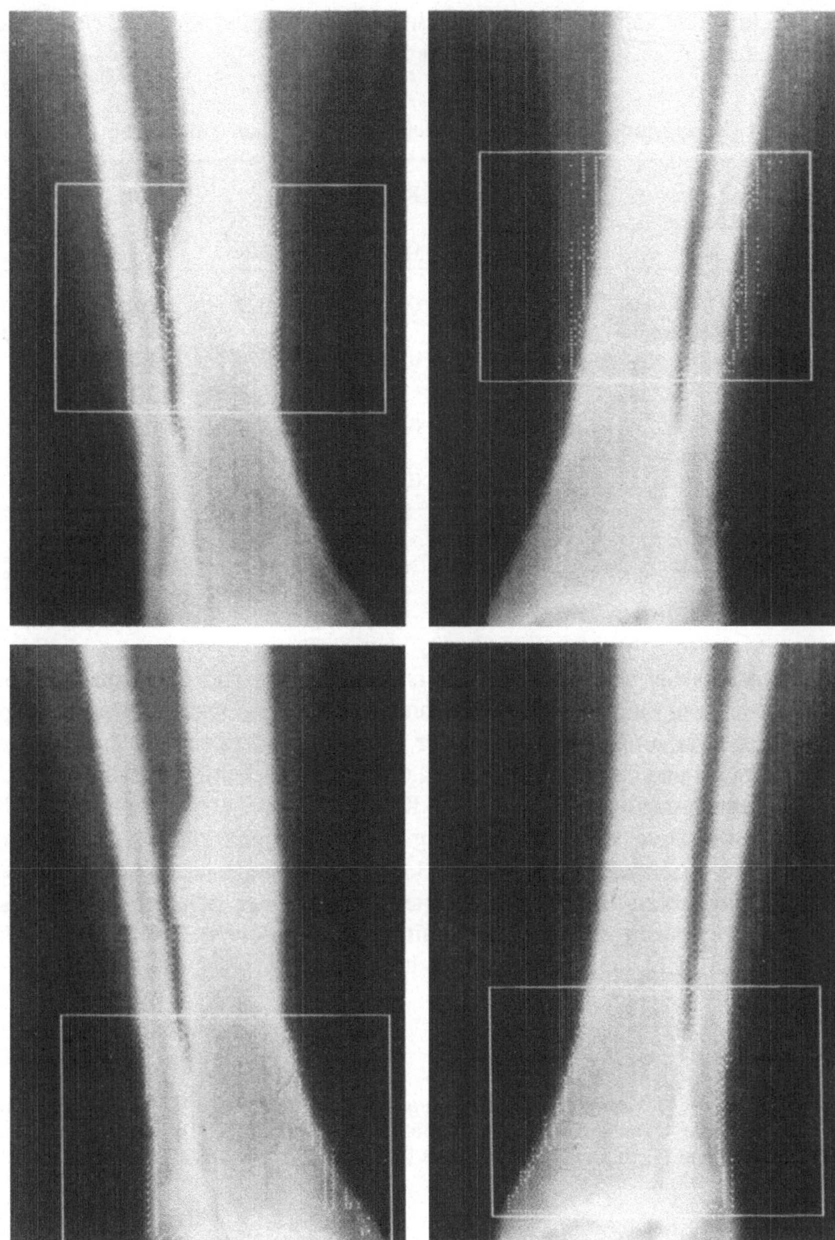

Abb. 3. "Regions of Interest (ROI)" für die osteodensitometrische Verlaufskontrolle der Fraktur des rechten Unterschenkels im R/L-Vergleich

der Tibia stellte sich schließlich durchgehend sklerosiert dar, und Stockgehhilfe war nur noch bei längerer Belastung erforderlich.

Tabelle 1. Veränderungen der MBD im Heilungsverlauf einer Tibiafraktur

Regions of Interest (ROI) der Unterschenkelknochen	Datum	R (g/cm^2)	L (g/cm^2)	R/L	Delta$_{R/L}$
Schäfte in Frakturhöhe	*1–89*	0,884	1,022	0,865	+20,5%
	6–89	0,958	0,920	1,042	
distale Metaphysen	*1–89*	0,663	0,777	0,878	−3,8%
	6–89	0,651	0,770	0,845	

Schlußfolgerung

Das Ergebnis der vorliegenden Untersuchung zeigt, daß die Osteodensitometrie neben den qualitativen diagnostischen Verfahren wie Röntgen und Skelettszintigraphie von Nutzen für die Verlaufsbeurteilung lokaler Prozesse am Skelett sein kann, indem sie mit der BMD einen quantitativen Parameter liefert, der Auskunft über die Mineralisation bzw. deren Veränderungen im Verlauf eines Krankheits- oder Heilungsprozesses gibt. Hierdurch wird eine objektive Verlaufsbeurteilung möglich, unabhängig von röntgendokumentationstechnischen Artefakten und der Subjektivität des Untersuchers. Über die Bewertung der Veränderungen von BMD-Absolutwerten hinaus bietet sich bei lokalen Knochenprozessen die Möglichkeit des Vergleichs mit nicht betroffenen Skelettregionen oder -anteilen, wodurch die Sicherheit der Aussage erhöht wird.

Literatur

1. Kapp S (1986) Messung des Knochenmineralgehaltes mit der Zweistrahl-Photonenabsorptionsmethode zur Quantifizierung der Osteoporose. Methodik und klinische Bedeutung. Akademie für Ärztliche Fortbildung in Rheinland-Pfalz- ÄRP 11:585–594

Osteodensitometrie des Femurhalses an historischen Skeletten

J. Hammerl[1], R. Protsch[1], J. Happ[2], J. Frohn[3], G. Hör[3]

[1]Institut der Anthropologie und Humangenetik für Biologen, Johann Wolfgang Goethe-Universität,
Siesmayerstraße 70, W-6000 Frankfurt am Main, Bundesrepublik Deutschland
[2]Endokrinologisch-nuklearmedizinische Praxis, Düsseldorfer Straße 1–7,
W-6000 Frankfurt am Main 1, Bundesrepublik Deutschland
[3]Abteilung für Allgemeine Nuklearmedizin, Johann Wolfgang Goethe-Universität,
Theodor-Stern-Kai 7, W-6000 Frankfurt am Main, Bundesrepublik Deutschland

Einleitung

Untersuchungen zur Klärung der Frage, ob Mineralisationsstörungen oder osteoporotische
Veränderungen an historischen Skeletten vorliegen, waren früher nur mit zeitaufwendi-
gen oder wenig sensitiven Methoden möglich oder mit Untersuchungsverfahren, die zu
einer Zerstörung des Untersuchungsobjektes führten. In jüngster Zeit erfuhr die medizinische Diagnostik eine wesentliche Bereicherung durch die Osteodensitometrie, die einen
sensitiven quantitativen Parameter zur Beurteilung von Änderungen des Knochenmineralgehaltes liefert und z.Zt. hauptsächlich für die Früherkennung und Verlaufskontrolle der
Osteoporose eingesetzt wird [6, 1].

Die Osteodensitometrie stellt für die Anthropologie und besonders für die Paläopatholo-
gie ein neues diagnostisches Verfahren dar. Ziel der vorliegenden Untersuchungen war es
zu klären, welchen Wert die Osteodensitometrie, insbesondere als eine der neuesten Techniken die quantitative, digitale Radiographie (QDR), für die paläopathologische Diagnostik
besitzt und welche Aussagen mit ihr über systemische Veränderungen des Mineralgehalts
gewonnen werden können. Insbesondere sollte geklärt werden, welche altersabhängige
und/oder geschlechtsspezifische Unterschiede im Mineralgehalt sich an merowingischen
Skeletten nachweisen lassen, d.h. an Skeletten einer historischen Population, die unter
völlig anderen Bedingungen lebte, als sie in der modernen Welt gelten.

Methoden

An einer merowingischen Population (5. bis Ende des 7. Jahrhunderts nach Christus) des
Grabungsfeldes Bockenheim/Landkreis Bad Dürkheim wurde die Knochenmineraldichte
("bone mineral density" (BMD)) der Femurhalsregion untersucht. Aus einem Kollektiv
von 449 Skeletten konnten nach Geschlechts- und Altersbestimmung [2, 3] 89 Individuen
(52 männliche und 37 weibliche) mit intakter Femurhalsregion gewonnen werden. Folgende Altersgruppen wurden gebildet: frühadult (21–30 Jahre), spätadult (31–40 Jahre),
frühmatur (41–50 Jahre), spätmatur (51–60 Jahre) und senil (61– < 70 Jahre). Unter den

E. Werner H.H. Matthiaß (Hrsg.)
Osteologie - interdisziplinär
© Springer-Verlag Berlin Heidelberg 1991

z.Zt. verfügbaren Osteodensitometern wurde der Röntgendensitometer Hologic QDR-1000 aufgrund seiner günstigen Eigenschaften für die vorliegenden Untersuchungen ausgewählt, nachdem in Voruntersuchungen [4] Richtigkeit und Meßpräzision mit Osteodensitometern anderer Bauart verglichen worden waren. Um die an historischen Skeletten gewonnenen Meßergebnisse mit verfügbaren Normbereichen vergleichen zu können, die durch in-vivo-Messungen an rezenten Normkollektiven erstellt wurden, war ebenfalls in Voruntersuchungen mit Calciumhydroxylapatit-Phantomen und Weichteilsimulation mit Öl und Wasser [3] geklärt worden, welche Rolle der Weichteilmantel als überlagerndes Medium spielt. Danach ist bei einem Weichteilmantel von 15 cm Höhe in Abhängigkeit von der Knochenmineraldichte mit einer Erhöhung der Meßwerte zwischen 4% (Mineraldichte um 1,5 g/cm^2) und 11% (Mineraldichte um 0,8 g/cm^2) zu rechnen. Als Normkollektive dienten weiße U.S.-Amerikaner [5], da für das Gerät z.Zt. noch keine europäischen Normbereiche vorliegen.

Ergebnisse

Bei den Individuen der merowingischen Population ergaben sich insgesamt Knochendichtewerte im Bereich des Femurhalses, die mit einem rezenten Normkollektiv weißer U.S.-Amerikaner [5] annähernd übereinstimmen (Abb. 1). Weiße U.S.-Amerikaner im Alter von 25 Jahren weisen eine BMD von im Mittel 1,0 (Männer) bzw. 0,9 (Frauen) g/cm^2 auf. Bei frühadulten merowingischen Skeletten betrug die BMD $1,005 \pm 0,115$ S bzw. $1,059 \pm 0,156$ S g/cm^2. Bis zum senilen Alter bleibt die BMD männlicher merowingischer Individuen unverändert. Bei weiblichen merowingischen Individuen ist ein kontinuierlicher Abfall der BMD zu beobachten; gegenüber dem frühadulten Alter zeigt sich eine signifikante BMD-Minderung bei den frühmaturen ($p = 0,008$) und den senilen ($p = 0,015$) Individuen und eine grenzwertig signifikante Minderung bei den spätadulten Individuen ($p = 0,055$). Der altersabhängige Abfall der Knochenmineraldichte erscheint in der Population weiblicher merowingischer Individuen steiler als bei Frauen des rezenten Normkollektivs weißer U.S.-Amerikanerinnen. So weisen weibliche merowingische Individuen im senilen Alter BMD-Werte von 0,7 g/cm^2 auf (und damit eine Mineraldichte-Minderung gegenüber dem frühadulten Alter von ca. 30%). Weiße U.S.-Amerikanerinnen zeigen demgegenüber im vergleichbaren Alter (65–75 Jahre) BMD-Werte um 0,7 g/cm^2 (d.h. eine BMD-Minderung von 22,2%).

Schlußfolgerungen

Die Osteodensitometrie stellt sich als eine sensitive und wenig zeitaufwendige Methode zur Diagnostik an historischen Skeletten dar.

Die im Verlauf des Erwachsenenalters gleichbleibend hohe BMD männlicher merowingischer Individuen ist sehr wahrscheinlich bedingt durch eine höhere körperliche Aktivität auch im höheren Lebensalter, die dem altersatrophischen Skelett-Abbau entgegenwirkt.

Auch die im Vergleich zu einem U.S.-amerikanischen Normkollektiv relativ hohe BMD frühadulter merowingischer Individuen ist mit großer Wahrscheinlichkeit auf eine

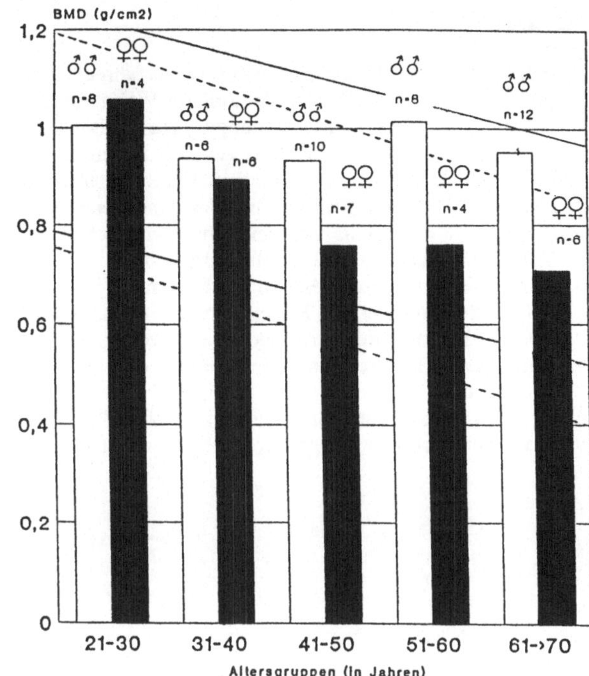

Abb. 1. Mineraldichte des Femurhalses merowingischer Individuen (*Säulen*) im Vergleich zum Normbereich (±2 S) weißer U.S.-Amerikaner (obere und untere Normgrenzen für Männer *durchgezogene Linien*, für Frauen *gestrichelte Linien*)

höhere körperliche Belastung zurückzuführen, als sie bei dem Normkollektiv weißer U.S.-Amerikanerinnen gegeben war.

Der altersabhängige Abfall der Mineraldichte weiblicher merowingischer Individuen befindet sich im Einklang mit der Erwartung einer postmenopausalen Osteoporose.

Die bei weiblichen merowingischen Individuen bereits im spätadulten Alter deutliche Knochendichteminderung wirft die Frage auf, ob das Menopausenalter bei merowingischen Frauen früher erreicht war. Diese Beobachtung wie auch der bei den merowingischen Individuen steilere Abfall der Knochenmineraldichte bis zum Senium ist möglicherweise auch dem Gebrauch von Ovulationshemmern bis zum Menopausenalter bei den U.S.-Amerikanerinnen zuzuschreiben. Welche sonstigen Faktoren für die beobachteten Unterschiede zwischen der historischen Population und dem rezenten Kollektiv verantwortlich sein können, bleibt ebenso Gegenstand der Spekulation.

Literatur

1. Angert T (1989) Neue diagnostische Verfahren für die Anthropologie. Uni-Report Nr. 8, S 9, Jahrgang 22, 5. Juli, Verlag der Johann Wolfgang Goethe-Universität
2. Hammerl J (1988) Untersuchungen zur Pathologie der Wirbelsäule sowie Alters- und Geschlechtsdiagnose an Skeletten aus den frühmittelalterlichen Reihengräbern von Bockenheim/ Ldkr. Bad Dürkheim. Diplomarbeit Frankfurt am Main
3. Hammerl J (1990) Bestimmung der Knochendichte durch quantitative digitale Radiographie (QDR) am Femurhals bei einer merowingischen Population aus Bockenheim/Landkreis Bad Dürkheim. Dissertation Frankfurt am Main
4. Happ J, Frohn J, Jost-Köstering S, Hammerl J, Sojitravalla F, Kapp S, Spitz J, Wilken T, Hör G (1989) Bestimmung der Mineraldichte eines Calciumhydroxyapatit (CHA)-Lendenwirbelsäulen (LWS)-Phantoms mit verschiedenen Osteodensitometern. Radiologe 9:464
5. Kelly TL (1989) Preliminary information on normal hip data. QDR-1000 technical note. Hologic Inc, Waltham
6. Kelly TL, Slovik DM, Schoenfeld DA, Neer RM (1988) Quantitative digital radiography versus dual photon absorptiometry of the lumbar spine. J Clin Endocrinol Metab 67:839–844

Kalziumkinetische Methoden zur Beurteilung des sekundären Hyperparathyreoidismus bei Dialysepatienten

P. Kurz[1], U. Ewald[2], T. Tsobanelis[1], P. Roth[2], J. Vlachojannis[3], P. Grützmacher[1], E. Werner[2]

[1]St. Markus-Krankenhaus, II. Med. Klinik, Wilhelm-EpsteinStraße 2,
 W-6000 Frankfurt am Main 50, Bundesrepublik Deutschland
[2]Gesellschaft für Strahlen- und Umweltforschung, Paul-Ehrlich-Straße 20,
 W-6000 Frankfurt am Main, Bundesrepublik Deutschland
[3]RION-University Hospital, Department of Internal Medicine and Nephrology, Patras 26110, Greece

Einleitung

Der sekundäre Hyperparathyreoidismus (sHPT) ist eine fast regelmäßig zu beobachtende Komplikation der chronischen Niereninsuffizienz. Er manifestiert sich als renale Osteopathie und als extraossäre Verkalkungen. Maßnahmen zur Kontrolle des gestörten Kalzium (Ca)- und Phosphathaushaltes und des sHPT zur Vermeidung der ossären Komplikationen bergen gleichzeitig die Gefahr der Progredienz der Weichteilverkalkungen. Das Ausmaß der renalen Osteopathie ist über die Knochenbiopsie gut erfaßbar. Weichteilverkalkungen dagegen lassen sich mit Routinemethoden erst im fortgeschrittenen Stadium darstellen. Zur Beurteilung des Kalziumstoffwechsels in Hinblick auf Absorption, Mineralisation, Weichteilpoolgröße und den Kalziumbewegungen zwischen den Kompartimenten sind tracerkinetische Untersuchungen notwendig, die die Berechnung dieser Größen erlauben.

Wir untersuchten daher Hämodialysepatienten (HD) und Patienten unter der kontinuierlichen Peritonealdialyse (CAPD) mit unterschiedlicher Ausprägung eines sHPT mit Hilfe einer Kalziumdoppelisotopenmethode.

Patienten und Methodik

26 HD- und 16 CAPD-Patienten wurden untersucht. Alle Patienten wurden seit mindestens 6 Monaten dialysiert. Eine Vitamin D- und Kalziumtherapie war mindestens 4 Wochen vor der kalziumkinetischen Untersuchung abgesetzt worden.

HD Patienten (15 Frauen und 11 Männer) mit einem Durchschnittsalter von 60,8 Jahren wurden im Mittel seit 52,2 Monaten dialysiert (Dialysedauer: 3 mal 5 Stunden pro Woche). Die Kalziumkonzentration des Dialysates betrug 1,75 mmol/l.

CAPD Patienten (5 Frauen und 11 Männer) mit einem Durchschnittsalter von 62,7 Jahren wurden seit 23,6 Monaten dialysiert. Sie machten 4 Beutelwechsel pro Tag (Austauschvolumen 8 l). Die Kalziumkonzentration des Dialysates betrug 1,75 mmol/l.

E. Werner H.H. Matthiaß (Hrsg.)
Osteologie - interdisziplinär
© Springer-Verlag Berlin Heidelberg 1991

Methodik

Am Tag 0 wurde den Patienten 45Ca oral und 47Ca intravenös verabreicht. Serum- und Ganzkörpermessungen erfolgten am Tag 0 über 4 Stunden im Abstand von 1 Stunde. Weitere Messungen folgten am Tag 1, 7, 14, 21 und 28.

Die Berechnung der intestinalen Absorption, der "Ca-Clearance" und der Gesamtkörperretention erfolgte nach der von Roth und Werner [4] beschriebenen Methode. Die Ca-Clearance ist ein Parameter für die schnelle Mischung des injizierten Tracers mit dem austauschbaren Kalziumpool. Die Ganzkörperretention von 47Ca nach 28 Tagen ist ein Parameter für den Ca-Umsatz am Knochen und beschreibt in erster Linie die Mineralisation. Die Bestimmung des totalen austauschbaren Ca-Pools (Komp123) erfolgte mit einem modifizierten katenären 4-Kompartment Modell [3]. Die klinisch-chemischen Parameter wie intaktes Parathormon (iPTH), 1,25-Dihydroxyvitamin D (1,25 DHCC), 25-Hydroxyvitamin D (25 HCC), Serumkalzium und alk. Phosphatase wurden nach Standardmethoden bestimmt.

Ergebnisse

Tabelle 1. Vergleich der laborchemischen Daten (Mittelwert ± SD)

	HD	CAPD	Normbereich	
iPTH	53,8 ± 52,9	32,8 ± 34,7	1,2 – 6,0	pmol/l
1,25 DHCC	24,4 ± 9,9	25,2 ± 12,4	35 – 90	ng/l
25 HCC	134 ± 151	46 ± 63*	50 – 300	nmol/l
Kalzium	4,7 ± 0,4	4,5 ± 0,4	4,1 – 5,2	mval/l
Alk. Phosph.	237 ± 210	97 ± 76*	< 190	U/l

* p < 0,05.

Tabelle 2. Vergleich der kalziumkinetischen Daten (Mittelwerte ± SD)

	HD	CAPD	Normbereich	
Ca-Absorption	46,2 ± 12,5	44,4 ± 15,6	72 ± 9	%
Ca-Retention	40,0 ± 22,3	30,5 ± 11,6	43,2 ± 5,8	%
Ca-Clearance	3,1 ± 1,1	2,7 ± 0,5	2,57 ± 0,15	
Komp123	15,2 ± 17,3	7,0 ± 1,5*	2,8 – 7,7	g

*p < 0,05.

24/26 HD Patienten hatten einen sHPT gegenüber 15/16 CAPD Patienten. Die mittlere iPTH Konzentration war in der HD Gruppe höher als in der CAPD Gruppe, doch war dieser Unterschied nicht signifikant. Signifikante Unterschiede fanden sich für die 25 HCC Konzentration und die alkalische Phosphatase (Tabelle 1). Die intestinale Ca-Absorption war in beiden Gruppen erniedrigt. Die Ca-Retention nach 28 Tagen und die Ca-Clearance waren in der HD-Gruppe höher, doch waren diese Unterschiede nicht signifikant. Lediglich die Größe des austauschbaren Ca-Pools war in der HD-Gruppe signifikant höher als in der CAPD Gruppe (Tabelle 2).

Die iPTH Konzentration korrelierte in beiden Gruppen sehr gut mit der Ca-Retention (Abb. 1), wobei die Korrelationskurven fast identisch waren. Größere Abweichungen der Korrelationskurven fanden sich für die Beziehung iPTH mit der Ca-Clearance (Abb. 2).

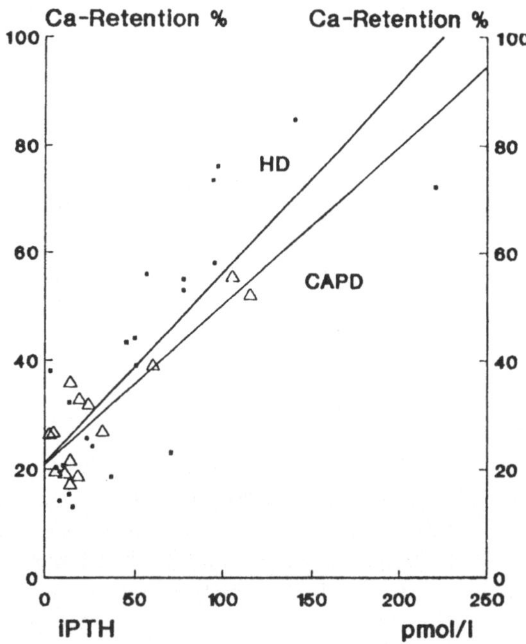

Abb. 1. Eine positive Korrelation fand sich für iPTH und die Ca-Retention in beiden Gruppen. Die beiden Korrelationskurven waren fast identisch

Am stärksten wichen die Korrelationskurven für iPTH und die Größe des austauschbaren Ca-Pools voneinander ab (Abb. 3). HD Patienten zeigten für eine gegebene iPTH Konzentration einen deutlich größeren austauschbaren Ca-Pool als CAPD Patienten. In der CAPD Gruppe korrelierte iPTH nur schwach mit der Größe dieses Ca-Pools.

Betrachtete man die iPTH Bereiche, für die die einzelnen kinetischen Parameter im Normbereich lagen, so ließ sich bei HD Patienten ein optimaler iPTH Bereich bestimmen, für den galt, daß alle kinetischen Parameter im Normbereich liegen (Abb. 4). Bei CAPD Patienten war dies auf Grund der fehlenden Korrelation zwischen iPTH und Komp123 nicht möglich.

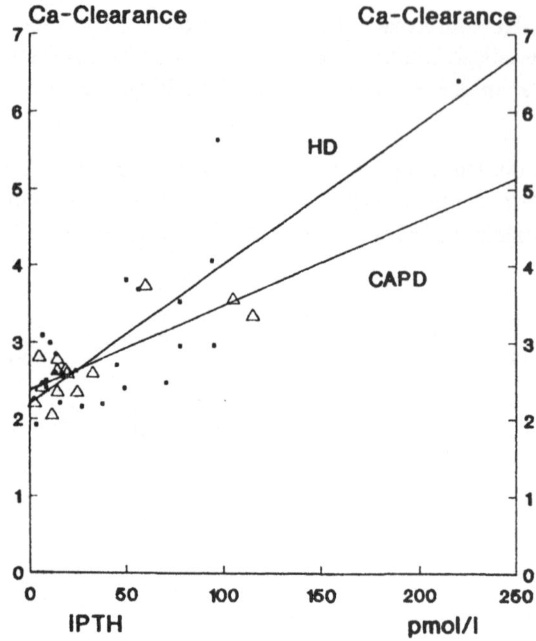

Abb. 2. Die Steigung der Korrelationskurve für iPTH und die Ca-Clearance war in der HD Gruppe höher als in der CAPD Gruppe

Schlußfolgerungen

Zur Beurteilung des sHPT stehen als klinische Routinemethoden klinisch-chemische Parameter und die Knochenhistologie zur Verfügung. In diesen Parametern spiegelt sich das Resultat des gestörten Kalziumhaushaltes wider, ohne daß Informationen über die verschiedenen Kalziumbewegungen und die Kalziumräume erhältlich sind. Diese Daten erhält man durch kinetische Untersuchungen mit Hilfe von Tracern [2]. Der austauschbare Kalziumpool macht nur einen Bruchteil der Gesamtkörperkalziummmasse aus. Er ist daher und auf Grund der fehlenden Ca-Regulation durch die Niere, des ständigen Kalziumangebotes über das Dialysat (bei HD-Pat.) und der Mineralisationsstörung besonders anfällig für eine Größenzunahme. Da ein Kalziumflux zwischen den einzelnen Kompartimenten des totalen austauschbaren Ca-Pools besteht, bedeutet eine Größenzunahme von Komp123 auch eine Zunahme des Weichteilkalziumpools. Bei HD Patienten korrelierte Komp123 mit der Progression von Aortaverkalkungen.

Der Zeitpunkt der Therapieeinleitung mit Kalzium und/oder Vitamin D im Verlauf einer Niereninsuffizienz ist immer noch Gegenstand kontroverser Diskussionen. Tracerkinetische Untersuchungen können hier wertvolle Informationen über die Indikationsstellung zur Therapie liefern. Retention und die Größe von Komp123 erlauben es, bei HD Patienten Untergruppen zu definieren, aus denen sich differentialtherapeutische Aspekte ableiten lassen können: Patienten mit
– subnormaler Retention und normalem Komp123
– normaler Retention und normalem Komp123
– normaler Retention und erhöhtem Komp123
– erhöhter Retention und erhöhtem Komp123.

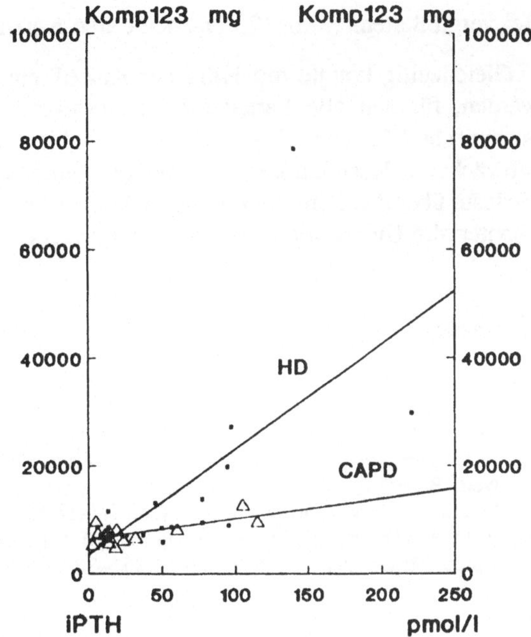

Abb. 3. Eine positive Korrelation zwischen iPTH und Komp123 war nur in der HD Gruppe zu sehen. Eine entsprechende Beziehung war bei CAPD Patienten nicht nachweisbar

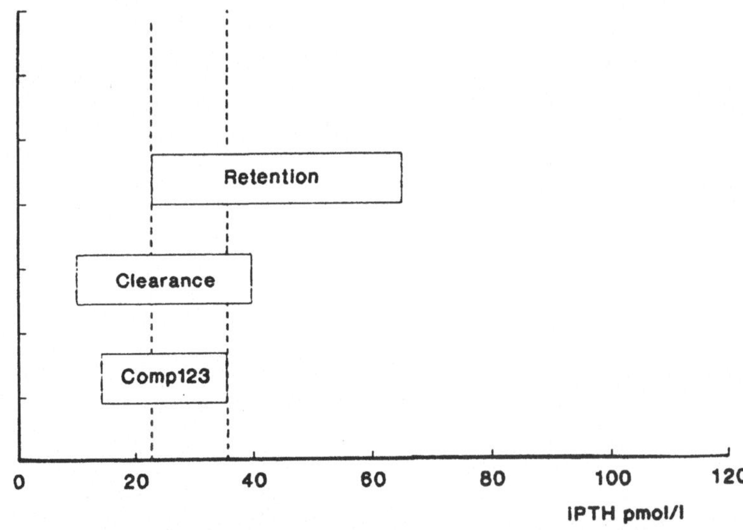

Abb. 4. Diese Abb. zeigt die iPTH Bereiche, bei denen die einzelnen kinetischen Parameter für HD Patienten im Normbereich lagen. Die beiden gestrichelten Linien markieren den iPTH Bereich, bei dem alle kinetischen Parameter in den Normbereichen zu liegen kamen

Bei vergrößertem Komp123 erscheint eine Kalziumtherapie nicht mehr sinnvoll.

Gleichzeitig konnte mit Hilfe der Kinetik ein PTH Bereich für HD Patienten definiert werden, für den alle Parameter im Normbereich lagen (Abb. 4). Dieser PTH Bereich ist zwischen 25 und 40 pmol/l anzusiedeln. Für CAPD Patienten ist es auf Grund der schwächeren Korrelationen schwieriger, einen solchen PTH Bereich zu definieren. PTH Verluste über das Peritoneum und andere Aktivitätsverhältnisse von iPTH unter CAPD [1] könnten die Unterschiede zur HD Gruppe erklären.

Literatur

1. Maiorca R, Cancarini GC, Camerini C, et al. (1989) Is CAPD competitive with haemodialysis for long-term treatment of uraemic patients? Nephrol Dial Transpl 4:244–253
2. Malluche HH, Werner E, Ritz R (1978) Intestinal absorption of calcium and whole-body retention in incipient and advanced renal failure. Miner Electrolyte Metab 1:263–270
3. Neer R, Berman M, Fisher L, Rosenberg LE (1967) Multicompartmental analysis of calcium kinetics in normal adult males. J Clin Invest 46:1364–1379
4. Roth P, Werner E (1985) Interrelations of radiocalcium absorption tests and their clinical relevance. Miner Electrolyte Metab 11:351–357

Kalziumkinetik bei Ratten und Marmosets unter dem Einfluß verschiedener Vitamin D-Metaboliten

D. Berg[1], J. Maas[2], W.A. Rambeck[2], H. Zucker[2]

[1]GSF, Institut für Strahlenbiologie, Ingolstädter Landstraße 1,
  W-8042 Neuherberg, Bundesrepublik Deutschland
[2]Institut für Physiologie, Physiologische Chemie und Ernährungsphysiologie
  der Tierärztlichen Fakultät, Ludwig-Maximilians-Universität, Veterinärstraße 3,
  W-8000 München, Bundesrepublik Deutschland

Einleitung

Die Rolle des Vitamin D als Schlüsselsubstanz für den Kalziumstoffwechsel ist seit langem bekannt. Mit der Aufdeckung des Metabolismus dieses Vitamins wurden neben dem bioaktiven $1{,}25(OH)_2D_3$ auch andere Verbindungen gefunden, die einen Einfluß auf den Kalziumstoffwechsel haben.

In den vorliegenden Untersuchungen wurde bei der Ratte und beim Weißbüscheläffchen die Anwendbarkeit eines Kalziumstoffwechselmodells geprüft. Darüberhinaus sollte der Einfluß der Metabolite $1{,}25(OH)_2D_3$, $24{,}25(OH)_2D_3$, $1{,}25(OH)_2D_2$ und 26,27-Hexadeutero-$1{,}25(OH)_2D_3$ auf die Ca-Konzentration im Serum und auf die ^{47}Ca-Biokinetik untersucht werden.

Material und Methoden

Die Versuchstiere, männliche Ratten (Wistar), 16 Wochen alt mit Körpergewichten zwischen 280 und 310 g und ein Affe (Callithrix jacchus), 7 Jahre alt mit einem Körpergewicht von 355 g, wurden bei 25°C und 60% Luftfeuchte in einem künstlichen 12 h Tag/Nachtrhythmus gehalten. Eine Gruppe der Ratten erhielt ein handelsübliches Rattenfutter (Altromin, Lage) mit einem Ca-Gehalt von 0,9%, eine andere Gruppe eine selbst hergestellte Diät mit einem niedrigen Ca-Gehalt von 0,08% Ca.

7 Ratten wurden 0,3 bis 1 MBq ^{47}Ca als Tracer (12 MBq ^{47}Ca/mg Ca) in die Schwanzvene injiziert und dem Äffchen 0,9 MBq in die linke Vena femoralis. Nach der Applikation wurde wiederholt Blut abgenommen, den Ratten nach 1, 5, 10, 20, 60 min, 2, 4, 24 und 48 h, dem Affen nach 2, 3, 20, 42 min, 1, 2, 5, 7, 24, 48 und 120 h. In allen Tieren wurde wiederholt die Körperradioaktivität mit Hilfe eines Ganzkörperzählers gemessen. Die Parameter in der Formel für den Verlauf der spezifischen Aktivität von ^{47}Ca im Serum wurden nach der Methode der kleinsten Fehlerquadratsummen rekursiv berechnet und die Mineralisations- und Exkretionsraten mit Hilfe der Ganzkörperretentionen 2, 3 und 6 d p.a. ermittelt.

E. Werner H.H. Matthiaß (Hrsg.)
Osteologie - interdisziplinär
© Springer-Verlag Berlin Heidelberg 1991

150

Der Einfluß von 1,25(OH)$_2$D$_3$, 1,25(OH)$_2$D$_2$, 24,25(OH)$_2$D$_3$ und 26,27-Hexadeutero-1,25(OH)$_2$D$_3$ auf den Serumspiegel von ^{47}Ca oder stabilem Ca wurde an Ratten untersucht, die mit Standarddiät (reich an Ca) und einer Ca-Mangeldiät gefüttert wurden. Vor und 24 h nach i.p. Applikation der Metaboliten wurden Blutproben entnommen und im Serum ^{47}Ca oder stabiles Ca analysiert. Die Änderung der Ca-Konzentration vor und nach Gabe der Metaboliten wird ausgedrückt als Quotient der ^{47}Ca- bzw. der stabilen Ca-Konzentration 24 h p.a. und der vor Applikation.

In den Serumproben wurde mittels eines NaI(T1)-Bohrlochkristalls und γ-Spektroskopie die Aktivitätskonzentration von ^{47}Ca bestimmt. Stabiles Ca wurde flammenphotometrisch gemessen.

Resultate und Diskussion

Das Stoffwechselmodell nach Burkinshaw et al. 1969 [3] basiert auf der Annahme eines einzigen, in seiner Größe zeitlich nicht konstanten "Kompartimentes". Nach Einbringen eines Tracers in das Blut wird dieser zunächst durch Vermischen verdünnt und gelangt durch Diffusion und rasche Austauschvorgänge in weitere Verteilungsräume. Diese Vorstellung der Ausbreitung wird in einem "Kompartiment" zusammengefaßt, dessen vom Tracer durchmischter Pool von der Zeit nach Applikation der Substanz abhängt. Außer dieser Verdünnung nimmt der Tracer zusätzlich durch langfristigen Einbau in das Skelett und durch die Ausscheidung ab.

Der Verlauf der ^{47}Ca-Konzentration im Serum als Maß für den austauschbaren Pool zeigt Abb. 1 bei einer Ratte und einem Affen. Im plateauartigen, anfänglichen Teil der Kurve, bei der Ratte etwa 1 h und beim Affen etwa 5 h, überwiegt die Abnahme des Tracers nach einer reinen Potenzfunktion. Von dieser Funktion wird angenommen, daß sie die Durchmischung im austauschbaren Pool beschreibt. Mit fortschreitender Zeit beginnen aber langfristiger Einbau und Exkretion die Abnahme der Tracer im Serum zunehmend zu bestimmen. Durch die Messung der Ganzkörperretention $R(t)$ zu einem Zeitpunkt T kann die Mineralisations- (M) und Exkretionsrate (L) berechnet werden:

$$M = \frac{R(T) - M_1 \times T^B \times S(T)}{_1\!\int^T S(t)dt} \qquad L = \frac{1 - R(T)}{_1\!\int^T S(t)dt}$$

$$S(t) = \frac{1}{M_1} \times t^{-B} \times e^{\frac{(1-t^{1-B})(M+L)}{M_1(1-B)}}$$

wobei M_1, B Konstanten > 0, $S(t)$ spezifische Aktivität im Serum.

Für Ratten wurde eine Mineralisationsrate von 68 und für den Affen von 20 mg/d pro kg Körpergewicht berechnet (Tabelle 1). Diese Raten stehen in guter Relation zu den beim Kaninchen gefundenen von etwa 50 mg/(d kg) [1], 90 mg/(d kg) beim Schaf [2] und etwa 4 mg/(d kg) beim Menschen. Die hohe Mineralisationsrate bei Ratten im Vergleich zu derjenigen beim Affen ist vermutlich auf eine ständig proliferierende Wachstumszone im Knochen der Ratte zurückzuführen.

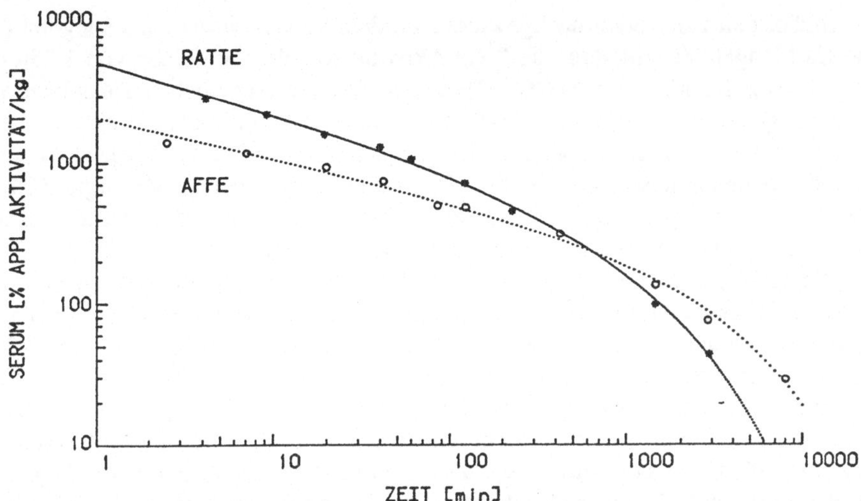

Abb. 1 Verlauf der ^{47}Ca-Aktivität im Serum bei einer Ratte (*) und bei einem Weißbüscheläffchen (o) bei Standarddiät nach i.v. Applikation

Tabelle 1. Ca-Mineralisations- und Exkretionsraten bezogen auf das Körpergewicht errechnet 2, 3 und 6 d nach Applikation von ^{47}Ca bei Ratten und beim Weißbüscheläffchen unter normalen Ernährungsbedingungen

Tier	Mineralisation [mg/(d kg)]			Ca-Exkretion [mg/(d kg)]		
	2d	3d	6d	2d	3d	6d
Ratte						
1	66,7	69,5	64,6	20,6	17,8	22,7
2	44,4	46,1	44,2	17,6	16,0	17,8
3	56,1	57,6	55,2	17,8	16,3	18,7
4	93,7	90,9	87,9	27,7	30,5	33,5
5	72,4	69,8	68,7	16,5	19,0	20,1
6	76,2	74,3	71,3	19,1	20,9	24,0
7	68,2	63,4	64,4	22,6	27,4	26,4
x...	68,2	67,4	68,0	20,3	21,1	23,3
$s_{\bar{x}}$...	±5,9	±5,3	±3,8	±3,9	±2,2	±2,1
Affe						
I	20,6	20,6	19,8	7,0	7,0	7,8

Bei Ratten, die mit der Ca-reichen Standarddiät gefüttert wurden, konnte keine signifikante Veränderung der ^{47}Ca-Konzentration im Serum 24 h nach Gabe von 1,25(OH)$_2$D$_3$

gegenüber den Kontrollen nachgewiesen werden. Im Gegensatz dazu stieg bei den Tieren, die Ca-Mangeldiät erhielten, die ^{47}Ca-Aktivität sowohl nach Gabe von $1,25(OH)_2D_3$ als auch in Kombination mit $24,25(OH)_2D_3$ an. Der Anstieg blieb bei Applikation von nur $24,25(OH)_2D_3$ aus. Die stabile Ca-Konzentration im Serum nahm jedoch bei beiden Diät-Gruppen zu, ausgenommen bei alleiniger Applikation von $24,25(OH)_2D_3$ (Tabelle 2). Diese Beobachtungen unterstützen die These [4], daß bei reichlicher Ca-Versorgung $1,25(OH)_2D_3$ eher die Ca-Resorption aus dem Darm fördert und erst bei mangelhafter Zufuhr mit der Nahrung Ca aus den Speichern mobilisiert. Das Ausbleiben eines Anstiegs nach Gabe von 2,5, 5 und 25 μg $24,25(OH)_2D_3$ demonstriert, daß dieser Metabolit offenbar keine resorptive Potenz besitzt. Dieser Befund stimmt mit den Befunden von Stern 1981 [8] überein. Die von Spirichev und Sergeev 1988 [7] postulierte hemmende Eigenschaft von $24,25(OH)_2D_3$ konnte nicht bestätigt werden, da die Kombination von beiden Metaboliten zu demselben Anstieg (Tabelle 2) führte wie die alleinige Gabe von $1,25(OH)_2D_3$. Diese Beobachtung stützt die Ablehnung synergistischer Wirkungen bezüglich der Ca-Mobilisation aus dem Knochen [6]. Unter der Annahme, daß bei Normaldiät der Anstieg der Ca-Konzentration im Serum durch Gabe eines Metaboliten vorwiegend durch Steigerung der Darmresorption zustande kommt und bei mangelhafter Ca-Versorgung aber vorwiegend durch Mobilisation aus dem Knochen, können die Resultate folgendermaßen interpretiert werden: Sowohl bei der Absorption von Ca aus dem Darmlumen als auch bei der Knochenresorption [5] konnten zwischen $1,25(OH)_2D_3$ und $1,25(OH)_2D_2$ keine signifikanten Unterschiede festgestellt werden. Der deuterierte Metabolit $26,27$-Hexadeutero-$1,25(OH)_2D_3$ zeigte bei Ca-reicher Ernährung eine dosisabhängige Wirkung auf den Anstieg der Ca-Konzentration. Bei gleicher Dosis von $1,25(OH)_2D_3$ wurde kein signifikanter Unterschied festgestellt. Bei Ca-Mangel in der Nahrung war jedoch die Wirksamkeit des deuterierten Metaboliten signifikant ($2p < 0,02$, t-Test) niedriger. Daraus kann der Schluß gezogen werden, daß der deuterierte Metabolit eher die Ca-Resorption aus dem Darm als die aus dem Knochen fördert.

Tabelle 2. Anstieg der Ca-Konzentration im Serum von Ratten 24 h nach Gabe von Vitamin D-Metaboliten bei Diät mit normalem und niedrigem Ca-Gehalt. (Ca_a, Ca_p: Ca-Konzentration ante, post applicationem)

Dosis [μg]	Metabolit	Standarddiät		Kalziummangel	
		Ca_a / Ca_p ($\bar{x} \pm s_x$)	Anzahl (N)	Ca_a / Ca_p ($\bar{x} \pm s_x$)	Anzahl (N)
2,5	$1,25(OH)_2D_3$ [+]	$1,17 \pm 0,05$	(10)	$1,20 \pm 0,05$	(10)
2,5	$1,25(OH)_2D_2$	$1,19 \pm 0,05$	(5)	–	
5,0	$24,25(OH)_2D_3$ [*]	–		$1,03 \pm 0,03$	(5)
[+] + [*]		–		$1,28 \pm 0,13$	(5)
0,5	$1,25D_3d$ [c]	$1,09 \pm 0,03$	(5)	$1,10 \pm 0,04$	(5)
1,0	$1,25D_3d$ [c]	$1,15 \pm 0,05$	(5)	$1,10 \pm 0,04$	(5)
2,5	$1,25D_3d$ [c]	$1,19 \pm 0,07$	(5)	$1,12 \pm 0,05$	(5)

[c] $26,27$-Hexadeutero-$1,25(OH)_2D_3$.

Literatur

1. Berg D, Kollmer WE, Schmidt-Gayk H (1977) Change of Ca kinetics, PTH and 25-OH-Vit. D_3 in rabbits by feeding a P-enriched diet. 13th European Symposium on Calcified Tissues, Noorhwijkerhout, Netherlands
2. Berg D, Dirksen G, Kollmer WE, Hänichen T, Seitz A (1987) Beitrag zur Kinetik des Calciumstoffwechsels beim Schaf unter Einfluß von Trisetum flavescens (Goldhafer). DTW 94:499–501
3. Burkinshaw L, Marshall DH, Oxby CB, Spiers FW, Nordin BEC, Young MM (1969) Bone turnover model based on a continuously expanding calcium pool. Nature 222:146–148
4. Kanis JA, Drezner MK, Evans DB et al. (1988) Prospects for modelling of Vitamin D activity in man. In: Vitamin D. Molecular, cellular and clinical endocrinology. de Gruyter, Berlin New York, S 739–748
5. Maas J (1989) Quantitative Calciumkinetik und der Einfluß verschiedener Vitamin D-Metabolite bei Ratten und Marmosets. Dissertation Tierärztliche Fakultät, Ludwig-Maximilians Universität, München
6. Rambeck WA, Weiser H, Meier W, Zucker H (1988) Synergistic effects of vitamin D metabolites. Ann Nutr Metab 32:108–111
7. Spirichev VB, Sergeev IN (1988) Vitamin D: Experimental research and its practical application. World Rev Nutr Diet 56:173–216
8. Stern PH (1981) A monolog on analogs: In vitro effects of vitamin D metabolites and consideration of the mineralisation questions. Calcif Tissue Int 33:1–4

Broadband-Ultrasound-Attenuation des Calcaneus bei Frauen mit osteoporotischen Wirbelkörperfrakturen. Vergleichende Messungen mit Single-Photonenabsorptionsdensitometrie (SPA) und quantitativer Computertomographie (QCT)

P. Bernecker[1], H. Resch[1], P. Pietschmann[2], E. Krexner[3], R. Willvonseder[1,3]

[1]Medizinische Abteilung, Krankenhaus der Barmherzigen Brüder, Große Mohrengasse 9, 1020 Wien, Austria
[2]II. Medizinische Universitätsklinik, Garnisongasse 13, 1090 Wien, Austria
[3]Ludwig-Boltzmann Institut für Altersforschung, Garnisongasse 13, 1090 Wien, Austria

Einleitung

Unter dem Eindruck der großen sozio-ökonomischen Bedeutung der Osteoporose stellt sich zunehmend die Frage nach Möglichkeiten der Früherkennung und der Reproduzierbarkeit der Wirkung von verschiedenen Behandlungskonzepten, um eine gezielte Prävention beziehungsweise Stabilisierung des Knochenstoffwechsels zu erreichen. Erstrebenswert ist eine einfach zu handhabende Screening-Methode, die, in der perimenopausellen Zeit angewandt, die Frau mit dem erhöhten Risiko einer Osteoporoseentstehung erkennen läßt.

Frühere Meinungen eines einheitlichen Skelettes mußten zugunsten eines Konzeptes verlassen werden, das regionale Unterschiede zwischen peripheren und axialen Lokalisationen bezüglich der Knochenstoffwechselaktivität unterscheidet [7]. Zur Beurteilung des Risikos einer Osteoporose wären nun wiederholte Messungen des Knochenmineralgehaltes am Stammskelett vorzuziehen; doch sind aus Gründen der schwierigen Meßgeometrie in diesem Bereich und der damit verbundenen höheren Kosten Messungen am peripheren Skelett für SCREENING-Verfahren realistischer.

Die gängigen Methoden zur quantitativen Bestimmung des Knochenmineralgehaltes beruhen alle auf der Schwächung von Photonenstrahlen geeigneter Energie, sei es, daß die Strahlung von Radionuklid-Quellen oder von speziellen Röntgenröhren emittiert wird. Schon seit langem werden Versuche unternommen, auch mittels Ultraschallverfahren Aufschluß über Struktur und Beschaffenheit des Knochengewebes zu erhalten [2, 3]. Grundlage aller dieser Verfahren bildet die Tatsache, daß sich Ultraschallwellen im Knochen in Abhängigkeit von dessen Struktur (Kortikalis oder Spongiosa) mit verschiedenen Geschwindigkeiten ausbreiten und damit auch eine unterschiedliche Abschwächung erfahren. Die größere Abschwächung und niedrigere Schallgeschwindigkeit im trabekulären Knochen dürfte auf der verstärkten Brechung der Schallwellen an den Grenzschichten zwischen trabekulärem Netzwerk und dem eingelagerten Fettmark beruhen. Es zeigte sich auch, daß die Porengröße der Spongiosa die Abschwächung des Signals beeinflußt [6, 4]. Dies könnte die Möglichkeit einer nicht bloß quantitativen, sondern vielleicht auch qualitativen Analyse des untersuchten Knochens bedeuten.

E. Werner H.H. Matthiaß (Hrsg.)
Osteologie - interdisziplinär
© Springer-Verlag Berlin Heidelberg 1991

Ziel der Studie

Ziel unserer Studie war es, die Wertigkeit des Ultraschallverfahrens am Calcaneus als Indikator für eine Osteopenie am Stammskelett zu prüfen, indem wir die Breitband-Ultraschallabschwächung am Fersenbein, Single-Photonen-Absorptionsdensitometrie am nicht dominanten distalen Unterarm und quantitative CT-Densitometrie der LWS bei unbehandelten Frauen mit osteoporotischen Wirbelkörperfrakturen durchführten und diese Werte mit jenen von altersentsprechenden Kontrollpersonen verglichen.

Patienten und Methoden

Wir untersuchten 37 Frauen mit einem durchschnittlichen Alter von 65 ± 1 Jahren mit radiologisch nachgewiesenen osteoporotischen Wirbelkörperfrakturen und verglichen unsere Meßergebnisse mit denen von 23 gesunden Frauen im Alter von 63 ± 2 Jahren. Wir führten SPA, QCT und Schallmessungen durch.

Den peripheren Knochenmineralgehalt ermittelten wir am nicht dominanten distalen Unterarm mittels Single-Photonen-Absorptionsdensitometrie mit JOD^{125} mit dem Novo-Osteodensitometer GT 35. Der Meßvorgang besteht aus 6 Scans, der berechnete Mittelwert wird in arbiträren Units angegeben.

Die axiale Knochendichte wurde mittels quantitativer CT-Densitometrie an der LWS mit einem Toshiba TCT 400 und Single-Energy-Technik bei 120 kV gemessen. Als Phantom diente der CIRS-Referenzsimulator mit 3 Standards. In der Mittelebene dreier Lendenwirbelkörper ohne Frakturen wurde ein je 4 cm^3 großer Würfel rein trabekulären Knochens gemessen und der errechnete Mittelwert anhand der Referenzdaten des Simulators korrigiert, um den Knochenmineralgehalt in mg Kalzium-Hydroxyapatit pro ml Knochen zu erhalten.

Die Broadband-Ultrasound-Attenuation am Calcaneus wurde mit einem Prototyp des Ultrasonic-Bone-Analysers 575 der Firma Walker Sonix (Worcester, Mass., USA) ermittelt. Bei der Suche nach einer möglichst einfachen und gut zugänglichen Körperstelle, an der möglichst ein Knochenzylinder rein trabekulärer Struktur in vivo gemessen werden kann, ergab sich als geeignete Meßstelle der posteriore Anteil des Fersenbeines. Hier ist der Knochen zu 95% trabekulär, die Kortikalis sehr dünn und die Begrenzungsflächen des Knochenstückes sind nahezu parallel, so daß die Messung eines zylinderförmigen Spongiosastückes ermöglicht wird. Bei der Messung werden kurz gepulste Ultraschallsignale verschiedener Frequenz von 0,2 bis 0,6 MHz zwischen den Transducern ausgetauscht und die empfangene Amplitude registriert. Ein Amplitudenspektrum wird für Wasser allein zu Referenzzwecken aufgezeichnet und dann der zu messende Fuß sozusagen als Filter zwischen den Schallköpfen positioniert. Das Spektrum gemessener Schallenergie pro Frequenz wird mit dem Referenzspektrum verglichen. Da höhere Frequenzen stärker als niedrige abgeschwächt werden, unterwirft man die frequenzspezifischen Abschwächungen einer linearen Regression und gibt dann den Anstieg dieser Geraden als BUA in Dezibel pro Megahertz an.

Kruskall-Wallis-Test und Kendall-Tau-Korrelationskoeffizient dienten zur statistischen Berechnung; alle Resultate sind als Mittelwerte $\pm$ SEM angegeben.

Ergebnisse

Bei Frauen mit osteoporotischen Wirbelkörperfrakturen zeigten alle drei Meßmethoden signifikant verminderte Werte verglichen zu denen des Kontrollkollektivs.

Der periphere Knochenmineralgehalt am nicht dominanten distalen Unterarm, mittels SPA gemessen, war bei Osteoporotikerinnen signifikant ($p < 0,03$) niedriger ($25,6 \pm 0,8$ BMC Units) als bei gesunden Frauen ($31,1 \pm 2,0$ BMC Units).

CT-Messungen an der LWS zeigten ebenso eine hoch signifikante ($p < 0,0001$) verminderte Knochendichte bei Patienten mit Osteoporose ($74,6 \pm 4$ mg Ca-OH-Apatit/ml) gegenüber den Normalpersonen ($106,7 \pm 5,8$ mg Ca-OH-Apatit/ml).

Auch die Messungen der Broadband-Ultrasound-Attenuation zeigten bei Osteoporotikerinnen signifikant ($p < 0,04$) niedrigere Werte ($54,5 \pm 2,2$ dB/MHz) verglichen mit dem Normalkollektiv ($62,6 \pm 2,0$ dB/MHz), wobei diese Daten den Ergebnissen von Baran et al. (1987) entsprechen, der an Frauen mit Schenkelhalsfrakturen eine deutliche Abnahme der BUA-Werte am Calcaneus zeigen konnte. Am Gesamtkollektiv zeigte sich eine signifikant positive Korrelation der Meßdaten zwischen BUA am Fersenbein und QCT der Lendenwirbelsäule ($p < 0,005, \tau = 0,25$).

Ebenso fanden wir eine signifikant positive Korrelation der Meßergebnisse zwischen SPA am nicht dominanten distalen Unterarm und QCT der Lendenwirbelsäule ($p < 0,0001, \tau = 0,34$) als Bestätigung der Beobachtungen von Nordin et al. [5].

Schlußfolgerung

Zusammenfassend läßt die in der Gesamtgruppe gefundene positive Korrelation zwischen BUA-Werten am Calcaneus und lumbaler Knochendichte (mittels QCT gemessen) darauf schließen, daß die Ultraschalldaten am Calcaneus einen Indikator für die Menge an Spongiosa in der Wirbelsäule darstellen können.

Zusätzlich läßt sich sagen, daß bei Knochenstoffwechselerkrankungen, die mit einer erniedrigten lumbalen Knochendichte einhergehen, auch die Ultraschall-Abschwächung am Calcaneus reduziert ist.

Weitere Untersuchungen sollten die Verwendbarkeit der BUA für sequentielle Messungen über einen längeren Zeitraum im Hinblick auf die Entdeckung eines beschleunigten perimenopausellen Knochensubstanzverlustes klären.

Da die Broadband-Ultrasound-Attenuation am Calcaneus eine einfache, nicht invasive und strahlungsfreie Methode darstellt, die nicht nur über die Menge an Knochengewebe, sondern auch über dessen Struktur Informationen liefert, könnte diese Methode eine wertvolle Ergänzung in der Diagnostik der Osteoporose darstellen.

Literatur

1. Baran DT, Kelly AM, Karellas A et al. (1988) Ultrasound attenuation of the os calcis in women with osteoporosis and hip fractures. Calcif Tiss Int 43:138–142
2. Greenfield MA, Craven JD, Huddleston A, Kehrer ML, Wishko D, Stern P (1981) Measurement of the velocity of ultrasound in human cortical bone in vivo. Radiology 138:701-710
3. Langton CM, Palmer SB, Porter RW (1984) The measurement of broadband ultrasound attenuation in cancellous bone. Eng Med 13:89–91
4. McKelvie ML, Fordham J, Clifford C, Palmer SB (1989) In vitro comparison of quantitative computed tomography and broadband ultrasound attenuation of trabecular bone. Bone 10:101-104
5. Nordin BEC, Wishart JM, Horowitz M, Need AC, Bridges A, Bellon M (1988) The relation between forearm and vertebral mineral density and fractures in postmenopausal women. Bone and Mineral 5:21–33
6. Palmer SB, Langton CH (Hrsg) (1987) Ultrasonic studies of bone. IOP short meetings No. 6, IOP Publishing, Bristol
7. Riggs BL, Melton LJ III (1986) Involutional osteoporosis. N Engl J Med 314:1676–1686

II. Rheumatologie und Skelett

Juxtaartikuläre Knochendestruktion bei Arthritiden

W. Mohr

Abteilung Pathologie, Universität Ulm, Oberer Eselsberg,
W-7900 Ulm, Bundesrepublik Deutschland

Frühe arthritische Knochenveränderungen werden radiologisch als "arthritische Kollateralphänomene" beschrieben, denen eine subchondrale oder metaphysäre "Demineralisation" in diffuser oder fleckiger Form zugrunde liegt (Abb. 1) [5].

Die histologischen Strukturen, die diesen frühen radiologischen Erscheinungsbildern zuzuordnen sind, wurden aus verständlichen Gründen kaum untersucht. Denkbar ist, daß schon initial bei der chronischen Polyarthritis isolierte subchondrale Entzündungsherde auftreten, die nicht mit einem invasiven Pannusgewebe in Verbindung stehen (Abb. 2), oder daß Pannusgewebe sich subchondral zwischen hyalinem Knorpel und knöcherner Deckplatte ausbreitet (Abb. 3). Diese Form der Pannusentwicklung ist zumindest in fortgeschrittenen Stadien der chronischen Gelenkentzündung keineswegs eine solche Rarität [20], wie es von Zschäbitz [21] angenommen wird.

Nach experimentellen Befunden von Bogoch et al. [3] ist ein frühzeitig gesteigerter Knochenverlust bei Gelenkentzündungen nicht auf die Metaphyse beschränkt, sondern er kommt auch in gelenknahen Diaphysenbereichen vor (Abb. 4). Die Pathogenese dieser Veränderung ist allerdings nicht eindeutig geklärt – hämodynamische Faktoren sollen nach der Ansicht von Bogoch et al. [3] keine Rolle spielen; ob sie auf einen lokalen oder systemischen Effekt der Entzündung zurückzuführen ist, ist noch offen. Da eine mechanische Stimulation in vitro die Knochenresorption reduziert [9], ist auch denkbar, daß eine herabgesetzte Bewegung in entzündeten Gelenken mit einem gesteigerten osteoklastären Knochenabbau einhergehen kann.

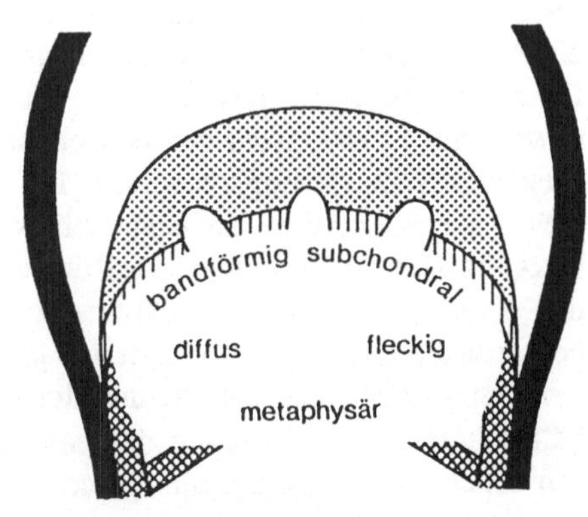

Abb. 1. Schematische Darstellung der arthritischen Kollateralphänomene: "Demineralisation" (i.A. an Dihlmann 1982)

E. Werner H.H. Matthiaß (Hrsg.)
Osteologie - interdisziplinär
© Springer-Verlag Berlin Heidelberg 1991

162

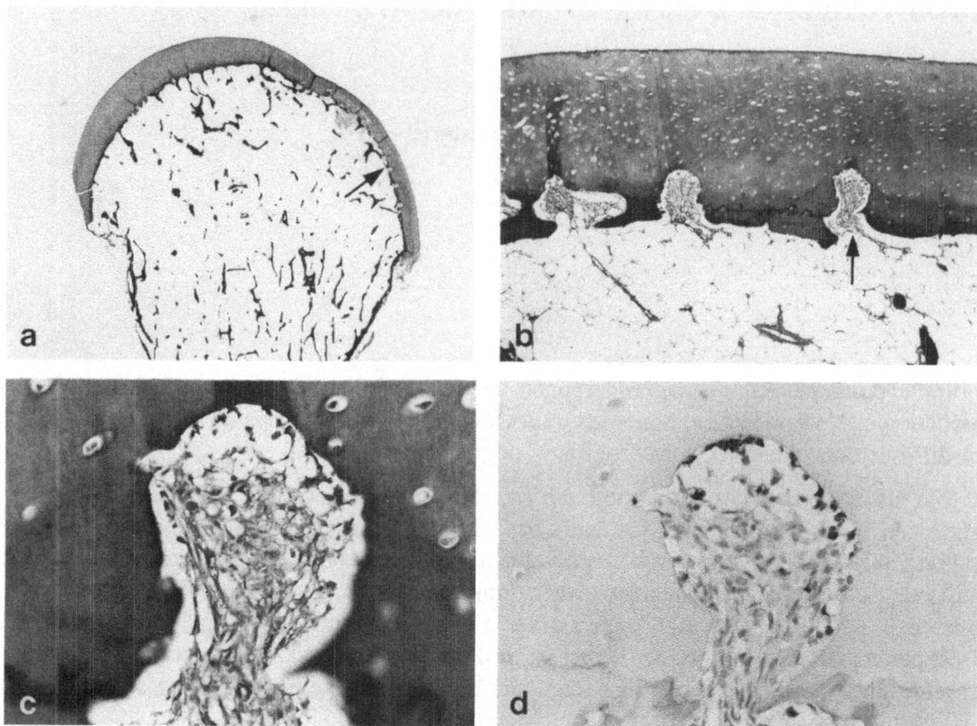

Abb. 2a–d. Isolierte Entzündungsherde im subchondralen Markraum ohne Verbindung mit einem paraossären Pannusgewebe (chronische Polyarthritis). a Übersicht eines Grundgliedköpfchens, Färbung: Azan, Vergrößerung: etwa x 5. b Stärkere Vergrößerung der in a durch Pfeil gekennzeichneten Region, Färbung: Azan, Vergrößerung: x 35. c Stärkere Vergrößerung der in b durch Pfeil gekennzeichneten Region mit Darstellung des in einer großen Resorptionshöhle gelegenen Granulationsgewebes, Färbung: Azan, Vergrößerung: x 220. d Etwa gleiche Region mit enzymhistochemischer Darstellung der neutrophilen Granulozyten an der Pannus-Knorpelgrenze, Färbung: Naphthol-AS-D-chloracetat-Esterase, Hämalaun, Vergrößerung: x 220

Detaillierter sind die strukturellen Veränderungen untersucht, die den ”arthritischen Direktzeichen” (Abb. 5) [5] zugrunde liegen. Die morphologische Basis dieser Reaktion stellt ein Pannusgewebe dar, das von den paraossären Gelenktaschen [19] seinen Ausgang nimmt. Granulationsgewebe, das einerseits an Fibrin im Kapselrecessus angrenzt, und das andererseits mit Osteoklasten den benachbarten kortikalen Knochen abbaut (Abb. 6), zeigt den Weg dieses Zerstörungsprozesses. Im ”klassischen Falle” der Zerstörung liegt nahe der Gelenkkapselinsertion ein destruktives Granulationsgewebe vor, das den subchondralen Knochen mehr oder weniger zerstört hat (Abb. 7). Es muß jedoch hervorgehoben werden, daß dieser paraossale Destruktionsprozeß keineswegs ausschließlich bei der chronischen Polyarthritis vorkommt, sondern daß gleichartige strukturelle Veränderungen auch bei bakteriellen Arthritiden (Abb. 8) und der Gicht (Abb. 9) beobachtet werden. Auch in diesen Fällen besteht eine Neigung des entzündlichen Granulationsgewebes bzw. der Tophi, in den subchondralen Markraum geradezu im Bereich von ”Schwachstellen” der periostalen Kortikalis einzubrechen.

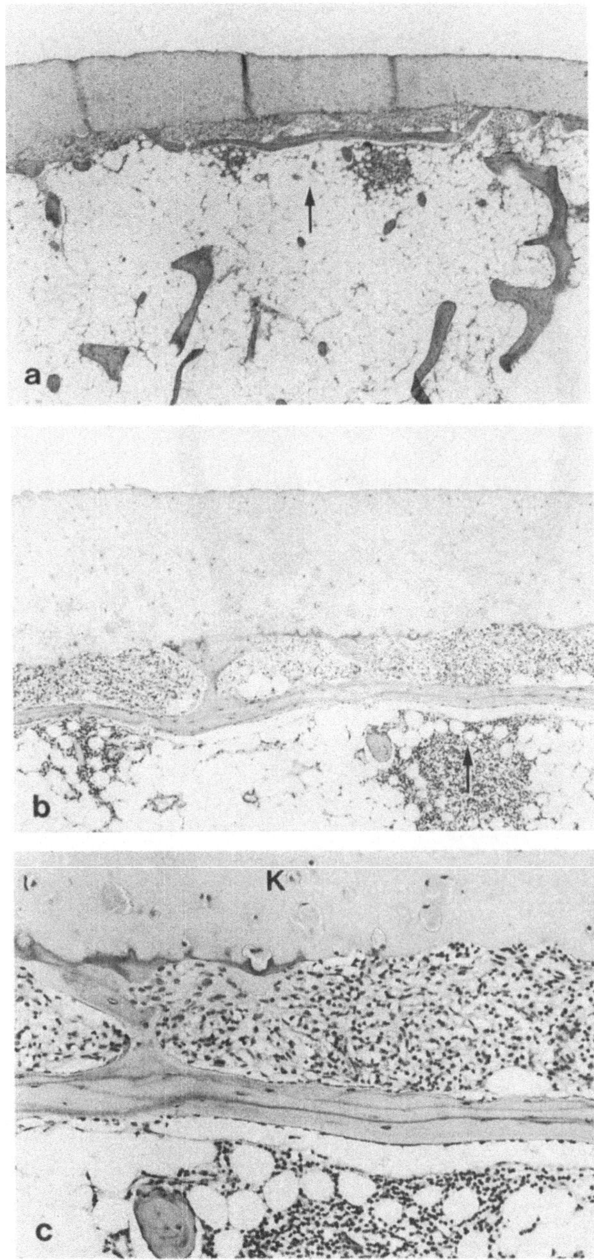

Abb. 3a–c. Flächenhaftes subchondrales Pannuswachstum in Höhe der Grenzlamelle mit Zerstörung des verkalkten Knorpels (chronische Polyarthritis), Färbung: HE. a Übersichtsaufnahme, Vergrößerung: x 15. b Stärkere Vergrößerung der in a durch Pfeil gekennzeichneten Region, Vergrößerung: x 35. c Stärkere Vergrößerung der in b durch Pfeil gekennzeichneten Region: Granulationsgewebe grenzt an Reste des verkalkten und hyalinen Knorpels (*K*) und den subchondralen Knochen an, Vergrößerung: x 85

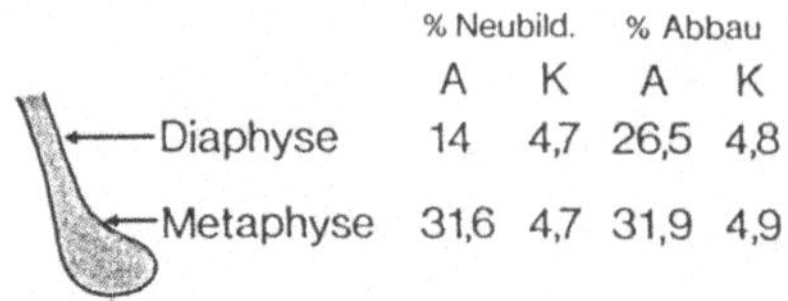

Abb. 4. Knochenumbau bei der Carragheenin-Arthritis des Kaninchens (*Neubild*, Knochenneubildung; nach Bogoch et al. 1989)

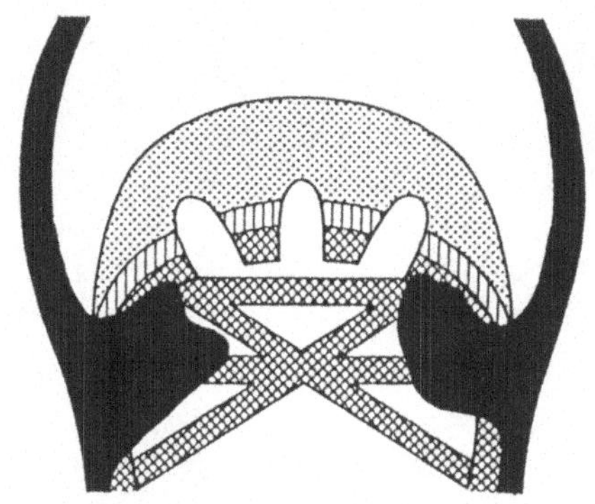

Abb. 5. Schematische Darstellung der arthritischen Direktzeichen: "Pannus" (i.A. an Dihlmann 1982)

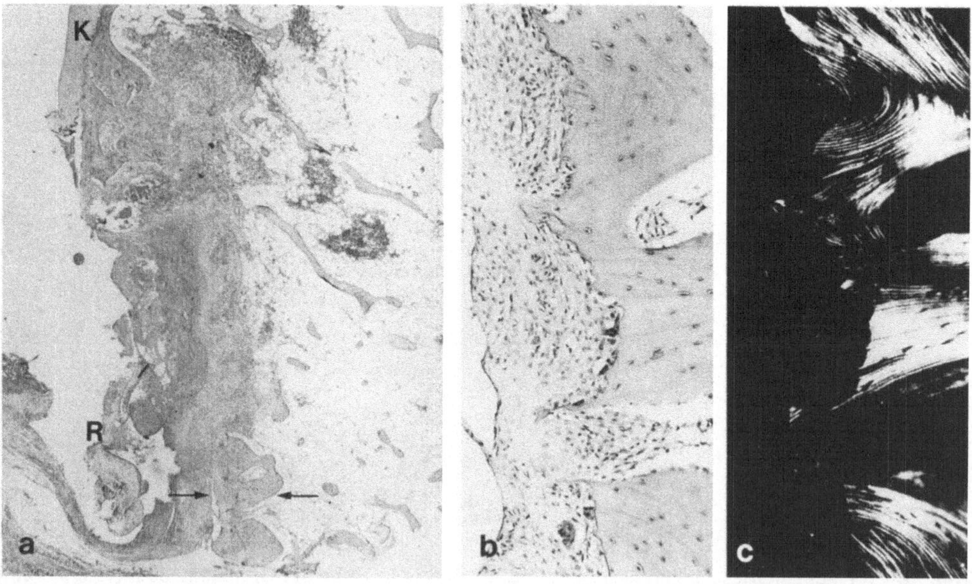

Abb. 6a–c. Übergreifen der Entzündung vom Kapselrecessus auf den kortikalen Knochen (chronische Polyarthritis), Färbung: HE. **a** Übersicht (*R*, Recessus mit Fibrin, *K*, hyaliner Knorpel), Vergrößerung: x 15. **b** Stärkere Vergrößerung der in **a** durch Pfeile gekennzeichneten Region: Granulationsgewebe mit Osteoklasten in Resorptionslakunen des Knochens, Vergrößerung: x 85. **c** Identischer Bereich im polarisierten Licht: Anteile des lakunär resorbierten Knochens, Vergrößerung: x 85

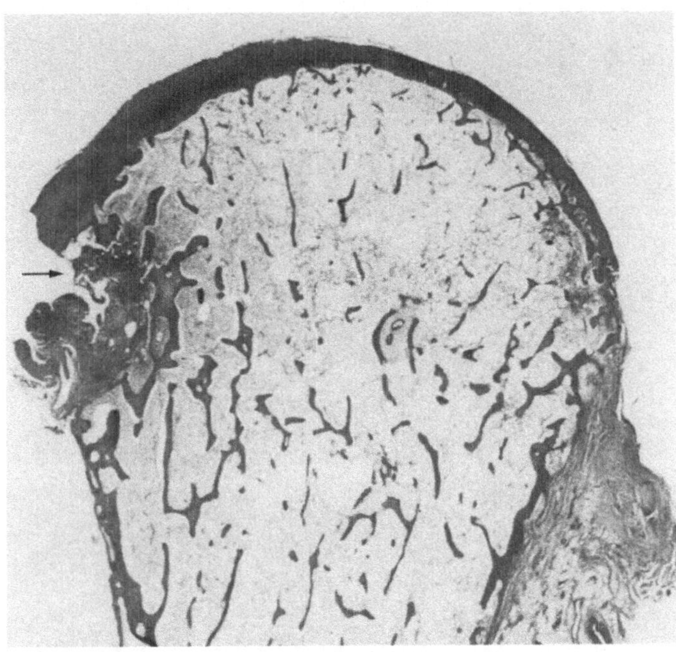

Abb. 7. "Klassischer Fall" der gelenknahen Zerstörung des kortikalen Knochens durch Granulationsgewebe (*Pfeil*, chronische Polyarthritis), Färbung: HE, Vergrößerung: etwa x 8

Im weiteren Verlauf der Entzündung breitet sich das Granulationsgewebe in den Markräumen aus, wobei den teilweise lakunär resorbierten Knochenbälkchen in unterschiedlicher Anzahl Osteoklasten anliegen (Abb. 10). Daß hier nicht nur eine gesteigerte Knochenresorption stattfindet, sondern gleichzeitig auch eine Knochenneubildung abläuft, geht aus Untersuchungsbefunden von Shimizu et al. [17] hervor, die bei der periartikulären Osteoporose auch eine gesteigerte Osteoidbildung fanden. "Lösliche Faktoren der Synovialflüssigkeit" sollen nach Ansicht dieser Autoren für den gesteigerten Knochenumbau durch Osteoklasten verantwortlich sein.

Elektronenmikroskopische Untersuchungsbefunde von Ishikawa et al. [7] zeigen, daß im Destruktionsbereich nicht nur Osteoklasten in größerer Anzahl sondern auch Monozyten und Makrophagen vorkommen, die teilweise Knochenfragmente phagozytiert enthalten. Eine Beteiligung der Monozyten am Knochenabbau ergibt sich auch aus In-Vitro-Untersuchungen von Key et al. [8], die nach der Inkubation von Knochen mit Monozyten bzw.Makrophagen eine erhöhte Kalziumfreisetzung nachwiesen (Tabelle 1).

Zur Erklärung der Pathogenese kann angenommen werden, daß bei Gelenkentzündungen, welches auch immer ihre Ursache sei, die Entzündung sich über die Insertionsregion des synovialen Gewebes am Knochen ausbreitet. Vaskularisierte Verbindungen im kortikalen Knochen zwischen Periost und Spongiosa stellen dann wohl die präformierten Wege zur Ausbreitung der Entzündung dar. Transmissionselektronenmikroskopische Befunde von Takashima et al. [18] belegen, daß Entzündungszellen wohl auch Anschluß an die Haverschen Kanälchen gewinnen und sich somit ebenfalls im Knochen ausbreiten können.

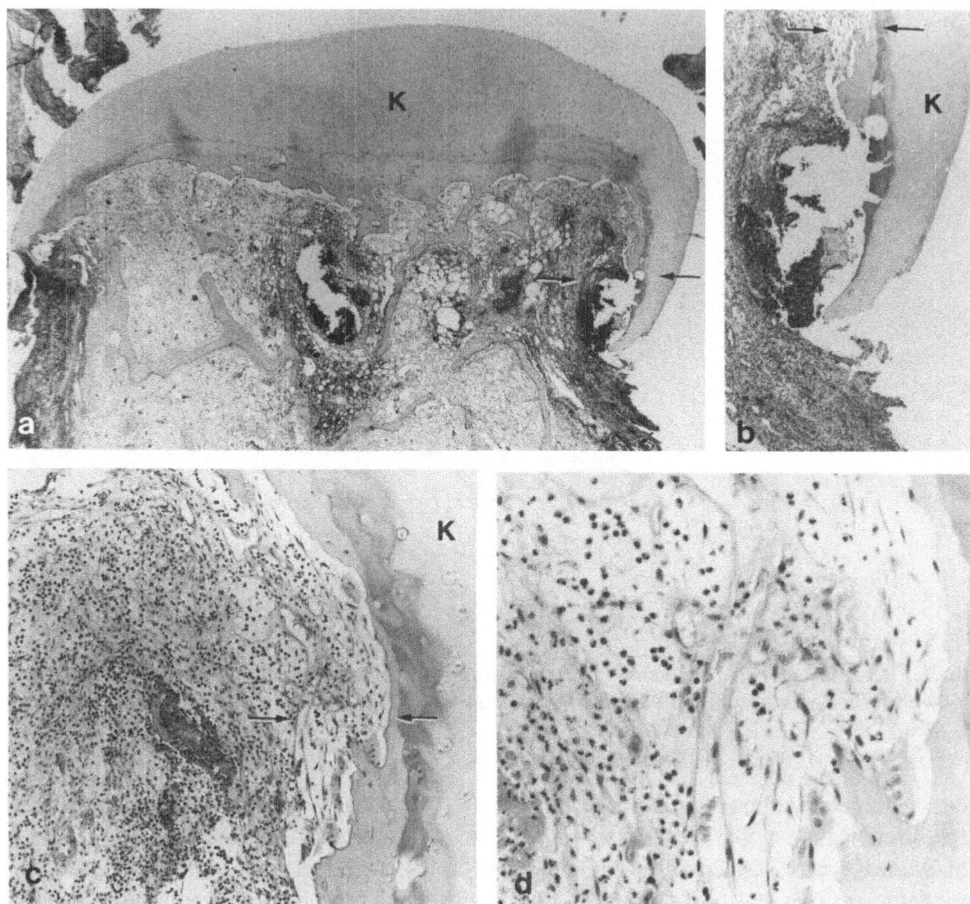

Abb. 8a–d. Übergreifen einer bakteriellen Arthritis auf den subchondralen Knochen nach Durchbrechung der Knochenkortikalis (*K*, hyaliner Knorpel), Färbung: HE. **a** Übersicht, Vergrößerung: x 15. **b** Stärkere Vergrößerung der in **a** durch Pfeile gekennzeichneten Region mit Unterminierung des hyalinen Knorpels, Vergrößerung: x 35. **c** Stärkere Vergrößerung der in **b** durch Pfeile gekennzeichneten Region: Granulationsgewebe grenzt an subchondralen Knochen und verkalkten Knorpel mit Osteoklasten an, Vergrößerung: x 85. **d** Stärkere Vergrößerung der in **c** durch Pfeile gekennzeichneten Region: In der Nachbarschaft des Knochens mit Osteoklasten Granulationsgewebe mit reichlich neutrophilen Granulozyten, Vergrößerung: x 220

Nach heutiger Vorstellung scheinen von den Entzündungsmediatoren insbesondere die Interleukine 1α und 1β, die in vitro die Osteoklastenaktivität steigern (Abb. 11) [15], für den Knochenabbau eine wesentliche Rolle zu spielen. Interleukin 1 kann Osteoblasten zur Kollagenasesynthese stimulieren und damit nach dem Osteoidabbau verkalkten Knochen freilegen, der erst dann durch Osteoklasten abgebaut wird [4, 6]. Ebenfalls unter dem Einfluß von Interleukin 1 entstehen wohl durch Konfluenz aus Osteoklastenvorläuferzellen die mehrkernigen Osteoklasten. Die Freisetzung lysosomaler Enzyme durch diese Zellen und ein gleichzeitig erniedrigter lokaler pH-Wert sind dann die Mechanismen, die für die Zerstörung des verkalkten Knochens maßgebend sind (vgl. Abb. 11).

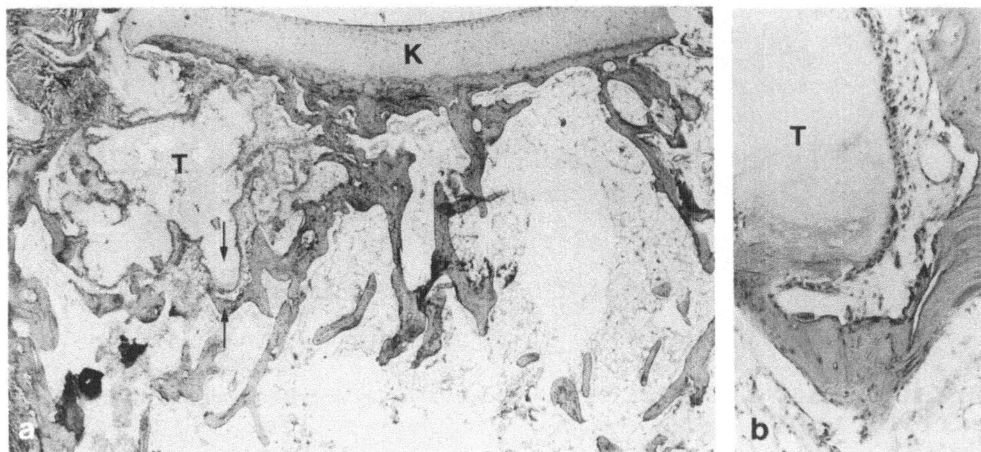

Abb. 9a,b. Übergreifen eines paraossären Gichttophus auf den subchondralen Knochen mit weitgehend erhaltenem hyalinem Knorpel (*K*, hyaliner Knorpel, *T*, Tophus), Färbung: HE. **a** Übersicht, Vergrößerung: x 15. **b** Stärkere Vergrößerung der in **a** durch Pfeile gekennzeichneten Region: Tophus mit Saum aus Entzündungszellen grenzt an den Knochen mit einzelnen Osteoklasten an, Vergrößerung: x 85

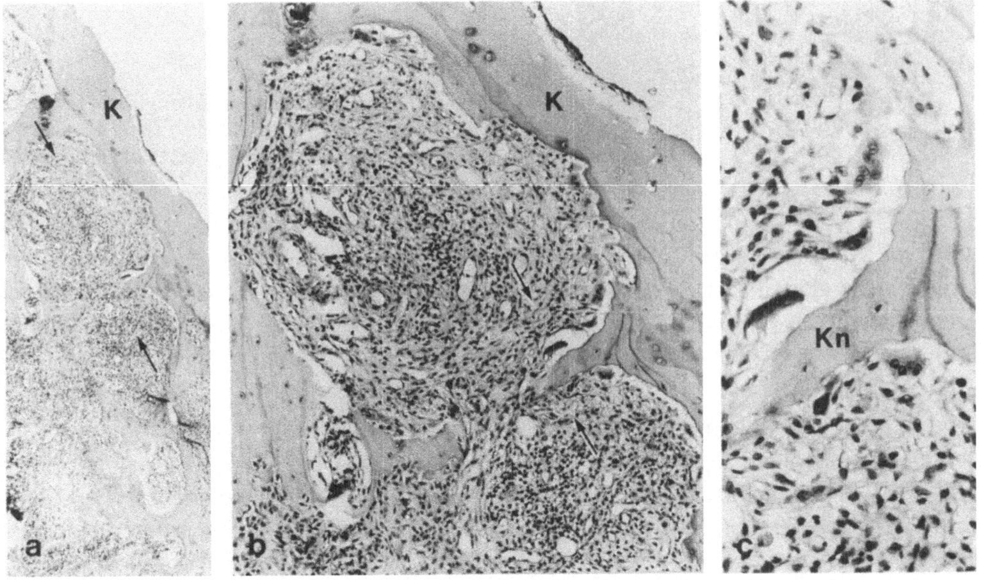

Abb. 10a–c. Ausbreitung des subchondralen Pannusgewebes (*K*, hyaliner Knorpel, chronische Polyarthritis), Färbung: HE. **a** Übersicht, Vergrößerung: x 35. **b** Stärkere Vergrößerung des zellreichen Granulatiuonsgewebes mit Osteoklasten in Resorptionslakunen des Knochens, Vergrößerung: x 85. **c** Stärkere Vergrößerung der in **b** durch Pfeile gekennzeichneten Region: Darstellung der Osteoklasten in bzw. in der Nachbarschaft der Resorptionslakunen des Knochens (*Kn*), Vergrößerung: x 220

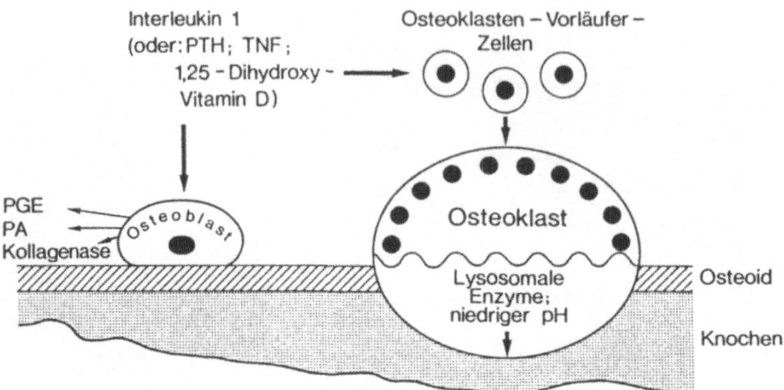

Abb. 11. Schematische Darstellung der heutigen Vorstellungen zum Knochenabbau (i.A. an Saklatvala 1991)

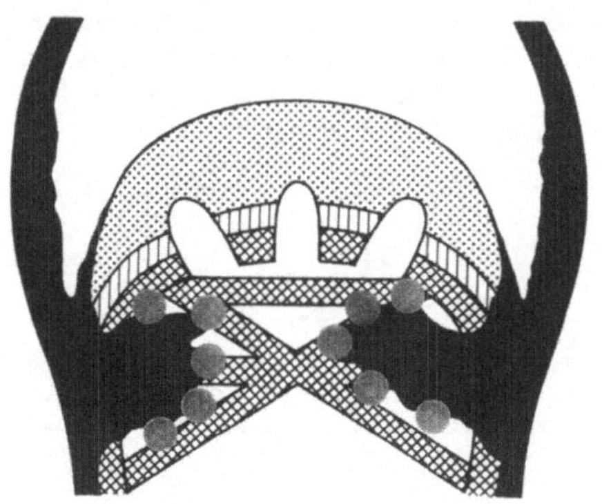

Abb. 12. Schematische Darstellung der "progressiven destruktiven Mikromilieus" (*Kreise*) in der Wachstumsfront des Pannusgewebes im Knochen

Für die Ausbreitung der subchondralen Entzündung ist es denkbar, daß in immer wiederkehrenden akuten Phasen der Entzündung, entsprechend den "explosiven Herden" der Synovialmembran [2], durch eine exsudative Reaktion "progressive destruktive Mikromilieus" entstehen, in denen der Knochenabbau herdförmig immer wieder stimuliert wird (Abb. 12 und 13).

Es muß an dieser Stelle noch einmal auf die einleitend geschilderten isolierten subchondralen Zerstörungsherde, die sich vom Markraum über Perforationen der knöchernen Deckplatte in den verkalkten und nicht verkalkten hyalinen Knorpel erstrecken (vgl. Abb. 2), eingegangen werden. In vielen Fällen sind diese Perforationsregionen durch eine ausgeprägte Infiltration mit neutrophilen Granulozyten an der Knorpelgrenze gekennzeichnet (vgl. Abb. 2d). Nach Beobachtungen von Pasion und Goodfellow [13] und Agarwal et al. [1] soll die Spondylitis ankylosans durch diese Entzündungsform gekennzeichnet sein. Aus eigenen Untersuchungen darf jedoch abgeleitet werden, daß eine solche entzündliche Reaktion im subchondralen Markraum nicht für diese genannten Krankheiten charakteristisch ist, sondern daß sie auch häufig bei der chronischen Polyarthritis vorkommt [10]. Serienschnitte an Resektionspräparaten kleiner Gelenke zeigten, daß solche umschriebenen Entzündungsherde in etwa der Hälfte der Fälle keinen unmittelbaren Zusammenhang mit einem vom Kapselrecessus aus sich entwickelnden Pannusgewebe aufweisen [11]. Revell

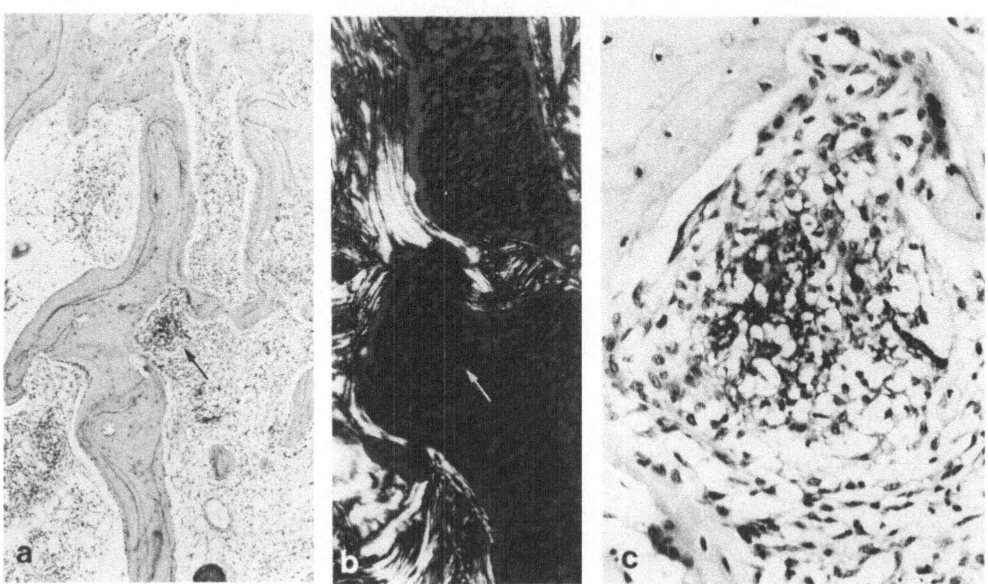

Abb. 13a–c. ”Progressives destruktives Mikromilieu” im Knochen (chronische Polyarthritis), Färbung: HE. **a** Übersicht, Vergrößerung: x 35. **b** Stärkere Vergrößerung der in a durch Pfeil gekennzeichneten Region im polarisierten Licht: Unregelmäßige Zerstörung der Knochenbälkchen, Vergrößerung: x 85. **c** Stärkere Vergrößerung der in b durch Pfeil gekennzeichneten Region: Entzündliches Exsudat aus Fibrin und neutrophilen Granulozyten im Markraum und in der Nachbarschaft am Knochen Osteoklasten, Vergrößerung: x 220

Tabelle 1. Knochenabbau durch Monozyten in vitro. Patienten mit juveniler chronischer Arthritis: JCA (aus Key et al. 1986)

Patienten	^{45}Ca-Freisetzung [%]
Kontrollen (ohne rheum. Krankheit)	7,1 ± 0,6
JCA (ohne Therapie)	28,2 ± 4,5
JCA (Gold-Therapie)	5,8 ± 0,7
JCA (D-Penicillamin-Therapie)	8,7 ± 1,5

[14] ist der Meinung, daß diese weniger bekannte Form der Gelenkzerstörung häufiger ist als der sog. ”klassische Pannus”.

Zerstörungen des Knochens sind nicht nur auf die geschilderten Formen des Pannusgewebes beschränkt, sondern in fortgeschrittenen Stadien kann nach Abbau des Knorpels auch vom Gelenkraum aus bzw. von der Gelenkoberfläche her Pannusgewebe zerstörend in den Knochen eindringen.

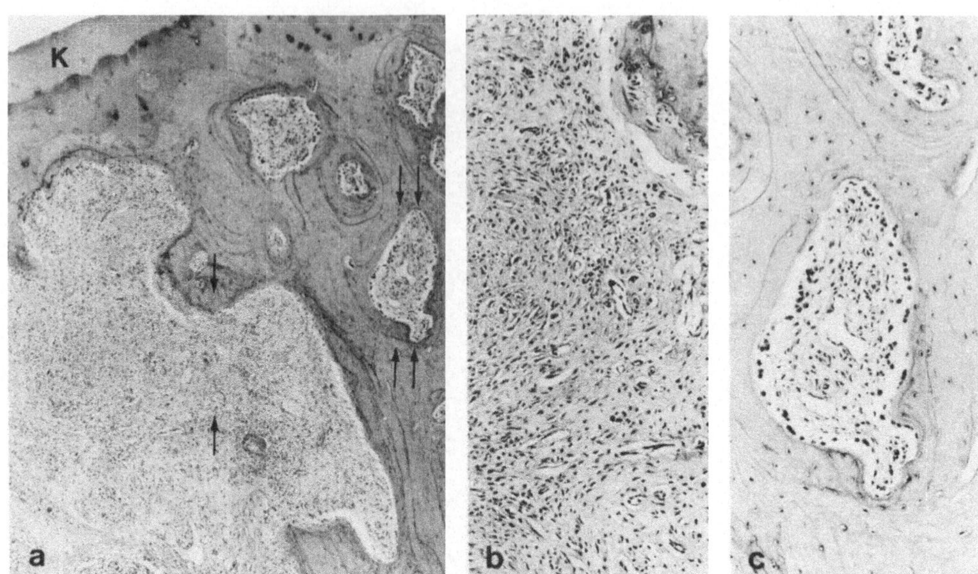

Abb. 14a-c. Subchondrales Reparationsgewebe nach Zerstörung des Knochens (chronische Polyarthritis), Färbung: HE. **a** Übersicht (*K*, hyaliner Gelenkknorpel), Vergrößerung: x 35. **b** Stärkere Vergrößerung der in **a** durch Pfeile gekennzeichneten Region: Granulationsgewebe nimmt große Teile des Markraumes ein, Vergrößerung: x 85. **c** Stärkere Vergrößerung der in **a** durch Doppelpfeile gekennzeichneten Region: Osteoblastensäume an den breiten Knochenbälkchen, Vergrößerung: x 85

Knochenzerstörungen können, wie Gelenkknorpelzerstörungen [12], Phasen der Ersatzgewebsbildung folgen – Narbengewebe und breite Knochenbälkchen mit Osteoblastensäumen kennzeichnen dann die subchondrale Knochenregion (Abb. 14).

Betrachtet man die eventuelle frühe Beteiligung des Knochens und das Ausmaß der Knochenzerstörung in fortgeschrittenen Stadien der chronischen Gelenkentzündungen, so muß man die Frage stellen, was für die Gelenkzerstörung von größerer Bedeutung ist – die in den letzten Jahren intensiv bearbeitete Knorpelzerstörung, oder der eher vernachlässigte Zerstörungsprozeß am Knochen? Als vorläufige Antwort sei erlaubt: Beide Formen der Gewebsreaktion sind für die Gelenkzerstörung wohl von gleicher Bedeutung.

Literatur

1. Agarwal AK, Reidbord HE, Eisenbeis CH, Pollock BH (1985) Pathology of early hip disease in female ankylosing spondylitis. XVIth Int Congress Rheumatol, Sydney, 19.–25.5.1985, Abstr Nr E 40
2. Ball J (1968) Post-mortem findings and articular pathology in rheumatoid arthritis. In: Duthie JJR, Alexander WRM (eds) Rheumatic diseases. Wilkins & Wilkinson, Baltimore, pp 123–130
3. Bogoch E, Gschwend N, Bogoch B, Rahn B, Perren S (1989) Changes in the metaphysis and diaphysis of the femur proximal to the knee in rabbits with experimentally induced inflammatory arthritis. Arthritis Rheum 32:617–624
4. Chambers TJ (1985) The pathobiology of the osteoclast. J Clin Pathol 38:241–252
5. Dihlmann W (1982) Gelenke – Wirbelverbindungen. Klinische Radiologie, 2. Auflage. Thieme, Stuttgart New York

6. Eeckhout Y, Delaissé J-M, Ledent P, Vaes G (1988) The proteinases of bone resorption. In: Glauert AM (ed) The control of tissue damage. Elsevier, Amsterdam New York Oxford, pp 297–313
7. Ishikawa H, Ohno O, Hirohata K (1984) An electron microscopic study of the synovial-bone-junction in rheumatoid arthritis. Rheumatol Int 4:1–8
8. Key LL, Hoch S, Cairns L, Carnes D, Beyer E, Anast CD (1986) Monocyte bone degradation: In vitro analysis of monocyte activity in patients with juvenile rheumatoid arthritis. J Pediatr 108:405–409
9. Klein-Nulend J, Veldhuijzen JP, van Strien ME, de Jong M, Burger EH (1990) Inhibition of osteoclastic bone resorption by mechanical stimulation in vitro. Arthritis Rheum 33:66–72
10. Mohr W (1984) Gelenkkrankheiten. Thieme, Stuttgart New York
11. Mohr W (1986) Die Reaktion des subchondralen Knochens und "Knochenmarkes" bei der chronischen Polyarthritis. In: Dietsch P, Keck E, Kruse H-P, Kuhlencordt F (Hrsg) Aktuelle Ergebnisse der Osteologie (Osteologia 1). de Gruyter, Berlin New York, S 134–139
12. Mohr W, Kuhn C, Pelster B, Wessinghage D (1985) S-100 protein in normal, osteoarthrotic, and arthritic cartilage. Rheumatol Int 5:273–277
13. Pasion EG, Goodfellow JW (1975) Pre-ankylosing spondylitis. Ann Rheum Dis 34:92–97
14. Revell P (1991) Basismechanismen der Knochenzerstörung in rheumatischen Gelenken. In: Mohr W, Emmert KH (Hrsg) Gelenkdestruktion bei der chronischen Polyarthritis. Steinkopff, Darmstadt, S 39–44
15. Sabatini M, Boyce B, Aufdermorte A, Bonewald L, Mundy GR (1988) Infusion of recombinant human interleukins 1α and 1β cause hypercalcemia in mice. Proc Natl Acad Sci USA 85:5235–5239
16. Saklatvala J (1991) Der Beitrag von Cytokinen zur Gelenkdestruktion. In: Mohr W, Emmert KH (Hrsg) Gelenkdestruktion bei der chronischen Polyarthritis. Steinkopff, Darmstadt, S 75–81
17. Shimizu S, Shiozawa S, Shiozawa K, Imura S, Fujita T (1985) Quantitative histologic studies on the pathogenesis of periarticular osteoporosis in rheumatoid arthritis. Arthritis Rheum 28:25–31
18. Takashima T, Kawai K, Hirohata K, Miki A, Mizoguti H, Cooke TDV (1989) Inflammatory cell changes in Haversian canals. A possible cause of osteoporosis in rheumatoid arthritis. J Bone Joint Surg [Br] 71:671–676
19. Uehlinger E (1974) Skelettveränderungen bei entzündlich-rheumatischen Erkrankungen vom pathologisch-anatomischen Standpunkt. Verh Dtsch Ges Rheumatol 3:157–162
20. Wessinghage D, Mohr W (1988) Entwicklung chronischer Polyarthritiden mit typischen Veränderungen. Schattauer, Stuttgart New York
21. Zschäbitz A (1988) Selective destruction of the calcified zone in a patient with seronegative rheumatoid arthritis. J Rheumatol 15:1009–1011

Röntgendiagnostik bei rheumatischen Erkrankungen

G. Lingg

Chefarzt des Zentralen Röntgeninstituts der Rheuma-Kliniken,
Dr. Alfons-Gamp-Straße 1–5, W-6550 Bad Kreuznach, Bundesrepublik Deutschland

Die rheumatoide Arthritis und die seronegativen Spondarthritiden wie ankylosierende Spondylitis, Psoriasisarthritis und Reitersyndrom haben eine ganze Reihe röntgenologischer und pathologisch-anatomischer Gemeinsamkeiten: Sie befallen Synovialgelenke, Bursen und Sehnenscheiden sowie außerdem Enthesen, u.a. als ligamentäre oder tendinöse Verbindungen zum Knochen.

Weiterhin sind die periartikulären Weichteile und in vielen Fällen auch der extraartikuläre Knochen mitbetroffen. Weitere Gemeinsamkeiten sind neben der Art des Entzündungsprozesses auch das Prinzip des sogenannten Verteilungsmusters. Hierin liegen zugleich auch wichtige Unterscheidungsmöglichkeiten dieser arthritischen Erkrankungen.

Das Verständnis der Fülle vielfältiger, teil destruierender, teils knochenneubildender Veränderungen bei der rheumatoiden Arthritis und den seronegativen Spondarthritiden kann durch zwei Grundprinzipien erleichtert werden. Zum einen ist des das Prinzip der Mustererkennung. Bestimmte Verteilungsmuster sowohl der Weichteilveränderungen als auch der destruierenden Veränderungen sowie bestimmte Formen der Knochendestruktion können immer wieder beobachtet werden und sind charakteristisch für die einzelnen Erkrankungen. Das zweite Prinzip besteht in den Grundkenntnissen der pathologisch-anatomischen Veränderungen sowie auch der normalen Gelenkanatomie. So ausgestattet braucht sich der untersuchende Arzt keine lange Liste von Veränderungen für für die einzelne Erkrankung zu merken. Das Röntgenbild kann dann als Spiegel der zugrunde liegenden pathologisch-anatomischen Veränderungen angesehen werden (Abb. 1,2).

A) Entzündlich-rheumatische Veränderungen an der Hand und am Vorfuß

1) *Arthritische Weichteilzeichen.* Die arthritischen Weichteilzeichen können frühestens Tage bis Wochen nach Arthritisbeginn auftreten [3]. Sie entsprechen den klinisch bekannten Articulo-Synovitiden oder Tenosynovitiden. Am Gelenk entsprechen sie zum einen einer Lumenzunahme im Gelenkkavum, bzw. einer Breitenzunahme der Synovialmembran und fibrösen Gelenkkapsel. Zusätzlich kann ein periartikuläres Ödem vorliegen. Häufig liegt gleichzeitig ein entzündliches Kollateralphänomen vor. Aus anatomischen Gründen sind an einigen stammnahen Gelenken diese Weichteilzeichen röntgenologisch weniger gut darstellbar.

E. Werner H.H. Matthiaß (Hrsg.)
Osteologie - interdisziplinär
© Springer-Verlag Berlin Heidelberg 1991

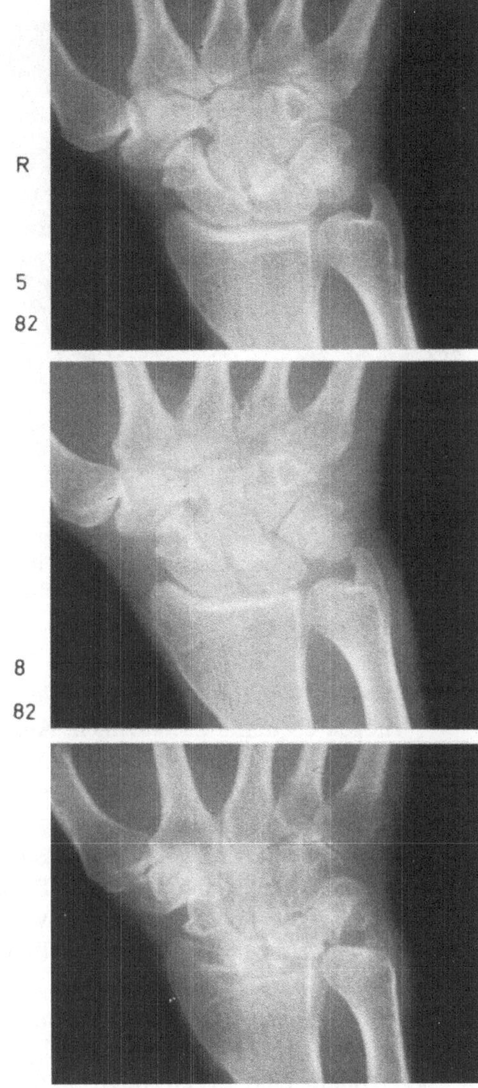

Abb. 1. Verlaufsserie einer jetzt 40jährigen Patientin über 2 Jahre. *05/82*: Diskrete intercarpale, knorpeldestruierende und initiale knochendestruierende Veränderungen. *08/82*: Jetzt mäßiggradige intercarpale, knorpel- und knochendestruierende Veränderungen. *07/84*: Schwere knochendestruierende Veränderungen, vor allem der proximalen Carpaliareihe, geringer auch der distalen Carpalia als arthritische Direktzeichen. Schwellung der Extensor carpi ulnaris-Sehne als arthritisches Weichteilzeichen

Weichteilröntgenbefunde des manuellen Befallsmusters bei der adulten rheumatoiden Arthritis sind:

1. Spindelförmige Weichteilschwellungen der proximalen Interphalangealgelenke durch den Erguß bzw. die Kapselausweitung und durch die hyperämisch-ödematös und proliferativ verdickte Membrana synovialis.

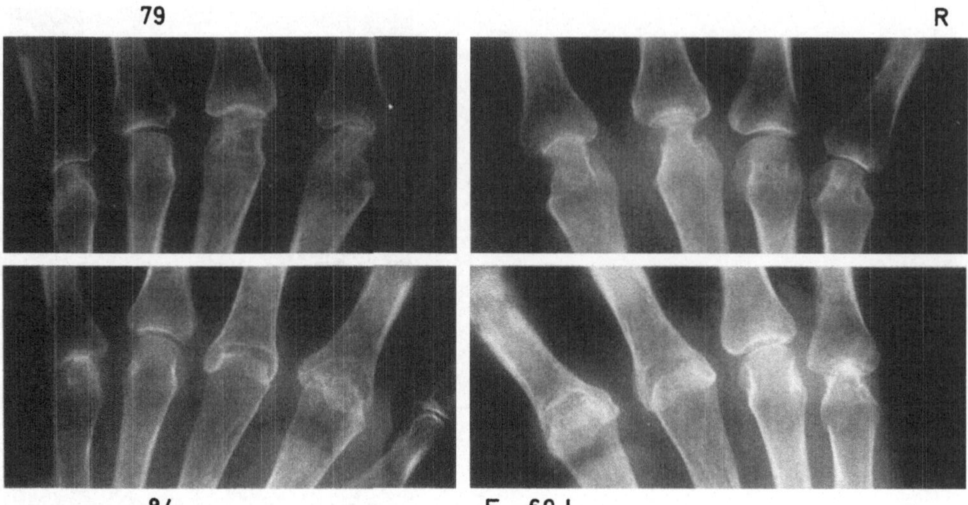

Abb. 2. Verlaufsserie einer jetzt 60jährigen Patientin mit chronischer Polyarthritis. Im Verlauf von 5 Jahren erheblich zunehmende, schwere mutilierende Destruktionen der Fingergrundgelenke als arthritische Direktzeichen mit Kapselschwellungen als arthritischen Weichteilzeichen

2. An den Metacarpophalangealgelenken sind die oben genannten Weichteilveränderungen ebenfalls zu erkennen. Am I. und V. Metacarpophalangealgelenk sind die Weichteilschwellungen randständig erkennbar. An den übrigen Metacarpophalangealgelenken wird durch den vergrößerten Abstand zwischen den einzelnen Metacarpusköpfen die Gelenkschwellung sichtbar gemacht.
3. Die Sehnenscheide des Musculus extensor carpi ulnaris wird bei Tenosynovitis als Weichteilschwellung neben der Dorsalfläche des Griffelfortsatzes der Elle sichtbar. Durch diese Sehnenscheidenschwellung kommt es auch zu Erosionen am ulnaren Griffelfortsatz, vornehmlich im Bereich seiner Spitze.

2) Die *arthritischen Kollateralphänomene* können in verschiedenen Formen beobachtet werden. Neben einer gleichmäßigen, bandförmigen, subchondralen Demineralisation kommt eine fleckförmige, gesprenkelte Demineralisation sowie eine unscharfverwaschen aussehende Spongiosastrukturminderung vor. Die Schäfte der zugehörigen kleinen Röhrenknochen zeigen durch die gelenknahe Entkalkung eine scheinbare Diaphysensklerose [3, 4]. Am distalen Radius sieht man eine querverlaufende, bandförmige Entkalkungszone. Nach Rutishauser und Jacqueline [7] und Aufdermauer [1] handelt es sich um eine lokale Kreislaufstörung, die zu Umbauvorgängen der Spongiosatrabekel und der Kompakta führt. Aber auch die Schonung und Immobilisation des entzündeten Gelenks trägt nach Burkhart und Jowsey [2] zur kollateral-arthritischen Entkalkung bei. Weiterhin wird diskutiert, ob die Osteoblastentätigkeit zusätzlich durch die Grundkrankheit oder über eine Osteoklastenstimulation geschädigt wird. Beispielsweise wird von Shimizu und Mitarbeitern [8] ein von der erkrankten Synovialmembran gebildeter Faktor diskutiert, der die Osteoklasten des gelenknahen Knochens stimulieren soll.

3) Die *arthritischen Direktzeichen* sind schließlich der Ausdruck der destruierenden Wirkung des Gelenkergusses und der entzündlich-proliferierenden Synovialmembran (Dihlmann) auf Gelenkknorpel, gelenknahen Knochen und Kapselstrukturen. Bei sehr langsam-progredient ablaufenden Arthritiden, zum Beispiel im Verlauf einer Spondylitis ankylosans, kann eine sogenannte paraarthritische Arthrose die röntgenologischen Entzündungszeichen verdecken.

Einige Monate nach Erkrankungsbeginn können erstmals gleichmäßige, konzentrische Verschmälerungen des röntgenologischen Gelenkspaltes beobachtet werden, die Ausdruck eines homogenen Abbaus des Gelenkknorpels sind, oder aber auch nur einen reversiblen Wasserverlust bei schmerzbedingter Ruhigstellung anzeigen. Eine leichte Gelenkfehlstellung mit Flexion der Finger kann eine solche Gelenkspaltverschmälerung im d.v.-Strahlengang vortäuschen. Die *zusätzlich erforderliche Schrägaufnahme* zeigt aber, daß es sich um eine Flexion der Fingergelenke handelt.

An den Metacarpusköpfchen sowie auch an allen anderen konvexen Gelenkflächen sind dann Verdünnungen bzw. Destruktionen der subchondralen Grenzlamelle [3] als weiteres Frühzeichen zu erkennen. Auch diese Befunde sind in mehr als der Hälfte zunächst auf den Schrägaufnahmen zu erkennen [5]. Zarte periostale, lamelläre Reaktionen der Metaphysen sind bei der rheumatoiden Arthritis selten, sie sind eher ein Hinweis auf das Vorliegen einer seronegativen Spondarthritis. Kleine Erosionen lassen sich meist zuerst auf der Voloradialseite der Metacarpusköpfe nachweisen. Weiterhin kommen kleine, gelenknahe, zystoide Strukturaufhellungen vor. Bekannt ist insbesondere die sogenannte Radiuskrypte nach Mannerfelt [6], eine tief in den proximalen Radius eingegrabene Erosion. Sie liegt dem Scaphoid-Lunatum-Gelenkbereich gegenüber und gilt als Folge der Zerstörung des Y-förmigen, gefäßführenden Testut'schen Bands. Dieses stabilisiert das Radiocarpalgelenk. Nach einer Destruktion wandert die proximale Carpaliareihe nach ulnar und die distale Carpaliareihe disloziert mit den Metacarpalia II bis V nach radial. Wahrscheinlich kommt es im Zusammenhang hiermit zur ulnaren Deviation und zur funktionell ungünstigen sogenannten Handskoliose. Die Radiuskrypte soll Ausdruck der Pannuseinwanderung entlang des Ursprung des Testut'schen Bands sein.

B) Sonderformen der rheumatoiden Arthritis

1) Sjögrensyndrom. Es handelt sich um eine Autoimmunerkrankung mit autoimmuner Exokrinopathie, die vor allem Frauen in der Menopause befällt. Bei ca. 50% der Patienten geht das Sjögren-Syndrom mit einer seropositiven Polyarthritis mit dem Befallmuster der rheumatoiden Arthritis einher.
2) Feltysyndrom. Es handelt sich um eine seropositive chronische Polyarthritis mit ausgeprägter Aktivierung des lymphoretikulären Systems. Das Syndrom wird auch als Reaktionsvariante der rheumatoiden Arthritis aufgefaßt, die bei 1% der Patienten mit adulter rheumatoider Arthritis auftritt. Klinisch fallen Milzvergrößerung und Lymphknotenschwellungen auf.
3) Das Caplansyndrom ist eine Kombination einer Rundherdpneumokoniose mit einer seropositiven chronischen Polyarthritis. Die Rundherdpneumokoniose entwickelt sich häufig nach oder gleichzeitig mit der Polyarthritis.

4) Juvenile chronische Arthritis. Dieser Terminus legt zunächst in ätiologischer Hinsicht nichts fest, sondern hebt hervor, daß es sich um einen Sammelbegriff für verschiedene entzündliche Erkrankungen handelt. Im weiteren Krankheitsverlauf kristallisiert sich früher oder später entweder eine juvenile seropositive, rheumatoide Arthritis oder zum Beispiel eine Spondylitis ankylosans, eine Arthritis psoriatica oder ein Reitersyndrom heraus.

Bei der eigentlichen juvenilen chronsichen Polyarthritis, früher als Stillsyndrom bezeichnet, können praktisch alle Gelenke befallen werden, am häufigsten Hand-, Knie- und oberes Sprunggelenk. Die Halswirbelsäule ist bei zwei Drittel der Patienten mit einbezogen. Die Sakroiliakalgelenke bleiben in der Regel verschont.

C) Arthritis psoriatica

Bei ca. 10% der an Schuppenflechte erkrankten Patienten tritt eine seronegative chronische Polyarthritis im Sinne einer Arthritis psoriatica auf. Diese ist in der Regel durch spezielle Röntgenmerkmale gekennzeichnet.

1) Bevorzugter Befall der distalen Interphalangealgelenke einschließlich der Daumen- und Großzeheninterphalangealgelenke, auch als DIP-Prädominanz oder als Transversaltyp [4] bezeichnet.
2) Die gleichzeitige Erkrankung aller Gelenke eines Strahls, auch als DIP-PIP-MCP-Konkordanz bezeichnet.
3) Weiterhin ist das Nebeneinander von osteodestruktiven und osteoproliferativen Gelenkveränderungen charakteristisch. Die destruierenden Veränderungen äußern sich im Sinne typischer arthritischer Direktzeichen durch den Knorpel- und Knochenabbau, gleichzeitig finden sich osteoproliferative Vorgänge, insbesondere am Kapselansatz und an den ligamentären Ansätzen. Mutilationen und Ankylosen sind häufig.
4) Weiterhin sind auch die Weichteile eines Strahls häufig im Sinne einer Daktylitis psoriaca beteiligt. Auch am gelenkfernen Knochen im Bereich der Diaphyse finden sich periostale Knochenneubildungen, die zu einer Verdickung der Phalanx führen können.

D) Periphere Arthritis bei der Spondylitis ankylosans und beim Reitersyndrom

Die Arthritis des Reitersyndroms befällt vor allem die Gelenke der unteren Extremitäten. Das breite Spektrum arthritischer Weichteilzeichen, Kollateralphänomene und Direktzeichen ist auch hier röntgenologisch zu erkennen. Häufig finden sich auch die Charakteristika der seronegativen Spondarthritis.

Die Extremitätenarthritis der Spondylitis ankylosans zeigt verschiedene Verteilungsmuster. Dabei kann ein stammnaher Befall, eine vorwiegende Lokalisation an den unteren Extremitäten und eine asymmetrische, weitgehend regellose Oligo- und Polyarthritis beobachtet werden.

E) Kollagenosen

Als klassische Kollagenosen werden der Lupus erythematodes disseminatus, die Panarteriitis nodosa, die progressive Sklerodermie und die Dermatomyositis-Polymyositis aufgefaßt.

1) Beim Lupus erythematodes disseminatus werden an der Hand unter anderem eine gelenknahe Entkalkung, eine periartikuläre Weichteilschwellung, Akrosklerosen und Gelenkfehlstellungen, meist ohne erosive Veränderungen beobachtet.

2) Bei der progressiven Sklerodermie finden sich an der Hand unter anderem Weichteilatrophie, Osteolysen, Osteoporose und eine Calcinosis interstitialis localisata.

F) Arthritis urica

Für die Gichtosteoarthropathie ist das Testgelenk das Metatarsophalangealgelenk I. Hier setzt bei 50% der Gichtkranken der 1. akute Anfall ein. Charakteristische Röntgenbefunde sind unter anderem die Hallux rigidus-Arthrose, randständige Tophusdefekte, im fortgeschrittenen Stadium als Hellebardenform des Metatarsuskopfes, die Tophusmutilation oder Becherung sowie der Tophusstachel und der überhängende Knochenrand.

G) Weitere Differentialdiagnosen

Eine Reihe von weiteren oligo- oder polyartikulären Erkrankungen sind von den entzündlichen Formen differentialdiagnostisch abzugrenzen. Diese können hier nur zum Teil aufgeführt werden. Die *Arthrosis deformans* tritt an der Hand gewöhnlich polyartikulär und seitensymmetrisch auf. Im Falle von Verkalkungen des hyalinen Knorpels und des triangulären Faserknorpels sowie von Kapselverkalkungen muß an eine Chondrocalcinose gedacht werden. Bei bevorzugten Arthrosen der Fingergrundgelenke II und III kann eine Hämochromatose zu Grunde liegen.

H) Achsenskelett

Während die rheumatoide Arthritis als "fünfte Extremität" die Halswirbelsäule bevorzugt, manifestieren sich die seronegativen Spondylarthropathien weit überwiegend zunächst an den Kreuzdarmbeingelenken, später auch mit ganz charakteristischen, teils destruktiven, teils knochenneubildenden Veränderungen an der Lendenwirbelsäule und Halswirbelsäule, etwas weniger häufig auch an der Brustwirbelsäule. Charakteristisch für die Spondylitis ankylosans sind neben der Sakroileitis Typ buntes Bild Kastenwirbel, Tonnenwirbel, Syndesmophyten, scheinende Ecken, Romanus-Läsionen und Anderssonläsionen.

Für die Spondylopathie im Rahmen der Psoriasisarthritis und des Reitersyndroms sind hingegen die sogenannten Parasyndesmophyten charakteristisch.

Literatur

1. Aufdermauer M (1974) Pathologische Anatomie der peripheren Gelenke bei der progredient chronischen Polyarthritis und bei der Spondylitis ankylo-poetica. Bechterw Radiol Clin biol Basel 43

2. Burkhart JM, Jowsey J (1967) Parathyroid and thyroid hormones in the development of immobilization osteoporosis. Endocrinology 81

3. Dihlmann W (1968) Ein röntgenologisches Frühzeichen der Arthritis. Der Schwund der subchondralen Grenzlamelle. Z Rheumaforsch 27

4. Dihlmann W (1987) Gelenke – Wirbelverbindungen. Thieme, Stuttgart New York
5. Fischer E (1983) Die Leistungsfähigkeit der Drei-Ebenen-Weichstrahlradiographie an den Fingern bei der chronischen Polyarthritis. Aktuelle Rheumatologie 8
6. Mannerfelt L, von Raven M (1978) Die Ätiologie und Bedeutung der Radiuskrypte im rheumatischen Handgelenk. Verh dtsch Ges Rheumatol 5
7. Rutishauser E, Jacqueline F (1959) Die rheumatischen Koxitiden. Eine pathologisch-anatomische und röntgenologische Studie. Docum rheum (Basel) 16
8. Shimizu S, Shiozawa S, Shiozawa K, Imura S, Fujta T (1985) Quantitative histologic studies on the pathogenesis of periarticular osteoporosis in rheumatoid arthritis. Arthr and Rheum 28

Kernspintomographische Darstellung des okzipito-zervikalen und atlanto-axialen Bereiches bei rheumatisch bedingten Instabilitäten

A. Krödel, H. J. Refior, W. Siekmann

Orthopädische Klinik und Poliklinik, Klinikum Großhadern, Ludwig-Maximilians-Universität, Marchioninistraße 15, W-8000 München 70, Bundesrepublik Deutschland

Einleitung

Die Halswirbelsäule ist bei längerem Bestehen einer chronisch-entzündlichen Erkrankung des rheumatischen Formenkreises wie der chronischen Polyarthritis und auch der Spondylarthritis ankylopoetika oftmals von pathologischen Instabilitäten betroffen.

Diese sind überwiegend in der oberen Halswirbelsäule am okzipito-zervikalen und atlanto-axialen Übergang lokalisiert.

Zur Kompression des Rückenmarks mit entsprechender neurologischer Symptomatik kann es einerseits durch das Vorliegen einer Subluxationsstellung zwischen Atlas und Axis, andererseits aber auch durch das Bestehen synovialer Proliferationen im Dens-Bereich kommen.

Diese weichteiligen Raumforderungen sind der konventionellen Röntgendiagnostik naturgemäß nicht zugänglich. Nur durch zusätzliche Kontrastmittelgabe in Form der zervikalen Myelographie konnten bislang unter Zuhilfenahme von Standardröntgentechniken solche weichteiligen spinalen Raumforderungen dargestellt werden.

Eine weitere Möglichkeit bestand in der Durchführung einer Computertomographie.

Mit der Einführung der Kernspintomographie steht jetzt ein Untersuchungsmodus zur Verfügung, der bei fehlender Invasivität eine exakte Darstellung der knöchernen und weichteiligen Strukturen an der Halswirbelsäule ermöglicht.

Material und Methode

Zur Überprüfung der Wertigkeit der Kernspintomographie führten wir bei 11 Patienten mit chronischer Polyarthritis und Spondylarthritis ankylosans, die zwischen November 1986 und Januar 1989 mit einer zervikalen Spondylodese vrsorgt worden waren, präoperativ eine entsprechende Untersuchung durch. Insbesondere interessierte die Frage, inwieweit es unter maximaler Inklination und Reklination bei der Funktionskernspintomographie zur weichteiligen Kompression oder zur Pelottierung des Myelons im individuellen Fall kam.

E. Werner H.H. Matthiaß (Hrsg.)
Osteologie - interdisziplinär
© Springer-Verlag Berlin Heidelberg 1991

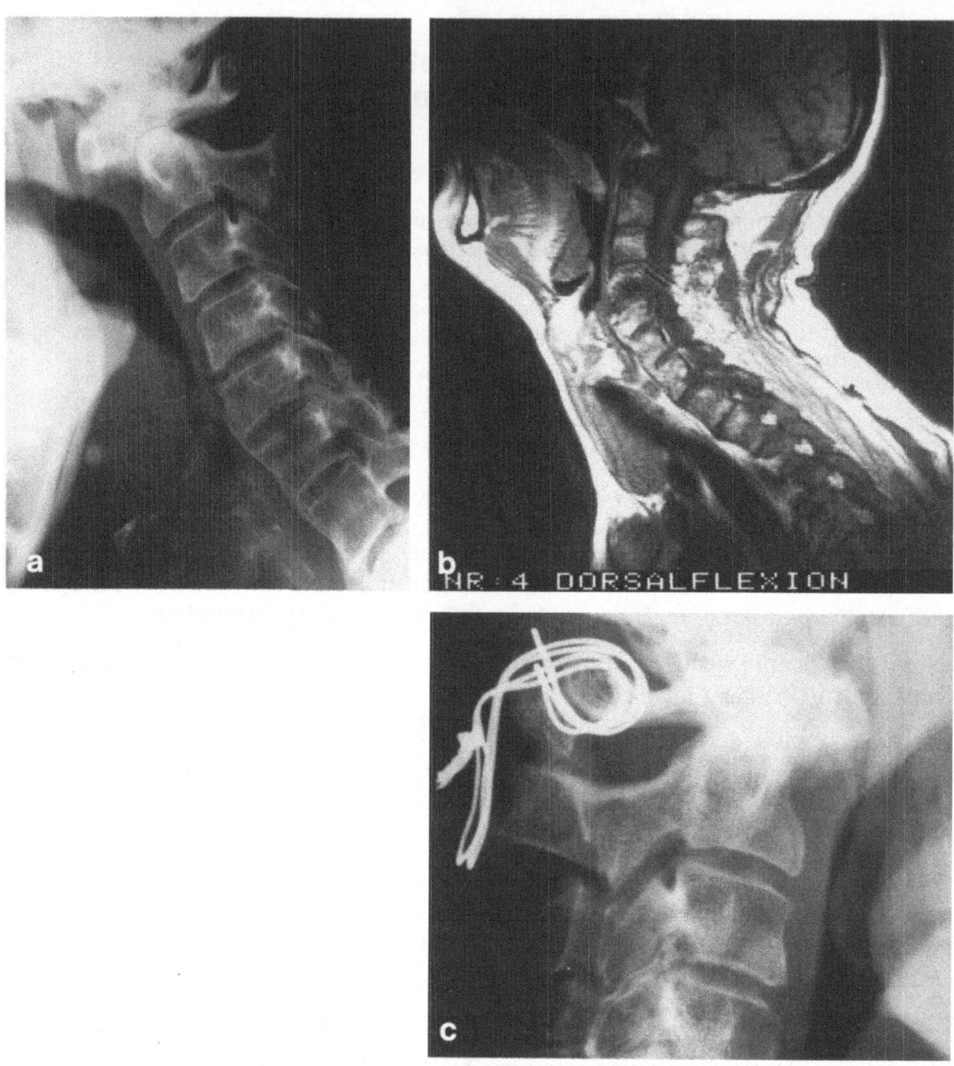

Abb. 1. a 50j. Pat. Sp. **a.** C_1/C_2 Instabilität mit Parästhesien in beiden Händen und occipitalem Kopfschmerz. **b** Kernspintomographisch prä- und retrodentales Weichteilpolster. Unvollständige Reposition in Reklination. Keine Kompression durch hinteren Atlasbogen. **c** 1 Jahr nach C_1/C_2 Fusion

Ergebnisse

Im Kernspintomogramm zeigten sich in allen Fällen Destruktionen des Dens sowie eine auffällige Signalminderung im T1-gewichteten Bild (Abb. 1).

Entsprechende Signalreduktionen sind Folge der Anreicherung flüssigkeitsgefüllter Zellen, die zur Verdrängung des normalen Knochenmarkgewebes führen. In Anbetracht der bei den Patienten existenten entzündlich-rheumatischen Grunderkrankungen sind die beschrie-

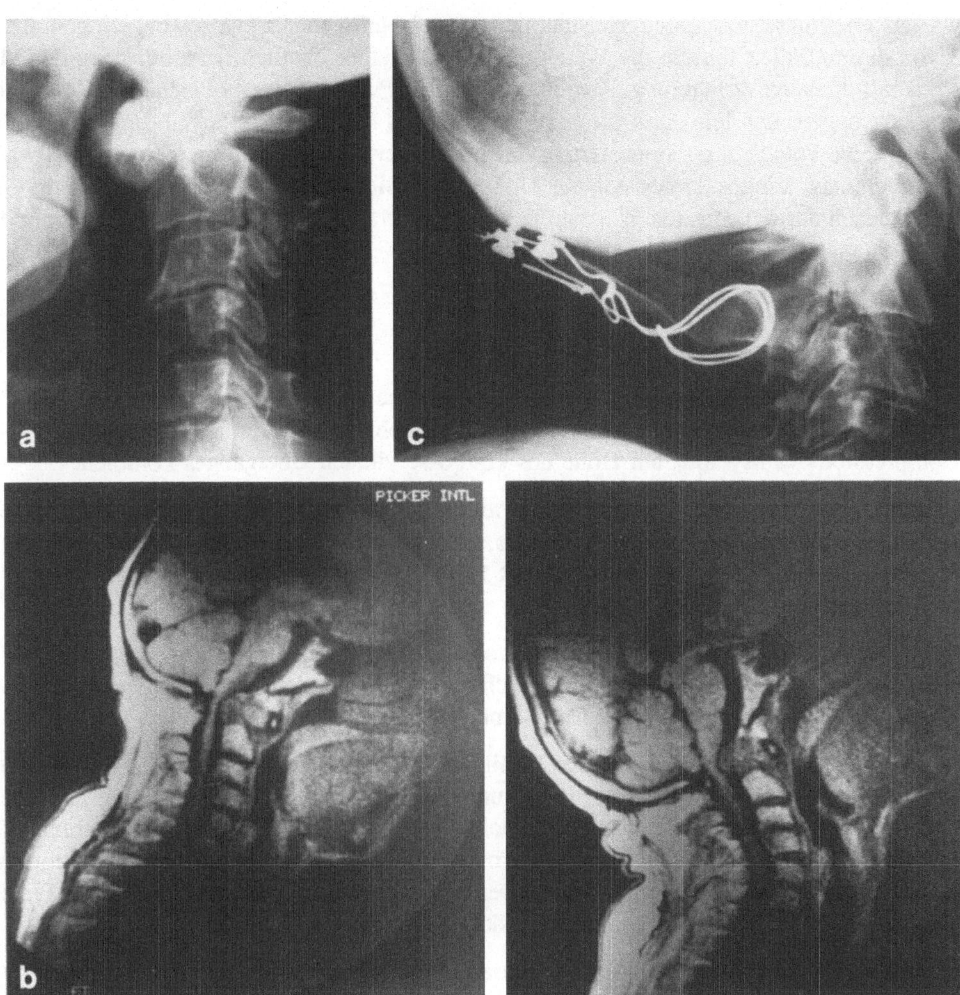

Abb. 2. a 58j. Polyarthritiker. Intermittierende Gangstörung bei C_1/C_2 Instabilität. **b** Funktionskern-
spintomographisch prä- und retrodentales Weichteilpolster. Inkomplette Reposition mit dorsaler und
ventraler Kompression des Myelons. **c** Z.n. C_0/C_2 Fusion und dorsaler Dekompression

benen Signaländerungen deshalb mit hoher Wahrscheinlichkeit auf eine inflammatorische
Reaktion mit erhöhter Flüssigkeitseinlagerung zurückzuführen.

Im Rahmen der Funktionskernspintomographie ließ sich bei maximaler Reklination in
3 von 11 Fällen eine exakte Reposition des Atlas in Relation zum Dens erzielen. In den
verbleibenden 8 Fällen hinderten ventral des Dens gelegene Weichteilpolster, die mit hoher
Wahrscheinlichkeit Folge einer proliferativen Synovitis im atlanto-dentalen Gelenk sind,
eine vollständige Reposition (Abb. 2).

Dorsal des Dens lokalisierte Weichteilschwellungen fanden sich insgesamt sechsmal,
wobei in 5 Fällen gleichzeitig ventralseitige Weichteilproliferationen bestanden. Der Dens

182

war also bei diesen Patienten vollständig von weichteiligem Pannusgewebe eingehüllt. In 3 von diesen Fällen führten die Weichteilpolster zu einer deutlichen Pelottierung des Myelons mit dorsaler Verlagerung. Zweimal bestand zusätzlich bei unvollständiger Reposition des Atlasbogens auf dem Axis eine Kompression des Myelons von dorsal. In diesen Fällen bestand eine vollständige Stenosierung des im T1-gewichteten Bildes signalarm (schwarz) imponierenden Liquorraumes auf der Höhe der Läsion (Abb. 2). Bei einer Patientin erstreckte sich das retrodentale Weichteilpolster nach kranial mit deutlicher Stenosierung des Foramen magnum.

Diskussion

Wie unsere Untersuchung zeigt, kann es im Rahmen der langjährigen chronischen Polyarthritis oder Spondylarthritis ankylopoetika sowohl zur ossären als auch weichteiligen Kompression des Myelons auf Höhe des kranio-zervikalen Überganges kommen.

Hierbei ist die knöcherne Verengung des Spinalkanals üblicherweise Folge der Subluxationsstellung des Atlas auf dem Axis. Röntgenologisch gelingt der Nachweis einer begleitenden Instabilität in der Regel mit HWS-Funktionsausnahmen in maximaler Flexion und Extension.

Eine genaue Evaluation der Weichteilverhältnisse, insbesondere der Passage des Myelons, ist jedoch radiologisch nicht möglich. Hierzu bietet sich, wie Aisen et al [1] sowie Larsson et al [3] betonen, die Kernspintomographie an.

Es lassen sich so z.B. synovitische Proliferationen im Bereich des atlanto-dentalen Gelenkes nachweisen. Wie Aisen et al [1] konnten auch wir ventral des Dens gelegene Weichteilschwellungen in Fällen mit atlanto-axialer Subluxation objektivieren. Im Rahmen der von uns durchgeführten funktionellen Kernspintomographie in maximaler Inklination und Reklination verhinderten diese zwischen Dens und vorderem Atlasbogen gelegenen Weichteilproliferationen eine vollständige Reposition im Atlanto-Dental-Gelenk.

Eine weichteilbedingte, deutliche Pelottierung der Dura resultiert üblicherweise aus retrodentalen Weichteilproliferationen. Wie auch Larsson et al [3] konnten wir entsprechende Befunde im eigenen Krankengut kernspintomographisch aufzeigen.

Wie eigene Untersuchungen zeigen [2], hat die präoperative Darstellung der weichteiligen Verhältnisse im kranio-zervikalen Übergangsbereich beim Rheumatiker deutlichen Einfluß auf die anzuwendende Operationstechnik. So wird z.B. die Notwendigkeit einer dorsalen Dekompression im Rahmen einer okzipito-zervikalen Spondylodese in unserem Haus mit Hilfe der präoperativen Funktionskernspintomographie festgelegt.

Zusammenfassend halten wir die Funktionskernspintomographie für eine wertvolle Methode zur Darstellung sowohl ossärer als auch weichteiliger Strukturen am kranio-zervikalen Übergangsbereich des Rheumatikers. Insbesondere zur Operationsplanung ist sie u.E. von überragender Bedeutsamkeit.

Literatur

1. Aisen AM, Martel W, Ellis JH, McCune WJ (1987) Cervical involvement in rheumatoid arthritis: MR imaging. Radiology 165:159–163
2. Krödel A, Refior HJ, Westermann S (1989) The importance of functional magnetic resonance imaging (MRJ) in the planning of stabilizing operations on the cervical spine in rheumatoid patients. Arch Orthop Trauma Surg 109:30–33
3. Larsson EM, Holtås S, Zygmund S (1989) Pre- and postoperative MR imaging of the craniocervical junction in rheumatoid arthritis. AJR 152:561–566

Osteoporose-Syndrom in einem rheumatologischen Krankengut: Positive Korrelation von Osteocalcin im Serum mit der Osteoidoberfläche in der Beckenkammbiopsie

R. Dreher[1], H. Stracke[2], A. Schulz[2]

[1]Klinik für Rheumakranke, Dr. Alfons-Gamp-Straße 1,
 W-6650 Bad Kreuznach, Bundesrepublik Deutschland
[2]Pathologisches Institut, Universität Gießen, W-6300 Gießen, Bundesrepublik Deutschland

Einleitung

Das Knochenmarkmatrixprotein Osteocalcin besitzt als Serummarker bei Osteopathien eine differentialdiagnostische Bedeutung [9]. Osteocalcin wird in den Osteoblasten entlang der Mineralisationsfront sowie im Bereich extraossärer Verkalkungen und in artherosklerotischen Plaques gebildet [5, 2].

Bei Erkrankungen, die mit einem erhöhten Knochenumsatz einhergehen, sind die Osteocalcinwerte im Serum erhöht [7]. Bei Patienten mit initialer chronischer Polyarthritis beschreiben Sambrook et al [8] leicht, aber nicht signifikant erniedrigte Osteocalcinwerte im Serum. Bei chronischer Polyarthritis von langer Krankheitsdauer werden im Serum erniedrigte Osteocalcinwerte gefunden (Orth et al 1983, Riis et al 1984). Über normale Osteocalcinwerte bei chronischer Polyarthritis berichten Pietschmann et al 1989 [6].

Im rheumatologischen Krankengut fanden Franck et al [3] bei Arthrose im Vergleich zu Normalpersonen erniedrigte Osteocalcinspiegel. Patienten mit chronischer Polyarthritis zeigten unter Gold- oder Steroidtherapie höhere Osteocalcinwerte als unter der Behandlung mit nichtsteroidalen Antirheumatika. Franck et al [4] diskutieren eine Differenzierung der Osteoporosen vom high-turnover-Typ mit erhöhten Osteocalcinwerten von sog. low-turnover-Osteoporosen mit erniedrigten Osteocalcinspiegeln.

Ziel unserer vorliegenden Untersuchungen war es, bei Patienten mit Erkrankungen aus dem rheumatischen Formenkreis und Osteoporose Knochenbiopsien und Osteocalcinwertbestimmungen im Serum vergleichend durchzuführen. Insbesondere interessierte hierbei die Korrelation zwischen der am Knochenschnittpräparat semiquantitativ bestimmten Osteoidfläche mit den entsprechenden Osteocalcinwerten im Serum.

Material und Methoden

Knochenbiopsie (Jamshidi-Nadel 4 inch oder Myelotomiegerät nach Burckhardt)
Durchführung in der Klinik für Rheumakranke in Bad Kreuznach. Nach Ausschluß von Kontraindikationen Biopsie des Beckenkamms am liegenden Patienten in Lokalanästhesie

E. Werner H.H. Matthiaß (Hrsg.)
Osteologie - interdisziplinär
© Springer-Verlag Berlin Heidelberg 1991

2 cm dorso-lateral der Spina iliaca anterior superior. Die Biopsiezylinder (2 x 20 mm
bei Jamshidi-Technik, 4 x 30 mm bei Myelotomietechnik nach Burckhardt) wurden für 2
Stunden in Carnoy-Lösung fixiert, dann in 100% Alkohol übergeführt.

Histologie der Beckenkammbiopsiezylinder am unentkalkten Knochenschnittpräparat
Durchführung und Beurteilung durch Prof. A. Schulz, Pathologisches Institut der Justus-
Liebig-Universität Gießen. Färbungen: Masson-Goldner, Kossa.

Osteocalcinbestimmungen im Serum (7.30 Uhr, Nüchternwert)
Die Bestimmungen wurden in der III. Medizinischen Klinik der JLU Gießen durch
PD Stracke durchgeführt. Radioimmuno-Assay der Firma ImmunoNuclearcorporation mit
Anti-Rinder-Osteocalcin Antikörper vom Kaninchen (Osteocalcin Mittelwert des Normal-
kollektivs: $4,11 \pm 1,43 \mu g/ml$).

Patienten
Anzahl der Patienten: 46 Frauen und 4 Männer,
Alter der weiblichen Patienten: 47–82 Jahre, $\bar{x} = 69,4$ Jahre,
Alter der 4 männlichen Patienten: 39 – 65 – 61 – 79 Jahre.

Rheumatologische Diagnosen

Frauen:	Chronische Polyarthritis:	21 Patienten,
	primäre Osteoporose:	10 Patienten,
	Arthrose:	7 Patienten,
	Polymyalgia rheumatica:	5 Patienten,
	Weichteilrheumatismus:	2 Patienten,
	myeloproliferatives Syndrom:	1 Patient.
Männer:	Unklare Osteopathie:	2 Patienten,
	Osteosklerose:	1 Patient,
	wandernde Algodystrophie:	1 Patient.

Ergebnisse

1. Röntgenbefunde (LWS in 2 Ebenen)
48 Patienten hatten im Bereich der Lendenwirbelsäule Zeichen der Osteopenie. Als radiologische Osteopeniezeichen wurden gewertet: Demineralisierung der Wirbelkörper, Ballo-
nierung der Wirbelkörpergrund- und -deckplatten, Fraktur. Nur bei zwei Patienten wurde
die LWS als normal befundet.

2.Beschreibende Histologie der Beckenkammbiopsien
Osteopenie:

Schwere Osteopenie	n =	7
mittelgradige Osteopenie	n =	15
leichte Osteopenie	n =	12
Oberflächenosteoidose	n =	7

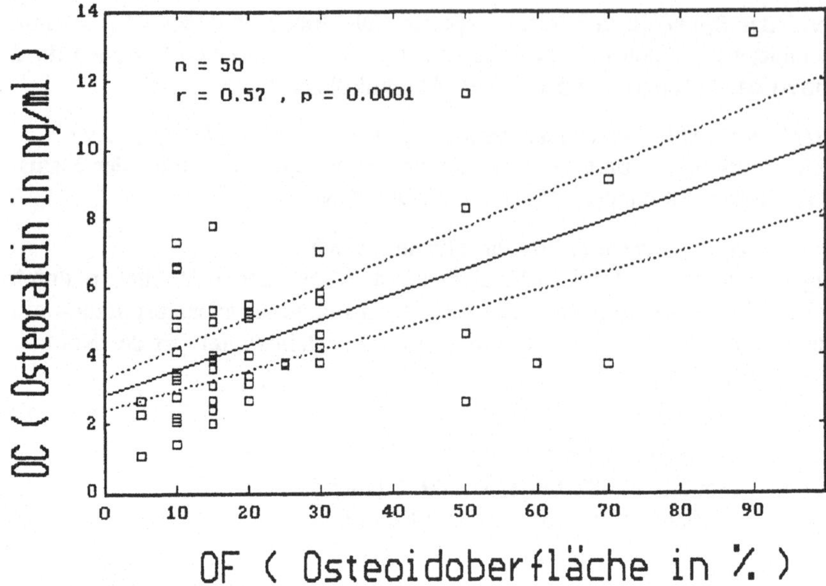

Abb. 1. Osteocalcin (alle)/Osteoid OF

Normale Knochenmasse	n = 2
Osteosklerose	n = 1
keine Aussage über Knochenmasse	n = 6

3. Osteoidoberfläche in Prozent der mit Osteoid bedeckten endostalen Knochenoberfläche (semiquantitative Bestimmung)

Osteoid	$\leq$ 10%	n = 16
Osteoid	$\geq$ 15%	n = 34
Osteoid	$\geq$ 20%	n = 24
Oberflächenosteoidose	(30–90%)	n = 7

4. Korrelation der histologischen Osteoidoberfläche im Knochenbiopsiematerial mit den Osteocalcinwerten im Serum (Tabelle 1, Abb. 1)

Tabelle 1

N (Pat.)	Osteoidoberfläche (% endostale Oberfläche)			Osteocalcin i.S. (μg/ml)	Korrelationskoeffizient (r)	p-Wert (Mann-Whitney)	
16	$\leq$ 10%	(9,06	$\pm$ 2,02)	3,43 $\pm$ 1,63	0,440	0,0850	nicht sign.
34	$\geq$ 15%	(30,00	$\pm$ 19,46)	5,09 $\pm$ 2,5	0,561	0,0007	signifikant
24	$\geq$ 20%	(36,67	$\pm$ 19,87)	5,56 $\pm$ 2,72	0,550	0,0064	signifikant
7	30–90%	(52,86	$\pm$ 31,07)	9,21 $\pm$ 2,4	0,898	0,0287	signifikant
50 Gesamtkollektiv		23,5 $\pm$	18,8	4,58 $\pm$ 2,4	0,57	0,0001	signifikant

5. Korrelation der histologischen Osteopeniegrade im Knochenbiopsiematerial mit den Osteocalcinwerten im Serum (Tabelle 2)

Tabelle 2

Osteopeniegrad	Osteocalcin i.S. (μg/ml)	p-Wert (Mann-Whitney)	
leichte Osteopenie ($n = 12$)	3,98 ± 1,64		
mittlere Osteopenie ($n = 15$)	3,85 ± 0,98	0,84	(Vergleich leichte – mittlere Osteopenie)
schwere Osteopenie ($n = 7$)	2,62± 1,98	0,234	(Vergleich leichte – schwere Osteopenie)
		0,228	(Vergleich mittlere – schwere Osteopenie)

Diskussion

In unserem gemischten Osteoporosekollektiv aus Patienten mit unterschiedlichen Erkrankungen aus dem rheumatischen Formenkreis liegen die bestimmten Nüchternwerte von Serumosteocalcin im Normbereich.

Werden die Osteocalcinwerte im Serum mit der histologisch bestimmten Osteoidoberfläche des Knochengewebes aus dem Beckenkamm korreliert, finden wir eine signifikante positive Korrelation. Diese Ergebnisse sind vereinbar mit den Befunden von Brown et al [1], welche bei der Postmenopausenosteoporose ebenfalls eine positive Korrelation zwischen der histologischen Knochenneubildung und Serumosteocalcin beschreiben.

Durch die Ergebnisse von Brown et al [1] sowie durch die in der vorliegenden Arbeit von uns mitgeteilten Befunde kann das Osteocalcin als Serummarker für die Knochenneubildung auch histologisch am Knochenschnittpräparat bestätigt werden.

Literatur

1. Brown JP, Delmas PD, Malaval L, Edouard C, Chapuy MC, Meunier PJ (1984) Serum bone Glaprotein: a specific marker for bone formation in postmenopausal osteoporosis. Lancet 1:1091–1093
2. Epstein S, Traberg H, Raja R, Poser J (1985) Serum and dialysis osteocalcin levels in hemodialysis patients and after renal transplantation. J Clin Endocrinol Metab 60:6
3. Franck H, van Valen F, Keck E, Krüskemper HL (1986a) Osteocalcin und Knochenstoffwechsel bei rheumatoider Arthritis und Osteoarthrose. Z Rheumatol 45,5:241
4. Franck H, Keck E, Krüskemper HL (1986b) Osteocalcin: Ein spezifischer Parameter für den Knochenstoffwechsel. Internistische Welt 8,24:249
5. Lian JB, Boivin G, Patterson A, Grynpas M, Walzer C (1983) Calcergy and calciphylaxis: Times appearance of gamma-carboxy-glutamin acid and osteocalcin in mineral deposits. Calcif Tissue Int 35:555

6. Pietschmann P, Machold KP, Wolosczuk W, Smolen JS (1989) Serum osteocalcin concentration in patients with rheumatoid arthritis. Ann Rheum Dis 48:654–657
7. Price PA, Parthemore JG, Deftos LJ, Nishimoto SK (1980) New biochemical marker for bone metabolism. J Clin Invest 66:878–883
8. Sambrook PN, Ansell BM, Forster S, Gumpel JM, Hesp R, Reeve J, Zanelli JM (1985) Bone turnover in early rheumatoid arthritis. 1. Biochemical and kinetic indexes. Ann Rheum Dis 44:575–579
9. Schatz H, Stracke H (1988) Das Knochenmatrixprotein Osteocalcin als klinischer Parameter der Knochenumbaudynamik bei Osteopathien. Z Rheumatol 47,4:310 (abstract)

Enthesitische Reaktionen an Finger- und Zehenknochen bei der chronischen Polyarthritis (c.P.)*

E. Fischer

Abteilung für Radiologie, Robert-Bosch-Krankenhaus, Auerbachstraße 110, W-7000 Stuttgart, Bundesrepublik Deutschland

Die Übergangszone fibröser Strukturen zum Knochen hat einen speziellen Aufbau [1, 12], um Zug- und Biegebelastungen in diesem kritischen Bereich zu dämpfen [1]. Für diese Übergangszone ist der Begriff Enthesis und entsprechend Enthesiopathie für sich hier abspielende krankhafte Reaktionen in Gebrauch gekommen [2, 11, 12]. Radiologisch zeigen sich pathologische Reaktionen an der ossären Seite der Entheses als An- und Abbau und an der chondro-fibrösen als Verkalkung dicht am Knochen.

Bei entzündlich-rheumatischen Krankheiten kommen die Komponenten Enthesis und Polysynovitis in unterschiedlicher Häufigkeit und Ausprägungsstärke vor. Bei der c.P. sind enthesitische Reaktionen in dem für diese Krankheit repräsentativen Diagnostikbereich wie Hand und Vorfuß bisher kaum beachtet worden; sie gehören aber in einem bestimmten Umfang dazu.

Krankengut und Methode

Die Befunde wurden erhoben an über 1500 Erwachsenen aller Altersstufen mit einer c.P. in relativ frühen Stadien; viele von ihnen wurden kontrolliert in Abständen von etwa einem bis mehreren Jahren und einer Kontrolldauer bis zu 15 Jahren. Um die Häufigkeit von enthesitischen Fingerveränderungen ermitteln zu können, wurden aus diesem Krankengut 100 konsekutive Verlaufskontrollen ausgewertet.

Die Aufnahmen erfolgten in der Drei-Ebenen-Weichstrahltechnik (dv. bzw. dp. und jeweils eine um 25° zu beiden Seiten geneigte Schrägaufnahme), um eine gewisse Rundumsicht zu erlangen [4]. Die Weichstrahltechnik erlaubte, gleichzeitig Weichteil- und Knochenveränderungen erfassen zu können, was die radiologische Frühdiagnostik entscheidend verbessert [3, 5].

---

* Mit Unterstützung der Robert-Bosch-Stiftung.

E. Werner H.H. Matthiaß (Hrsg.)
Osteologie - interdisziplinär

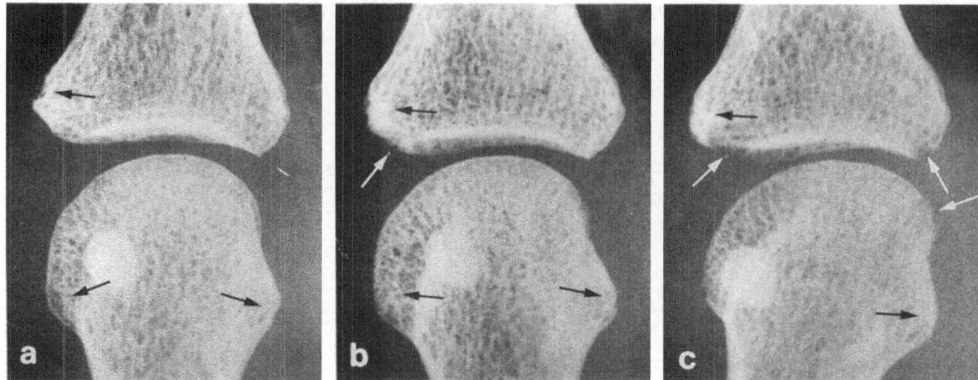

Abb. 1a–c. Linkes 5. MCP-Gelenk 25° ulnarseits angehoben. **a** c.P. seit 4 Jahren. Enthesitische Erosion an der ulnaren Basisseitenfläche (←). Flache enthesitische Erosion am metakarpalen Tuberkel (→). Teils Auflockerung, teils Verdünnung der subchondralen Grenzlinie im ulnaren Drittel des Kopfes und besonders verstärkte submarginale Demineralisation in der ulnaren proximalen Kopfecke (↙). **b** 1 Jahr später Resorption des proximalen enthesitischen Erosionsrandes und Sklerosierung des Erosionsgrundes (←). Ausdehnung der flachen enthesitischen Erosion auf die Spitze des metakarpalen Tuberkels (→). Beginnende arthritische Erosion (↗). Zunahme der Auflockerung der subchondralen Grenzlinie und der spongiösen Demineralisation des ulnaren Drittels des Kopfes und flacher stufenloser, arthritisch-erosiver Verlust der ulnaren proximalen Kopfecke (←). **c** 1 Jahr später weiterer Randabbau der ulnaren Basisseite unter Konturglättung (←). Arthritische Basiseckenerosionen (↗↘). Fortschreitender, oberflächlicher, arthritischer Abbau des ulnaren Kopfdrittels und weitere Zunahme der spongiösen Demineralisation. Kopferosion (↙). Enthesitisch-erosive Abrundung des metakarpalen Tuberkels.– In der Beobachtungsdauer vorhandene, wechselnd starke Gelenkkapselauftreibung

Ergebnisse

An Fingern und Zehen nehmen die Entheses einen ausgedehnten Bereich an der Knochenoberfläche ein; hauptsächlich sind es die extrakapsulären Flächen von Basen und Köpfen einschliealich der distalen metakarpalen bzw. -tarsalen Tuberkula. Hinzu kommen die Tuberositas der Endglieder und der fibröse Ansatz der Sehnenscheiden.

Die erosive Form der enthesitischen Reaktion an der ossären Seite der Entheses kann zu einem lokalen Defekt führen, der nur selten tiefer als 2–3 mm reicht (Abb. 1 und 2), oder größere Randabschnitte der Seiten- und Volar- bzw. Plantarflächen der Basen (Abb. 1 und 2) der distalen metakarpalen (Abb. 1) bzw. metatarsalen Tuberkula können als schmale Schicht gleichmäßig und ohne Stufe abgebaut werden.

Die enthesitische Reaktion kann auch osteoproliferativ ablaufen, sei es primär (Abb. 3) oder sekundär (Abb. 4). Auch können primäre Osteoproliferationen sekundär erosiv abgebaut werden (Abb. 3). Aus dem Endbild kann nicht auf das Vorstadium geschlossen werden (Abb. 4). Enthesitische Osteoproliferationen in Nähe der Basisecken können direkt neben dem Ausgangsplatz eines degenerativen Osteophyten entstehen (Abb. 4c).

Die Auswertung der 100 Verläufe ergab für die Gelenkkörper der 2.–5. Finger:

– Basen und Köpfe werden ungleich von enthesitischen Reaktionen und arthritischen Erosionen befallen.

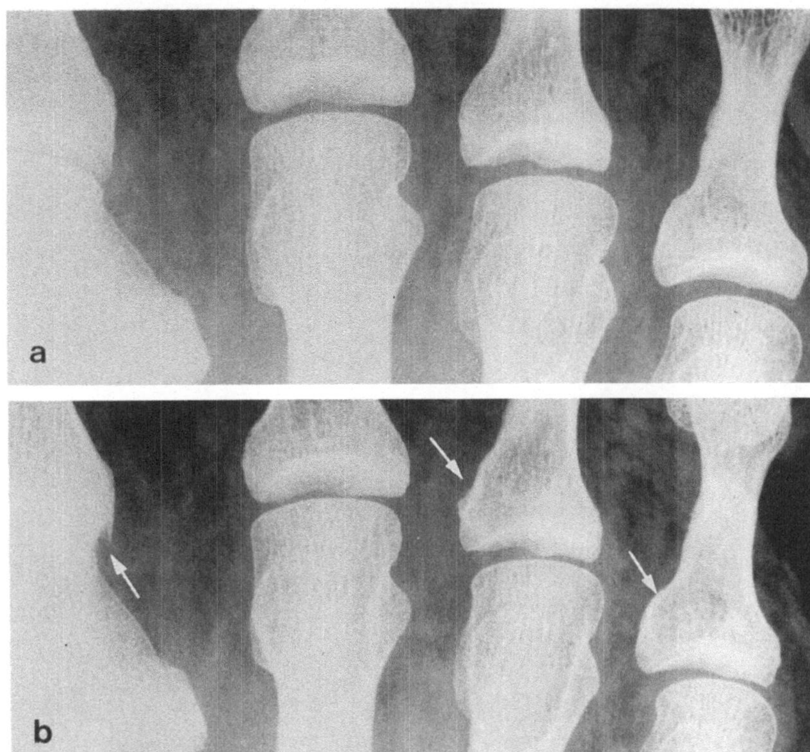

Abb. 2a,b. Rechtes 1.–4. MTP-Gelenk dp. **a** Frische c.P. seit 2 Monaten mit mäßigen Gelenkkapselschwellungen und perikapsulärem Ödem. **b** 4 Jahre später tibialseitige enthesitische Resorption der 3. und 4. Basis (↘). Arthritische Erosion der 1. Basisdecke (↖). Distanzvergrößerung zwischen 2. und 3. MTP-Gelenk bei Zunahme einer darin befindlichen Weichteilmasse. Artikuläre Knorpelreduktion

- Enthesitische Erosionen wie Ossifikationen kommen an den Basen doppelt so häufig vor wie an den Köpfen; arthritische Erosionen sind an den Köpfen 3,7 mal häufiger als an den Basen.
- An den MCP-Gelenken kommen an den Basen auf 1 enthesitische Erosion 2 arthritische und an den Köpfen auf 1 enthesitische 7 arthritische.
- An den PIP-Gelenken kommen an den Basen auf 1 enthesitische Erosion 2 arthritische und an den Köpfen auf 1 enthesitische 31 arthritische.
- Im Verlauf nehmen enthesitische und arthritische Erosionen ungefähr gleich zu; enthesitische Ossifikationen verdoppeln sich gegenüber den enthesitischen Erosionen.

An den Vorfüßen sind wegen der Zehenverkrümmungen nur die Grundgelenke voll auswertbar. Häufigkeitsrelationen zwischen Basen und Köpfen und Verlaufsrelationen ähneln denen der Fingergrundgelenke.

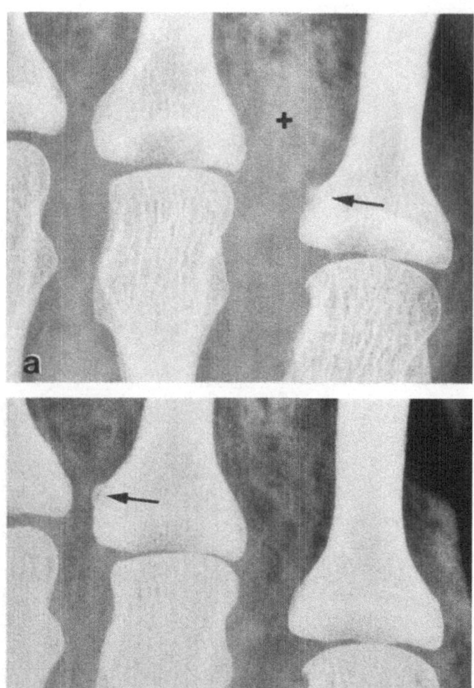

Abb. 3a,b. Rechtes 3. und 4. MTP-Gelenk dp c.P. seit 8 Jahren. **a** Enthesitischer Anbau der tibialen Basisseite des 4. Grundglieds (←). Erhebliche Kapselauftreibung des 3. MPT-Gelenks mit kapsulärer Masse (+), die den 3. und 4. Strahl auseinanderdrängt. Tibialseitige arthritische Kopferosion des 4. MT. Periostitis an distaler Diaphyse der 3. MT. **b** 3 1/2 Jahre später Rückbildung des enthesitischen Anbaus an der Basis des 4. Grundglieds, zwischenzeitlich aufgetretener enthesitischer Anbau an gleicher Stelle der Basis des 3. Grundglieds (←). Rückbildung der Weichteilveränderungen und der Periostitis; deutliche Remineralisation

Diskussion

Enthesitische Reaktionen an Fingern und Zehen gehören in der gezeigten Art und der genannten Häufigkeit zum Bild der c.P., die somit ein bestimmtes enthesitisches Potential besitzt. Dieses enthesitische Potential ist aber nicht gleichmäßig auf die c.P.-Fälle verteilt; Fällen ohne enthesitische Reaktionen über eine lange Beobachtungsdauer stehen solche gegenüber, bei denen solche Reaktionen zum gleichen Krankheitszeitpunkt gehäuft vorkommen, was auch für enthesitische Reaktionen in Form von Verkalkungen im chondro-fibrösen Anteil der Entheses zutrifft [6].

Die Entheses in der Umgebung der Gelenke werden bevorzugt befallen gegenüber den restlichen an Fingern und Zehen. Die enthesitischen Reaktionen bei der c.P. beschränken sich lange Zeit nur auf einen kleinen Bereich des betreffenden Enthesisareals. Enthesitische Erosionen und/oder kleine periossäre Verkalkungen treten nicht selten schon vor arthriti-

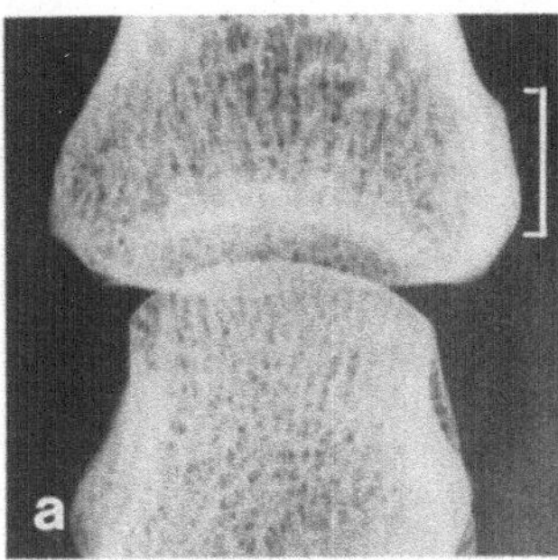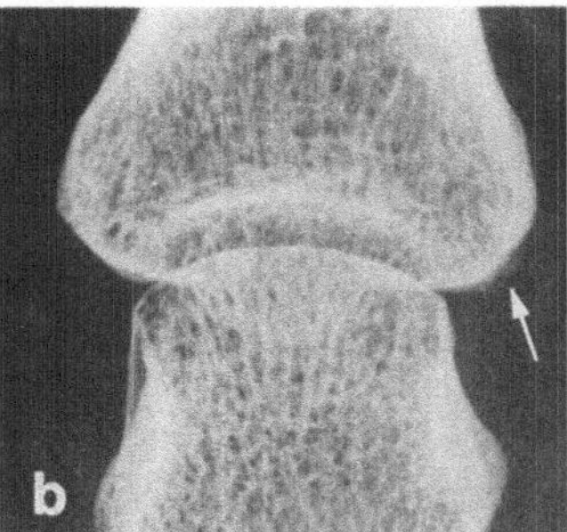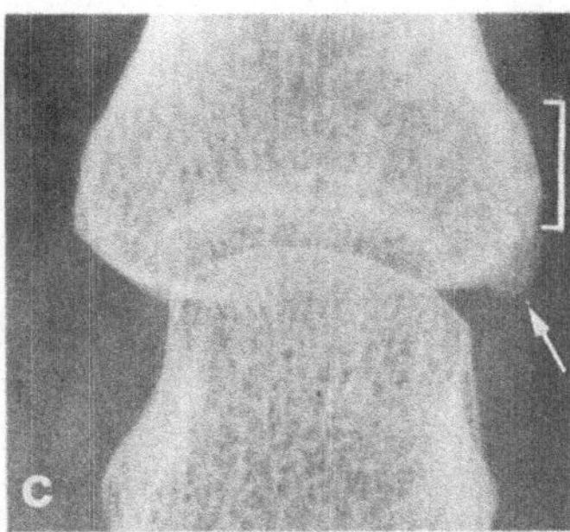

Abb. 4a–c. Linkes 4. MCP-Gelenk dv. c.P.-Beginn vor 9 Jahren. **a** Breiter Anbau (enthesiopathisch? enthesitisch?) an der radialen Basisseite (]). **b** 17 Monate später flacher enthesitischer Abbau der radialen Basisseite und enthesitischer Ossifikationsbeginn nahe der radialen Basisecke (↘). **c** Weitere 7 Monate später Weiterentwicklung der enthesitischen Ossifikation zu einem plumpen Zapfen (↘). Restitution der radialseitigen enthesitischen Basisossifikation über die Ausgangssituation in **a** hinaus (]）

schen Erosionen auf. Ohne Voraufnahmen bleiben enthesitische Reaktionen in Form eines gleichmäßigen Ab- und Anbaus unbemerkt, wenn sich Größen- und Formänderungen im Spielbereich des Normalen der einzelnen Altersstufe bewegen. Da zuweilen die gleichen Enthesisareale der Nachbarstrahlen in gleicher Weise verändert werden, läßt dann auch der Vergleich mit den Nachbarstrahlen keinen Verdacht auf eine abgelaufene enthesitische Reaktion aufkommen. Dies sind Gründe dafür, daß die Häufigkeit enthesitischer Reaktionen bei der c.P. unterbewertet wird, was gleichermaßen auch für enthesiopathische Reaktionen bei anderen Grundkrankheiten zutrifft.

Enthesitische Osteoproliferationen können einer enthesitischen Erosion folgen oder beide können gleichzeitig nebeneinander auftreten. Die enthesitische Osteoproliferation kann den Erosionsgrund sklerosieren, den Erosionsdefekt ausfüllen oder überschießend reparieren; auch primär kann sie sich entwickeln.

Eine stärkere enthesitische Osteoproliferation können solche c.P.-Patienten aufweisen, in deren Peripherie sich eine genügend ausgeprägte diffuse idiopathische Skeletthyperostose abspielt und die auf Grund dieser ”Diathese” so reagieren [7, 10].

Die Arthritis psoriatica und die periphere Beteiligung der Spondylitis ankylosans entwickeln im Durchschnitt stärkere enthesitische Osteoproliferationen als die c.P.

Ausnahmsweise können bei der c.P. an einem einzigen Finger der Rand der Tuberositas phalangis distalis oder Teile davon resorbiert werden. Dieser Vorgang bildet aber keine Brücke zu der Akroosteolyse bei der Sklerodermie, die stets mit einer vergleichsweise blanden Polysynovitis einhergeht und die über die Endgliedakren hinaus an der Hand auch weitere enthesitische Erosionen aufweisen kann [8]. Jedoch treten bei der Sklerodermie die subkutanen Weichteilzeichen lange vor den ossären auf [9].

Literatur

1. Becker W, Krahl H (1978) Die Tendopathien: Grundlagen, Klinik, Therapie. Thieme, Stuttgart, S 9–46
2. LaCava G (1957) Enthesitis – traumatic disease of insertions. J Am Med Assoc 169:254–255
3. Fischer E (1979) Die Weichteilveränderungen der Finger bei der rheumatischen Polyarthritis. Ergebnisse nach Weichstrahlaufnahmen in drei Ebenen. Radiologe 19:119–137
4. Fischer E (1982) Weichstrahlradiographie an Händen und Füßen. Aufnahmematerial, Einstelltechnik, Ausstattung des Weichstrahlgerätes, Zubehör, Röntgenmorphologie, Indikationen. MTA-Praxis 28:290–303
5. Fischer E (1983) Die Leistungsfähigkeit der Drei-Ebenen-Weichstrahlradiographie an den Fingern bei der chronischen Polyarthritis. Akt Rheumat 8:200–206
6. Fischer E (1984) Die Entstehung von Erosionen am Fingerskelett bei der Auflösung periossärer Verkalkungen. RoFo 141:87–91
7. Fischer E (1985) Exo- und endomarginale Reaktionen an der Hand bei der diffusen idiopathischen Skeletthyperostose, ihre Quantifizierung und Altersabhängigkeit. RoFo 142:85–92
8. Fischer E (1986) Enthesitische Reaktionen an der Hand bei der progressiven Sklerodermie. Z Rheumatol 45:255–259
9. Fischer E (1987) Weichteilveränderungen an der Hand bei der progressiven Sklerodermie (ohne Berücksichtigung der Verkalkungen). RoFo 146:200–206
10. Fischer E (1987) Manifestationen der diffusen idiopathischen Skeletthyperostose am Vorfuß. RoFo 147:532–536
11. Niepel GA, Kostka D, Kopecky S, Manca S (1966) Enthesopathy. Acta rheum balneol Pistiana 1:1–64
12. Resnick D, Niwayama G (1983) Entheses and enthesopathy. Radiology 146:1–9

Immunhistologische Untersuchungen am Synovium zur Pathogenese und Differentialdiagnose von Reizsynoviitis und chronischer Polyarthritis

B. Wessel, H. Stöß, H.-J. Pesch

Pathologisches Institut, Universität Erlangen-Nürnberg, Krankenhausstraße 8–10, W-8520 Erlangen, Bundesrepublik Deutschland

Einleitung

In der Routine-Diagnostik der Entzündungen der Membrana synovialis (Synovium) ist es möglich, bei eindeutigen zellulär-geweblichen Veränderungen den sogenannten Reizzustand und die chronische Polyarthritis voneinander abzugrenzen. Außerordentlich mühevoll kann die Differentialdiagnose jedoch sein, wenn noch nicht oder nicht mehr eindeutige Veränderungen vorliegen oder sich das Krankheitsbild unter der Therapie oder durch Komplikationen verändert hat [2].

Aus diesem Grund wurde versucht, mittels zellulärer und humoraler immunhistologischer Marker Zusatzinformationen, eventuell auch zur Pathogenese, zu bekommen.

Material und Methode

Untersucht wurden Synovektomiepräparate und Synovialbiopsien aus dem Routine-Einsendungsgut des Pathologischen Instituts der Universität Erlangen-Nürnberg von 117 Patienten im Alter zwischen 16 und 62 Jahren. Das Gewebe stammte überwiegend aus Knie-, gelegentlich auf Hüft- und Handgelenken. Nach Paraffineinbettung waren die Schnitte routinemäßig mit Hämatoxilin-Eosin, EvG und Berliner Blau gefärbt worden. Die histologische Nach-Klassifikation ergab in 80 Fällen eine Reizsynoviitis (RS) und in 37 Fällen eine chronische Polyarthritis (cP). Die Blöcke wurden mit je 3 Makrophagen-Markern, 2 T-Zell-Markern, 3 B-Zell-Markern [3], auf Kappa und Lambda-Ketten sowie auf IgA, IgE, IgG und IgM untersucht. IgG-positive Präparate wurden außerdem mit einer Doppelfärbung aus einem Ig-Panel und mit Lambda- oder Kappa-Leichtketten auf das Vorliegen isolierter Leichtketten untrsucht. Die immunhistologische Färbung erfolgte indirekt durch den Avidin-Biotin-Komplex (ABC), bei Doppelfärbungen zusätzlich durch die APAP-Methode. Als positiv wurde die Reaktion dann gewertet, wenn in 5 Gesichtsfeldern bei 100-facher Vergrößerung mindestens je 3 Antikörper-markierte Zellen gefunden wurden.

Die statistische Auswertung erfolgte rein qualitativ.

E. Werner H.H. Matthiaß (Hrsg.)
Osteologie - interdisziplinär
© Springer-Verlag Berlin Heidelberg 1991

Ergebnisse

Die verwendeten Marker waren in allen Fällen für formalinfixierte Paraffinschnitte anwendbar. Die Makrophagen-Beteiligung ist bei allen untersuchten Entzündungsformen hoch, bei RS jedoch etwas geringer ausgeprägt als bei cP (Tabelle 1). T-Zellen fanden sich bei RS in der Hälfte, bei der cP in der Minderzahl der Fälle, B-Zellen waren dagegen bei RS in einem Viertel und bei cP in einem Drittel nachweisbar. Alle humoralen Marker reagierten bei RS seltener als bei cP mit besonders deutlichem Unterschied für IgG und IgM. Bei den IgG-positiven Fällen ließen sich zusätzlich in 12% der RS und 92% der cP isolierte Leichtketten vom Kappa- oder Lambda-Typ nachweisen.

Tabelle 1

	Reizsyn.	cP (%)
Makrophagenmarker		
Lysozym	77	100
Alpha-1-AT	68	75
Alpha-1-ACHT	73	72
T-Zell-Marker		
MT 1	57	15
UCHL	46	45
B-Zell-Marker		
MB 1	28	37
MB 2	26	35
L 26	16	21
Humorale Marker		
IgA	10	24
IgE	55	67
IgG	23	72
IgM	11	37
Kappa	22	59
Lambda	38	72
IgG + Kappa/Lambda	12	92

Diskussion

Jede Synoviitis ist Ausdruck einer immunologischen Reaktion, wobei das Synovium auf Entzündungsreize unterschiedlicher Genese mit ähnlichen, immunhistologisch aber differenzierbarem Entzündungsmuster reagiert. Bei chronischen Entzündungen sind keine Granulozyten zu finden. Jede chronische Entzündung aktiviert das Makrophagensystem.

Die untersuchten chronischen Entzündungsformen des Synovium weisen Unterschiede auf. Am deutlichsten zeigen sie sich in der humoralen Abwehr. Diese ist bei RS gering und bei cP in hohem Maße ausgeprägt. Hervorgerufen wird diese durch Antigen-präsentierende T-Lymphozyten [4], welche die B-Zell- und Immunglobulin-Suppression aufzuheben vermögen [1]. Danach liegt der RS ein das humorale System gering stimulie-render Reiz zugrunde, der nur zu einer lokalen Reaktion führt. Während Zelldetritus das Immunsystem lokal zu stimulieren scheint, liegt bei der cP eine systemische Dysregulation vor.

Indes erlauben das Vorkommen bestimmter Zellen und auch die Kombination von Mar-kern nicht die sichere Diagnose "RS" oder "cP", es gibt kein die jeweilige Entzündungsform beweisendes Muster zellulärer oder humoraler Marker. Es konnten Rückschlüsse auf die entzündliche Aktivität gezogen werden, ein spezifisches Gesicht für eine entzündliche Er-krankung ist immunhistologisch nicht scharf zu zeichnen. Die Charakterisierung ist aber dadurch erleichtert, daß bei lokalen Entzündungen wie der RS kaum zu findende isolierte Leichtketten bei IgG-positiver cP sehr deutlich und häufig in Erscheinung treten. Hier wird die Bedeutung des IgG deutlich, das für die Klinik in der Rheuma-Serologie für Diagno-stik und die Beurteilung der Prognose eine Rolle spielt. Diese Beobachtung kann als neues Glied in die pathogenetische Kette dieser Erkrankung eingeordnet werden: Man muß hier von einer mono- oder oligoklonalen Produktion unvollständiger Immunglobuline ausgehen. Der Reiz dafür mag exogen oder idiopathisch sein. Solche unvollständigen Immunglobu-line stimulieren möglicherweise das Immunsystem zur Bildung von Autoantikörpern und perpetuieren auf dieser Grundlage den chronisch-entzündlichen Prozeß.

Durch die auffällige Häufung isolierter Leichtketten bei IgG-positiver cP kann die im-munhistologische Untersuchung auf Leichtketten nicht nur Hinweise auf die Pathoge-nese, sondern auch eine frühzeitige Differentialdiagnose liefern, so daß die Diagnose cP schon vor dem Eintritt histologisch deutlicher und oft damit verbundener funktioneller Veränderungen gestellt werden kann.

Literatur

1. Burmester GR, Dimitriu-Bona A, Water SJ, Winchester RJ (1983) Identification of three major synovial lining cell populations by monoclonal antibodies directed to Ia antigens and antigens associated with monocytes/macrophages and fibroblasts. Scand J Immunol 17:69–81
2. Pesch HJ (1975) Histomorphologie der seropositiven und seronegativen progredient chronischen Polyarthritis. Orth Pr XI/11:824–829
3. Poppema S, Hollema H, Visser L, Vos H (1987) Monoclonal antibodies (MT1, MT2, MB1, MB2, MB3) reactive with leukocyte subsets in paraffin-embedded tissue sections. Am J Pathol 127/3:418–429
4. Poulter LW, Duke O, Pananyi GS, Hobbs S, Raftery MJ, Janossy G (1985) Activated T-lymphocytes of the synovial membrane in rheumatoid arthritis and other arthropathies. Scand J Immunol 22:683–690

Die periartikuläre cP-Osteoporose

R. Dreher[1], A. Schulz[2]

[1]Klinik für Rheumakranke, Dr. Alfons-Gamp-Straße 1,
 W-6650 Bad Kreuznach, Bundesrepublik Deutschland
[2]Pathologisches Institut, Universiät Gießen, W-6300 Gießen, Bundesrepublik Deutschland

Einleitung

Die gelenknahe Osteoporose stellt das radiologische Stadium I der Gelenkveränderungen bei chronischer Polyarthritis dar. Bei noch fehlenden direkten Zeichen einer entzündlichen Gelenkzerstörung kommt der gelenknahen Osteoporose die Bedeutung eines entzündlichen Kollateralphänomens zu [3].

Die Entstehung der periartikulären Osteoporose bei chronischer Polyarthritis muß sicherlich multifaktoriell gesehen werden. Neben mechanischen Faktoren wie schmerzhafte Schonhaltung und Muskelatrophie werden vordergründig Zytokine und Arachidonsäuremetaboliten diskutiert, welche über die Aktivierung von Osteoklasten zur entzündlichen Knochenresorption führen [5, 6, 4].

Histologische Befunde über die gelenknahe Osteoporose als Stadium I und das entzündliche Kollateralphänomen bei Patienten mit chronischer Polyarthritis liegen nur spärlich vor, so daß die Hypothese der entzündlich-osteoklastären Knochenresorption als wesentlicher pathogenetischer Mechanismus der radiologischen Frühveränderungen bisher histopathologisch nicht ausreichend gestützt erscheint.

Mit dem Ziel, die histologischen Grundlagen für eine inskünftige Therapie der chronischen Polyarthritis durch frühe Hemmung der entzündlichen Knochenresorption, z.B. durch Calcitonin zu schaffen, führten wir bei Patienten mit gesicherter chronischer Polyarthritis am radiologisch demineralisierten, aber noch nicht destruierten Ulnaköpfchen Knochenbiopsien durch. Durch die Knochenpunktion des Caput ulnae sollte gleichzeitig, analog zu den Ergebnissen der gelenknahen Knochenpunktion (Forage) bei Schulterschmerzen [7] eine Schmerzbehandlung durchgeführt werden.

Patienten

18 Patienten (15 Frauen und 3 Männer) mit gesicherter chronischer Polyarthritis.
Alter der Patienten: $61,4 \pm 9,8$ Jahre (35–74 Jahre)
Dauer der Krankheit: $3,74 \pm 3,1$ Jahre (3 Monate bis 10 Jahre)

E. Werner H.H. Matthiaß (Hrsg.)
Osteologie - interdisziplinär
© Springer-Verlag Berlin Heidelberg 1991

BSG (1-Stundenwert): $43,9 \pm 26,5$ mm n.W. (8–82 mm n.W.)
CRP: $3,6 \pm 2,9$ mg% (0,7–10,2 mg%)
Osteocalcin ($n = 15$): $3,7 \pm 1,6$ ng/ml (Normalwert: 3,7–6,9 ng/ml)
Parathormon ($n = 14$): $26,2 \pm 14,2$ pmol/l (Normalwert: 10–40 pmol/l)
25-Hydroxy-Vitamin D ($n = 16$): $58,4 \pm 32,2$ nmol/l (Normalwert: 50–300 nmol/l)
1,25-Dihydroxy-Vitamin D ($n = 15$): $30,7 \pm 8,7$ ng/l (Normalwert: 35–90 ng/l)

Biopsie des Caput ulnae

Biopsiert wurden bei gesicherter chronischer Polyarthritis deutlich schmerzhafte Ul-
naköpfchen mit klinischen Zeichen der Entzündung bei noch fehlenden radiologischen
Zeichen der Destruktion.
Lokalanästhesie: Scandicain 1%, 10 ml
Biopsiebesteck: Jamshidi-Nadel 4 inch

In Lokalanästhesie und unter höchst sterilen Bedingungen erfolgt eine Stichinzision
der Haut unter der lateralen Ulnaseite cirka 2 cm proximal des Processus styloideus ulnae.
Aufsetzen der Jamshidi-Nadel auf das Periost und Überprüfung der Wirksamkeit der Lokalanästhesie. Punktion des Ulnaköpfchens in horizontaler Richtung von lateral nach medial
in einem Winkel von cirka 20 Grad. Entnahme des bis 20×2 mm messenden Knochenbiopsiezylinders. Steriler Wundverband, Wickeln des Handgelenks der Punktionsseite mit
elastischer Binde. Röntgenkontrolle.

Alle 18 durchgeführten Ulnaköpfchenbiopsien verliefen komplikationslos, alle Patienten
berichten in einem 7 Tage-Schmerzprotokoll über eine deutliche postbioptische Schmerz-
linderung. Vereinzelt bitten die Patienten darum, die Therapie durch Knochenbiopsie auch
an der kontralateralen Seite durchzuführen.

Histopathologie der Biopsie des Ulnaköpfchens

(Durchführung: Prof. A. Schulz, Pathologisches Institut der Universität Gießen). Die entnommenen Biopsiezylinder wurden in Carnoy-Lösung bis zu 2 Stunden fixiert, dann in
100% Alkohol übergeführt. Aus dem unentkalkten, in Methakrylat eingebetteten Knochen-
material wurden Schnittpräparate hergestellt und nach der Methode von Masson-Goldner
und Kossa gefärbt. Die semiquantitative histologische Beurteilung erfolgte unter besonderer
Berücksichtigung der

– Kortikalis
– subkortikale Spongiosa
– zentrale Spongiosa
– subchondrale Spongiosa
– subchondrale Knochenplatte
– hyaliner Gelenkknorpel.

Tabelle 1. Histopathologie der periartikulären Frühestveränderungen bei chronischer Polyarthritis. Befunde an Knochenbiopsiezylindern ($n = 18$) aus dem Caput ulnae im radiologischen Stadium I der cP

Kortikalis	Spongiosa subkortikal > zentral < subchondral	Hyaliner Gelenkknorpel
Vermehrter Knochen- umbau an der inneren Oberfläche der Havers' schen Kanäle ↓ Kortikalis- schwund (4/18 Fälle)	Vermehrte Knochenumbauaktivität an den endostalen Oberflächen mit Aktivierung von Osteoblasten und Osteoklasten mit überwiegender osteoklastärer Knochenresorption, insbesondere im Bereich der sub-chondralen Knochenplatte ↓ Osteopenie (13/18 Fälle) Zerstörung der Grenzlamelle (3/18 Fälle)	Frühestveränderungen: Fibrinauflagerungen, Ödem mit Desintegration des Knorpelgewebes und Nekrose. Basale Knorpelresorp-tion durch Chondro/Osteoklasten. Spätveränderungen: Bedeckung mit fibrösem Pannus-gewebe. Basale Knorpelresorption durch Chondro/Osteoklasten. ↓ Chondrolyse (1/18 Fälle) Knorpelresorption (2/18 Fälle)

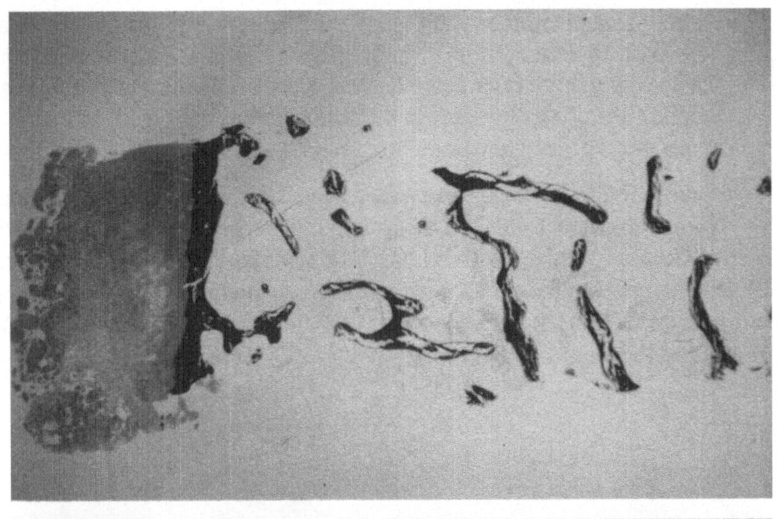

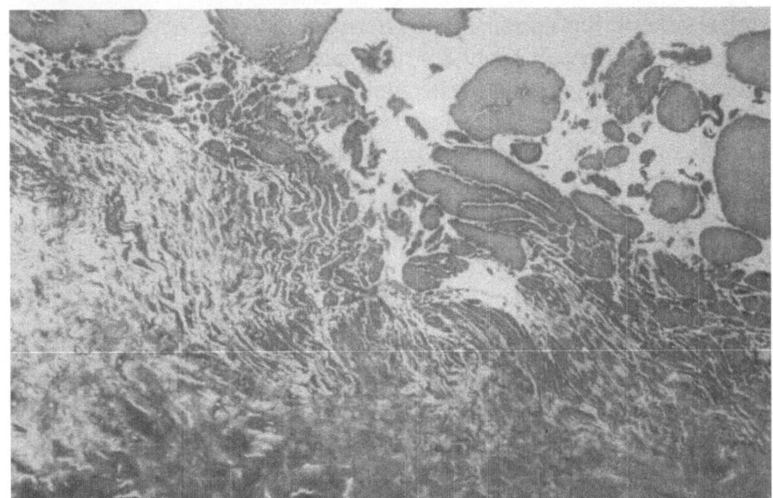

Abb. 1 (*oben*). Distaler Anteil eines Knochenbiopsiezylinders aus dem Ulnaköpfchen bei cP im radiologischen Stadium I (periartikuläre Osteoporose). Chondrolyse des hyalinen Gelenkknorpels (*links*) und subchondrale Osteopenie. Kossa-Färbung (Aufnahme: Prof. Dr. A. Schulz, Gießen)

Abb. 2 (*unten*). Ausschnitt aus dem hyalinen Gelenkknorpel der Abb. 1. Chondrolyse und Fibrinexsudat. Kossa-Färbung (Aufnahme: Prof. Dr. A. Schulz, Gießen)

Ergebnisse (vgl. Tabelle 1)

Die mit der Jamshidi-Nadel entnommenen Knochenbiopsiezylinder aus dem Caput ulnae zeigten eine Größe von bis zu 20 × 2 mm. Alle Biopsien waren histologisch ausreichend beurteilbar.

In allen Lokalisationen läßt sich eine gesteigerte Knochenumbauaktivität nachweisen. Obwohl in einer Biopsie subkortikal Zeichen einer Oberflächenosteoidose bestehen, überwiegt generell der osteoklastäre Knochenabbau mit folglichem Kortikalisschwund (4/18 Fälle), Rarefizierung der Spongiosa subchondral > subkortikal > zentral (3/18 Fälle) sowie Zerstörung der Grenzlamelle (3/18 Fälle).

In nur 3 Fällen gelang durch die Knochenbiopsie eine transulnare Gelenkpunktion, so daß am distalen Ende des Biopsiezylinders auch hyaliner Gelenkknorpel mitbeurteilt werden konnte (Abb. 1). Der hyaline Gelenkknorpel zeigt bereits schwere entzündliche Schädigungen. In einem Fall besteht eine ausgedehnte Chondrolyse des mit Fibrin bedeckten Knorpels (Abb. 2), in zwei weiteren Fällen wird der hyaline Gelenkknorpel bereits von Pannusgewebe bedeckt (Abb. 3).

Diskussion

Bei gesicherter chronischer Polyarthritis kann histologisch an Biopsiezylindern aus dem Ulnaköpfchen im noch nicht destruierenden radiologischen Stadium I (periartikuläre Osteoporose) ein gesteigerter Knochenumbau nachgewiesen werden. Die vordergründige osteoklastäre Resorption ist vereinbar mit dem Konzept der periartikulären, entzündlichen cP-Osteoporose als Folge einer Osteoklastenstimulation durch Zytokine und/oder Entzündungsmediatoren. Das Vollbild einer periartikulären high-turnover-Osteoporose scheint selten und wurde von uns in einem Falle diskutiert. Wesentlich erscheinen uns die histologisch nachweisbaren Veränderungen am hyalinen Knorpel. Obwohl sich das Handgelenk erst im

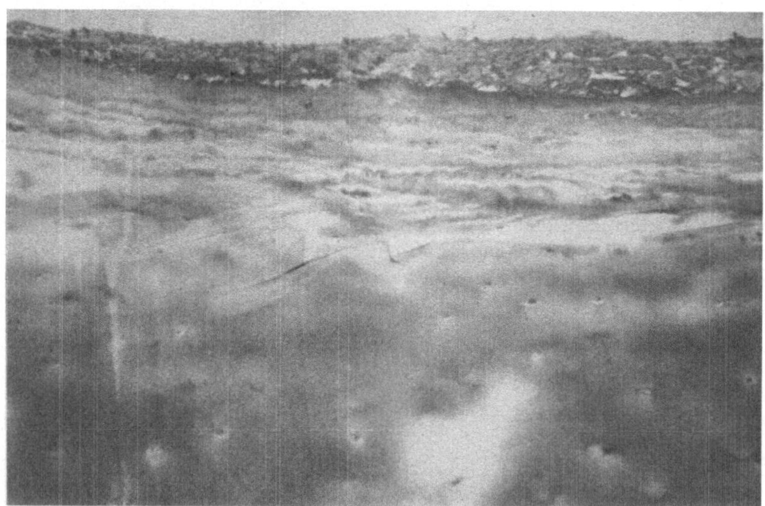

Abb. 3. Schädigung des hyalinen Gelenkknorpels durch bedeckendes Pannusgewebe (*oben*) im Bereich eines radiologisch noch intakten Ulnaköpfchens. Kossa-Färbung (Aufnahme: Prof. Dr. A. Schulz, Gießen)

radiologischen Frühstadium I der cP befindet, zeigt der hyaline Gelenkknorpel im Bereich des Caput ulnae in 3 Fällen bereits schwerste irreversible entzündliche Schäden (Chondrolyse und bedeckendes Pannusgewebe).

Im Vergleich zu den wenigen uns bekannten histologischen Untersuchungen über die periartikuläre Osteoporose bei cP (Shimizu et al 1985, Bröll und Machacek 1988) berichten wir über gelenknahe Knochenveränderungen am radiologisch noch nicht destruierten Gelenk. Unsere Ergebnisse zeigen, daß im noch nicht erosiven radiologischen Frühstadium einer chronischen Polyarthritis histopathologisch bereits ein vermehrter gelenknaher Knochenumbau sowie schwerste Knorpelschädigungen nachgewiesen werden können. Die periartikuläre Osteoporose als entzündliches Kollateralphänomen und radiologisches Frühzeichen der chronischen Polyarthritis muß aufgrund der gezeigten histologischen Veränderungen in ihrer diagnostischen Wertigkeit relativiert werden.

Unseres Erachtens stellt die medikamentöse Osteoklastenhemmung ein interessantes Therapiekonzept zur Behandlung der frühen chronischen Polyarthritis dar.

Die nach durchgeführter Osteopunktion des Caput ulnae geschilderte Besserung der lokalen Beschwerden wird auf neurophysiologischer Grundlage i.S. eines Sympathektomieeffektes (Benjamin et al 1981) diskutiert.

Literatur

1. Benjamin A, Hirschowitz D, Arden GP, Blackburn N (1981) Doppelosteotomie am Schultergelenk. Orthopäde 10:245–249
2. Bröll H, Machacek E (1988) Die gelenknahe Osteoporose bei chronischer Polyarthritis. Acta med Austriaca 15:135
3. Dihlmann W (1982) Gelenke – Wirbelverbindungen. Klinische Radiologie. Thieme, Stuttgart New York
4. Dreher R (1987) Osteoporosesyndrome: Klinik, Pathogenese und Therapie. In: Colloquia theumatologica 34. Werk-Verlag Dr. Edmund Banaschewski, München-Gräfelfing, S 38–61
5. Dreher R, Thabe H, Schulz A et al (1986) Die periartikuläre (subchondrale) cP-Osteoporose, eine lokale high-turnover-Osteoporose? Z Rheumatol 45,4:213, abstract
6. Dreher R, Thabe H, Schulz A, Lingg G (1988) Gelenknahe Knochenumbauaktivitäten bei rheumatoider Arthritis. Z Rheumatol 47,4:309, abstract
7. Hutter I, Wiedmer U (1989) Ergebnisse der gelenknahen Knochenpunktion (FDorage) bei Schulterschmerzen. Akt Rheumatol 14:254–256
8. Shimizu S, Shiozawa S, Shiozawa K, Imura S, Fujita T (1985) Quantitative histologic studies on the pathogenesis of periarticular osteoporosis in rheumatoid arthritis. Arth Rheumat 28,1:25–31

Steroid-Therapie und Osteoporose bei der chronischen Polyarthritis. Befunde von 62 Beckenkammbiopsien

A. Bleckmann[1], C. Lörke[1], R. Dreher[1], A. Schulz[2]

[1]Klinik für Rheumatologie, Dr. Alfons-Gamp-Straße 1,
 W-6650 Bad Kreuznach, Bundesrepublik Deutschland
[2]Pathologisches Institut, Universität Gießen, W-6300 Gießen, Bundesrepublik Deutschland

Mit einer Prävalenz von bis zu 2% stellt die chronische Polyarthritis eine häufige entzündliche knochendestruierende Systemerkrankung dar. Nach dem 60. Lebensjahr ist sie besonders häufig mit einer generalisierten Osteoporose assoziiert. Wegen der hohen klinischen und humoral-systemischen Entzündungsaktivität der c.P. ist oft eine antiinflammatorische Cortison-Therapie indiziert. Dabei wird ein negativer Einfluß des Cortisons auf den Knochenstoffwechsel bei der manifesten Osteoporose diskutiert.

Uns interessierte, ob sich an knochenbioptischen Befunden von c.P.-Patienten ein Cortisoneinfluß auf die Knochenumbauaktivität nachweisen läßt und ob sich daraus Therapieansätze für die Osteoporose-Therapie ableiten lassen.

Wir führten daher an 62 stationären c.P.-Patienten in der Rheumaklinik Bad Kreuznach, die mit und ohne Cortison-Dauertherapie waren, Beckenkammstanzbiopsien durch. Die histologische, semiquantitative Auswertung am unentkalkten Präparat führte für uns das Pathologische Institut der Universität Gießen (Prof. Schulz) durch. Wir arbeiteten die histologischen Befunde auf und führten eine explorative Datenanalyse durch. Dazu teilten wir unser Patientenkollektiv entsprechend der Cortison-Medikation in 4 Gruppen ein:
Gruppe 1:   Keine Cortisontherapie (16 Patienten)
Gruppe 2:   Bis 7,5 mg Cortison Äquivalent (26 Patienten)
Gruppe 3:   Über 7,5 mg Cortison Äquivalent (10 Patienten)
Gruppe 4:   Cortison-Medikation mit wechselnder Dosis (10 Patienten)

Ergebnisse

Frauen überwogen bei weitem in allen 4 Gruppen, das mittlere Alter der Patienten bei Beckenstanze schwankte im Mittel um das 67. Lebensjahr (s. Tabelle 1).

Nicht-Cortison-Patienten hatten im Mittel eine deutlich geringere c.P.-Krankheitsdauer als die Patienten in den Cortisongruppen, die Häufigkeitsverteilung der einzelnen Funktionsstadien und die humoral-systemische Entzündungsaktivität kann aus Tabelle 2 entnommen werden.

E. Werner H.H. Matthiaß (Hrsg.)
Osteologie - interdisziplinär
© Springer-Verlag Berlin Heidelberg 1991

Tabelle 1. Patientengut I

	Ohne Cortison-therapie	Cortison $\leq 7,5$ mg/d	Cortison $> 7,5$ mg/die	Cortisondosis ?	
N	16	26	10	10	n.s.
Geschlecht (W/M)	15/1	24/2	8/2	7/3	n.s.
Alter	$68,6 \pm 10,1$ J	$66,6 \pm 6,3$ J	$66,9 \pm 12,2$ J	$68,7 \pm 7,8$ J	n.s.

Tabelle 2. Patientengut II

	Ohne Cortison-therapie	Cortison $\leq 7,5$ mg/d	Cortison $> 7,5$ mg/d	Cortisondosis ?
Mittlere CP-Dauer	$9,3 \pm 10,4$ J	$17,3 \pm 12,2$ J	$15,7 \pm 10,8$ J	$14,4 \pm 12,8$ J
CP-Stadien I	6	1	1	0
(N) II	9	16	5	7
III	1	7	4	3
IV	0	4	0	0
BSG	$75,3 \pm 31$	$70,2 \pm 24$	$68,5 \pm 33$	75 ± 25

Eine Vielzahl von Patienten hatten vor der Beckenkammstanze bereits eine spezielle medikamentöse Knochentherapie erhalten. Knochenanbaustimulierende Fluorpräparate dominierten mit Therapiedauern von 4–60 Monaten, nur in Gruppe 3 und 4 fanden sich kaum Patienten mit einer speziellen Osteoporose-Medikation (Tabelle 3).

Tabelle 3. Medikamentenanamnese – Knochentherapeutika

Medikament	Ohne Cortison-therapie	Cortison $\leq 7,5$ mg/d	Cortison $> 7,5$ mg/d	Cortisondosis ?
NaF	3 (8–11)[a]	6 (9–60)	0	1 (24)
Mono-F.-Phosphat CA	4 (5–24)	9 (4–46)	0	2 (24)
Calcium	1 (96)	1 (40)	1	1 (9)
Calcitonin	1 (12)	0	0	0
Vit D3	1 (24)	1 (2)	1 (?)	0
Östrogene	2 (60–168)	1 (?)	0	0

[a]Therapiedauer in Monaten.

206

Entsprechend der histologischen Befunde bildeten wir bezüglich der Knochenumbauaktivität, gekennzeichnet durch die Kombination von Knochenan- und -abbauaktivität 6
Gruppen, in denen sich alle historischen Befundbeschreibungen einordnen ließen. So entspricht z.B. die Gruppe 1: Verminderter Anbau – Normaler Abbau, der sog. low-turnover-
Osteoporose und die Gruppe 6: Erhöhter Anbau - Erhöhter Abbau, in etwa dem Begriff
der high-turnover-Osteoporose.

In Tabelle 4 sind die verschiedenen Knochenumbauformen sowie die Häufigkeitsver-
teilungen in den verschiedenen Cortisongruppen aufgeführt. Es ergaben sich bezüglich der
Knochenumbauaktivität zwischen den Cortisongruppen keinerlei signifikante Unterschiede.
Auch dann nicht, wenn man, wie in Tabelle 5 aufgeführt, Knochenan- und Knochenab-
bauseite alleine betrachtet. Auf Signifikanz wurde mit dem Fischer-Exakt-Test geprüft. Für

Tabelle 4. Knochenumbauaktivität I

			Ohne Cortison- therapie n=16	Cortison $\leq 7,5$ mg/d n=26	Cortison $> 7,5$ mg/d n=10	Cortisondosis ? n=10	
I	Verminderter	Anbau	37,5%	38,5%	70%	50%	n.s.
	Normaler	Abbau					
II	Leicht erhöhter	Anbau	25%	34,6%	10%	20%	n.s.
	Normaler	Abbau					
III	Verminderter	Anbau	0%	3,8%	0%	20%	n.s.
	Leicht erhöhter	Abbau					
IV	Leicht erhöhter	Anbau	12,5%	15,4%	10%	10%	n.s.
	Leicht erhöhter	Abbau					
V	Normaler	Anbau	6,25% (1)[a]	0%	0%	0%	n.s.
	Deutl. erhöhter	Abbau					
VI	Deutl. erhöhter	Anbau	18,75% (3)	7,7% (2)	10% (1)	0%	n.s.
	Deutl. erhöhter	Abbau					

[a] $\,\hat{=}\,$ n pro Gruppe.

Tabelle 5. Knochenumbauaktivität II

	Ohne Cortison- therapie n=16	Cortison $\leq 7,5$ mg/d n=26	Cortison $> 7,5$ mg/d n=10	Cortisondosis ? n=10	
Verminderter Anbau	6	11	7	7	n.s.
Gesteigerter Anbau (m. Fluortherapie)	9 (4)	15 (10)	3 (0)	3 (2)	n.s.
Gesteigerter Abbau	6	7	2	3	n.s.

die Gruppe der Patienten mit histologisch gesehener Anbausteigerung könnte in etwa der Hälfte der Fälle eine vorangegangene knochenanbaustimulierende Therapie verantwortlich sein.

Hervorzuheben ist, daß nur bei 7 von 62 Patienten bei deutlich gesteigerter Abbauaktivität eine knochenabbauhemmende Therapie in Frage kam (s. Tabelle 4).

Zusammenfassend fanden wir in dem von uns untersuchten Kollektiv keine signifikanten Unterschiede in der Knochenumbauaktivität bei c.P.-Patienten, die ohne bzw. mit Cortison-Therapie waren. Nach dem Ergebnis der Knochenhistologie ist die medikamentöse Knochenanbaustimulation häufiger indiziert als die Knochenabbauhemmung. Histologisch gesehene Knochenanbausteigerungen könnten in der Hälfte der Fälle Therapieeffekte einer vorangegangenen knochenanbaustimulierenden Therapie sein. Mittels vergleichender Kontrollbiopsie könnten Therapieresponder und Nonresponder früh erkannt werden.

Häufigkeit der Osteoporose bei rheumatoider Arthritis mit und ohne Corticosteroid-Langzeitbehandlung

J. Semler[1], T. Mühlenberg[2], H. Sörensen[2], R.-W. Hauer[2]

[1]I. Innere Abteilung, Rudolf Virchow-Klinikum, Freie Universität Berlin,
 Standort Wedding (Chefarzt: Prof. Dr. F. Gramlich),
 Augustenburger Platz 1, W-1000 Berlin 65, Bundesrepublik Deutschland
[2]Innere Abteilung, Immanuel-Krankenhaus (Rheumaklinik – Chefarzt: Dr. H. Sörensen),
 Königstraße, W-1000 Berlin 39, Bundesrepublik Deutschland

Einleitung

Die Glucocorticoidlangzeitbehandlung ist ein Risikofaktor der Entwicklung einer Osteoporose. Eine Vereinheitlichung aller Krankheitsbilder scheint aber nicht gerechtfertigt. Die rheumatoide Arthritis (RA) neigt schon ohne Glucocorticoidbehandlung zur generalisierten Osteoporose [2, 3]. Unter Corticosteroiden wurden doppelt so häufig Wirbelkörperfrakturen bei Rheumatikern erfaßt [1]. Als zusätzliches Risiko wurde ein Alter oberhalb des 50. Lebensjahres und die Menopause angesehen [2].

Sambrook [4] und Wittenborg [5] wiesen anhand densitometrischer Untersuchungen nach, daß die RA selbst bereits eine Minderung der Knochenmasse um 10–20% bei Frauen bewirkt. Durch Glucocorticoidsteroide wurde eine Minderung zwar aggraviert, dieses war aber nicht signifikant. Ziel unserer Studie ist, diese Ergebnisse nachzuvollziehen und Beziehungen zum Alter der Patienten, Dauer und Schweregrad der Erkrankung, Dauer und Dosis der Glucocorticoidsteroidbehandlung und weitere Osteoporoserisiken aufzuzeigen.

Material und Methode

Ausgewählt werden Patienten mit RA seit mindestens 2 Jahren im Stadium II bis III nach Steinbroker. Gegenübergestellt werden Patienten ohne oder mit mindestens einjähriger Glucocorticosteroidbehandlung. Nach Ausschluß von Zweiterkrankungen erfüllen 87 Patienten (73 Frauen und 14 Männer) die erforderlichen Kriterien. Das Kollektiv der Frauen wird in zwei Altersgruppen unterteilt (unter- und oberhalb des 60. Lebensjahres). Von 59 Frauen unterhalb des 60. LJ stehen 21 und von 14 Frauen oberhalb des 60. LJ 8 Frauen unter langjähriger Glucocorticosteroidtherapie, ebenso 7 der 14 Männer.

Neben klinischer und radiologischer Untersuchung werden mittels eines umfangreichen Fragebogens bei allen Patienten Dauer der Erkrankung, Glucocorticosteroidtherapie und Risiken der Osteoporose erfaßt. Diese Befunde werden den Meßergebnissen der Knochendichte bestimmt mittels Doppelphotonenabsorptionsmessung (DPA-Novo LAB 22 a) an Lendenwirbelsäule und Schenkelhals gegenübergestellt.

E. Werner H.H. Matthiaß (Hrsg.)
Osteologie - interdisziplinär
© Springer-Verlag Berlin Heidelberg 1991

Ergebnisse

Tabelle 1. Knochendichte mittels DPA bei Patienten mit Rheumatoider Arthritis (LWS) mit und ohne Glucocorticosteroid-Langzeitbehandlung (alters- und geschlechtsabhängig)

BMD gHA/cm^2		Cortison	
		ohne	mit
weibl. unter 60.LJ	prämenopausal	$0,91 \pm 0,09$	$0,78 \pm 0,05$
	postmenopausal	$0,83 \pm 0,10$	$0,74 \pm 0,11$
weibl. über 60.LJ		$0,68 \pm 0,17$	$0,63 \pm 0,12$
männlich		$0,83 \pm 0,15$	$0,84 \pm 0,11$

Das mittlere Alter, Größe und Körpergewicht ist bei den Patientengruppen mit und ohne Glucocorticosteroid-Langzeitbehandlung vergleichbar. Das gleiche gilt für Dauer der Erkrankung (2–28 Jahre) und Zeitpunkt der Menopause. Bei älteren Frauen ist die Erkrankungsdauer aber auch die Dauer der Glucocorticosteroidbehandlung verlängert ($10,2 \pm 9,9$ Jahre gegenüber $3,5 \pm 1,5$ Jahre).

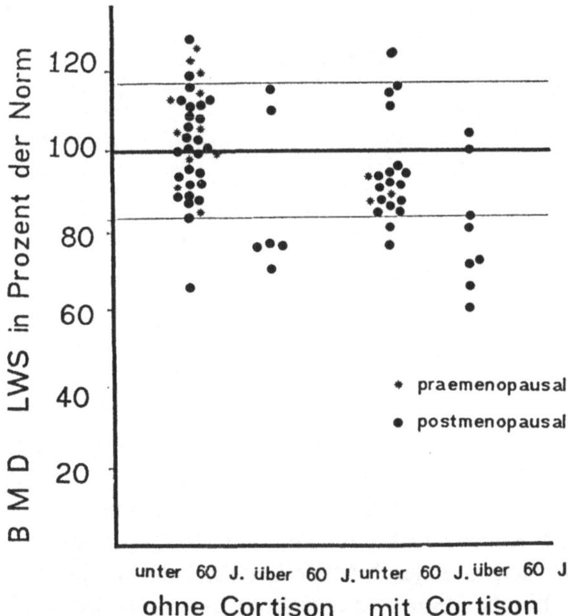

Abb. 1. Abweichung der Knochendichte mittels DPA über der LWS gegenüber einem gesunden Referenzkollektiv (Mittelwert ±2 SD) bei Patienten mit Rheumatoider Arthritis (weiblich) in Abhängigkeit vom Alter und einer Glucocorticosteroid-Langzeitbehandlung

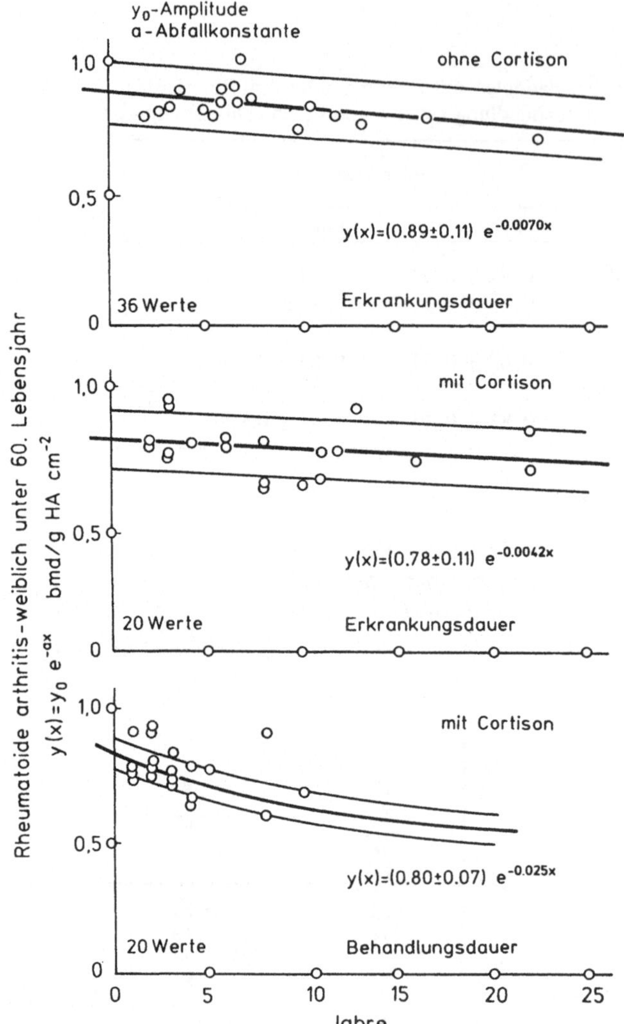

Abb. 2. Abhängigkeit der Knochendichte von Dauer der RA und Behandlungsdauer mit Glucocorticosteroiden

Die mittlere Knochendichte ist bei den Frauen unterhalb des 60. Lebensjahres über der Lendenwirbelsäule um 2,6% gemindert, im höheren Alter um 66,7%. Bei den Frauen unterhalb des 60. LJ steigert sich unter einer Glucocorticosteroidbehandlung die Minderung der Knochendichte im Mittel auf 9,5% (Tabelle 1). Bei dem kleinen Kollektiv der älteren Frauen und der Männer besteht kein signifikanter Unterschied der Knochendichte mit oder ohne Glucocorticosteroid-Langzeitbehandlung. Bei den Männern ist nur einer von 7 Patienten ohne und überhaupt keiner unter Glucocorticosteroiden gemindert.

Bei Betrachtung der Einzelwerte der Knochendichte liegen die Patienten mit RA unter Cortison tendenziell niedriger. Entgegen den Literaturangaben kann eine Minderung der

Knochendichte allein durch die Grunderkrankung RA bei Frauen unterhalb des 60. LJ nicht erfaßt werden. Unter Glucocorticosteroidbehandlung ist zwar die Minderung der Knochendichte aggraviert, dieses Ergebnis ist aber nicht signifikant. Gefährdet erscheinen allerdings Frauen oberhalb des 60. Lebensjahres (Abb. 1).

Es besteht keine Korrelation zwischen Knochendichte und Erkrankungsdauer. Die Behandlungsdauer dagegen zeigt als Kriterium einen deutlich stärkeren Einfluß (siehe Abfallkonstante A – Abb. 2). Die mittlere Erhaltungsdosis liegt bei 2 bis 8 mg Methylprednisolon.

Prämenopausal ist eine Minderung der Knochendichte nicht erfaßbar; 5 bis 10 Jahre nach der Menopause in 9,1% der Fälle, unter Glucocorticosteroiden in 20%. Ein zusätzlicher Einfluß der Menopause ist also nicht mit Sicherheit auszuschließen.

1. Die RA im Stadium II bis III nach Steinbroker führt nicht obligat zur krankhaften Minderung der Knochendichte (LWS und Schenkelhals unter 2 SD: Frauen 11,4%, Männer 14,3%).
2. Unter einer Glucocorticosteroid-Langzeitbehandlung ist bei Frauen eine Minderung der Knochendichte häufiger zu erfassen (LWS und Schenkelhals unter 2 SD: Frauen 24,1%, Männer 14,3%).
3. Gefährdet hinsichtlich der Entwicklung einer Osteoporose sind Frauen mit RA oberhalb des 58. Lebensjahres, somit 5 bis 10 Jahre postmenopausal. Eine langjährige Glucocorticosteroidbehandlung aggraviert die Minderung der Knochendichte bei den Frauen auch unterhalb des 60. Lebensjahres.

Literatur

1. Clegg DO, Egger MJ, Ward JR (1983) Osteoporotic vertebral compression fractures in rheumatologic patients treated with prednisone. Arthritis Rheum (Suppl) 26:47
2. Dykman TR, Gluck OS, Murphy WA, Hahn BH (1985) Evaluation of factors associated with glucocorticoid-induced osteopenia in patients with rheumatic diseases. Arthritis Rheum 28:361–368
3. Mellish RWE, O'Sullivan MM, Garrahan NJ, Compston JE (1987) Iliac crest trabecular bone mass and structure in patients with non-steroid treated rheumatoid arthritis. Ann Rheum Dis 46:830–836
4. Sambrook PN, Eisman JA, Yeates MG, Pocock NA, Seberl, Champion GD (1986) Osteoporosis in rheumatoid arthritis: safety of low dose corticosteroids. Ann Rheum Dis 45:950–953
5. Wittenborg A, Nicksch E, Degner D (1989) Generalisierte Osteoporose bei chronischer Polyarthritis. Z Rheumatol 48:44–45

Coxitis rheumatica. Die Rolle der Amyloidose
in den destruktiven Gelenkprozessen bei rheumatoider Arthritis

M. Bély

Nationalinstitut für Rheumatologie, Budapest, 114.Pf.54., 1525, Hungary

Einleitung

Das Gelenk gilt als die funktionelle Einheit der Synovialmembran, des Gelenkknorpels und des subchondralen Knochengewebes. Die Änderung einer der eng verbundenen Komponenten wird bei allen Gelenkprozessen von der konsekutiven Veränderung der beiden anderen Komponenten gefolgt.

Die Entzündung der Synovialmembran bei rheumatoider Arthritis (RA) sowie bei allen Arthritiden verursacht auf enzymatischem Weg (durch die aus Leukozyten, Makrophagen freigewordenen Enzyme) eine Knorpeldestruktion. Infolge der Verschlechterung der Ernährungsverhältnisse kommt ebenso eine Knorpeldestruktion vor (die Ernährung des Knorpelgewebes im oberen Zweidrittel des Knorpels erfolgt nämlich durch die Diffusion von der Synovialmembran). Letztlich wird der Gelenkknorpel durch den Pannus direkt destruiert.

Die Knorpeldestruktion verursacht eine Inkongruenz der Gelenkoberflächen. Dadurch entsteht eine relative Überbelastung der kongruenten Oberflächen (dieselbe Belastung – kleine Oberfläche). Die Knorpelzellen sterben ab, dadurch wird die Synthese der Knorpelgrundsubstanz, bzw. der Kollagenfasern vermindert – es kommt zu der Zerstörung des Gelenkknorpels. Die aus den absterbenden Chondrozyten frei gewordenen lysosomalen Enzyme verursachen eine weitere Knorpeldestruktion.

Die Zerstörung, bzw. die ungleiche Belastung des Gelenkknorpels verursacht Mikrofrakturen, fokale, sporadische, manchmal sogar diffuse Osteonekrosen des subchondralen Knochengewebes. Eine Schwächung des subchondralen Knochengewebes erhöht wieder die Gelenkdestruktion.

Die zur progressiven Gelenkdestruktion führenden Circuli vitiosi sind in Abb. 1 zusammengefaßt.

Die Gelenkdestruktion gilt als ein multifaktorieller, polyäthiologischer Prozeß, der von vielen Faktoren beeinflußt wird.

E. Werner H.H. Matthiaß (Hrsg.)
Osteologie - interdisziplinär
© Springer-Verlag Berlin Heidelberg 1991

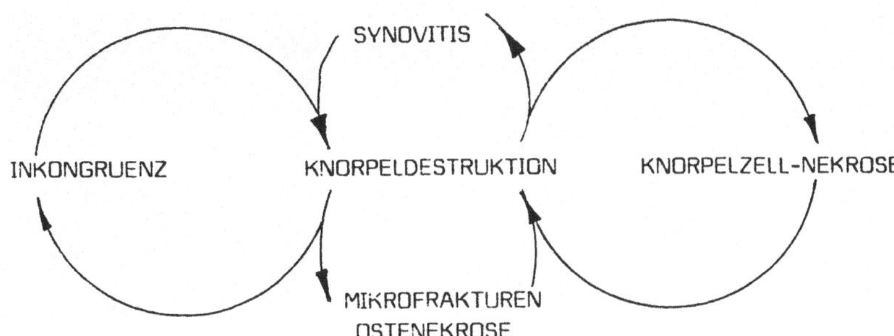

Abb. 1. Die progressive Zerstörung des Gelenks verursachenden Circuli vitiosi

Bei unseren Untersuchungen haben wir einen der vielen Faktoren ausgewählt – nämlich die Amyloidose. Es sollte die Rolle der Amyloidose in der Gelenkdestruktion geklärt werden.

Material und Methode

Den Untersuchungen liegen Beobachtungen an dem Autopsiematerial von 37 Patienten zugrunde, die nach den ARA-Kriterien an einer klassischen oder definitiven RA litten. Es wurden 74 Synovialmembranen, 74 Schenkelköpfe und 68 Gelenkpfannen untersucht. Bei 15 Patienten war die RA mit einer generalisierten sekundären Amyloidose kompliziert, bei 22 Patienten gab es diese Komplikation nicht.

Das Untersuchungsmaterial von den 37 Patienten wurde in Tabelle 1 dargestellt.

Tabelle 1. Das untersuchte Autopsiematerial der 37 RA Patienten

	Patient	Synovial- membran	Schenkelkopf	Gelenkpfanne
Kompliziert mit generalisierter sekundärer Amyloidose	15	30	30	26
Ohne generalisierte sekundäre Amyloidose	22	44	44	42
Gesamtzahl	37	74	74	68

Die Gewebsproben wurden in 8%igem Formalin fixiert. Das Knochengewebe wurde dekalziniert (Zusammensetzung der dekalzinierenden Flüssigkeit: 24 ml 85%ige Ameisensäure, 50 ml 35%ige Salzsäure, 126 ml destilliertes Wasser). Die Serienschnitte des in Paraffin eingebetteten Materials wurden mit Hämatoxylin-Eosin (H-E) und mit Kongorot nach Romhányi et al [1] gefärbt, es wurde eine PAS-Reaktion bzw. eine PAP immunohistochemische Reaktion für die Amyloid P-Komponente (Dakopatts A 302, Verdünnung 1:100)

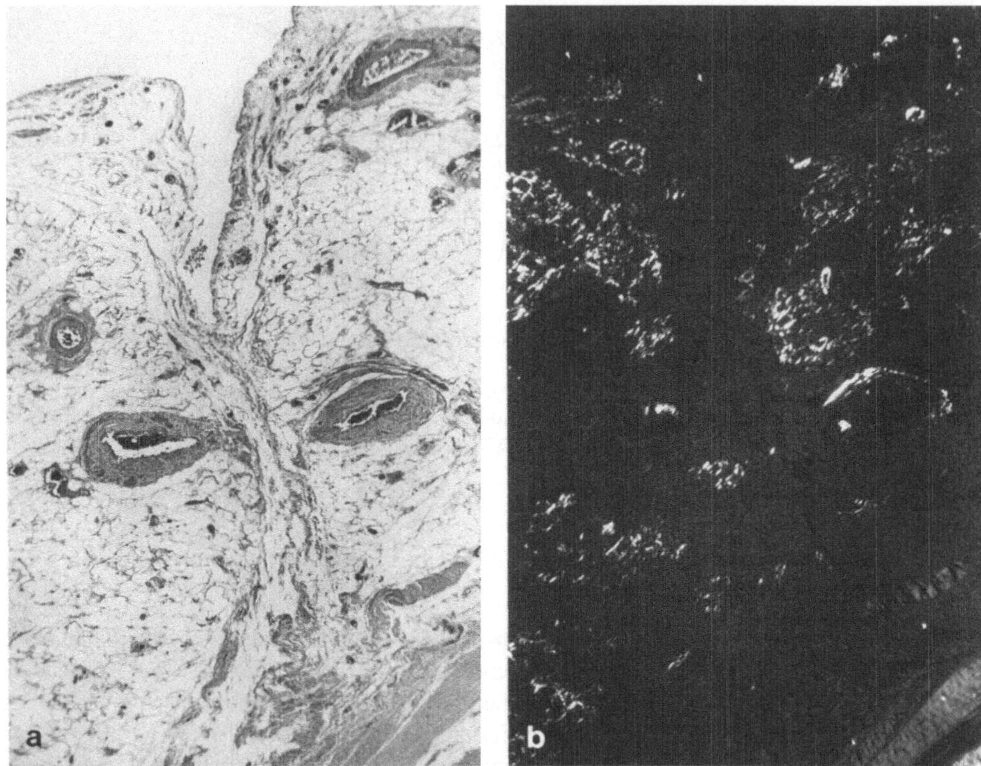

Abb. 2a,b. Synovialmembran. In den Gefäßwänden bzw. neben den interstitiellen Fasern ist eine sekundäre Amyloid-Ablagerung zu beobachten. a HE-Färbung; Originalvergrößerung x 38. b Kongorot Färbung des entsprechenden Teils in a; polarisationsoptische Aufnahme

nach Sternberger und Joseph [3] durchgeführt. Die primäre bzw. sekundäre Amyloidose wurde anhand der Resistenz gegen Trypsin-Digestion (auf $KMnO_4$-Oxydation folgende 10minütige, 0,1%ige Trypsindigestion nach Romhányi [2]) separiert.

Ergebnisse

Bei den 15 mit generalisierter sekundärer Amyloidose komplizierten Patienten wurde in 33,3% der Synovialmembranen (10 Fälle von 30), in 53,3% der Schenkelköpfe (16 Fälle von 30) und in 53,8% der Gelenkpfannen (14 Fälle von 26 Pfannen) eine zu den verschiedenen Strukturen der Synovialmembran bzw. des Knochenmarks (Arteriolen, Kleinarterien, Venulen, Kleinvenen, kollagene bzw. elastische Fasern) gebundene, sekundäre Amyloid-Ablagerung beobachtet. Dieses sekundäre Amyloid zeigte eine Sensitivität gegen die Trypsindigestion nach der Oxydation mit $KMnO_4$; bzw. sie galt in allen Fällen als P-Komponenten-positiv (Abb. 2a,b).

In 52 Fällen von den untersuchten 74 Schenkelköpfen (70%) und in 46 Fällen von den untersuchten 68 Gelenkpfannen (67,6%) war eine, nur am Gelenkknorpel lokal vorkommende, von dem sekundären Amyloid abweichende Qualität zeigende, – nicht sekundäres – Amyloid zu beobachten. Dieses am Gelenkknorpel lokal vorkommende Amyloid zeigte eine Resistenz gegen die Trypsindigestion; bzw. sie galt in allen Fällen als P-Komponenten-negativ.

Dieses, am Gelenkknorpel lokal vorkommende, nicht-sekundäre Amyloid wurde in erster Linie strichförmig an der Oberfläche, seltener bandförmig, oder schollig in der I Zone des Gelenkknorpels beobachtet (Abb. 3a,b). Der relativ intakte Knorpel war ebenso betroffen wie der schwer destruierte Knorpel.

Das am Gelenkknorpel lokal vorkommende, nicht sekundäre Amyloid kann also am relativ intakten Knorpel vorhanden sein, sowie aber auch beim schwer destruierten Knorpel fehlen. Das am Gelenkknorpel lokal vorkommende, nicht sekundäre Amyloid war in einigen Fällen mit dem als Teilerscheinung der generalisierten Amyloidose vorkommenden, sekundären Amyloid kombiniert vorhanden.

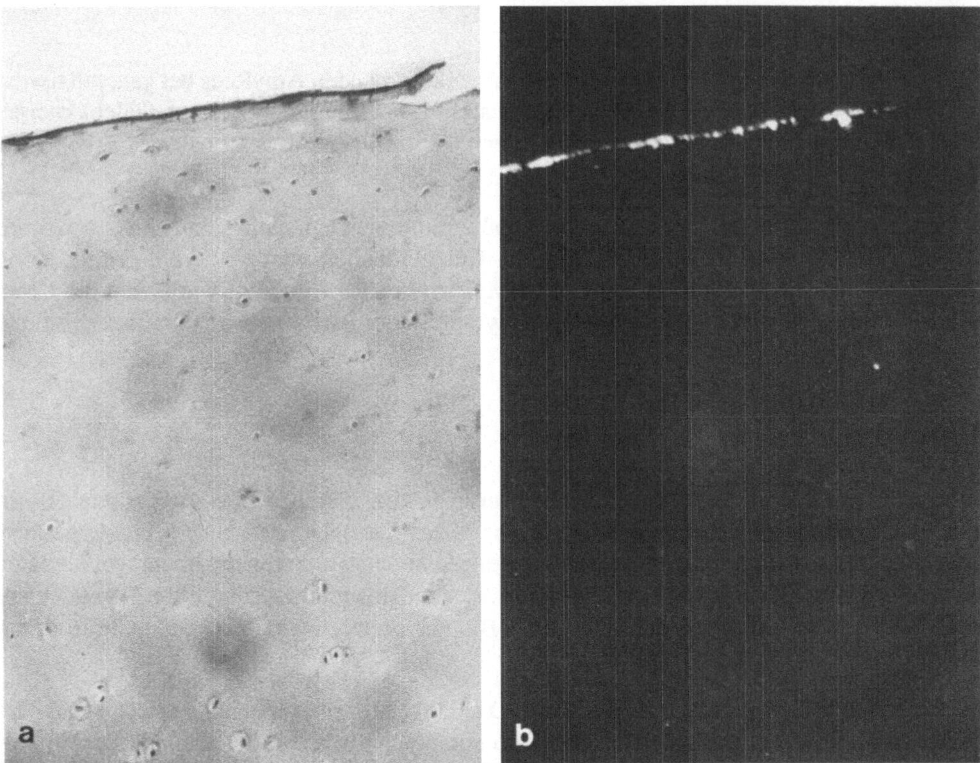

Abb. 3a,b. Schenkelkopf. Gelenkknorpel. An der Oberfläche des Gelenkknorpels ist eine strichförmige, lokal vorkommende, nicht sekundäre Amyloid-Ablagerung zu beobachten. a HE-Färbung; Originalvergrößerung x 152. b Kongorot Färbung des entsprechenden Teils in a; polarisationsoptische Aufnahme

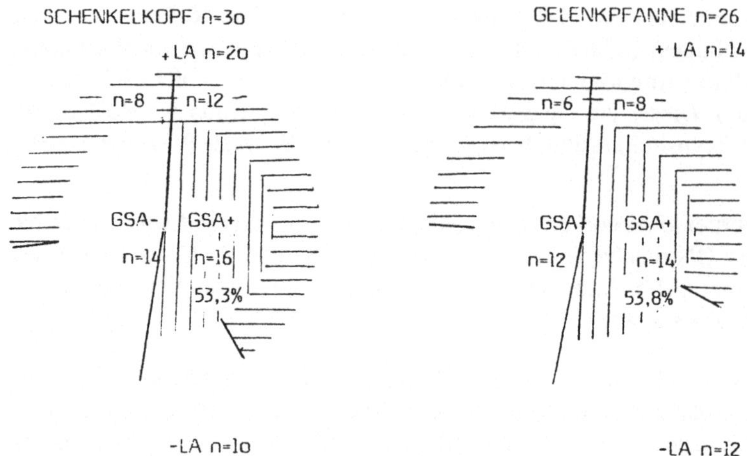

Abb. 4. Die Häufigkeit der am Gelenkknorpel lokal vorkommenden Amyloidose bei mit generalisierter sekundärer Amyloidose komplizierter RA. *GSA*, generalisierte sekundäre Amyloidose; *LA*, am Gelenkknorpel lokal vorkommende Amyloidose

Die Häufigkeit des am Gelenkknorpel lokal vorkommenden Amyloids bei generalisierter, sekundärer Amyloidose ist in Abb. 4 dargestellt. Die Häufigkeit des am Gelenkknorpel lokal vorkommenden Amyloids war von der gleichzeitigen Anwesenheit des sekundären Amyloids grundlegend nicht beeinflußt.

Die Häufigkeit des am Gelenkknorpel lokal vorkommenden, nicht sekundären Amyloids an allen untersuchten Schenkelköpfen bzw. Gelenkpfannen wurde in Abb. 5 dargestellt. Die Häufigkeit des am Gelenkknorpel lokal vorkommenden Amyloids wurde von der Komplikation mit sekundärer, generalisierter Amyloidose der RA grundlegend nicht beeinflußt.

Diskussion

In einem Teil der untersuchten Gelenke wurde in den Gefäßen bzw. neben den Fasern des Grundgewebes der Synovialmembran, bzw. des Knochenmarks eine sekundäre Amyloidablagerung beobachtet. Diese gilt als Teilerscheinung der generalisierten sekundären Amyloidose. Es ist zu vermuten, daß diese Amyloidablagerung – durch die Betroffenheit der Gefäße, durch die Verschlechterung der Blutversorgung – eine potenzierende Rolle im destruktiven Gelenkprozess spielt.

In einigen Fällen wurde eine am Gelenkknorpel lokal vorkommende, nicht sekundäre Amyloid-Ablagerung beobachtet. Diese kam autonom, sowie mit der sekundären Amyloidose kombiniert vor. Die Rolle dieses lokal vorkommenden, nicht sekundären Amyloids im destruktiven Gelenkprozeß konnte anhand unserer Untersuchungen nicht geklärt werden. Es kann in relativ intakten, sowie in schwer destruierten Gelenken vorkommen und ist nicht als Folge der destruktiven Prozesse zu betrachten. Andererseits ist es auch nicht als Ursache der destruktiven Prozesse zu betrachten, weil es in mehreren intakten sowie

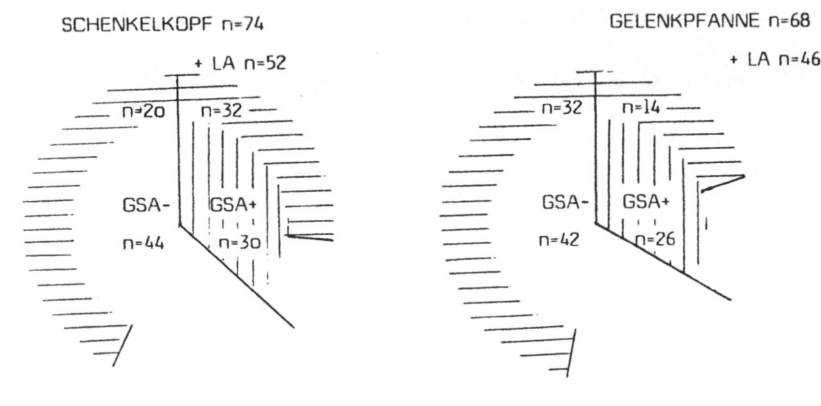

Abb. 5. Die Häufigkeit der am Gelenkknorpel lokal vorkommenden Amyloidose bei RA. *GSA*, mit generalisierter sekundärer Amyloidose komplizierte RA; *LA*, am Gelenkknorpel lokal vorkommende Amyloidose

destruierten Gelenken nicht vorhanden war. In der Entstehung bzw. Ablagerung dieses lokalen, nicht sekundären Amyloids sollte man also auch die Rolle extraartikulärer Faktoren vermuten.

Literatur

1. Romhányi GY, Deák GY, Bukovinszky A (1970) Collagen- specific topo-optical staining reactions with congo red and its ultrastructural interpretation. Acta Morphol Hung 18:261–282
2. Romhányi G (1972) Differences in ultrastructural organization of amyloid as revealed by sensitivity or resistance to induced proteolysis. Virchows Arch A 357:29–52
3. Sternberger LA, Joseph SA (1979) The unlabeled antibody method. Contrasting color-staining of paired pituitary hormones without antibody removal. J Histochem Cytochem 27:1424–1429

Overlap-Osteopathien bei rheumatischen Erkrankungen

A. Bleckmann[1], C. Lörke[1], R. Dreher[1], A. Schulz[2]

[1]Klinik für Rheumakranke, Dr. Alfons-Gamp-Straße 1,
 W-6650 Bad Kreuznach, Bundesrepublik Deutschland
[2]Pathologisches Institut, Universität Gießen, W-6300 Gießen, Bundesrepublik Deutschland

Im Patientengut einer großen rheumatologischen Klinik lassen sich 2 große Erkrankungs-gruppen unterscheiden. Zum einen die entzündlich-rheumatischen Erkrankungen, vor allem die chronische Polyarthritis, die mit einer Prävalenz von bis zu 2% eine häufige, progrediente, systemisch, knochendestruierende Gelenkerkrankung ist, bei der Frauen 2–3 mal so häufig betroffen sind als Männer und die ihren Inzidenzhöhepunkt zwischen dem 40. und 60. Lebensjahr hat.

Zum anderen die rein degenerativen Gelenkerkrankungen, deren Prävalenz mit dem Lebensalter steigt, wobei bekanntermaßen ab dem 65. Lebensjahr fast jeder Mensch entsprechende Gelenkveränderungen aufweist.

Oft sehen wir, komplizierend in beiden Gruppen, als zusätzliche Erkrankung eine generalisierte Osteoporose. Hierbei ist die chronische Polyarthritis häufiger als die degenerativen Erkrankungen mit einer Osteoporose assoziiert. Typischerweise läßt sich dabei eine periartikuläre Osteoporose in der Frühphase und eine generalisierte, stammskelettbetonte Osteoporose in der Spätphase der chronischen Polyarthritis unterscheiden.

Im Gegensatz dazu entspricht die Osteoporose bei den degenerativen Gelenkerkrankungen häufig dem Typ der senilen Osteoporose.

Unter dem Eindruck der beiden rheumatischen Erkrankungen mit ihren unterschiedlichen Merkmalen:

- c.P. (Entzündungsaktivität, Cortisontherapie, Basistherapie, Immobilisation) und
- degenerativ (selten Entzündungsaktivität, keine Cortisontherapie, häufig mono- oder oligoartikulärer Befall)

ergeben sich aus rheumatologisch-osteologischer Sicht folgende Fragen:

1. Unterscheidet sich die generalisierte, meist stammskelettbetonte Osteoporose dieser beiden Gruppen, die sich meist nach dem 60. Lebensjahr manifestiert?
2. Wird das histologische Bild durch die krankheitstypischen Einflüsse geprägt?
3. Sind daraus besondere Therapierichtlinien für die Osteoporosebehandlung abzuleiten?

Zur Klärung dieser Fragen arbeiteten wir 129 Befunde von Beckenkammstanzbiopsien mit der Jamshidi-Nadel auf, wobei die histologische semiquantitative Auswertung am unentkalkten Präparat für uns das Pathologische Institut der Universität Gießen durchführte.

E. Werner H.H. Matthiaß (Hrsg.)
Osteologie - interdisziplinär
© Springer-Verlag Berlin Heidelberg 1991

Im Knochenbefund waren folgende Parameter beschrieben und bewertet:

- Osteopeniegrad (leicht/mittel/schwer)
- Knochenumbauaktivität (erhöht/erniedrigt)
- Knochenanbau (vermehrt/vermindert)
- Knochenabbau (vermehrt/vermindert)

Es wurden entsprechend der Vorerkrankungen 2 Gruppen gebildet. Der Gruppe "entzündlich" konnten 65 Patienten, der Gruppe "degenerativ" 64 Patienten zugeordnet werden. Bei allen Patienten war röntgenologisch die Diagnose einer Osteoporose mit Deckplattenballonierungen bzw. Wirbelkörpereinbrüchen gestellt worden.

79% der c.P.-Patienten und 89% der degenerativ Erkrankten waren über 60 Jahre alt. 97% der c.P.-Patienten waren länger als 1 Jahr erkrankt, 66% länger als 5 Jahre.

In der Häufigkeit der verschiedenen Zweiterkrankungen unterschieden sich die beiden Gruppen nicht signifikant. Berücksichtigt wurden Schilddrüsenerkrankungen, obstruktive Lungenerkrankungen, Niereninsuffizienzen bis zu einem Kreatinin von 2,0 mg%, Malignomerkrankungen, Diabetes mellitus, Operationen am Magen-Darm-Trakt, Lebererkrankungen, enterale Resorptionsstörungen.

Auch in der Verteilung der Osteoporose-Risiken konnten keine gesicherten Unterschiede zwischen beiden Gruppen gesehen werden. Rauchen und Alkohol spielten keine Rolle, die Gehzeit war in beiden Gruppen bei 60–70% der Patienten zum Teil erheblich eingeschränkt (Gehzeit nicht über 60 Minuten), der Menopausenbeginn lag bei 64% der c.P.-Patienten und bei 57% der degenerativ Erkrankten vor dem 50. Lebensjahr.

Im Körpergewichtsvergleich konnten auch keine signifikanten Unterschiede gesehen werden, wobei die degenerativ Erkrankten eher eine Tendenz zum Übergewicht zeigten (30%) als die c.P.-Patienten (14%).

Signifikante Unterschiede zwischen beiden Gruppen gab es selbstverständlich in der Höhe der humoral-systemischen Entzündungsaktivität. So war bei 4/5 der c.P.-Patienten das CRP erhöht, wohingegen bei der Mehrzahl der degenerativ Erkrankten dieses Akut-Phase-Protein nicht oder nur gering erhöht vorkam. Als krankheitsspezifisch war in diesem Zusammenhang auch die Verteilung der Cortison-Therapien und der sog. Basistherapien zu sehen.

Die Mehrzahl der c.P.-Patienten war niedrig-dosiert langzeit-cortisonbehandelt und alle hatten mehr oder weniger lange unter einer c.P.-Basistherapie gestanden (Cortisontherapie über 2 Jahre 64% der Patienten, kleiner 10 mg/Tag 68%).

Vor der Beschreibung der histologischen Befunde muß erwähnt werden, daß etwa die Hälfte der c.P.-Patienten und 3/4 der degenerativ Erkrankten bereits eine spezifische Osteoporosetherapie, meist mit Fluorpräparaten, durchgeführt hatten.

Die histologischen Befunde waren nun folgendermaßen verteilt: Schwere Osteopenien wurden vom Pathologen nur in 8% (c.P.) bzw. 9% (degenerativ) der Fälle beschrieben, dabei wurde häufiger eine erniedrigte Knochenumbauaktivität (c.P. 38%, degenerativ 41%) und seltener eine erhöhte Knochenumbauaktivität (c.P. 14%, degenerativ 25%) gesehen. Ein gesteigerter Knochenabbau ohne gleichzeitig gesteigerte Anbauaktivität wurde bei der c.P. in 14% und bei den degenerativ Erkrankten in 1% der Fälle beobachtet und alleinige Anbausteigerungen ohne vermehrte Knochenresorption fielen bei 16% der c.P.-Patienten und bei 19% der degenerativ Erkrankten auf.

Zusammenfassend waren allerdings die histologischen Befunde nicht signifikant unterschiedlich.

Wir konnten auch keinen Zusammenhang zwischen den Einflußfaktoren Menopausenalter, Gehzeit, BSG, CRP, Gewicht, Nikotinkonsum, Vorerkrankungen, Lebensalter und der Knochenhistologie erkennen. Dies galt sowohl für die einzelnen Gruppen wie auch für das Gesamtkollektiv.

Zusammenfassend können wir sagen:

1. Die histologischen Befunde bei Osteoporose-Patienten mit entzündlichen bzw. degenerativen Gelenkerkrankungen gleichen oder überlappen sich.
2. Zwischen dem histologischen Bild und der Art und der Verteilung der Risikofaktoren besteht in unserem Kollektiv kein Zusammenhang.

Somit verstehen wir als Kliniker die späte Osteoporose bei den entzündlich und degenerativ rheumatischen Gelenkerkrankungen aus histologischer und vor allem aus ätiologischer Sicht als Overlap-Osteopathie.

Es würden sich für uns als therapeutische Konsequenzen ableiten:
- Die Therapie der Osteoporose sollte pathogeneseorientiert entsprechend dem histologischen Befund und damit unabhängig von der rheumatischen Grundkrankheit erfolgen.
- Bei der chronischen Polyarthritis scheint die manifeste Osteoporose keine Kontraindikation zur notwendigen Cortisontherapie darzustellen.

Orthopädische Therapiemaßnahmen bei entzündlich rheumatischen Erkrankungen

F. Kerschbaumer

Abteilung für Rheumaorthopädie, Orthopädische Universitätsklinik, Friedrichsheim, Marienburgstraße 2, W-6000 Frankfurt am Main 71, Bundesrepublik Deutschland

Die orthopädische Therapie entzündlich rheumatischer Erkrankungen ist eine Lokaltherapie im Gegensatz zur medikamentösen System-Therapie des internistisch tätigen Rheumatologen. Die Lokal-Therapie kann aus konservativen und invasiv-operativen Maßnahmen bestehen, welche stadienabhängig durchgeführt werden. Zur Klassifizierung der verschiedenen Ausprägungsstufen der Erkrankung haben sich die Stadieneinteilungen nach Steinbrocker et al 1949 [6] sowie von Larsen et al 1977 [4] bewährt. Abhängig vom Zustand des Gelenkknorpels und des Knochens planen wir unsere lokaltherapeutischen Eingriffe.

Operative Therapie an Gelenken

In frühen Erkrankungsstadien mit unversehrtem Gelenkknorpel und Knochen ist bei über 6 Monate bestehender chron. Synovialitis eine Inaktivierung der entzündlich veränderten synovialen Gelenkmembran notwendig. Die hierfür eleganteste Methode ist die intraartikuläre Bestrahlung der Synovialmembran mittels radioaktiver Isotope mit kurzer Halbwertzeit und hoch energetischer Beta-Strahlung. In der Regel verwenden wir das Radiokolloid Yttrium 90. Eigene Untersuchungen [3] sowie die experimentellen als auch die klinischen Ergebnisse nach Knochenbiopsien haben gezeigt, daß bei Verwendung einer Dosierung von 6 mCi eine genügende Inaktivierung der Synovialmembran gegeben ist ohne wesentliche Schäden des hyalinen Gelenkknorpels. Eine höhere Dosierung kann zu Schäden des subchondralen Knochens führen (Abb. 1). Wir halten die Synoviorthese in den Stadien 0–2 für indiziert. Bei Auftreten radiologisch erkennbarer subchondraler Erosionen ist mit der Synoviorthese Vorsicht geboten.

Eine zweite, etwas invasivere Therapiemöglichkeit ist die sog. Synovektomie. Bei dieser Methode wird die synoviale Gelenkmembran operativ entfernt und somit die Knorpel- und Knochendestruktion zumindest temporär verhindert. Die Synovektomie wird vorwiegend an der oberen Extremität z.B. am Ellenbogen und Handgelenk sowie auch am Kniegelenk angewandt. Während wir die Synovektomie an der oberen Extremität offen bevorzugen, führen wir heute die Synovektomie am Kniegelenk endoskopisch, d.h. arthroskopisch, durch. Diese endoskopische Synovektomie wird meistens kombiniert mit einer Radiosynoviorthese 6 Wochen nach der Operation.

E. Werner H.H. Matthiaß (Hrsg.)
Osteologie - interdisziplinär
© Springer-Verlag Berlin Heidelberg 1991

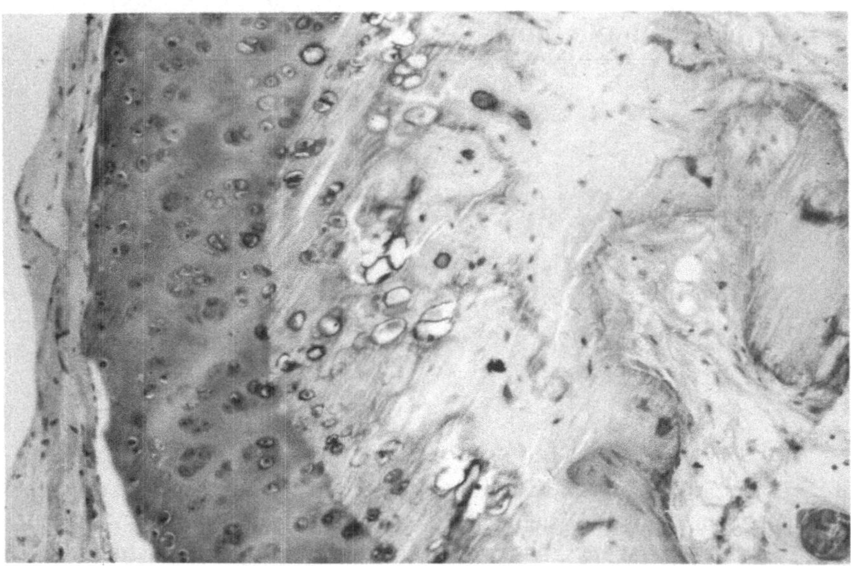

Abb. 1. Lichtmikroskopische Aufnahme eines Kniegelenkes der Ratte nach intraartikulärer Yttrium-Gabe in zu hoher Konzentration: beachte nekrotische Veränderungen im Knochenmark (*links im Bild*)

Im Stadium der artikulären Destruktion ist die Synovektomie in der Regel nicht mehr erfolgversprechend, so daß in diesen Krankheitsstadien die Indikation zur Arthroplastik oder zur Arthrodese gegeben ist. Unter Arthroplastik verstehen wir eine Gelenkresektion mit oder ohne Endoprothesen. Die einfachere Resektionsarthroplastik ohne künstlichen Gelenkersatz bevorzugen wir überwiegend am Vorfuß. Die sog. Alloarthroplastik unter Verwendung künstlicher Materialien kommt dagegen an Hüft/Kniegelenk und an der Hand zur Anwendung. Feldstudien [5] haben ergeben, daß Hüft- und Knieendoprothesen auch bei Beobachtungszeiten von 6 Jahren und darüber in etwa 90% der Fälle gut funktionieren. Aufgrund der hohen funktionellen Behinderung rheumatischer Knie- und Hüfterkrankungen einerseits und der guten Ergebnisse der operativen Therapie andererseits ist die Frequenz dieser Eingriffe in den letzten Jahren stark im Zunehmen. Die Arthroplastik von Schulter-, Ellenbogen-, Hand- und Sprunggelenken ist heute ebenfalls möglich (Abb. 2a,b) – die Ergebnisse sind jedoch, gemessen an den Resultaten von Knie- und Hüftprothesen allgemein noch unbefriedigend.

Die Arthrodese oder Gelenkversteifung hat in der Rheumaorthopädie ebenfalls ihren festen Stellenwert. Versteifungsoperationen werden von Rheumaorthopäden hauptsächlich an der HWS – am Handgelenk und an den Sprunggelenken durchgeführt. Instabilitäten an der oberen HWS, insbesondere im Atlanto-Axialgelenk (Abb. 3) können durch eine Kompression der Medulla oblongata zu lebensbedrohlichen Situationen führen. Die Indikation für einen operativen Eingriff ist bei entsprechender klinischer Symptomatik, wie Nacken- und Hinterkopfschmerzen, neurologische Ausfälle an den oberen und unteren Extremitäten, sowie bei einer Dislokation des vorderen Atlasbogens gegenüber dem Dens axis um mehr als 8 mm in den Funktionsaufnahmen gegeben. In diesen Fällen führen wir die operative Reposition und Spondylodese durch. Derartige Spondylodesen können auch

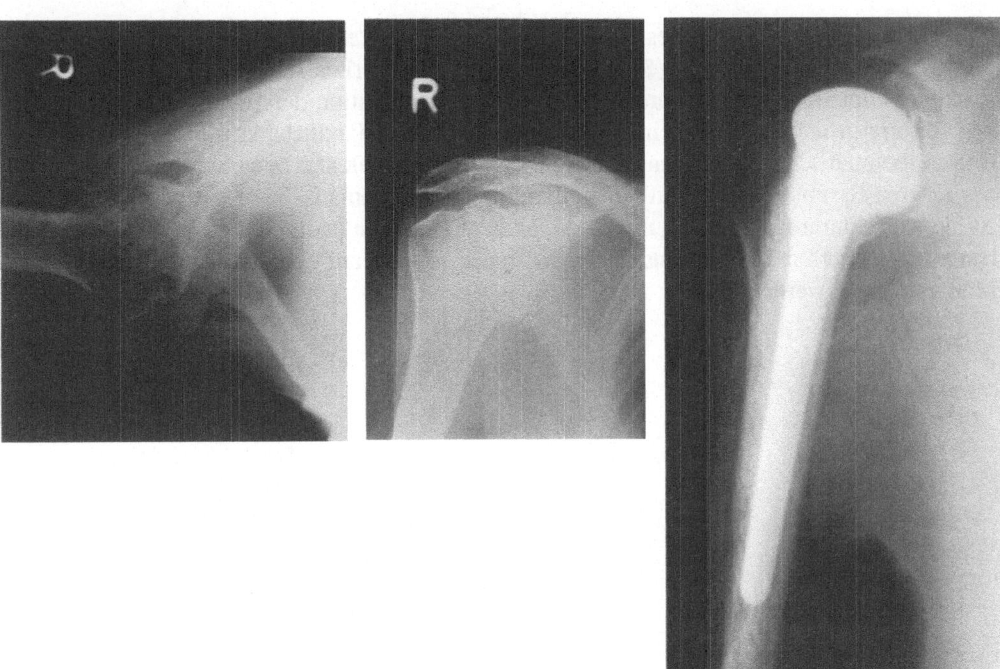

Abb. 2. a Chron. Polyarthritis. Arthritis des Schultergelenkes mit Destruktion der Gelenkflächen.
b Zustand nach Totalgelenkersatz der Pfanne sowie des Humeruskopfes

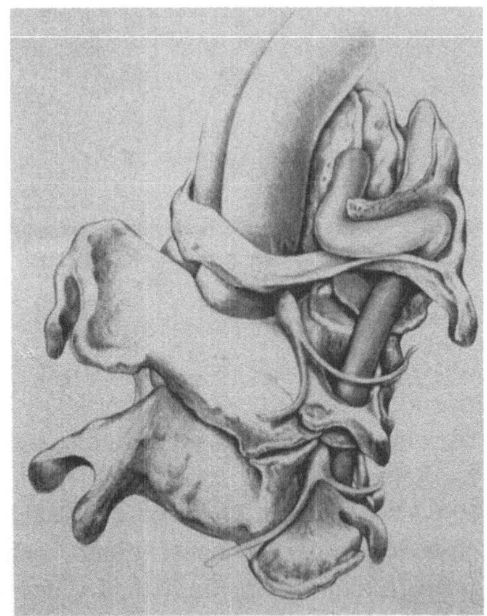

Abb. 3. Schema einer Instabilität zwischen Atlas und Axis bei chron. Polvarthritis. Aus: Kerschbaumer F (1991) Rheumatische Instabilitäten der Halswirbelsäule. In: Orthopädische Operationslehre, Bauer/Kerschbaumer/Loßel. Thieme, Stuttgart

bei vertikalen Dislokationen des Hinterhaupts gegenüber dem Atlas und Dens als auch bei
Veränderungen der unteren HWS und Instabilitäten erforderlich sein [2]. Rheumatische Destruktionen im Handgelenk führen häufig zu einer Dislokation der Handwurzel gegenüber
dem Unterarm und bedürfen einer Korrektur durch die Handgelenksarthrodese (Abb. 4).
Chron. rheumatische Entzündungen im Bereich der Fußgelenke bewirken eine Instabilität
des unteren Sprunggelenkes mit Ausbildung des sog. rheumatischen Plattfußes. Auch hier
ist die Korrekturarthrodese zu empfehlen, da dem Patienten dadurch die Möglichkeit gegeben wird, weiterhin Konfektionsschuhe zu tragen, so daß auf eine Schuhanfertigung nach
Maß verzichtet werden kann.

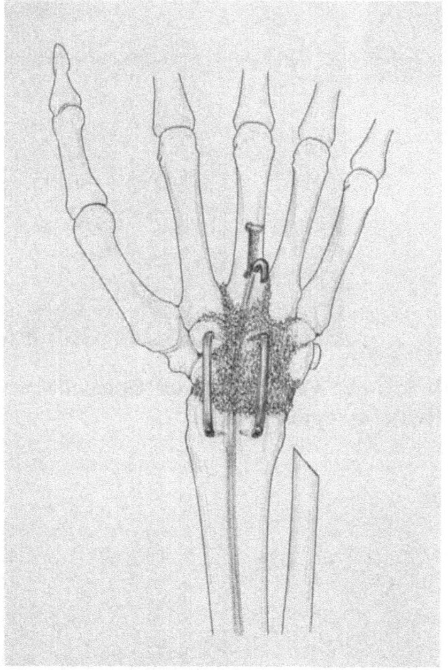

Abb. 4. Technik der Handgelenksarthrodese bei chron. Polyarthritis mit 2 Klammern und zentralem
Nagel. Aus: Kerschbaumer F, Pechlaner S (1990) Rheumatology 13:232. Karger, Basel

Operative Eingriffe an Sehnen

Die chron. Synovialitis der Sehnenscheiden führt über eine zunehmende Ernährungsstörung
zur Sehnennekrose und Ruptur. Diese Sehnenrupturen werden vorwiegend im Bereich der
Hand beobachtet. Therapie der Wahl ist die frühzeitig durchgeführte und präventive Synovektomie der Sehnenscheiden. Sobald die Sehnen rupturiert sind, ist die primäre Seh-
nennaht nicht mehr möglich. In diesen Fällen resezieren wir das nekrotische und devitale
Sehnengewebe komplett und ersetzen den Defekt durch Verwendung benachbarter Sehnen (Sehnentransfer) oder durch Verwendung freier Sehnentransplantate. Die Verwendung
derartiger Sehnentransplantate ist an den Fingerbeuge- und Strecksehnen gelegentlich notwendig.

Operative Eingriffe an Nerven

Eine chron. Polyarthritis kann nicht selten – vorwiegend an der oberen Extremität – zur Kompression peripherer Nerven führen. Diese mechanische Kompression entsteht durch eine chron. Synovialitis der Sehnenscheiden, welche auf bestimmte Nerven drücken. Am häufigsten sind Druckläsionen des Nervus medianus im Carpaltunnel zu beobachten. Eigene Untersuchungen [1] haben gezeigt, daß Läsionen des Nervus radialis am Ellenbogen (Abb. 5) häufiger vorkommen als Läsionen des Nervus ulnaris.

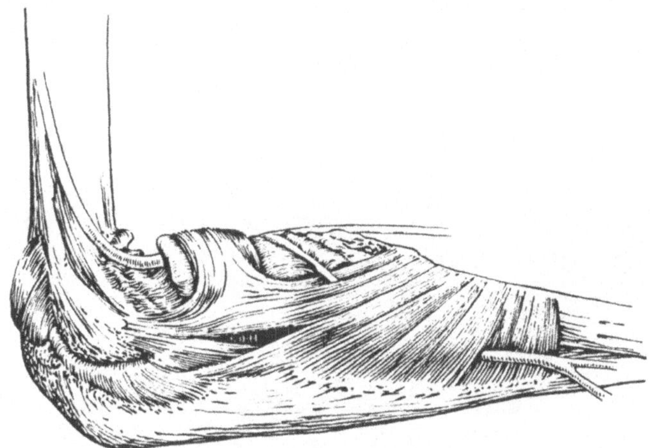

Abb. 5. Schematische Darstellung einer Kompression des tiefen Radialisastes bei chron. Synovialitis des Ellenbogengelenkes. Aus: Kerschbaumer F (1989) Der Orthopäde 17:359

Konservative Therapie

Konservative Therapiemaßnahmen sind eine weitere wichtige Unterstützung der Lokal-Therapie vorwiegend bei Gelenkveränderungen im Destruktionsstadium. Bei leichten Formen der atlanto-axialen oder atlanto-occipitalen Instabilität empfehlen wir das Tragen von Halsstützkrawatten. Bei Deformationen von Fingergelenken und entsprechenden Funktionsstörungen kann die Verwendung korrigierender Schienen, welche bei uns vom Ergotherapeuten hergestellt werden, zu einer Funktionsverbesserung und zu einer Stabilisierung nach operativen Korrekturen beitragen (Abb. 6). Konservativ-orthopädische Maßnahmen haben sich auch bei Deformitäten der Füße bewährt. Hier ist beim Rheumatiker eine entsprechende Innenschuhversorgung und die Wahl von gut abstützenden und paßgenauen Einlagen besonders wichtig.

Die eben aufgezeigten Therapiemöglichkeiten sind nicht als isolierte Maßnahme, sondern als eine Möglichkeit und eine Facette eines Therapieschemas im Rahmen einer interdisziplinären Teamarbeit zu verstehen. Unter entsprechender Würdigung der Gesamtsituation des Patienten ist vor jeder operativen Therapie immer eine entsprechende medikamentöse und auch physikalisch-therapeutische Behandlung eine Voraussetzung für den Erfolg von

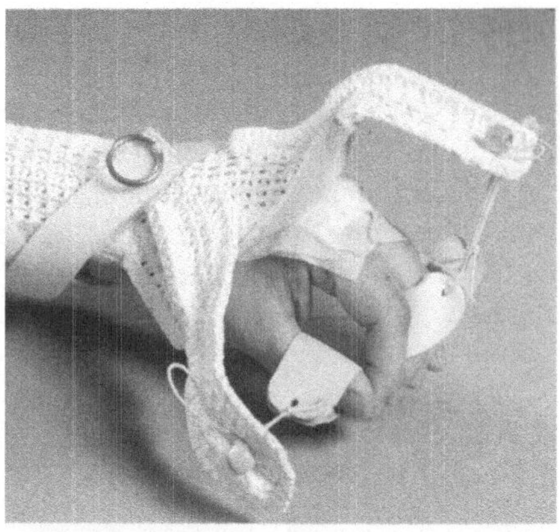

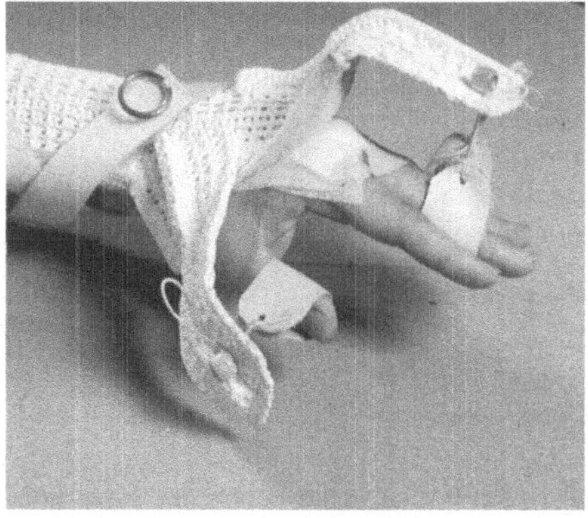

Abb. 6. Dynamische, von der Ergotherapie hergestellte Schiene aus thermoplastischem Material zur Korrektur von Fingerdeformitäten

operativen Eingriffen. Anatomisch-pathologische Besonderheiten rheumatischer Gelenke wie chron. Synovialitis, Instabiliät sowie hochgradige Osteoporose erfordern spezielle orthopädisch-chirurgische Erfahrung und Strategie. Operative Behandlungsmaßnahmen unterscheiden sich demnach zum Teil beträchtlich von Eingriffen im Rahmen der Arthrose oder nach posttraumatischen Veränderungen. Da diese Eingriffe hohe technisch-operative Anforderungen an den Operateur stellen, ist eine Spezialausbildung in Rheumaorthopädischen Zentren Voraussetzung für befriedigende Ergebnisse.

Literatur

1. Bingmann M, Kerschbaumer F (1990) Kompressionssyndrome peripherer Nerven an Ellenbogen und Unterarm bei chron. Polyarthritis. Orthopädische Praxis 1/90:5
2. Giner A, Kerschbaumer F, Bauer R (1986) Cervikalarthritis bei chron. Polyarthritis. Akt Rheumatologie 11:185
3. Kerschbaumer F, Pfaller K, Siorpaes R (1987) Akt Rheumatologie 12:143
4. Larsen A, Dahle K, Eek H (1977) Radiographic evaluation of rheumatoid arthritis by standard reference films. Acta radiol Diagn 18:481
5. Ranawat C, Brachie-Adjci M (1987) Survivorship analysis and results of the total condylar knee arthroplasty. Sicot proc München 341:170
6. Steinbrocker O, Traeger C, Battermann R (1949) Therapeutic criteria in rheumatoid arthritis. J Am Med Assoc 140:659

Problematik des totalendoprothetischen Gelenkersatzes der rheumatischen Hüfte

E. Fritsch, J. Heisel, E. Schmitt, H. J. Hesselschwerdt

Orthopädische Universitätsklinik und Poliklinik, W-6650 Bad Homburg /Saar, Bundesrepublik Deutschland

Vorbemerkungen und spezielle Problematik bei rheumatischer Hüftzerstörung

In 7 bis 9% aller endoprothesenbedürftigen arthrotischen Hüfterkrankungen liegt eine *Erkrankung des rheumatischen Formenkreises* ätiologisch zugrunde [3]. Hochgradige schmerzhafte Hüftzerstörungen finden sich hier nicht selten bereits bei noch jungen Menschen. Bei oft multiarthrogenem Befall sind funktionsbehindernde operative Verfahren nicht wünschenswert. Gelenkerhaltende Operationen (Synovektomien, Umstellungsosteotomien) führen nur selten zu längerfristiger Beschwerdebesserung. *Bei fortgeschrittener rheumatischer Hüftgelenkszerstörung wird daher dem totalendoprothetischen Ersatz heutzutage der Vorzug gegeben.*

Die *Hüftgelenkszerstörung bei rheumatischer Pathogenese* zeichnet sich im Vergleich zu anderen Koxarthroseformen (v.a. posttraumatischer und dysplastischer Genese) durch morphologische Besonderheiten aus, vor allem durch fortgeschrittene Osteoporose und oft erhebliche Protrusio acetabuli, aber auch erhebliche Kontrakturen und Veränderungen durch Voroperationen können erhebliche operationstechnische Probleme mit sich bringen (Abb. 1.).

Zur *Optimierung der Langzeitprognose* des totalendoprothetischen Gelenkersatzes bei rheumatischer Hüftzerstörung müssen daher differentialtherapeutisch die Haltbarkeit der verwendeten Komponenten, insbesondere die der Kopf-Pfannen-Paarung (Abriebsbeständigkeit), das Operationsalter des Patienten sowie die lokale Knochensituation berücksichtigt werden.

Pfannenkomponenten

1. Zementierte Polyäthylenpfannen

Die auf Charnley [1] zurückgehende zementierbare Polyäthylenpfanne, die mit einem ebenfalls zementierten Metallstiel kombiniert wird, ist auch heutzutage noch weitverbreitet.

E. Werner H.H. Matthiaß (Hrsg.)
Osteologie - interdisziplinär

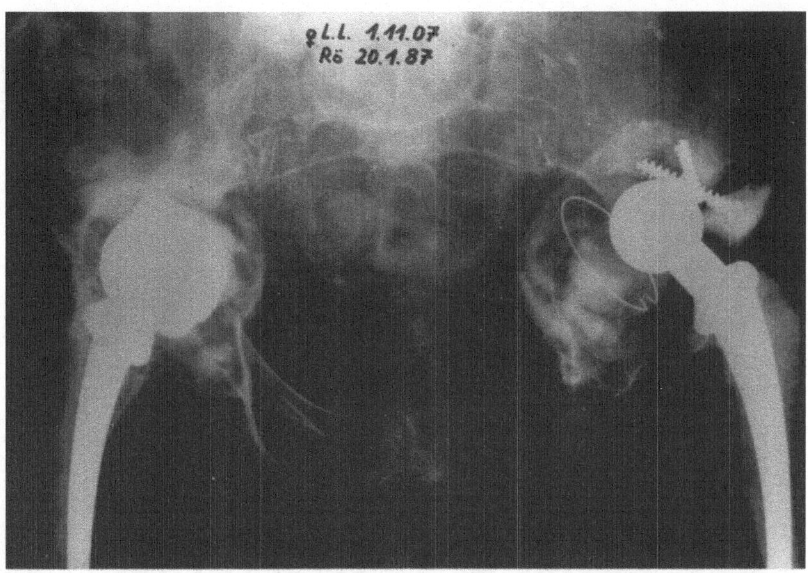

Abb. 1. Röntgenfallbeispiel: Zustand nach Implantation konventioneller zementierter Hüftgelenksendoprothesen beidseits bei einer 79jährigen Patientin. Mehr als 9 Jahre nach den Primäreingriffen schwerstgradige Destruktionen des azetabulären Knochenlagers mit aseptischer Auslockerung der Prothesenkomponenten

Neben dem Vorteil der frühen Belastbarkeit, welche insbesondere bei älteren Patienten bedeutsam ist, weist die Metall–PE-Gelenkpaarung zunächst eine "bessere Toleranz" bei biomechanisch ungünstiger Implantation auf; auch ist Polyäthylen wenig bruchgefährdet. Das bei etwa 200 μm/Jahr liegende Abriebverhalten [9] der Gelenkkombination PE–Metall ist jedoch als längerfristig unzureichend einzustufen. Das Ausmaß des Abriebs kann zwar durch Paarung der Polyäthylenpfanne mit einer Keramikkugel auf 50 μm/Jahr reduziert werden, es kommt jedoch über Ablagerungsvorgänge zu Fremdkörpergranulomen, welche zur aseptischen Lockerung mit beitragen. Ein zusätzliches Risiko stellt der nicht dauerschwingfeste Knochenzement dar. Daher sollte die Verwendung zementierter Endoprothesen bei rheumatischer Pathogenese auf betagte Patienten mit altersbedingt eingeschränkter Mobilität begrenzt werden (Abb. 2).

2. Zementfreie Keramikpfanne

Zur Reduktion der hohen aseptischen Lockerungsquote zementierter Hüftpfannen wurden in den letzten Jahren zunehmend zementfreie Pfannen konzipiert. Die auf Mittelmeier [7] zurückgehende Keramikpfanne aus *Aluminiumoxid* (Korngröße $< 7\mu$m) zeigt bei Paarung mit Keramikköpfen ein hervorragendes Abriebverhalten von etwa 2 μm/Jahr [2]. Die Abriebpartikel (Korngröße $< 1\mu$m) werden im RHS angelagert, Fremdkörpergranulombildungen wurden bei histologisch gesicherter hervorragender Biokompatibilität nicht beobachtet. Durch ihr konisches Schraubdesign ist bei guter Kippstabilität eine zementfreie Verankerung möglich.

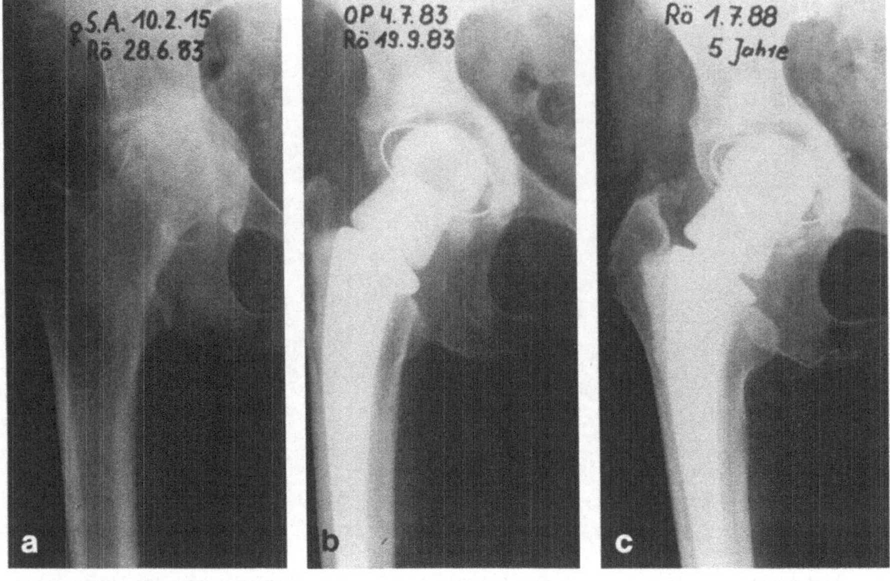

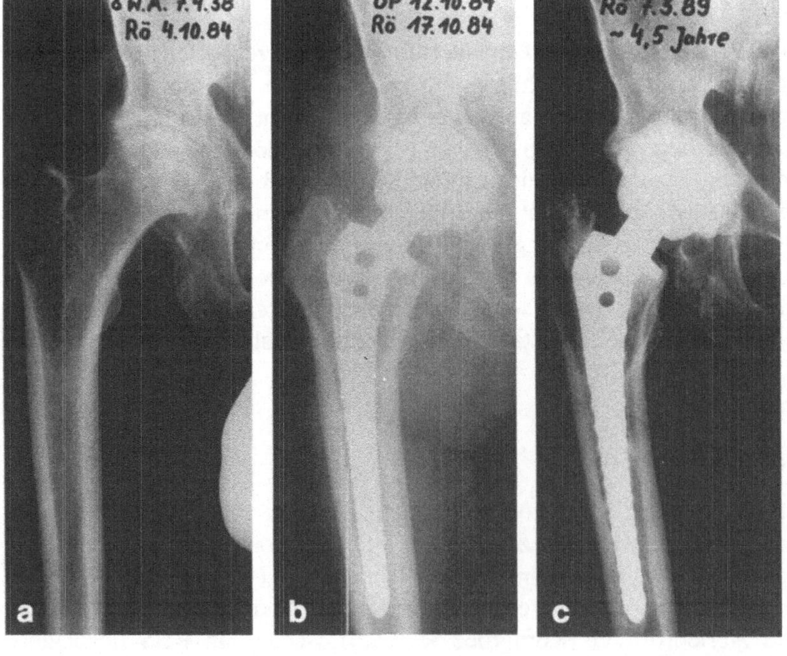

Das sehr gute Abriebverhalten ist anhand von Röntgenlangzeitverläugen bei über 1500 Patienten mit einer Fehlerquote von unter 1% auch klinisch dokumentiert [8] (Abb. 3). Nachteile der Keramikschraubpfanne stellen die begrenzte Schockabsorptionsfähigkeit mit der daraus resultierenden nicht ganz auszuschließenden Schlagbruchgefahr sowie eine "schlechtere Toleranz" bei biomechanisch ungünstiger Steilimplantation dar. Auch besteht oft bei Protrusio acetabuli oder ausgeprägten Knochendestruktionen (Wechseleingriffe) die Notwendigkeit der Durchführung einer Knochenplastik, um eventuelle "Setzeffekte" oder gar Pfannenwanderungen zu vermeiden [5].

Die Keramikschraubpfanne stellt jedoch zweifelsfrei einen hervorragenden Pfannenersatz bei rheumatischer Hüftzerstörung junger und jugendlicher Patienten dar.

3. Zementfreie CST-Pfanne

Neben der zementfreien Keramikschraubpfanne steht seit ca. 2 Jahren eine zementfreie selbstschneidende Titan-Schraubpfanne mit klemmendem Polyäthylen-Inlay zur Verfügung. Zur Anwendung kommt in unserem Hause eine CST-Pfanne (cementless-selfcutting-titanium) mit analog der Keramikpfanne kippstabilem konischen Design. Die steilen schmalen Gewindezüge gewährleisten, gerade im osteoporotischen Knochen und bei Protrusio acetabuli, sowie auch bei erheblicher Knochendestruktion im Zuge von Wechseloperationen, eine gute Primärverankerung der Pfanne. Durch Aussparungen im Pfannenboden sind auch nach Eindrehen der Pfanne knochenplastische Maßnahmen, insbesondere Auffüllung einer Protrusio acetabuli möglich (Abb. 4 und 5).

Bei Steilimplantation aufgrund ungünstiger anatomischer Verhältnisse mindert ein zur Verfügung stehendes Inlay mit "Schulter-Design" die Gefahr einer Prothesenluxation.

Der Abrieb der Gelenkpaarung Polyäthylen-Keramik (PE-Inlay/Keramikkopf) begrenzt jedoch die Haltbarkeit, so daß dieses Pfannenmodell nur jenseits des 60., allenfalls des 50. Lebensjahres primär implantiert werden sollte. Aufgrund der beschriebenen Eigenschaften stellt die CST-Pfanne im Vergleich zu konventionellen zementierten Pfannen die weitaus überlegene Alloplastik bei rheumatischer Hüftzerstörung dar.

◄ **Abb. 2a-c** (*oben*). Röntgenfallbeispiel: Schwere rheumatische Koxarthrose bei einer 68jährigen Patientin. **a** Präoperativer Ausgangsbefund. **b** 10 Wochen nach Implantation einer zementierten Hüftendoprothese Typ Xenophor mit Gelenkpaarung Polyäthylen/Keramik. **c** 5 Jahre später unverändert stabile Integration der Prothese ohne röntgenologische Lockerungszeichen. Subjektiv weitgehende Beschwerdefreiheit, nur enggradige Funktionsbehinderung

Abb. 3a-c (*unten*). Röntgenfallbeispiel: Rheumatische Koxarthrose rechtsseitig mit beginnender Hüftkopfnekrose bei einem 46 Jahre alten Patienten. **a** Präoperativer Ausgangsbefund. **b** Zustand 1 Woche nach Implantation einer zementfreien Hüftgelenksendoprothese mit konischer Keramikschraubpfanne und Stiel Typ Autophor 900 S. **c** 4,5 Jahre nach Implantation knöchern feste Integration von Pfanne und Stiel ohne Lockerungszeichen. Pat. subjektiv weitgehend beschwerdefrei, keine wesentliche Funktionsbehinderung der Hüfte

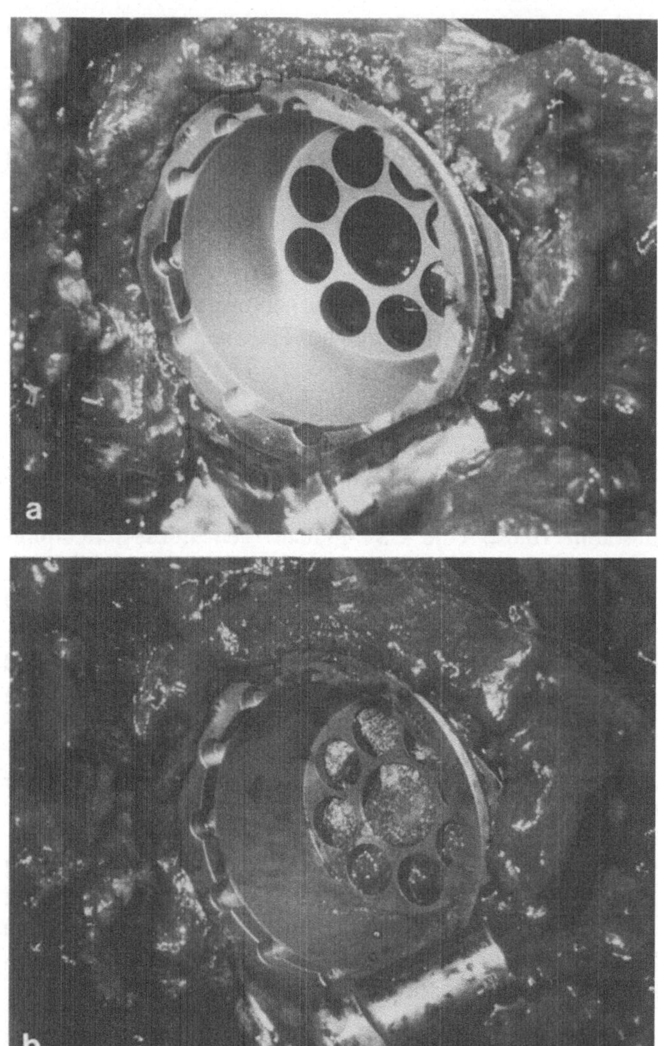

Abb. 4a-c. Intraoperativer Befund. **a** Zustand nach Implantation einer CST-Pfanne, deutlich sichtbar die Höhlung des Acetabulums bei Protrusio. **b** Auffüllung der Protrusio mit Knochenersatzmaterial durch die Aussparungen im Pfannenboden. **c** Zustand nach Einbringen des klemmenden Polyäthylen-Inlays

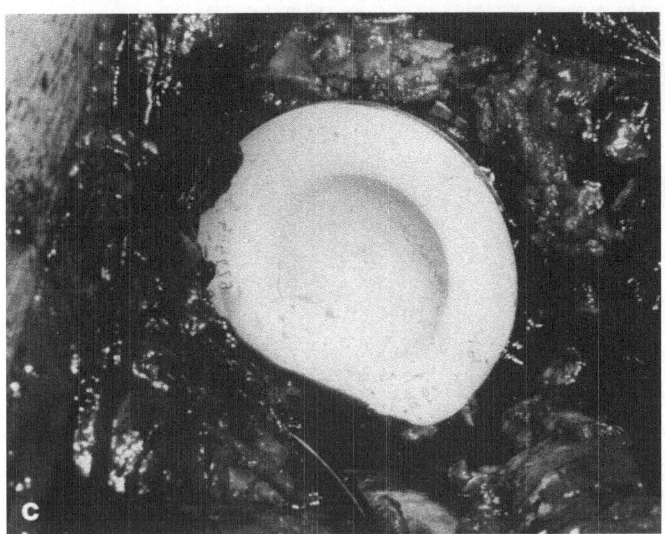

Abb. 4c (Legende s. S. 232)

Stielkomponenten

Bei Patienten mit einem Operationsalter von unter 60 Jahren und Fehlen einer höhergradigen Osteoporose sollte möglichst ein zementfrei zu implantierender Prothesenstiel verwendet werden. Der in unserer Klinik verwendete Typ Autophor 900 S (makroskopisches Wabenprofil mit zusätzlicher feinpartikulärer Substruktur) gewährleistet aufgrund seiner Oberflächenvergrößerung eine größtmögliche Druckverteilung im Femurschaftbereich.

Nur bei betagten Patienten, mit präoperativ meist erheblicher Osteoporose, bei denen postoperativ jedoch eine frühe Belastbarkeit angestrebt wird, verwenden wir einen zementierbaren Stiel Typ Xenophor. Auch durch Verwendung von kohlefaserverstärktem Knochenzement (Osteobond) mit gesteigerter Dauerschwingfestigkeit kann einer Verbesserung des Langzeiterfolges erreicht werden.

Schlußfolgerungen

Die beschriebenen Pfannen- und Stielkomponenten jeweils in Verbindung mit aufsteckbaren Hüftköpfen aus Aluminiumoxidkeramik stellen somit ein Hüftendoprothesensystem dar, das aufgrund seiner Kombinierbarkeit unseres Erachtens nach den Besonderheiten und Erfordernissen rheumatischer Hüftzerstörungen in besonderer Weise gerecht wird und eine individuell-optimierte endoprothetische Versorgung ermöglicht.

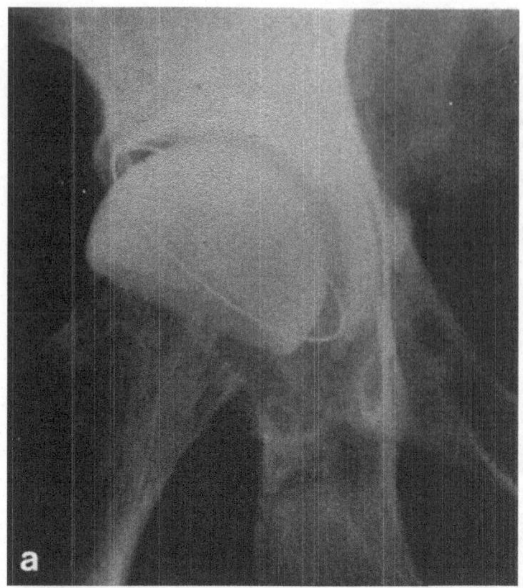

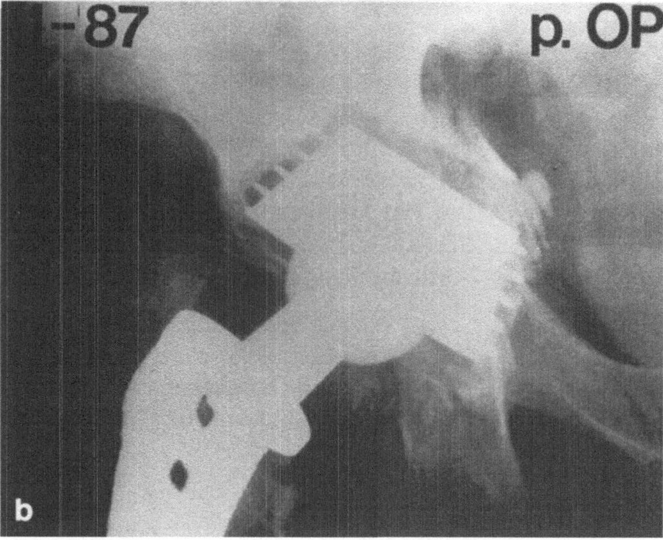

Abb. 5a-c. Röntgenfallbeispiel. **a** Aseptisch ausgelockerte Wagner-Hüftschalenendoprothese bei rheumatischer Koxarthrose rechts. **b** Frühes postoperatives Bild nach Endoprothesenwechsel mit Implantation einer zementfreien CST-Pfanne sowie Durchführung einer Pfannenbodenplastik. **c** 9 Monate nach der Austauschoperation hervorragender Wiederaufbau des azetabulären Knochenlagers, feste Integration der Prothesenkomponenten (Stiel Typ Autophor 900 S)

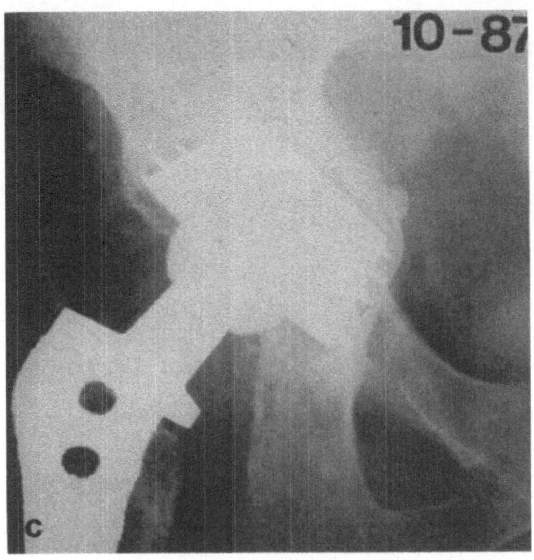

Abb. 5c (Legende s. S. 234)

Literatur

1. Charnley J (1970) Total hip replacement by low friction arthroplasty. Clin Orth 72:2
2. Dörre E (1976) Aluminium-Oxyd-Keramik als Implantatwerkstoff. MOT 96:104
3. Gschwend N (1977) Die operative Behandlung der chronischen Polyarthritis. Thieme, Stuttgart
4. Harms J, Mäusle E (1980) Biokompatibilität von Implantaten in der Orthopädie. Hefte Unfallheilkunde 144
5. Heisel J, Schmitt E (1987) Implantatbrüche bei Keranmik-Hüftendoprothesen. Z Orthop 125:480
6. Heisel J, Schmitt E, Mittelmeier H (1990) Differentialtherapie des alloarthroplastischen Gelenkersatzes bei rheumatischer Hüftdestruktion. Orthop Praxis 1:17
7. Mittelmeier H (1974) Zementlose Verankerung von Endoprothesen nach dem Tragrippenprinzip. Z Orthop 112:480
8. Mittelmeier H, Heisel J, Schmitt E (1987) Zementfreie Implantation von Hüftgelenksendoprothesen – Standortbestimmung und Tendenzen: Keramik-Endoprothese. In: Refior HJ (Hrsg) Zementfreie Implantation von Hüftgelenksendoprothesen – Standortbestimmung und Tendenzen. Thieme, Stuttgart New York, S 52
9. Willert HG, Semlitsch M (1976) Kunststoffe als Implantatwerkstoffe. MOT 96:94

III. Osteologische Aspekte der Sportmedizin

Risiko von endokrinen Störungen bei Leistungssportlerinnen für das Skelettsystem*

K.G. Wurster[1], R. Weiske[2]

[1]Frauenklinik Charlottenhaus, Gerokstraße 31, W-7000 Stuttgart 1, Bundesrepublik Deutschland
[2]Radiologisches Institut, Zentrum für Radiologie, Katharinenhospital, Kriegsbergstraße 60,
 W-7000 Stuttgart 1, Bundesrepublik Deutschland

Die Gefahren für das Skelettsystem von Leistungssportlerinnen sind vielfältig. Im Vordergrund steht die Form, die Intensität und das Ausmaß der sportlichen Belastung sowie die Trainingssteigerung im Laufe der sportlichen Entwicklung. Ein zu rasch gesteigertes Trainingsprogramm, zu hohe Trainingsbelastungen und einseitige Bewegungsmuster sind mit die entscheidenden Risiken, ob das Skelettsystem der Belastung standhält. Durch geschickte Trainingsmethodik und individuelle Anpassung an die persönlichen physischen und psychischen Fähigkeiten des Athleten kann durch einen erfahrenen Trainer ein hohes Maß an Belastung und Trainingspensum erfolgen, ohne für den Athleten Schaden zu riskieren. Darüber hinaus bestehen jedoch gerade bei Frauen spezielle Risiken einer hohen sportlichen Belastung. Intensiver Leistungssport bringt bei einer geraumen Zahl von Frauen Zyklusstörungen mit sich. So werden je nach Sportdisziplin unregelmäßige Zyklen bis hin zur Amenorrhoe in 10 bis 50% berichtet [6] (Marathon), [5, 10].

Eine Analyse der Zyklusstörungen nur innerhalb einer Sportart, aufgeschlüsselt nach verschiedenen Disziplinen mit unterschiedlichem Belastungscharakter, wurde in der Leichtathletik durchgeführt [10, 11]. So konnte gezeigt werden, daß mit zunehmender Distanz der Laufstrecke die Stabilität des Zykluses abnimmt. Kurzstreckenläuferinnen wiesen in 78% einen regelmäßigen Zyklus, Mittelstreckenläuferinnen in 70% und Langstreckenläuferinnen in 40% auf. Die Amenorrhoerate lag im Sprint bei 10%, bei der Mittelstrecke bei 15% und bei den Langstreckenläuferinnen bei 31% [10, 11].

Ursachen solcher Zyklusstörungen können der Trainings- und/oder Wettkampfstreß, privater und beruflicher Streß sowie Klimaveränderungen sein. In keiner der leichtathletischen Disziplinen war einer der vier genannten Streßfaktoren überproportional häufig vertreten [11, (n = 179)]. Bei der Betreuung der Leichtathletinnen bedeutet dies, daß jede einzelne Athletin danach befragt und untersucht werden muß, welcher Belastungsfaktor für sie die wesentliche Rolle für Zyklusstörungen spielt.

Bonen et al [2] konnten bei 15- bis 19jährigen Leistungsschwimmerinnen nachweisen, daß es durch eine verminderte hypophysäre Stimulation zu deutlich niedrigeren Östradiolspiegeln im Vergleich zu gleichaltrigen Nichtsportlerinnen kommt. Durch Ausbleiben des Eisprungs fehlte auch die Progesteronsynthese in der zweiten Zyklusphase, klinisch waren die Menstruationszyklen deutlich verkürzt.

---

* Gefördert vom Bundesinstitut für Sportwissenschaft, Köln.

E. Werner H.H. Matthiaß (Hrsg.)
Osteologie - interdisziplinär
© Springer-Verlag Berlin Heidelberg 1991

Boyden et al [3] haben in einer Studie an untrainierten Frauen mit regelmäßigem Menstruationszyklus nachweisen können, daß durch ein Ausdauer-Lauftraining nach 8 1/2 bzw. 13 Monaten (30 bzw. 50 Meilen/Woche) die Östradiolproduktion signifikant von $70,6(\pm13,9)$ auf $33,6(\pm4,3)$ pg/ml abgefallen ist. Trotzdem gaben die Athletinnen regelmäßige Menstruationszyklen an. Der nach 13monatigem Training erreichte Östradiolwert von 33 pg/ml läßt jedoch bereits auf eine hypöstrogene Stoffwechselsituation schließen, bei der es zu Mangelerscheinungen an den Erfolgsorganen Vagina, Uterus, Mammae, Knochen und Stoffwechsel kommt.

Ursachen der hormonellen Veränderungen, die mit einer langfristigen Suppression der Sexualsteroidproduktion einhergehen, sind die aktuellen Anstiege fast aller hypophysärer und gonadalen Hormonparameter. Außer bei FSH kommt es zum vorübergehenden Anstieg der Hormone meist zwischen 5 und 30 min nach Belastungsende. Ausgangswerte werden je nach Höhe der Belastung, die von der Intensität und Dauer der Belastung abhängt, nach 1 bis 3 h erreicht. Nur FSH fällt unter körperlicher Belastung ab. Das Ausmaß verminderter FSH Konzentration hängt ebenfalls von der Dauer der körperlichen Belastung wie dem Trainingszustand der betreffenden Athletin ab [12, 8]. Zwischen der Stabilität des Menstruationszyklus und der Qualität der hormonellen Veränderungen besteht für Prolaktin eine positive und für FSH eine negative Korrelation. So konnten als Stellgrößen für endokrine Veränderungen ermittelt werden:

1. Trainingszustand,
2. Belastungsdauer,
3. Belastungsform,
4. Ernährung mit den sich dabei ändernden metabolischen Faktoren,
5. Körpertemperatur,
6. Zeitpunkt der Belastung im Menstruationszyklus,
7. Psyche.

Zu Zyklusstörungen prädestinieren folgende Faktoren:

- Beginn des Leistungstrainings bereits vor der Pubertät,
- eine ohnehin verspätete Menarche,
- unregelmäßige Zyklen bereits vor Sportbeginn,
- junges Alter, bisher keine Schwangerschaft,
- psychischer wie physischer Streß,
- hohe wöchentliche Laufleistung (in km).

In Sportarten wie dem Mittel- und Langstreckenlauf, aber auch bei der Rhythmischen Sportgymnastik und dem Turnen wird besonderer Wert auf ein gutes Last-Kraft-Verhältnis und damit geringes Gewicht gelegt. Bei einer großen Zahl von Athletinnen führt dies zu einer unzureichenden, unausgewogenen Ernährung mit einem erheblichen Mangel an essentiellen Nahrungsbestandteilen. Zum Teil resultieren daraus phasenweise katabole Zustände. Leider wird oft die Grenze zu einem vernünftigen Gewicht unterschritten, es kommt zu Eßstörungen. Die Athletinnen sind plötzlich nicht mehr in der Lage, ausreichend zu essen und verlieren zunehmend mehr Gewicht und die Kontrolle darüber. Bei einigen Athleten entwickelt sich so das Vollbild einer Anorexia nervosa. Leistungssport ist dann nicht mehr möglich. Um betroffenen Athletinnen bei der Bewältigung ihrer Eßstörungen eine

Hilfestellung zu geben, wurde vom Bundesinstitut für Sportwissenschaft der Leitfaden "*Zu schlank für schnelle Läufe?*" [9] herausgegeben.

Wenn der Sport so intensiv betrieben wird, daß es zu oben genannten Zyklusstörungen mit hypöstrogenen Zuständen kommt, hat dies für das Skelettsystem sehr nachteilige Folgen. Vergleichbar mit einer vorübergehenden Suppression der endogenen Ovarialsteroidproduktion bei Gabe von GnRH-Analoga [4], bei der densitometrisch eine Abnahme des Wirbelkörpermineralgehaltes nach 6monatiger Anwendung nachgewiesen wurde, können auch Östrogenmangelzustände bei Sportlerinnen nach der Pubertät zu einem mangelhaften Knochenaufbau oder bereits zu einem Knochenabbau führen. Durch die Arbeit von Biller et al [1] ist bekannt, daß die Dichte des Wirbelkörpers mit der Dauer der Amenorrhoe abnimmt.

Marcus et al [7] konnten zeigen, daß sowohl Sport wie das Zyklusgeschehen einen positiven Einfluß auf die Knochenstabilität haben. Frauen mit regelmäßigem Zyklus, die Sport treiben, haben eine signifikant höhere Knochendichte als Nichtsportlerinnen mit regelmäßigem Zyklus (Tabelle 1). Dagegen haben Sportlerinnen mit Amenorrhoe eine signifikant geringere Knochendichte sowohl gegenüber Nichtsportlerinnen mit regelmäßiger Periode wie gegenüber Sportlerinnen mit regelmäßigem Zyklus. Die schlechteste Knochendichte wiesen Nichtsportlerinnen mit Amenorrhoe auf. Dies zeigt, daß der alleinig positive Effekt des Sporttreibens nicht ausreicht, eine hypöstrogene Situation zu kompensieren. Eine Substitution bei Östrogenmangel ist deshalb auch in jungem Alter nötig (Tabelle 1).

Tabelle 1. Einfluß von Zyklusstabilität und Sport auf die Knochendichte (quantitative Computertomographie am 1. und 2. LWK) (aus: Marcus et al 1985)

Sportlerinnen	regelmäßiger Zyklus	182 ± 5 mg/ml
Nichtsportlerinnen	regelmäßiger Zyklus	166 ± 4 mg/ml
Sportlerinnen	Amenorrhoe	151 ± 8 mg/ml
Nichtsportlerinnen	Amenorrhoe	121 ± 7 mg/ml

Cann [4] konnte zeigen, daß amenorrhoische Frauen *dann* eine besonders geringe Knochendichte aufwiesen, wenn die Dauer der Amenorrhoe schon mehr als 3 Jahre betrug. Bei Frauen, deren Amenorrhoe nur 1 bis 2 Jahre bestand, war die Knochendichte deutlich höher gemessen worden (137 ± 4 versus 110 ± 4 mg/ml).

Wie Bonen et al [2] bereits beschrieben, bedeutet die klinische Angabe eines regelmäßigen Zykluses nicht, daß eine ausreichend suffiziente Östradiolkonzentration gegeben ist. So konnten wir bei 37 Leichtathletinnen des A- bis D-Kaders mit regelmäßiger Periode zeigen, daß 9 Frauen Östradiolspiegel unter 30 pg/ml aufwiesen, bei 44 Athletinnen mit unregelmäßiger Periode oder Amenorrhoe hatten 23 mit unter 30 pg/ml Östradiol ungenügende Östradiolkonzentrationen [13].

Auf Grund der Daten ist von Interesse, ob sich eine hypöstrogene Situation auch negativ auf die Stabilität des Knochens auswirken wird. Wir haben deshalb in einer retrospektiven Analyse 187 Leichtathletinnen des A- bis D-Kaders auf die Häufigkeit von Streßfrakturen der unteren Extremitäten hin untersucht (Tabelle 2). So hatten die Kurzstreckenläuferinnen

6,7%, die Mittelstreckenläuferinnen 18,9% und Langstreckenläuferinnen 17,6% Ermüdungsfrakturen, sofern sie keine oralen Antikonzeptiva eingenommen hatten [13]. In den anderen Disziplinen wurde keine Streßfraktur berichtet. Nur eine Athletin unter Einnahme oraler Antikonzeptiva berichtete über einen Ermüdungsbruch. Somit hatten 20fach mehr Frauen ohne Einnahme hormoneller Kontrazeptiva von Streßfrakturen berichtet als Frauen, die orale Antikonzeptiva länger als ein halbes Jahr eingenommen haben. Bei jenen Frauen mit Streßfrakturen nahm eine Frau die Antibabypille, zwei Frauen hatten einen regelmäßigen Zyklus, 6 Frauen einen unregelmäßigen Zyklus und 11 Frauen waren amenorrhoisch. Die wesentlichen Lokalisationen der Streßfaktoren waren:

- Os metatarsale,
- Os naviculare,
- Os cuboideum,
- Mittelfuß,
- Außenknöchel,
- Schienbein,
- Sprunggelenk,
- Oberschenkelhals.

Tabelle 2. Häufigkeit von Streßfrakturen bei 187 Leichtathletinnen mit und ohne hormonale Kontrazeption (Wurster et al 1991)

		Frakturen	
	n	Pille %	o Pille %
100–200 m	45	2,2	6,7
400–800 m	53	–	18,9
≥ 1500 m	34	–	17,6
Sprung	18	–	–
Wurf	22	–	–
Mehrkampf	15	–	–
Σ	187	0,5	10,2

Diese Ergebnisse haben uns zu z.Zt. noch laufenden Untersuchungen über die Knochendichte bei Frauen mit Zyklusstörungen und duchgemachten Streßfrakturen gebracht. Bei z.Zt. 19 Frauen mit Zyklusstörungen hatten jene eine besonders niedrige Knochendichte, die eine Anorexie z.Zt. noch haben oder durchgemacht hatten (Abb. 1). Frauen mit Ermüdungsbrüchen hatten bis auf eine Athletin geringere Knochendichtewerte als es dem Mittel der Normalbevölkerung entspricht. Da jedoch der Sport eigentlich zu einer Verbesserung der Knochendichte führen müßte [7], sind die hier gemessenen Werte deutlich erniedrigt, verglichen mit den Werten, die möglich sind bei Sport und ausreichender Östradiolberieselung des Knochens.

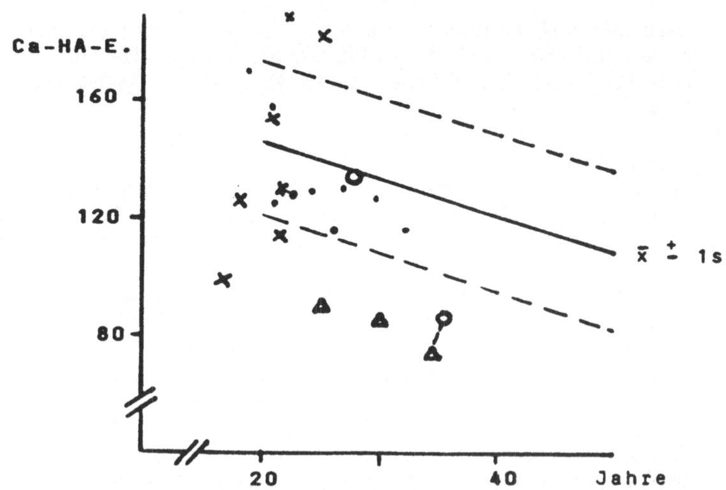

Abb. 1. Kalziumhydroxylapatitgehalt (CA-HA-E., mg/ml) des Knochens, bestimmt durch quantitative Computertomographie, bei 19 Frauen mit Zyklusstörungen (x Fraktur, o Hormonsubstitution, △ Anorexie, ● Zyklusstörungen)

Somit lassen sich als begünstigende Faktoren für die Entstehung von Streßfrakturen zusammenfassen: Neben der statischen Überbelastung und einem zu schnellen Trainingsaufbau führt ein intensives Training vor der Menarche oder in jugendlichem Alter zu deutlich geringeren Knochendichtewerten, besonders wenn Zyklusstörungen hinzukommen. Weiter führt eine unausgewogene Ernährung zu einem Mangel an Proteinen, Fetten und essentiellen Nahrungsbestandteilen, der erst gar keinen ausreichenden Knochenaufbau ermöglicht. Dies muß im Zusammenhang mit der bei manchen Sportarten nicht selten anzutreffenden Bulimie oder dem anorektischen Verhalten besonders beachtet werden.

Neben den internistischen sowie orthopädischen Aspekten ist für die Osteologie das endokrine System sowohl in der Prävention wie in der Therapie von Knochenveränderungen bei jungen wie bei alten Menschen zu berücksichtigen. Ein nicht unerheblicher Teil der heute im Mittel- und Langstreckenlauf berichteten Streßfrakturen wäre zu vermeiden, wenn eine ausreichende Östrogenberieselung des Knochens entweder durch eigene Sexualsteroidproduktion oder durch Einnahme eines Östrogen-Gestagen-Präparates entweder in Form der Antibabypille oder eines klimakterischen Substitutionspräparates Anwendung fände. Denn sonst wird so manche hoffnungsvolle Karriere vorzeitig beendet.

Literatur

1. Biller BMK, Saxe V, Herzog DB et al (1989) Mechanisms of osteoporosis in adult and adolescent women with anorexia nervosa. J Clin Endocrinol Metab 68:548–554
2. Bonen A, Belcastro AN, Ling WY, Simpson AA (1981) Profiles selected hormones during menstrual cycle of teenage athletes. J Appl Physiol 50:545–551
3. Boyden TW, Pamenter RW, Stanforth P, Rotkis T, Wilmore JH (1983) Sex steroids and endurance running in women. Fertil Steril 39:629–632

4. Cann CH (1987) Treatment of amenorrhea-associated bone loss. In: Genant HK (ed) Osteoporosis update. University of California Printing Services, pp 275–278
5. Dale E, Gerlach DH, Withite AL (1979) Menstrual dysfunction in distance runners. Obstet Gynecol 54:47–53
6. Feicht CB, Johnson TS, Martin BJ, Sparkes RE, Wagner WW (1978) Secondary amenorrhea in athletes. Lancet II:1145
7. Marcus R, Cann C, Madwig P et al (1985) Menstrual function and bone mass in elite women distance runners. Endocrine and metabolic features. Ann Int Med 102:158–163
8. Wurster KG (1986) Einfluß von Leistungssport auf das endokrine System der Frau. Springer, Berlin Heidelberg New York Tokyo
9. Wurster KG (1990) In: Bundesinstitut für Sportwissenschaft (Hrsg) Zu schlank für schnelle Läufe? Hofmann, Schorndorf
10. Wurster KG, Koros L (1984) Wechselbeziehungen zwischen Menstruationszyklus und körperlicher Belastung sowie Leistungsfähigkeit bei Leichtathletinnen des A- bis D-Kaders. In: Jeschke D (Hrsg) Stellenwert der Sportmedizin in Medizin und Sportwissenschaft. Springer, Heidelberg, S 182–188
11. Wurster KG, Thiemer K (1989) Health and injury considerations for youth athletics with special emphasis on women's medical aspects in athletics. Proceedings of World Athletics Symposium, Cambrian College Sudbury, Ontario, Canada, pp 50–65
12. Wurster KG, Keller E, Zwirner M et al (1985) Plasma-Prolaktin unter körperlicher Belastung: Klinische Konsequenzen. In: Franz IW, Mellerowicz H, Noack W (Hrsg) Training und Sport zur Prävention und Rehabilitation in der technisierten Umwelt. Springer, Heidelberg, S 487–491
13. Wurster KG, Weiske R, Keller E (1991) Sind Zyklusstörungen ein Risiko für den Knochenstoffwechsel junger Frauen? In: Wurster KG, Weiske R (Hrsg) Ermüdungsbruch durch Osteoporose? Springer, Heidelberg Berlin New York Tokyo, S 7–26

Sportverletzungen und Sportschäden am Bewegungsapparat. Ursachen, Ansätze von Therapie und Prävention

W. Schultz

Orthopädische Universitätsklinik, Robert Koch Straße 40, W-3400 Göttingen, Bundesrepublik Deutschland

Definition des Sportbegriffes

Seit Jahrzehnten bemühen sich die Vertreter unterschiedlicher Berufsgruppen um eine treffende Definition des Phänomens "Sport". Die Interpretationen des Sportbegriffes sowie seiner Grundideen werden in der Weltliteratur unterschiedlich, ja teilweise widersprüchlich angetroffen. Einige gebräuchliche Definitionen werden im Folgenden wiedergegeben. So die *UNESCO*[1]:

> Alle körperlichen Aktivitäten, die Spielcharakter haben und einen Kampf mit sich selbst oder mit anderen oder eine Konfrontation mit den Elementen der Natur einschließen, sind Sport.

Im *Duden* werden Sport und Spiel schlicht als "Leibesübungen" deklariert und *Oxford Dictionary* definiert den Sport als "fun" (Spaß, angenehmer Zeitvertreib) und "diversion" (Ablenkung).

Wir wissen, daß dieser Begriff über das eigentliche "Sporttreiben" hinausgeht und viele weitere Funktionen unter soziologischen und auch politischen Aspekten beinhaltet.

Die Einteilung der *aktiven* Sportdurchführung wird in die unterschiedlichsten Kategorien vorgenommen. Für unsere Betrachtungsweise reichen momentan die Bereiche des Leistungs- und des Breitensports aus.

Risiken sportlicher Betätigung

Das Denken und Fühlen der sog. Öffentlichkeit wird heute in zunehmendem Maße von diesem Begriff des Sports beherrscht und fasziniert viele Menschen unterschiedlichster Altersgruppen. Dabei sollte – bei aller Aufgeschlossenheit für den Sport – keine kritiklose Annahme sämtlicher ihn begleitenden Faktoren befürwortet werden.

---

[1] *UNESCO*: United Nations Educational, Scientific, and Cultural Organization, Sonderorganisation der Vereinten Nationen mit der Aufgabe der Förderung von Erziehung, Wissenschaft, Kultur.

E. Werner H.H. Matthiaß (Hrsg.)
Osteologie - interdisziplinär
© Springer-Verlag Berlin Heidelberg 1991

Denn der Mensch kann nicht nur Nutzen aus der sportlichen Betätigung ziehen, sondern er kann auch "sportlichen" Schaden nehmen.

Dabei wird nicht nur der Leistungssport angesprochen, sondern auch – oder gerade – der Breitensport muß genannt werden, bei dem gleichartige Schädigungen wie im Spitzensport vorkommen können. Schädigungsmöglichkeiten sind gegeben, wenn die *individuell* variierenden Grenzen der körperlichen Belastbarkeit und des Leistungsvermögens überschritten werden.

Es muß festgestellt werden, daß *jede* Sportart mit einem gewissen Schadensrisiko verbunden ist. Ebenso besteht für den Sportler als Individuum die Möglichkeit, daß er eine Erbanlage in Form einer anatomisch-morphologischen Variante besitzen kann, die sich entweder als belanglos herausstellt, oder durch die die Limitation einer spezifischen sportlichen Betätigung gegeben ist. Dabei umreißen die Begriffe "Sportverletzung" bzw. "Sportschaden" nur grob eine nicht adäquate Belastung des Bewegungsapparates.

Definition Sportverletzung: Verletzung, die durch ein akutes direktes oder indirektes Trauma hervorgerufen wird.

Definition Sportschaden: Beschwerdebilder an Organen, die durch eine Summation von Mikrotraumen bedingt sind.

Man findet jedoch zwischen diesen beiden Begriffen viele fließenden Übergänge, insofern als nicht ausgeheilte Schädigungen oder Verletzungen durch Fehlbelastungen in eine chronische Schädigung übergehen können.

Bei der Sportverletzung treten die Traumen entweder als äußere Gewalteinwirkungen auf oder machen sich als eine plötzliche Fehlfunktion des Muskelspiels oder des Gelenkmechanismus bemerkbar.

Die unberechenbare Komponente des *Sportschadens* ist durch die Tatsache bedingt, daß sich die Funktion des betreffenden Organs über lange Zeit unauffällig verhalten kann, obwohl das Gewebe schon irreparabel geschädigt sein kann. So führt der Sportschaden erst allmählich zu subjektiven Beschwerden und, damit gekoppelt, zu einer Behinderung der sportlichen Leistungsfähigkeit, die nicht selten zur Aufgabe der betriebenen Sportart führt.

Es ist dabei im Einzelfall äußerst schwierig zu entscheiden, da objektive Nachweiskriterien nicht erbracht werden können, ob diese Schäden die Folge einer Überanstrengung und damit als Ausdruck eines Mißverhältnisses zwischen Leistung und Leistungsfähigkeit eines Organes aufgefaßt werden können, oder ob sie tatsächlich durch die Einwirkung der Summation von kleinsten, an sich unwesentlichen Traumen entstehen.

Ursachen von Sportverletzungen und Sportschäden

Den limitierenden Faktor für höhere sportliche Leistungen stellt der Bewegungsapparat dar. Das vorherrschende Bauelement des Bewegungsapparates ist das sog. bradytrophe Gewebe; dieses zeichnet sich zwar durch einen hohen Stoffwechsel aus, unterscheidet sich jedoch von anderen Geweben dadurch, daß es relativ schlecht ernährt wird und sich bereits zwischen dem 2. und 3. Dezennium degenerativ zu verändern beginnt.

Aus diesem Grund kann bei erhöhten mechanischen Belastungen das physiologische Leistungsvermögen dieses Gewebes überschritten werden. Diese altersbedingten Strukturveränderungen des Bindegewebes reduzieren deutlich seine Belastbarkeit und erhöhen damit das Risiko einer relativen Überbelastung mit Schädigungsfolgen.

Die Ursachen der traumatisch entstandenen Verletzungen im Sport sind äußerst vielfältig. So finden wir bei Franke eine Unterteilung in subjektive und objektive Unfallursachen. Unter subjektiven Unfallursachen werden z.B. Disziplinlosigkeit, unüberlegtes Handeln und Übermüdung gerechnet – zu den objektiven Ursachen werden eigene und fremde Unzulänglichkeiten, sowie Mängel von Sportstätten und -geräten, klimatisch bedingte und organisatorische Mängel unterschiedlichster Art und Weise gerechnet.

Bei den Überlastungsfolgen bzw. -schäden handelt es sich im Wesentlichen immer um zwei Hauptgruppen von Faktoren, die erheblichen Einfluß auf das Auftreten und auf die Häufigkeit von Belastungen und damit auch auf die Häufigkeit von Verletzungen haben.

Diese beiden Hauptgruppen umfassen den *Bewegungsablauf* und die *Rand-* oder *Grenzbedingungen* – wobei beide Gruppen durch äußere und innere Faktoren beeinflußt werden können [3]. Dabei können endogene oder exogene Faktoren entweder einzeln oder in Kombination als Ursache herangezogen werden. Bei den endogenen Ursachen bilden u.a. anatomische Fehlstellungen und muskuläre Dysbalancen ein häufiges Substrat für das Auftreten von Überlastungsschäden. So bieten anatomische Fehlstellungen wie die *Hyperpronation, Beinlängendifferenzen, vergrößerte Q-Winkel* und *muskuläre Dysbalancen* eine Vielfalt von Schädigungsmöglichkeiten. Zur Manifestation treten häufig äußere Faktoren wie Trainingsfehler, Bodenbeschaffenheit, Umweltbedingungen sowie Schuhwerk und sonstige Ausrüstungen hinzu.

Eine weitere mögliche Ursachenfindung kann in der *Konstitution* des Einzelnen bestehen. Hinsichtlich mechanischer Festigkeit und Beanspruchbarkeit der Gewebe und Organe bestehen große individuelle Unterschiede sowohl qualitativer wie quantitativer Art. Natürlich dürfen bei dieser Ursachendarstellung Alter, Geschlecht und Technik der Sportarten nicht vergessen werden. Ich möchte jedoch darauf hinweisen, daß zu den hier geäußerten Vermutungen und Hypothesen gegenwärtig in einigen Bereichen noch der exakte wissenschaftliche Nachweis fehlt.

Beanspruchte Organsysteme

In der Regel bilden die Organe des Bewegungsapparates ein sich einander ergänzendes und aufeinander abgestimmtes System. Wird eines dieser Organe primär geschädigt, zieht es in der Regel auch Beeinträchtigungen der anderen Organe nach sich. Der Bewegungsapparat besteht aus einem aktiven und einem passiven Anteil. Dem passiven gehören die Sehnen, Bänder, Knochen und der Knorpel an, dem aktiven die Muskulatur.

Muskulatur

Der Muskulatur wird in letzter Zeit von orthopädischer Seite zunehmend mehr Beachtung geschenkt. Die Muskeln zeichnen sich durch eine hohe Adaptationsfähigkeit an unterschiedliche funktionelle Beanspruchungen aus. Disponierend für die angeführten Verletzungs- und Schädigungsformen wirkt eine nicht belastungsadaptierte, also eine nicht "aufgewärmte", ermüdete oder unterkühlte Muskulatur (Tabelle 1).

Tabelle 1. Muskelverletzungen – Muskelüberlastungen

Verletzungen	Überlastungen
– Muskeldehnung	– Muskelkater
– Muskelzerrung	– Myogelosen
– Partieller Riß	– Muskelhartspann
– Kompletter Riß	– Muskelentzündung
– Posttraumatische Myositis ossificans	– Muskeldysbalancen

Sehnengewebe

Wir wissen, daß die Sehnen der Kraftübertragung vom Muskel auf den Knochen dienen und dabei diese zu übertragende Kraft über einen kleineren Querschnitt aufnehmen und weiterleiten. Das Sehnengewebe hat dabei die Eigenschaft, äußerst zugfest aber nur gering dehnungsfähig zu sein. Die früh auftretenden degenerativen Veränderungen beeinträchtigen nicht nur die Funktion der Sehnen, sondern sind auch Vorbedingung für die Mehrzahl der *spontanen* Sehnenrupturen, die durch eine momentane Krafteinwirkung auf die degenerativ veränderte Sehne zustande kommen. Für die häufigen degenerativen Veränderungen im Bereich der Sehnenursprünge und -ansätze ist die Tatsache verantwortlich, daß hier im Insertionsbereich die Zug- und Druckbelastung am höchsten ist, da hier die Kräfte übertragen werden und die Spannungsspitzen bei sich ändernder Belastungsausrichtung zu kompensieren sind (Tabelle 2).

Tabelle 2. Sehnenverletzungen – Sehnenüberlastungen

Verletzungen	Überlastungen
– Partielle Rupturen	– Ansatztendinosen: Primäre/Sekundäre
– Komplette Rupturen	– Periostosen
	– Gleitgewebeveränderungen

Knochengewebe

Bei langzeitig erhöhten mechanischen Anforderungen an den Knochen kann die Reaktion darauf eine *Anpassungshypertrophie* sein. Wirkt eine *einmalige* große Gewalt auf den Knochen ein, wodurch dessen Bruchfestigkeitsgrenze überschritten wird, so frakturiert der Knochen. Ausschlaggebend ist hierbei aber nicht allein die errechnete Bruchfestigkeitsgrenze des Knochens, sondern auch der Tonus der Muskulatur, die eine stabilisierende Wirkung auf den Knochen ausübt.

Bei häufigen mechanischen Belastungen des Knochens unterhalb der Bruchgrenze kann es durch den dauernd einwirkenden Streß auf das Gewebe zu einer Strukturzerrüttung kommen, die die Ursache einer sog. *Streßfraktur* sein kann (Tabelle 3).

Tabelle 3. Knochenverletzungen – Knochenüberlastungen

Verletzungen	Überlastungen
– Frakturen	– Streßreaktionen
– Knochenabsprengung	– Streßfraktur
– Apophysenverletzung	
– Epiphysenverletzung	
– Metaphysenverletzung	

Gelenkveränderungen

Wie zu sehen (Tabelle 4), bestehen durch traumatische Einwirkungen Schädigungsmöglichkeiten aller Gelenkanteile. Durch Verletzungsfolgen oder nicht ausgeheilte Verletzungen und damit verbundene Fehlbelastungen besteht über längere Sicht hin gesehen die Möglichkeit der schnelleren Entwicklung von degenerativen Veränderungen, insbesondere im Bereich des Gelenkknorpels.

Tabelle 4. Gelenkschäden

Verletzungen	Dauerschäden
– Meniskus	– Arthrose
– Bandverletzung	
– Knorpelverletzung	
– Luxationen	

Die kontinuierliche Belastung eines Gelenkes, und sei sie noch so hoch – intakte Gelenkstrukturen vorausgesetzt – bewirkt unter wechselnden Druckbe- und -entlastungen eine Anregung des Stoffwechsels und wirkt somit einer Entstehung der *Arthrose* eher entgegen.

So ist das Zustandekommen einer primär funktionellen Arthrose durch den Hochleistungs- und Dauersport nach Groh eher als Rarität zu betrachten. Beim Vorliegen präarthrotischer Deformitäten – Coxa valga oder eines Genu varum – gelten diese Aussagen allerdings nur eingeschränkt.

Mit der Diagnose einer Arthrose, gleichgültig welchen Gelenkes, ist jedoch noch keine Aussage gemacht über den Krankheitswert dieser Arthrose.

Therapie und Rehabilitation

In der Therapie konkurrieren operative und konservative Behandlungsverfahren: für bestimmte Verletzungen – Gelenkverletzungen, bestimmte Knochenbruchformen – hat sich im allgemeinen die primäre operative Versorgung durchgesetzt.

Die weitaus größere Anzahl der Sportverletzungen und Überlastungsschäden werden jedoch ohne operativen Eingriff behandelt und konservative Maßnahmen spielen im Programm von Fehl- und Überlastungsfolgen eine entscheidende Rolle.

Das Therapieprogramm ist auf einer korrekten Diagnose aufzubauen, wobei die Therapie möglichst nach *individuellen* Gesichtspunkten festgelegt werden sollte. Selbstverständlich sollte eine Therapie immer möglichst früh und konsequent einsetzen. Mit unserer Therapie sollten wir uns an der Gesundheit des Sportlers orientieren; dies sollte entscheidend für unsere Überlegungen und für unsere therapeutische Handlung sein.

Bei Sportverletzungen – ob sie nun primär operativ oder konservativ behandelt werden – ähneln sich die Prinzipien in der Nachbehandlung bzw. Rehabilitation. In der Frühphase eine Behandlung ist die Entscheidung zu treffen, ob eine Immobilisation oder eine teilfunktionelle Behandlung angewandt werden soll, wobei hierbei patienten und verletzungsspezifische Aspekte berücksichtigt werden müssen.

Um muskuläre Defizite bzw. Bewegungseinschränkungen zu bessern – seien dieselben durch einen operativen Eingriff oder durch eine längere Trainingspause bedingt – stehen nachstehende Maßnahmen zur Verfügung:

- Verschiedenste krankengymnastische Behandlungstechniken (inklusive Elektrotherapie und Wasserbehandlung),
- Elektrostimulation von Muskelgruppen,
- Koordinierungstraining, Flexibilitätsverbesserung,
- Isokinetisches Krafttraining.

Dabei stehen diese einzelnen Behandlungsformen nicht in Konkurrenz zueinander, sondern ergänzen sich – richtig eingesetzt – sinnvoll.

In der Rehabilitation sollte ein wichtiges Grundprinzip Anwendung finden: *Bewegung vor Belastung.* Die Belastung einer verletzten Extremität muß der Verletzung angepaßt sein – z.B. Knorpelschäden und die Behandlung mit der Motorschiene nach dem Prinzip der "continuous passive motion". Es sollte dabei Wert auf eine kontinuierliche Steigerung der Belastung gelegt werden und eine regelmäßige Belastung erfolgen. Hierbei hat sich herausgestellt, daß mehrere kurzfristige Trainingsreize am Tag besser toleriert werden als eine langdauernde, die eher zu Reizerscheinungen führen kann.

Bei der konservativen Behandlung von Überlastungsschäden sind folgende Regeln zu beachten:

– Sportpause oder vorübergehende Reduzierung des Belastungsumfanges, dabei evtl. Ausweichen auf andere Sportarten oder Belastungsformen.
– Änderungen der Trainingsbedingungen, der Technikausführung.
– Spezifische Behandlungsmethoden: propriozeptives Training, neurophysiologisches Training.
– Ausschöpfung sämtlicher Möglichkeiten der Physiotherapie.
– Verbesserung bzw. Erhaltung der Flexibilität.

Wichtig erscheint die Berücksichtigung der Tatsache, daß die Symptomfreiheit nicht unbedingt mit vollständiger Gewebeheilung gleichzusetzen ist – daher gilt auch hier der Grundsatz der kontinuierlichen Belastungsprogression. Die volle sportliche Belastung ist erst möglich nach vollständiger Ausheilung des Gewebes; diese ist gewebeabhängig.

Die abgeschlossene Gewebeheilung ist jedoch nur ein Teilaspekt der zu überprüfenden Funktion, die ein möglichst freies Bewegungsausmaß, Schmerzfreiheit, normalisierte Grundkraft und Ausdauer sowie ein regelrechtes Reflex- und Koordinationsverhalten beinhalten sollte.

Prävention und Prophylaxe

Auch wenn dieser wesentliche Gesichtspunkt zum Schluß behandelt wird, ist er nichtsdestoweniger das Kernstück zur Vermeidung von Sportverletzungen und Sportschäden.

Die Grenze zwischen Belastbarkeit und Überlastung ist als sog. *"Grauzone"* zu bezeichnen, denn diese Grenze ist individuellen Variationen unterworfen und da durch viele andere Faktoren beeinflußbar, schwankend. Baetzners Theorie von der alleinigen Pathologie der Funktion ist sicherlich in diesem Sinne nicht haltbar [1].

Die Auswirkungen von sportlichem Training auf den Organismus sind von der Stärke der einflußhemmenden Reize abhängig. So bieten Reize von relativ hoher Intensität und regelmäßiger Folge die Möglichkeit, Anpassungserscheinungen im Körper hervorzurufen, vorausgesetzt, daß dem Organismus Zeit für die erforderlichen Anpassungs- und Umbauvorgänge gegeben wird.

Am Bewegungsapparat des Menschen können die Ermüdungstheorien nicht unbesehen übernommen werden, da die Wirkungen an einem biologischen System erfolgen, mit der Möglichkeit der Regeneration. Daher ist die Dosierung der angesprochenen Reize wichtig. Zu wenig Belastung kann ebenso wie die zu große Belastung einen negativen Einfluß auf den Bewegungsapparat ausüben [4]. Es scheint jedoch ein "mittlerer" Bereich zu existieren, in welchem sich die Belastung auf den Bewegungsapparat positiv stimulierend auswirkt. Daher sind für Prävention und Prophylaxe Trainings- und Wettkampf-begleitende Maßnahmen von eminenter Bedeutung. Hierunter fallen:

– Auswahl der jeweiligen Sportart, abhängig von Konstitution, Alter und Geschlecht;
– Berücksichtigung des jeweiligen Trainingszustandes, damit verbunden ist ein sinnvoll aufgebautes Training, Vermeidung von Übertraining, dosierte Steigerung des Trainings;

- Vermeidung von einseitiger Belastung, Training der motorischen Grundeigenschaften wie Koordination, Gelenkigkeit, Kraft, Schnelligkeit, Ausdauer;
- Optimierung des Belastungsmusters durch Technikverbesserung, Korrektur von Bewegungsabläufen und von Statikfehlern.

Dabei ist zu beachten, daß das durch Training belastete Gewebe auch Erholung braucht, jeweils abhängig von der Belastungsintensität der einzelnen Trainingsformen. Hierbei spielen trainingsbegleitende Maßnahmen wie
- Aufwärmarbeit vor dem Training,
- entmüdende Maßnahmen (Bäder, Massage, Sauna, Ausgleichsgymnastik),
- Ausgleichssport

eine nicht zu unterschätzende Rolle.

Aus orthopädischer Sicht ist ein kontinuierlicher, altersentsprechender Sport eine wesentliche Voraussetzung für die Gesunderhaltung des Haltungs- und Bewegungsapparates. Wir sollten daher die von Arnd-Schulze aufgestellte Regel bei unserer sportmedizinischen Tätigkeit, die nicht nur durch Therapie, sondern in hohem Maße von Führung und Beratung des Sportlers geprägt sein sollte, berücksichtigen, die da lautet:

Der Gebrauch erhält,
die Anstrengung fördert,
die Überanstrengung schadet.

Literatur

1. Baetzner W (1936) Sport und Arbeitsschäden. Leipzig
2. Groh H, Groh P (1975) Sportverletzungen und Sportschäden. Luitpold-Werk, München
3. Nigg B (1989) Ursachen von Sportverletzungen. In: Olympia-Buch der Sportmedizin. Deutscher Ärzteverlag, Köln, S 309–316
4. Schultz W (1989) Sport- und Überlastungsschäden beim Lauf. C. Maurer, Geislingen/Steige

Ergebnisse der radiologischen LWS-Untersuchungen in der Sportmedizin

R. Marciniak[1], B. Buła[2], K. Zimmer[3]

[1]Radiologische Klinik (Dir.: Prof. Dr. R. Marciniak), Medizinische Akademie Wrocław,
 Skłodowskiej-Curie Straße 66, 50-367 Wrocław, Poland
[2]Institut für Physiologie, Akademie für Sportmedizin Wrocław, Banacha Straße 11,
 51-612 Wrocław, Poland
[3]Klinik für Unfallchirurgie, Medizinische Akademie Wrocław, Traugutta Straße 57/59,
 50-417 Wrocław, Poland

Kraftsportarten wie Gewichtheben und Rudern tragen naturgemäß direkt zur (Über-)Belastung der LWS bei. Andere, wie Judo, Ringkampf, Boxen haben durch intensives Krafttraining ähnliche Wirkung [3]. Infolgedessen kommt es oft zu Beschädigungs- und Überbelastungsveränderungen sowie Schmerzsyndromen, die zur Folge haben, daß sich der Betroffene von seiner Sportart zurückzieht [6]. Die regelmäßig durchgeführte sportärztliche Untersuchung erfordert bei o.g. Sportarten umfassende Analyse des LWS-Zustands. Dies ist nur aufgrund der Rö-Bilder möglich, da physikalische Untersuchungen, inklusive Meßmethoden, unzuverlässig und in der Praxis schwer realisierbar sind [11].

Material und Methoden

Unsere Forschungen stützen sich auf ein 21 825 Sportler umfassendes Material – es waren vorwiegend Männer (Sexus-Verhältnis betrug 4:1) im Alter zwischen 14. und 22. Lebensjahr. Sie vertraten folgende Sportarten: Gewichtheben, Judo, Rudern, Ringkampf und Boxen (Abb. 1). Alle Probanden wurden in den Jahren 1975–1989 an der Sportklinik der Stadt Breslau untersucht. Es wurden routinemäßige Rö-Bilder der LWS aus Schongründen nur in lateraler Projektion angefertigt. Bei Abweichungen, die in lateraler Projektion oder phys. Untersuchungen festgestellt worden waren, dienten frontale und schräge Projektio-

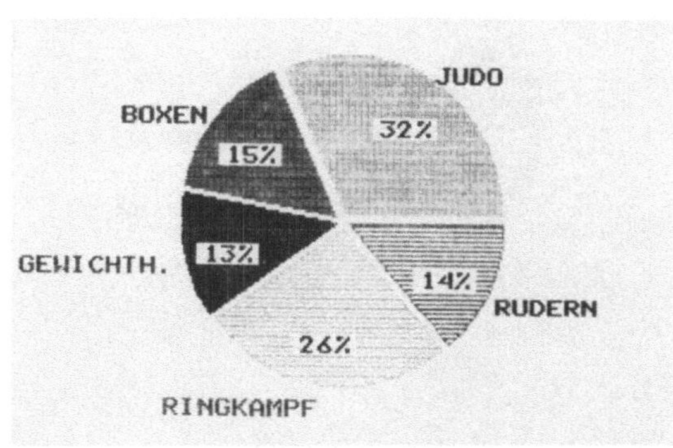

Abb. 1. Untersuchte Kraftsportarten

E. Werner H.H. Matthiaß (Hrsg.)
Osteologie - interdisziplinär
© Springer-Verlag Berlin Heidelberg 1991

nen als notwendige Ergänzung. Bei manchen Sportarten fanden die Rö-Untersuchungen jedes Jahr statt. Sie sollten ermöglichen, pathologische Veränderungen zu erkennen und diese im Vergleich zu den Abweichungen der LWS-Entwicklungsstadien zu differenzieren [8]. Die Scheuermann'sche Krankheit wurde aufgrund der klassischen Beschreibung von Scheuermann [10] und Brocher und Willert [1] sowie der Richtlinien der Klassifizierung nach Marciniak [7] erkannt. Skoliosen wurden nach der Cobb-Methode [2], Lordosen nach der modifizierten De Sèze Methode [4] gemessen. Die Sakralbeinstellung wurde auf der Grundlage des Ferguson-Winkels [5] beurteilt. Der Klassifizierung der Spondyloisthesis diente die Einteilung von Meyerding [9].

Ergebnisse

Aufgrund der durchgeführten Untersuchungen bei 21 825 Sportlern haben wir bei 6 386 (29,2%) folgende Anomalien festgestellt:

1. Scheuermann'sche Krankheit in 2360, d.h. in 12% der Fälle,
2. Spondylolysen in 1982 (10%),
3. Spondylolisthesen in 1150 (6%),
4. Skoliosen ohne Anzeichen der Scheuermann'schen Krankheit in 780 (8%) und
5. andere Abweichungen in 114 (0,5%).

Die prozentuale Verteilung im Verhältnis zur Zahl der 6 386 Anomalien ist der Abb. 2 zu entnehmen.

Scheuermann'sche Krankheit (Sch.K.)

Sch.K. wurde bei 2 360 Untersuchten, und zwar ausschließlich in der LWS in 64% der Fälle und zugleich in der LWS und oberen BWS in 36% festgestellt. Die verschiedenen Typen der Formveränderungen der Sch.K. sind auf Abb. 3 und ihre Lokalisation auf Abb. 4 dargestellt. Aus dem untersuchten Material geht hervor, daß die Sch.K. nur aufgrund der Koexistenz der verschiedenen Formveränderungstypen erkennbar ist.

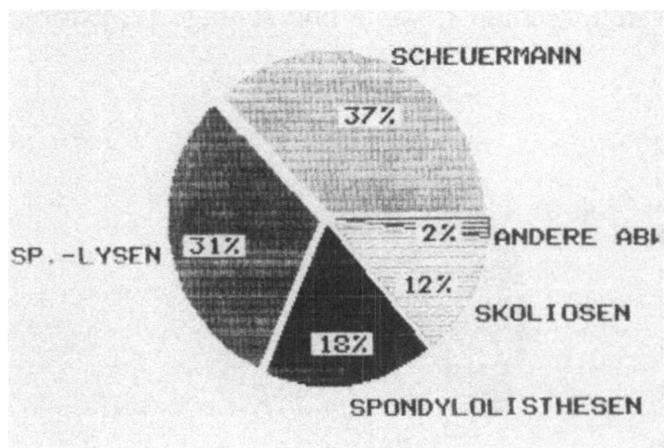

Abb. 2. Prozentuelle Verteilung der Anomalien (zur Zahl 6368)

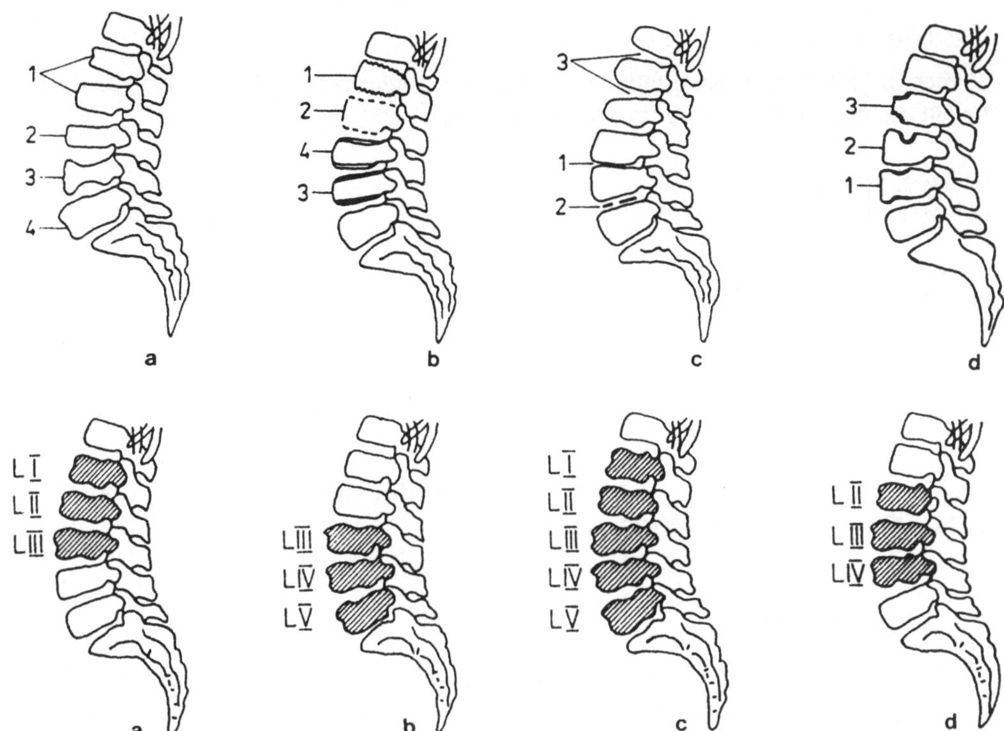

Abb. 3a-d (*oben*). Die verschiedenen Typen der Formveränderungen der Scheuermann'schen Krankheit. **a** Veränderungen in Wirbelkörpern. *1* Keilwirbel, *2* Flachwirbel, *3* Fisch- oder Bikonkavwirbel, *4* Elongierte Wirbelkörper in LV. **b** Veränderungen in Deckplatten. *1* Wellenförmige, *2* Abgebrochene Konturen, *3* Sklerotisierte, *4* Doppelkonturierte. **c** Veränderungen der Intervertebralräume. *1* Verschmälerung, *2* Kalkeinlagerung, *3* Vorn dilatiert. **d** Bandscheibenprolapse/Schmorl'sche Knoten. *1* Flachförmige, *2* Tiefe, becherförmige, *3* Marginale

Abb. 4a-d (*unten*). Scheuermann'sche Krankheit der LWS. Lokalisationstypen. **a** Oberer Typ, **b** Unterer Typ, **c** Totaler Typ, **d** Intermittierender Typ

Spondylolysen

Wurden bei 1982 Probanden, vorwiegend im Vertebralbogen der LV beobachtet. Nur in 36 Fällen betrafen sie den IV Lendenwirbelbogen. Mischformen (LIII bis LV und LV und LVI) traten in 54 Fällen auf (Tabelle 1). Die Breite der Wirbelbogenspalte schwankte zwischen 1–10 mm.

Tabelle 1. Lokalisation der Spondylolysen (1982 Fälle)

LV	1894	Fälle
LV + LIV	31	Fälle
LIV	36	Fälle
LIII–LV	23	Fälle

256

Spondyloisthesen

Wurden in 1150 Fällen festgestellt und zwar immer zugleich mit der Spondylolyse. Tabelle 2 stellt die Gleitstufen, nach Meyerding (1921) gemessen. dar.

Tabelle 2. Spondyloisthesen. Grad der Verschiebung
nach Meyerding gemessen (1150 Fälle)

I. Grad	1042	Fälle
II. Grad	105	Fälle
III. Grad	3	Fälle
IV. Grad	0	Fälle

Skoliosen

Ohne Anzeichen der Sch.K. wurden bei 780 Probanden festgestellt und sind vorwiegend leichten Grades linksseitig gerichtet.

Schlußfolgerungen

1. Die Zweckmäßigkeit der Rö-Untersuchungen der LWS bei Kraftsportlern ist durch die große Anzahl der erkannten Veränderungen, die Gegenanzeigen für entsprechende Sportarten sind, begründet.
2. Das Auftreten der Scheuermann'schen Krankheit ist ein besonderes Indiz dafür.
3. Im Prozeß der sportmedizinischen Begutachtung müssen Rö-Befunde im Zusammenhang mit Ergebnissen anderer Untersuchungen und individuell beurteilt werden.

Literatur

1. Brocher J, Willert HG (1980) Differentialdiagnose der Wirbelsäulenerkrankungen. Thieme, Stuttgart
2. Cobb JR (1960) The problem of primary curve. J Bone Joint Surg 42-A:1413–1425
3. Dehaven KE, Lintner DM (1986) Athletic injuries: Comparison by age, sport and gender. Am J Sports Med 14:218–224
4. De Sèze S, Coliez R (1947) Advantages of our dorsal film ventral technique for roentgenography of front of lumbosacral joint in upright position. Rev Rhum Mal Osteoartic 14:370–373
5. Ferguson AB (1955) Dorsal wedging round back in preadolescence. Pediat Clin North Am 2:951–956
6. Jackson EW, Wiltse LL (1974) Low back pain in young athletes. Phy Sportsmed 2:53
7. Marciniak R (1979) Kyphosis dorsi juvenilis. Ossolineum, Wroclaw
8. Marciniak R, Postument R, Rudy J, Zimmer K (1989) Entwicklungsstadien der LWS im Röntgenbild. In: Willert HG, Heuck FWH (Hrsg) Neue Ergebnisse in der Osteologie. Springer, Heidelberg, S 91-94
9. Meyerding HW (1921) Congenital torticollis. J Orthop Surg 3:91–97
10. Scheuermann H (1931) Zur Röntgensymptomatologie der juvenilen Osteochondritis dorsi. RoFo 44:233–234
11. Schmidt H (1972) Orthopädie im Sport. Barth, Leipzig

Streßreaktionen am knöchernen Skelett ohne erkennbares röntgenologisches Korrelat in der Verlaufsbeobachtung beim Sport

W. Schultz, H. Stinus, W. Schleicher

Orthopädische Universitätsklinik (Dir.: Prof. Dr. med. H.-G. Willert), Robert-Koch-Straße 40, W-3400 Göttingen, Bundesrepublik Deutschland

Einführung

Wir finden heutzutage eine zunehmende Beanspruchung des Bewegungsapparates in Freizeit- und Breitensport, Leistungs- und Hochleistungssport.

Die Reaktionen des Knochens, als sog. biologischen Werkstoff, auf Unter- bzw. Überlastungen sind vielfältig aber häufig nicht so kalkulierbar wie bei einem technischen Werkstoff [1].

So gibt es strukturelle und funktionelle Anpassungen an Über- bzw. Unterbeanspruchungen – teilweise werden gewebezerstörungen gesehen. Im Bereich des Organsystems Knochen werden Überlastungsschäden gemeinhin als Streß- oder Ermüdungsfrakturen bezeichnet. Diese gegeben sich in der Regel im Röntgenbild nach einigen Wochen der Latenz durch typische Reaktionen des Knochens bzw. des Periostes zu erkennen.

In letzter Zeit werden jedoch gerade im Sport Erscheinungen am Skelettsystem beobachtet, die mit der herkömmlichen radiologischen Diagnostik nicht erkannt werden. Diese Reaktionen des biologischen Gewebes – vornehmlich kenntlich gemacht durch die Szintigraphie – können vielleicht treffender als Streßreaktionen bezeichnet werden.

Material und Methode

Es handelt sich um drei Ausdauersportlerinnen – Mittel- bzw. Langstreckenläuferinnen –, die wegen Wochen anhaltender Beschwerden im Training in der Klinik vorstellig wurden. Zwei der drei Läuferinnen hatten bereits Probleme mit Ermüdungsfrakturen in der Vorgeschichte. Typische Anamnesedaten und die Befunde der klinischen Untersuchung sind aus den Tabellen 1 bzw. 2 zu entnehmen.

E. Werner H.H. Matthiaß (Hrsg.)
Osteologie - interdisziplinär
© Springer-Verlag Berlin Heidelberg 1991

Tabelle 1. Anamnestische Daten

- Trainingsleistung: 80–150 km/Woche
- Auftreten der Beschwerden nach Belastungssteigerung (Trainingslager, Wettkampfvorbereitung)
- zum Teil Streßfrakturen in der Vorgeschichte
- Probleme "nur" beim Training – uncharakteristische Beschwerden bei dynamischer Beanspruchung
- Im Alltagsleben beschwerdefrei

Anamnesemerkmale der Läuferinnen. Als uncharakteristisch wurde die Angabe eines dumpfen, ziehenden Schmerzes bezeichnet, verbunden mit dem Gefühl eines kurzfristigen "Nicht-Belasten-Könnens".

Tabelle 2. Klinische Untersuchungsbefunde

- Seitengleiche freie und schmerzfreie Gelenkbeweglichkeit (Hüften, Knie, Sprunggelenke)
- Keine signifikanten muskulären Dysbalancen
- Keinerlei Hinweise auf Ansatztendinosen
- Keine Schwellungen oder Palpationsschmerzen im Bereich der betroffenen Skelettabschnitte

Auflistung der wesentlichen klinisch erhobenen Befunde.

Durch die uncharakteristischen klinischen und röntgenologischen Befunde veranlaßt, wurden Skelettszintigramme durchgeführt, die zweimal Anreicherungen im Bereich des Schenkelhalses zeigten und einmal deutliche Mehranreicherungen im Bereich der distalen Fibula. (Abb. 1–4 zeigen die Veränderungen im Bereich der Schenkelhälse.)

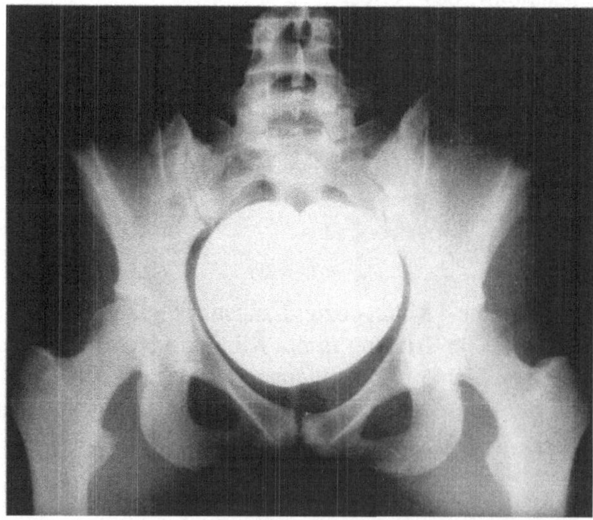

Abb. 1. Beckenübersicht, ca. 4 Wochen nach Beschwerdebeginn. Beschwerden im Bereich des re-seitigen proximalen Oberschenkels. Das Röntgenbild zeigt hier einen unauffälligen Befund. Nebenbefundlich: Bds. Hüftdysplasie, degenerative Veränderungen im Bereich der Ileosakralgelenke

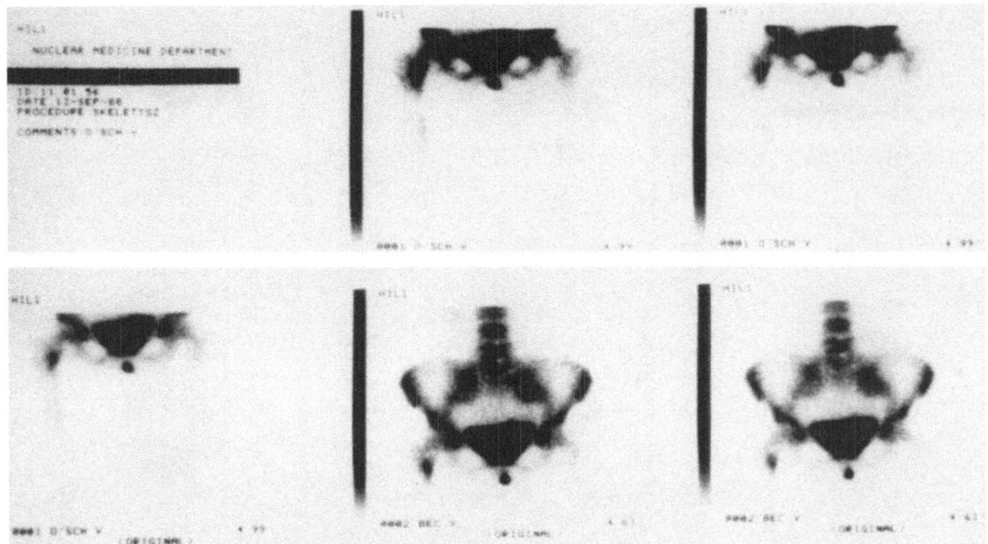

Abb. 2. Skelettszintigramm ca. 4 Wochen nach Beschwerdebeginn. In den verschiedenen Phasen des Skelettszintigrammes zeigt sich eine deutliche Anreicherung im Bereich des Trochanter minor, jedoch den Röhrenknochen mit umfassend. Keine Ansatztendinose

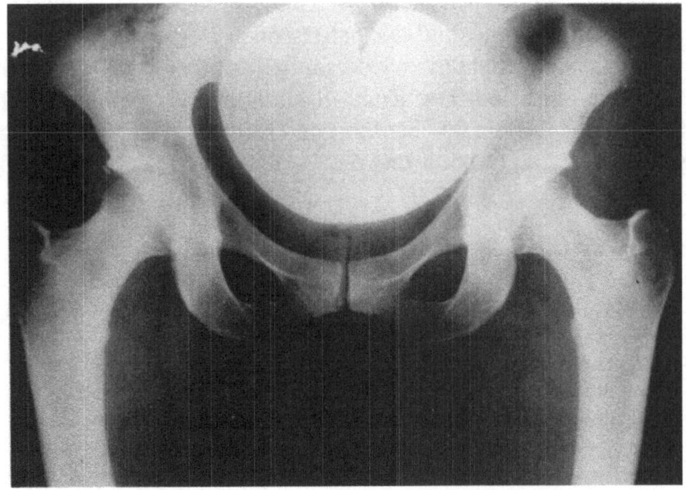

Abb. 3. Röntgenaufnahme ca. 3 Wochen nach Beschwerdebeginn. Im Bereich des re Oberschenkels Normalbefund

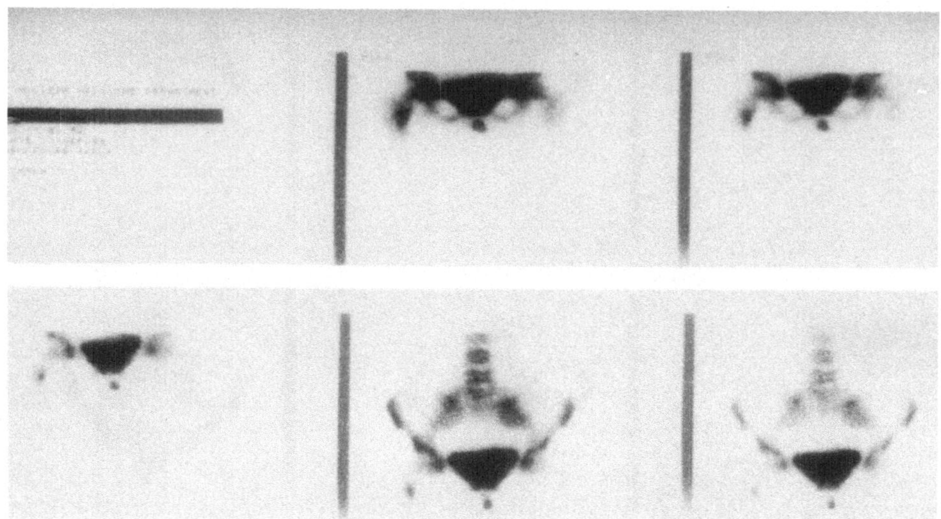

Abb. 4. Skelettszintigramm ca. 3 Wochen nach Beschwerdebeginn. Hier zeigt sich eine deutliche Mehranreicherung an der Grenze von Femurschaft und -hals

Diese Befunde gaben Anlaß zu weiterem therapeutischen Vorgehen (Tabelle 3).

Sechs Wochen nach diesen Behandlungsmaßnahmen wurde – bei wiederum unauffälligem Kontrollröntgenbild der betreffenden Region und bei subjektiver Beschwerdefreiheit – das Leistungstraining wieder aufgenommen nach dem Prinzip der stufenweisen Belastungsprogression. Die Kontrollszintigramme wurden zwischen 6 und 8 Monaten nach Behandlungsbeginn durchgeführt und zeigten wieder eine völlige Normalisierung der Stoffwechselaktivität (Abb. 5 und 6).

Tabelle 3. Behandlungsstrategie nach Diagnosestellung

– Herausnahme aus der sportartspezifischen Belastung für 6 Wochen, d.h. keine Lauf- und Sprungbelastung
– Normale Alltagsbelastung nicht limitiert
– Konditionserhaltung durch Schwimmen und Radfahren
– Allgemeine Muskeldehnungs- und Kräftigungsgymnastik

Behandlungsmaßnahmen bei Streßreaktionen. Dauer 6 Wochen. Danach Aufnahme des Leistungstrainings nach dem Prinzip der stufenweisen Belastungsprogression.

Die Sportlerinnen waren auch zu diesem Zeitpunkt beschwerdefrei. Mögliche Tragweiten dieser Beobachtungen zeigt folgender Kasus: Dieser Breitensportler, 33 Jahre alt, Hobbyläufer, verspürt Schmerzen im Bereich der rechten Leiste beim Laufen. Das Röntgenbild ist unauffällig, die Beschwerden werden als Adduktorenzerrung diagnostiziert und konservativ behandelt. Nach einer kurzfristigen Laufpause beginnt der Sportler wieder mit seinem

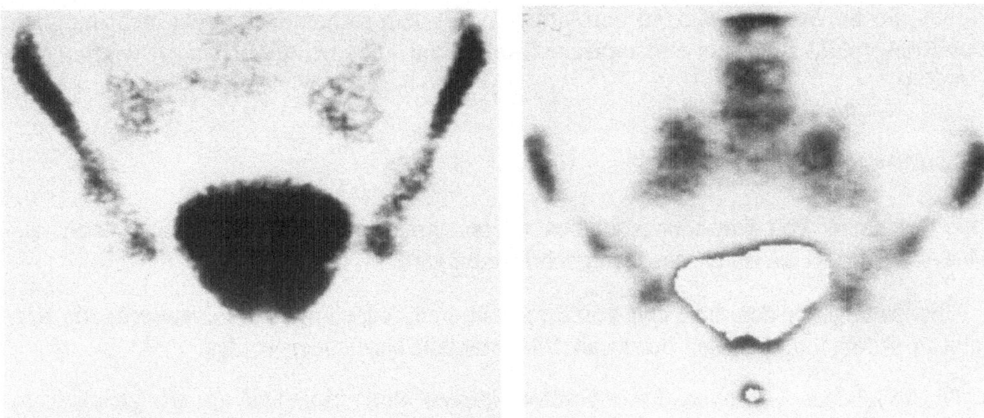

Abb. 5 (*links*). Kontrollszintigramm 7 Monate nach Beschwerdebeginn. Es präsentierte sich ein unauffälliger Befund. Die vermehrte Speicherung im Bereich des re prox. Femur ist verschwunden

Abb. 6 (*rechts*). Kontrollszintigramm 8 Monate nach Beginn der Symptomatik. Auch in diesem Szintigramm wird ein völliger Rückgang der ehemaligen Veränderungen ersichtlich

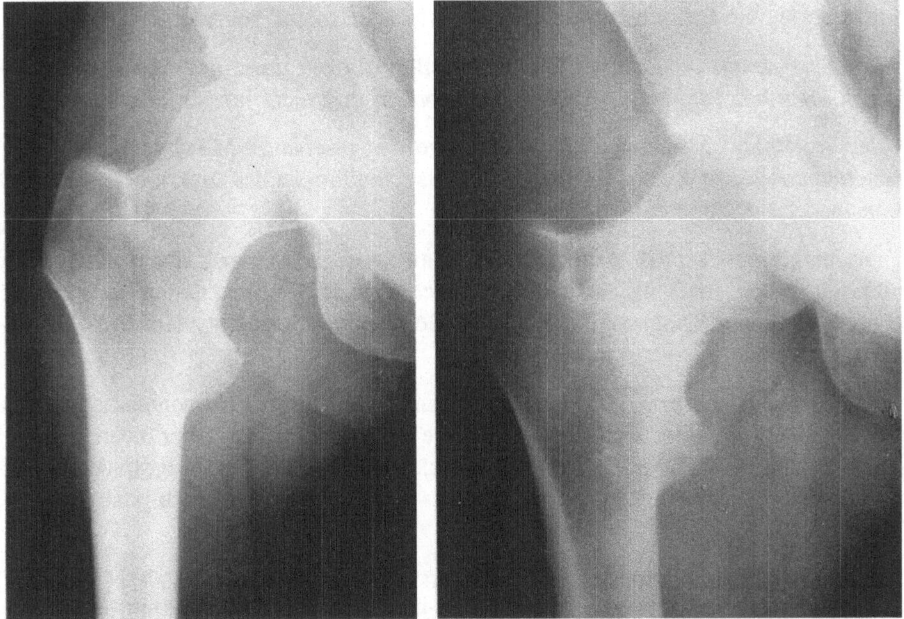

Abb. 7 (*links*). Ap-Aufnahme re Hüfte: Unauffälliger Befund. Klinisch "Addukturenzerrung". Rö: Ob. Szintigramm?

Abb. 8 (*rechts*). Ap-Aufnahme re Hüfte, 6 W. danach: Streßfraktur. Deutlich erkennbare Schenkelhalsfraktur mit Varusstellung

Hobby. Sechs Wochen später ist ein Auftreten mit dem rechten Bein nicht mehr möglich. Das Röntgenbild zeigt nun eine typische Streßfraktur, die operativ behandelt wurde (Abb. 7 und 8).

Schlußfolgerungen

Die Diagnostik von Ermüdungsbrüchen ist bei typischer Vorgeschichte und zeitlichem Verlauf in der Regel durch das Röntgenbild möglich.

Überlastungsschäden, im Sinne von Streßfrakturen, jedoch ohne das entsprechende Korrelat im Röntgenbild sollten besser als Streßreaktion bezeichnet werden.

Die möglichen Ursachen dieser Streßreaktionen sind prinzipiell als die gleichen anzusehen wie bei der Entstehung von Streßfrakturen – wobei sich sicherlich individuelle Unterschiede in der Festigkeit des Knochengewebes hinzugesellen.

In die Überlegungen zur Entstehung dieser Überlastungsschäden sollten konstitutionelle Momente ebenso miteinbezogen werden wie Geschlecht, Hormonhaushalt, Ernährung etc. [3].

Zusätzlich ist bekannt, daß nicht nur allgemeine, sondern gerade auch speziellere Belastungsformen die Entstehung dieses Überlastungsschadens begünstigen [2].

Die Schwierigkeiten bei der Diagnosestellung liegen darin begründet, daß Reaktionen des biologischen Materials vielfältig sein können und nicht immer kalkulierbar.

Die im Sport so häufig als bedeutungsvoll angesehenen Mikrotraumen scheinen mit dazu beizutragen, daß zunächst *partielle* Überschreitungen des funktionellen Bereiches der Belastbarkeit stattfinden.

Die herkömmliche Röntgendiagnostik kann zwar nach einer Latenzzeit sog. Streßfrakturen darstellen, in Hinsicht auf die geschilderten Streßreaktionen dagegen läßt das Röntgenbild keine Diagnose zu, obgleich Beschwerden und entsprechende Dispositionen vorliegen können.

Die klinischen Befunde der Streßreaktionen erscheinen relativ uncharakteristisch und die genaue Lokalisation der Beschwerden nicht exakt bestimmbar. Daher bietet sich zum jetzigen Zeitpunkt zur Erkennung dieser Streßreaktionen die Skelettszintigraphie an. Sich dabei nur auf das Szintigramm zu verlassen, kann jedoch zu einer "falsch positiven" Diagnose führen [4].

Die Szintigraphie als unspezifische Untersuchungsmethode zeigt als Mehranreicherung an einem Knochenabschnitt den Hinweis auf eine vermehrte Durchblutung, wie sie z.B. bei einer Streßfraktur vorhanden sein kann. In Verbindung jedoch mit der Vorgeschichte, entsprechenden Dispositionen, dem uncharakteristischen Beschwerdebild und entsprechender Beschwerdedauer, kann die Skelettszintigraphie mit hoher Wahrscheinlichkeit eine Streßreaktion des Knochens anzeigen, die sich der radiologischen Diagnostik entzieht. Bei positivem Szintigramm sollte die Streßreaktion ähnlich wie eine Streßfraktur, also zumindest mit einer längeren Herausnahme aus der sportartspezifischen Belastung, behandelt werden. Das Vorgehen ist hier individuell zu gestalten.

Offen dagegen bleibt die Frage, trotz der Negativerfahrung in Fall 4, ob die Streßreaktionen des Knochens möglicherweise die Vorstufe zu Streßfrakturen darstellen können, oder ob die Streßreaktion lediglich eine besondere Reaktionsform des biologischen Gewebes darstellt.

Literatur

1. Baumann W, Stucke H (1980) Sportspezifische Belastungen aus der Sicht der Biomechanik. In: Die Belastungstoleranz des Bewegungsapparates. Thieme, Stuttgart New York, S 55–64
2. Graff K, Krahl H, Kirschberger M (1986) Streßfrakturen des Os naviculare pedis. Z Orthop 124:228–237
3. Graff KH, Heinold D (1987) Streßreaktionen am knöchernen Skelett des Athleten. Sportverletzung – Sportschaden 1:30–52
4. Graff KH (1989) Diagnose und Therapie der Streßreaktionen. Österreichische Orthopädentagung, Kurzfassung, Vortrag 67, S 93

Zum Problem der Streßfraktur aus Sport-orthopädischer Sicht

H. Lohrer[1], R. Föhrenbach[1], A. Gollhofer[2], E. Keck[3]

[1]Orthopädische Abteilung, Sportmedizinisches Institut, Otto-Fleck-Schneise 10,
 W-6000 Frankfurt/Main 71, Bundesrepublik Deutschland
[2]Institut für Sport und Sportwissenschaft, Universität Freiburg, Schwarzwaldstraße 175,
 W-7800 Freiburg, Bundesrepublik Deutschland
[3]Rheumaklinik II, Leibnitzstraße 23, W-6200 Wiesbaden, Bundesrepublik Deutschland

Einleitung

Bei Sportarten mit intensiver Laufbelastung (Leichtathletik, Triathlon) entwickelt sich der Ermüdungsbruch zum typischen Sportschaden der unteren Extremität [4, 5, 6, 7].

Ätiologische Überlegungen

a) Mechanische These

Oft kann man bei Sportlern mit Ermüdungsbrüchen bestimmte anatomische Varianten (z.B. Drehfehler der Hüftgelenke oder Senkfüße), muskuläre Dysbalancen, Verletzungsrückstände (z.B. laterale OSG Kapselbandinsuffizienz), Trainingsfehler (z.B. intensives reaktives Sprungkrafttraining ohne adäquate Vorbereitung) und mangelhaftes oder ungünstiges Schuhwerk (z.B. zu weiche Sohle) gehäuft nachweisen [6]. Dadurch wird das individuelle Laufverhalten verändert. Belastungsspitzen treten in bestimmten Abschnitten des Bewegungsapparates punktuell auf.

b) Knochendichtethese

Anamnestisch sind vor allem bei den Patientinnen mit Streßfrakturen gehäuft pathologische Daten zum Menarchenalter, Eßverhalten (Anorexia nervosa-Problematik) sowie in Bezug auf Cyclusstörungen beschrieben. Laborchemisch können diese mit Störungen im Sexualhormonhaushalt korrelieren [10]. Die Knochendichte liegt bei intensiv trainierenden Athletinnen meist etwas unterhalb des Mittelwertes der Normpopulation. Die erwartete ossäre Hypertrophie kann nicht nachgewiesen werden. Wurster [persönliche Mitteilung] nimmt an, daß die Knochendichte deshalb relativ zu niedrig liegt.

Dambacher [2] gibt zahlreiche weitere Formen der Osteoporose und Osteomalazie an, die die Stabilität des Knochens reduzieren. Lediglich die Hyperthyreose, der Vitamin D

E. Werner H.H. Matthiaß (Hrsg.)
Osteologie - interdisziplinär
© Springer-Verlag Berlin Heidelberg 1991

Mangel und der Hyperparathyreoidismus sind in gewissen Grenzen mit hoher sportlicher Belastbarkeit vereinbar und müssen differentialdiagnostisch abgegrenzt werden.

c) Multifaktorielle Störung

Sind mechanische und endokrinologische Veränderungen gleichzeitig nachweisbar, steigt die Wahrscheinlichkeit, eine Streßfraktur zu erleiden.

Diagnostik

Streßfrakturen sind primär in Röntgenübersichts- und Zielaufnahmen nicht immer nachzuweisen. Der erfahrene Untersucher vertraut deshalb in erster Linie auf seine anamnestischen und manuell-untersuchungstechnischen Fertigkeiten. Er kann die Diagnose trotz unauffälligem Röntgenbild meist klinisch stellen.

Wilson und Katz [9] haben die radiologischen Charakteristika der Ermüdungsbrüche dargestellt.

Gute Möglichkeiten, Ermüdungsbrüche sichtbar zu machen, bietet die konventionelle Tomographie. Vor allem am Os naviculare pedis und am Schenkelhals muß sie die meist negativen Röntgenübersichtsaufnahmen ergänzen [4].

Bei der Skelett-Szintigraphie sind falsch positive Ergebnisse, sogenannte "Streßreaktionen" des Knochens häufig [5].

Moderne bildgebende Verfahren lassen in den Anfangsstadien Streßfrakturen nicht immer erkennen. Die MR-Tomographie scheint dem CT überlegen. Beide Verfahren sind nicht als diagnostisches Mittel der Wahl einzusetzen.

Therapie

Durch 2–4wöchige Streßkarenz (Laufverbot) heilen einfache Ermüdungsbrüche regelmäßig aus. Nur im Os naviculare pedis und im Femurhals sind die Heilungszeiten wesentlich länger. Völlige Entlastung ist anzuraten. Einzelfälle sind operativ zu versorgen [3, 4, 8]. Vor allem bei Rezidiven oder wenn neue Ermüdungsbrüche an anderen Stellen auftreten, muß intensiv nach der zugrundeliegenden Ätiologie gefahndet werden.

Bei absolut oder relativ erniedrigter Knochendichte kann eine östrogene Medikation erwogen werden, vor allem wenn amenorrhoeische Phasen bestehen.

Stehen bei guter Knochendichte und unauffälligem Sexualhormonhaushalt mechanische Faktoren auslösend im Vordergrund, so sind auch diese therapeutisch und prophylaktisch umzusetzen (Abb. 1).

266

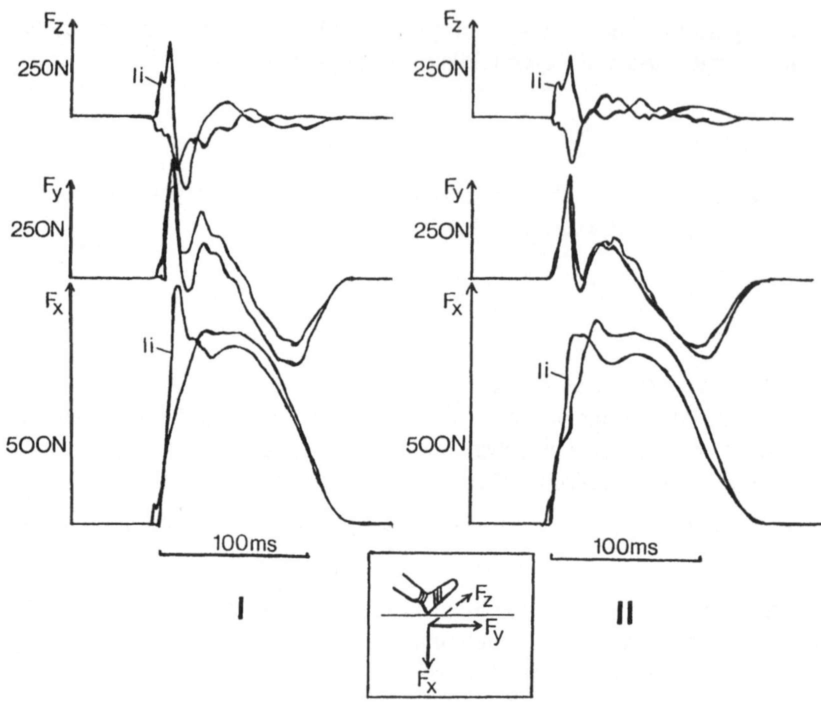

Abb. 1. Bei einer Läuferin mit Metatarsale-IV-Streßfraktur zeigt die Analyse der Bodenreaktionskräfte auf der Kistler-Platte, daß das Laufmuster des verletzten Beines (*links*) dem eines Fersenläufers mit initialer Kraftspitze unter dem Rückfuß entspricht. Nach individueller orthopädieschuhtechnischer Versorgung mit einer speziellen Sportschuhzurichtung und gezielter Sportschuheinlagenversorgung entspricht der Kraftverlauf wieder dem der gesunden Gegenseite nahezu vollständig (Mittelfußläufer)

Literatur

1. Breithaupt MD (1855) Zur Pathologie des menschlichen Fußes. Med Zeitung 24:169–177
2. Dambacher MA (1982) Praktische Osteologie. Thieme, Stuttgart New York
3. Fullerton LR, Snowdy HA (1988) Femoral neck stress fractures. Am J Sports Med 16:60–63
4. Graff KH, Krahl H, Kirschberger R (1986) Streßfrakturen des Os naviculare pedis. Z Orthop 124:228–237
5. Graff KH, Heinold D (1987) Streßreaktionen am knöchernen Skelett des Athleten. Sportverletzung – Sportschaden 1:30–52
6. Hulkko A, Orava S (1987) Stress fractures in athletes. Int J Sports Med 8:221–226
7. Orava S, Puranen J, Ala-Ketola L (1978) Stress fractures caused by physical exercise. Acta Orthop Scand 49:19–27
8. Shelbourne KD, Fisher DA, Rettig AC, McCarroll JR (1988) Stress fractures of the medial malleolus. Am J Sports Med 16:60–63
9. Wilson ES, Katz FN (1969) Stress fractures, an analysis of 250 consecutive cases. Radiology 92:481–486
10. Wurster KG, Keller E (1988) Leistungssport – ein Störfaktor für das Zyklusgeschehen. In: Wurster KG, Keller E (Hrsg) Frau im Leistungssport. Springer, Berlin Heidelberg New York Tokyo

Einfluß des Hochleistungstrainings von jungen Turnern auf Stabilität und Belastbarkeit des Skeletts

G. Fröhner[1], T. Neumann[2], K. Abendroth[3]

[1]Forschungsinstitut für Körperkultur und Sport, Friedrich-Ludwig-Jahn-Allee 59, O-7010 Leipzig, Bundesrepublik Deutschland
[2]Radiologische Klinik, Karl-Marx-Universität Leipzig, Liebigstraße 20a, O-7010 Leipzig, Bundesrepublik Deutschland
[3]Klinik für Innere Medizin, Friedrich-Schiller-Universität Jena, Karl-Marx-Allee 101, O-6902 Jena-Lobeda, Bundesrepublik Deutschland

Die Häufung von Knochenbeeinträchtigungen bei hochbelasteten Kindern und Jugendlichen war der Anlaß spezieller Analysen und Untersuchungen. Es handelte sich vor allem um Störungen des reifenden Knochens im Sinne der Osteochondrosen und aseptischen Nekrosen. Die Lokalisation betraf die allgemein bekannten Regionen, jedoch mit auffälliger Häufigkeit die distale Radius- und Ulnaepiphyse.

Derzeitige Probleme der ungenügenden Wirksamkeit therapeutischer Maßnahmen für eine Wiederherstellung des veränderten Knochens und die damit verbundene Gefahr einer dauerhaft verminderten Belastbarkeit der geschädigten Region beeinflußten wesentlich unsere Strategie, mehr Aufmerksamkeit der Prävention zur Verminderung der Inzidenz dieser Störungen zu widmen. Dabei sehen wir die Bedeutung prophylaktischer Maßnahmen nicht allein für die bessere Sicherung des Gesundheitszustandes von Sportlern im Kindes- und Jugendalter, sondern auch für die nichtsporttreibende Bevölkerung, für die beispielsweise der M. Scheuermann zu erheblichen Belastbarkeitsbeeinträchtigungen führen kann.

Gegenstand und Ziel dieser Untersuchungen waren Aussagen zur Belastbarkeit des Skeletts bei Kindern und Jugendlichen unter Bedingungen sportlicher Belastung. Weiterhin waren Zustandsgrößen zu ermitteln, die mit einer Häufung der Störungen des reifenden Knochens einhergehen und Signalcharakter für die Belastbarkeit des reifenden Knochens im Kindes- und Jugendalter aufweisen.

Untersuchungsmethodik

Die Analysen und Untersuchungen erfolgten bei Turnerinnen und Turnern ab dem 9. Lebensjahr bis zum Erwachsenenalter. Neben umfassenden epidemiologischen Analysen wurden Untersuchungen des Wachstums und der Knochenreife [2] einbezogen. Die quantitative Computertomographie am 1. Lendenwirbelkörper diente zur Bestimmung des Knochenmineralgehaltes (KMG). Die Untersuchung erfolgte am CT-Gerät der 3. Generation (Siemens, Somatom 2) mit der Einenergiemethode bei 125 kV, 230 m As und einer Schichtdicke von 4 mm. Die von uns durchgeführte 3-Schichtung des 1. LWK erfolgte parallel zur Deck- bzw. Grundplatte im spongiösen Wirbelkörperbereich bei Bauchlage des Sportlers.

E. Werner H.H. Matthiaß (Hrsg.)
Osteologie - interdisziplinär
© Springer-Verlag Berlin Heidelberg 1991

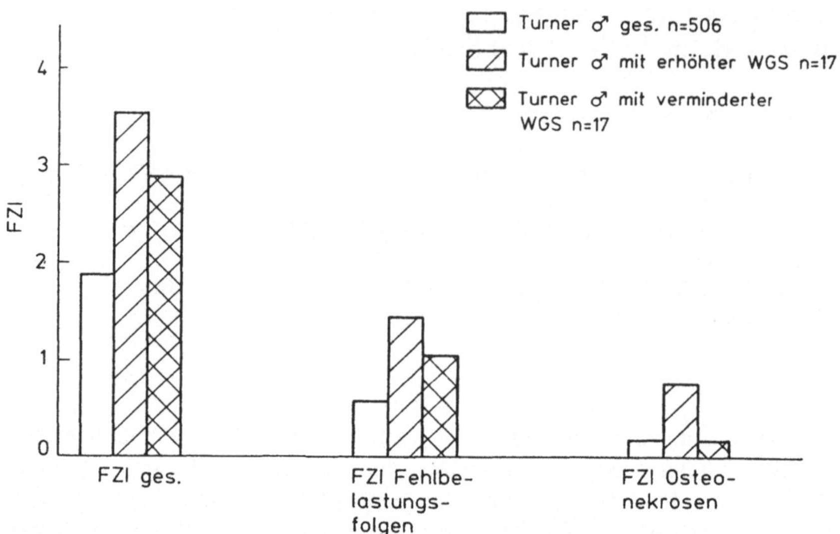

Abb. 1. Vergleichende Morbidität von Turnern mit forcierter und verminderter Wachstumsgeschwindigkeit im Vergleich zur Gesamtpopulation (Zeitraum 12 Monate)

Die untersuchte Population zeichnet sich durch selektionsbedingte biologische Zustandsgrößen aus, insbesondere durch geringe und mittlere Körperhöhe, durch niedrige bis mittlere Körpermasse. Als exogene Einflüsse, die im sportlichen Ausbildungsprozeß auf diese Population wirken und den Knochen direkt mechanisch oder über den Stoffwechsel beeinträchtigen können, sind zu erwähnen: hohe mechanische Belastungen (insbesondere Impulsbelastungen), hohe Belastungsumfänge, z.T. psychische Belastung, relativ geringer Freiluftaufenthalt, z.T. Ernährungseinschränkungen.

Die folgenden Ergebnisse beziehen sich momentan lediglich auf die summativ bedingten Beanspruchungsfolgen.

Epidemiologische Daten

Die Ergebnisse der epidemiologischen Analysen lassen die hohe Inzidenz der Osteochondrosen bzw. Osteonekrosen (20–25% der Fehlbelastungsfolgen) bei Turnerinnen und Turnern erkennen. Ebenso hoch ist die Häufigkeit von Enthesopathien.

Der Fallzahlindex (Fälle pro 100 Sportler im Jahr) zeigt eine höhere Inzidenz bei Mädchen. Die Häufigkeitszunahme liegt bei Mädchen mit der Altersklasse 11 zwei Jahre früher als bei Jungen.

Durch Verknüpfung der epidemiologischen Daten mit der Wachstumsgeschwindigkeit konnte nachgewiesen werden, daß nicht die niedrige bzw. verminderte Wachstumsgeschwindigkeit diese Inzidenzquote bedingt. Eine erhebliche Häufigkeitszunahme besteht für den Zeitraum des puberalen Wachstumsschubs (Abb. 1).

Ein besonders hohes Risiko (70–80%) für diese Störungen zeigen retardierte Sportlerinnen und Sportler, die erst im Alter von 14 bzw. 15 Jahren ein zunehmendes Wachstum aufweisen [1].

Knochenmineralgehalt

Materialeigenschaften des Knochens werden durch seinen Mineralgehalt mitbestimmt. Im Entwicklungsverlauf nimmt derselbe kontinuierlich zu. Wir nahmen an, daß Kinder mit bestehenden Knochenbeeinträchtigungen diesem Entwicklungstrend nicht folgen.

Aus Untersuchungen von 84 Turnern und 47 Turnerinnen wurden für den eindeutigen Status des Kindes und für die übrigen Sportler der Knochenmineralgehalt bei Knochengesunden und Knochenkranken verglichen. Die Ergebnisse bestätigten den niedrigeren KMG bei Kindern im Vergleich zu den älteren Mädchen und Jungen. Sie lassen einen signifikant geringeren KMG bei den Sportlern mit Knochenstörung erkennen (Abb. 2), der in den meisten Fällen unterhalb der altersabhängigen Referenzbereiche liegt. Nur Einzelfälle weisen auch einen deutlich erhöhten KMG auf.

Diskussion und Schlußfolgerungen

Die dargestellten Ergebnisse lassen einerseits die erhöhte Anfälligkeit des reifenden Knochens in der Phase der puberalen Entwicklung bestätigen [3], belegen andererseits jedoch die besondere Gefährdung unter Bedingungen der erhöhten Wachstumsgeschwindigkeit.

Die Ergebnisse des kontinuierlich steigenden KMG in Abhängigkeit von der biologischen Entwicklung lassen erklären, daß retardierte Kinder und Jugendliche insbesondere bei zunehmenden Belastungen des Jugendalters ein deutlich erhöhtes Risiko für Knochenstörungen aufweisen.

Der geringe KMG bei Kindern und Jugendlichen, die Beeinträchtigungen des Knochens aufweisen, ist ein Nachweis dafür, daß bei Sportlern nicht allein mechanische Impulse als

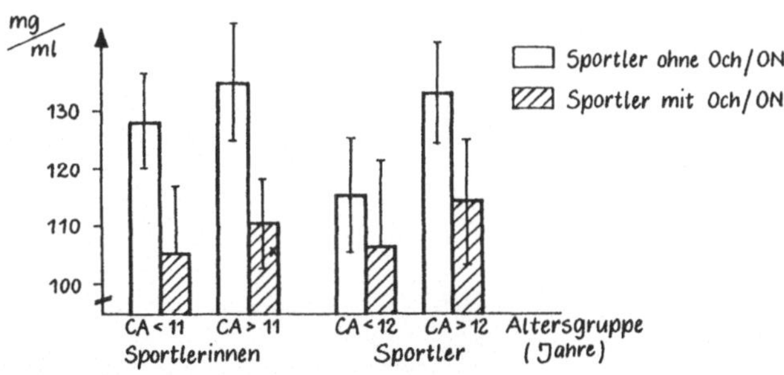

Abb. 2. Knochenmineralgehalt am 1. LWK, bestimmt mit der Einenergiemethode am CT, bei Sportlerinnen und Sportlern mit und ohne Osteochondrosen (*Och*) / Osteondrosen (*ON*) (in mg/ml hydroxylapatitähnliche Lösung)

Ursache zu werten sind. Er ist auch Ausdruck für Stoffwechselmangelsituationen im Organismus. Diese können unter Bedingungen des sportlichen Trainings über ungenügende Wiederherstellung nach hohen Belastungen, über endokrine Umstellungen (auch durch hohe psychische Anforderungen), über Ernährungslimitierungen [4] und geringen Freiluftaufenthalt entstehen. Wichtig ist es für die sportmedizinische Betreuung, die individuell wirkenden Ursachen zu erkennen und zu beseitigen.

Die vorgelegten Ergebnisse ermöglichen zunächst folgende präventive Konsequenzen:

- Mechanische Belastungen sind unter Berücksichtigung des biologischen Alters und des Wachstums zu dosieren, um die regelrechte Entwicklung des Knochens zu gewährleisten.
- Bereits zu Beginn und während des Pubertätswachstumsschubs sind mechanische Belastungen und Gesamtbelastungen zu begrenzen. In diesem Entwicklungsabschnitt bedarf es zum Schutz des Knochens vielseitiger muskulärer Belastung geringerer Intensität, besonders der Haltungsregulation und Haltemuskelkräftigung.
- Zur Sicherung der allgemeinen Entwicklung und speziell der Reife des Knochens sind vor allem im Kinder- und Jugendalter zu gewährleisten: ausreichende Ernährung, Vermeidung anhaltender kataboler Zustände, ausreichender Freiluftaufenthalt.

Wir erwarten weitere Ergebnisse aus begonnenen Längsschnittanalysen und experimentellen Studien.

Literatur

1. Fröhner G, Ascheron R (1988) Indikatoren der Leistungsfähigkeit des Stütz- und Bewegungssystems. Z ärztl Fortbild Berlin 82:975–976
2. Greulich WW, Pyle SI (1959) Radiographic atlas of skeletal development of hand and wrist. Stanford Univ Press, California
3. Hefti F, Morschner E (1985) Die Belastbarkeit des wachsenden Bewegungsapparates. Schweiz Z Sportmed 33:77–84
4. Kühne K, Zerbes H, Götte HC (1985) Betrachtungen zur Mineralstoffzufuhr von Geräteturnerinnen im Hinblick auf die Belastbarkeit des Stütz- und Bewegungssystems. Me Sport 25:24–29

Knochendichtemessungen bei Hochleistungssportlerinnen (Mittel- und Langstreckenläuferinnen)

R. Weiske[1], K.G. Wurster[2]

[1]Radiologisches Institut, Zentrum für Radiologie, Katharinenhospital, Kriegsbergstraße 60,
 W-7000 Stuttgart 1, Bundesrepublik Deutschland
[2]Frauenklinik Charlottenhaus, Gerokstraße 31, W-7000 Stuttgart 1, Bundesrepublik Deutschland

Einleitung

Regelmäßige körperliche Aktivität und sportliches Ausdauertraining beeinflussen bekanntermaßen den Knochenstoffwechsel positiv und führen zu einem Gewinn an Knochenmasse (Zusammenstellung bei [9]). Die hohe physische und psychische Belastung im Hochleistungssport hingegen führt zu erheblichen Veränderungen im Hormonhaushalt der Sportlerinnen und kann eine Abnahme der Knochendichte zur Folge haben, wie schon 1984 Cann et al [2] sowie Drinkwater et al [3] feststellten. Die Knochendichte der meist sehr jungen Ausdauersportlerinnen wird i.a. vom Beginn des Trainings in Bezug zur Menarche, der Trainingsintensität, der Dauer des Leistungssports, vom Ernährungsverhalten und Körpergewicht sowie der Kalziumzufuhr beeinflußt. Die größte Bedeutung für den Aufbau und Erhalt der Knochenmasse kommt den Geschlechtshormonen zu [9, 10]. Östrogenmangel führt zu einer erhöhten Knochenresorption und Störungen der Parathormonsekretion sowie im Kalziumphosphatstoffwechsel. Untersuchungen mit der quantitativen Computertomographie von Gilsanz et al [4] belegen, wie wichtig die Pubertät für die Akkumulation einer ausreichenden Knochenmasse ist. Bei Jungen und Mädchen kommt es mit der Pubertät gleichermaßen zum Anstieg der trabeculären und corticalen Knochendichte. Nach Erreichen der peak bone mass beginnt bereits im jungen Erwachsenenalter die trabeculäre Knochendichte abzunehmen ohne signifikante Änderung der corticalen Dichte am peripheren Skelett [1, 4].

Eine strenge Gewichtskontrolle veranlaßt die Athletinnen häufig zu einer verringerten Kalorienzufuhr und verminderten Kalziumaufnahme, wodurch die eingeschränkte Sexualhormonproduktion zusätzlich negativ beeinflußt wird [6, 7, 9].

Eigene Untersuchungen

An einem Somatom-DRH haben wir nach dem üblichen Dual-Energy-Verfahren des Osteo-CT 25 junge Patientinnen im Alter von 17-37 Jahren (Durchschnittsalter 24,8 Jahre) untersucht und den Knochenmineralgehalt getrennt an der Wirbelspongiosa und Wirbelcorticalis

E. Werner H.H. Matthiaß (Hrsg.)
Osteologie - interdisziplinär
© Springer-Verlag Berlin Heidelberg 1991"

bestimmt. Es handelt sich um 13 Mittel- und Langstreckenläuferinnen mit Zyklusstörungen bis zur Amenorrhoe sowie eine Sportlerin, die nach zunächst regelmäßigem Zyklus eine Amenorrhoe bei Anorexia nervosa entwickelte. Weitere 2 Patientinnen litten an einer Anorexia nervosa. Als Vergleichskollektiv wurden Probandinnen herangezogen, die früher Hochleistungssport betrieben haben, der länger als 1 Jahr zurückliegt, derzeit nur Freizeitsport ausüben, keine anorektische Reaktion haben oder Ausdauersport in anderen Disziplinen als den Laufsportarten treiben und/oder Ovulationshemmer einnehmen. Zu unseren 9 Frauen der Vergleichsgruppe gehört zudem 1 Patientin in der prämaturen Menopause, die seit dem 35. Lebensjahr besteht.

Bei allen Frauen wurde eine eingehende Anamnese erhoben und Trainingsbeginn, Trainingsintensität und Trainingsdauer eruiert sowie der Zeitpunkt der Menarche und das Zyklusverhalten registriert. Bei allen wurde ein Hormonstatus erhoben, der die Bestimmung des Östradiolwertes einschloß.

Ergebnisse

Die Einzelergebnisse der Knochendichtemessungen bei 14 Läuferinnen und 2 anorektischen Patientinnen getrennt an der Wirbelspongiosa und Wirbelcorticalis zeigt Abb. 1. Die Angabe des Kalziumhydroxylapatit-Äquivalentwertes erfolgt in Standardabweichungen vom alters- und geschlechtsbezogenen Referenzmedianwert. Vereinfachend werden dabei die

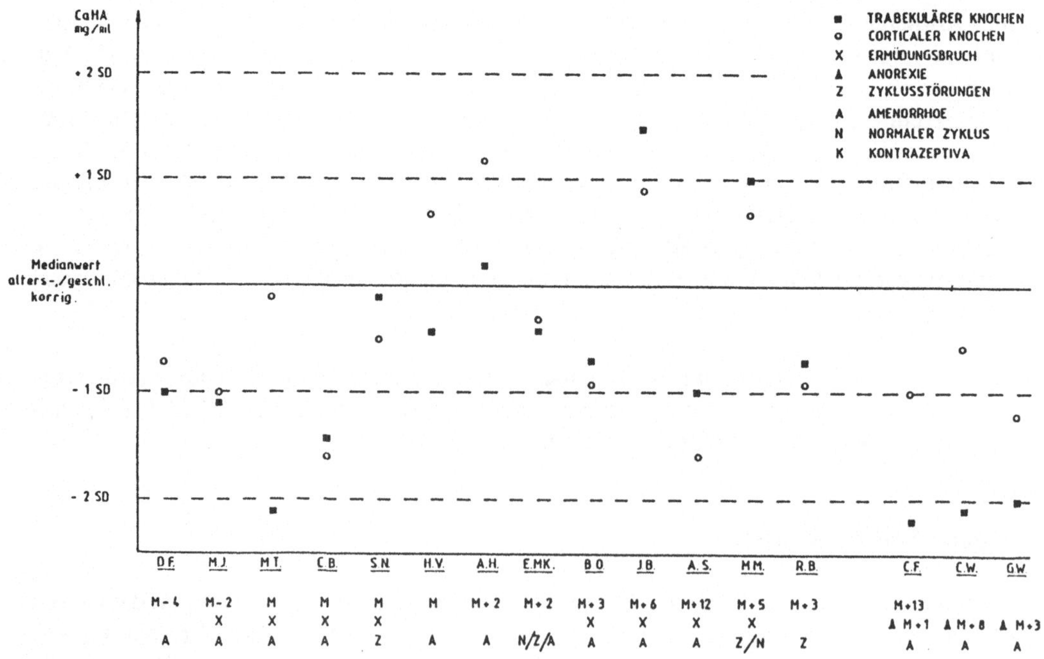

Abb. 1. Trabeculäre und corticale Apatitwerte bei Läuferinnen und Anorexie

Corticalismeßwerte als Kreise in das Diagramm der trabeculären Apatit-Äquivalentwerte eingetragen. In den unten stehenden Legenden gibt $M \pm \ldots$ an, in welchem Abstand zur Menarche (in Jahren) mit dem Leistungssport begonnen wurde. Unter den Apatitwerten der Spongiosa aller 16 Frauen fallen die extrem erniedrigten Werte der anorektischen Patientinnen auf. Von 13 Mittel- und Langstreckenläuferinnen haben nur 3 trabeculäre Knochendichtewerte, die oberhalb des alters- und geschlechtsberogenen Referenzmittelwertes liegen. Die Mehrzahl der trabeculären Apatit-Äquivalentwerte bewegt sich 0,1–2,2 Standardabweichungen unterhalb des alters- und geschlechtsbezogenen Referenzmittelwertes, wie graphisch in Abb. 2 dargestellt ist. Die durchschnittliche Standardabweichung liegt −0,59 unterhalb des alters- und geschlechtsbezogenen Medianwertes für den spongiösen Knochen. Am stärksten ist der Mineralgehalt bei Patientinnen mit Anorexia nervosa vermindert, wovon die trabeculären Apatitwerte stärker als die corticalen betroffen sind. In der Vergleichsgruppe (N = 9) liegt die durchschnittliche Standardabweichung der trabeculären und corticalen Meßwerte oberhalb des Medianwertes.

Diskussion

Unsere Meßwerte bedürfen einer weitergehenden Interpretation, berücksichtigt man die Untersuchungen von Marcus et al [6], wonach der Ausdauersport dann zu einem Zugewinn an Knochendichte führt, so lange die Hormonproduktion nicht supprimiert ist. Danach haben menstruierende Läuferinnen mit durchschnittlich 182 mg einen höheren Apatitgehalt als nicht sporttreibende Frauen mit 156 mg. Damit sind unsere noch im Streubereich gelegenen Apatit-Äquivalentwerte in ihrer Tendenz schon als pathologisch zu betrachten und unsere erniedrigt gemessenen Apatit-Äquivalentwerte als stärker pathologisch zu bewerten. Die Verminderung der Knochendichte von amenorrhoischen Läuferinnen unter den

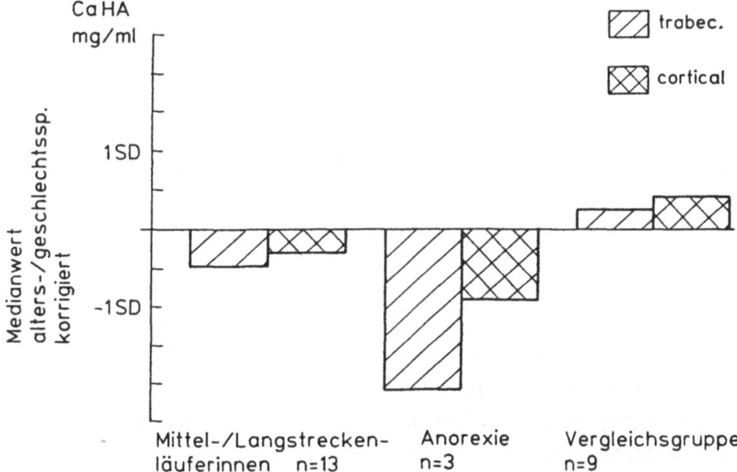

Abb. 2. Trabeculärer und corticaler Apatitwert. Standardabweichungen der verschiedenen Gruppen

274

Wert der Nichtsportlerinnen mit normalem Zyklus ist hormondefizit-bedingt, während der gegenüber amenorrhoischen Nichtsportlerinnen höhere Mineralgehalt der amenorrhoischen Läuferinnen den trainingsbedingten Gewinn widerspiegelt. Unter diesem Aspekt wären für unsere Probandinnen Knochendichtewerte zu erwarten, die im oberen Streubereich angesiedelt sind. Die durchschnittlich positiven Standardabweichungen vom Mittelwert bei der Vergleichsgruppe entsprechen weitgehend dem Knochendichtegewinn, der bei Radsportlerinnen gefunden wurde [5]. Ebenso zeigen die Patientinnen mit Hormonsubstitution bzw. Ovulationshemmereinnahme durchschnittlich bessere Knochendichtewerte.

Beginnt das Training vor oder im unmittelbaren zeitlichen Zusammenhang mit der Menarche, sind die Auswirkungen auf den Knochenmineralgehalt um so stärker, je frühzeitiger eine Störung der während der Pubertät besonders labilen Hormonsysteme eintritt, so daß eine ausreichende Knochenmasse nicht aufgebaut werden kann.

Stand hingegen durch späteren Trainingsbeginn ausreichend Zeit für den Aufbau spongiösen und corticalen Knochens zur Verfügung wie bei der 25-jährigen Langstreckenläuferin I.B., wirkt sich selbst bei übermäßiger Trainingsintensität die Hormonstörung nicht so fatal auf die Knochenmasse aus wie bei frühem Trainingsbeginn vor oder zum Eintritt der Menarche. Während sich eine eindeutige Abhängigkeit der Knochendichte vom wöchentlichen Trainingsumfang nicht nachweisen läßt, besteht eine lockere Korrelation zwischen dem Knochenmineralgehalt und der Dauer der Trainingszeit in Jahren und damit auch von der Dauer der Zyklusstörung bzw. der Amenorrhoe. Je länger diese andauern, um so niedriger ist der trabeculäre und meist auch corticale Knochenmineralgehalt.

Obwohl Marcus et al [6] einen Zusammenhang zwischen verminderter Mineralisation der Corticalis am peripheren Skelett und dem Auftreten von Ermüdungsbrüchen diskutieren, lassen unsere Ergebnisse bei 7 Hochleistungsläuferinnen mit Ermüdungsbrüchen nicht eindeutig den Beitrag quantifizieren, den außer lokalen Faktoren am übermäßig belasteten Fußskelett eine verminderte Corticalismineralisation beim Auftreten von Ermüdungsbrüchen leistet.

Schlußfolgerung

Ausdauersport führt zu einem Gewinn an Knochendichte, so lange eine übertriebene Trainingsintensität nicht zu Zyklusstörungen bis zur Amenorrhoe führt, obwohl auch dann im Vergleich zu amenorrhoischen Frauen trainingsbedingt eine höhere Knochendichte erzielt wird. Beginnen die Leistungssportlerinnen der Laufdisziplinen ihr Training in engem zeitlichen Zusammenhang mit der Menarche, kann der regelrechte "Aufbau" des spongiösen und corticalen Knochens nicht in ausreichendem Maße stattfinden. Damit besteht zum einen eine akute Gefährdung dieser Athletinnen während ihrer sportlichen Karriere, z.B. durch Ermüdungsbrüche. Zum anderen ist Schaden für die Zeit der Menopause vorprogrammiert, da sie nicht die normale peak bone mass erreichen können. Trainingsreduktion, Änderung der Ernährungsgewohnheiten und Anstieg des Körpergewichts sowie Beseitigung der Hormonmangelsituation können therapeutisch eingesetzt werden.

Literatur

1. Buchanan JR, Myers C, Lloyd T et al (1988) Early vertebral trabecular bone loss in normal premenopausal women. J Bone Miner Res 3:583–587
2. Cann CHE, Martin MC, Genant HK, Jaffe RB (1984) Decreased spinal mineral content in amenorrheic women. JAMA 251:626–629
3. Drinkwater BL, Nilson K, Chesnut CH et al (1984) Bone mineral content of amenorrheic and eumenorrheic athletes. N Engl J Med 311:277–281
4. Gilsanz V, Gibbens DT, Roe TF et al (1988) Vertebral bone density in children: Effect of puberty. Radiology 166:847–850
5. Korsten-Reck U, Reinhold WD, Breckwoldt M et al (1988) Metabolische und hormonelle Veränderungen bei Leistungssportlerinnen im Radsport. In: Medau HJ, Nowacki PE (eds) Frau und Sport III. Perimed Erlangen, p 121–130
6. Marcus R, Cann C, Madvig P et al (1985) Menstrual function and bone mass in elite women distance runners. Ann Intern Med 102:158–163
7. Nelson ME, Fisher EC, Catsos PD et al (1986) Diet and bone status in amenorrheic runners. Am J Clin Nutr 43:910–916
8. Weiske R (1990) Knochenmineralbestimmungen ohne CT-Morphologie? In: Schneider GH, Vogler E, Konever E (eds) Digitale Bildgebung, interventionelle Radiologie, integrierte digitale Radiologie. 6. Grazer Radiologisches Symposium 1989. Blackwell Ueberreuter Wissenschaft Berlin, S 479–484
9. Weiske R, Wurster KG (1990) Radiologische Diagnostik der juvenilen Osteoporose – Quantitative Computertomographie bei Sportlerinnen. In: Wurster KG, Weiske R (Hrsg) Ermüdungsbruch durch Osteoporose. Springer, Berlin Heidelberg New York, im Druck
10. Wurster KG, Weiske R (1990) Sind Zyklusstörungen ein Risiko für den Knochenstoffwechsel junger Frauen? In: Wurster KG, Weiske R (Hrsg) Ermüdungsbruch durch Osteoporose. Springer, Berlin Heidelberg New York, im Druck

Knochendichte bei Athletinnen verschiedener Sportarten im Vergleich

H. Lohrer[1], R. Föhrenbach[1], E. Keck[2]

[1]Orthopädische Abteilung, Sportmedizinisches Institut (Ärztl. Dir.: Prof. Dr. med. D. Böhmer),
Otto-Fleck-Schneise 10, W-6000 Frankfurt/Main 71, Bundesrepublik Deutschland
[2]Rheumaklinik II (Ärztl. Dir.: Prof. Dr. med. E. Keck), Leibnitzstraße 23, W-6200 Wiesbaden,
Bundesrepublik Deutschland

Untersucht wurden Kollektive der Disziplinen Triathlon Langstrecke (DTU A/B Kader),
Sprint (DLV C-Kader) und 400 m Hürden (DLV C-Kader). Diese Gruppen waren in sich
homogen bezüglich sportlicher Leistungsfähigkeit, Alter, Gewicht und Trainingsbelastung.
Eine weitere Gruppe bildeten Athletinnen, die durch einen Ermüdungsbruch auffällig geworden waren.

Die Menstruations-, Medikations- und Verletzungsanamnese entnahmen wir einem Fragebogen.

Die Knochendichte wurde mit der dualen Photonenabsorptiometrie (NOVO Gerät, Typ
BMC-LAB, 22a) nach der von Schaadt und Bohr [7] beschriebenen Technik an der Lendenwirbelsäule (L2–L4) bestimmt. Ausgewertet wurde der Gesamtgehalt an Hydroxylapatit (gHA) in Gramm, sowie der Hydroxylapatitgehalt pro cm der gemessenen Strecke
(gHA/cm) in Gramm/cm. Diese Werte wurden mit vorliegenden Verteilungen der Knochendichten eines großen europäischen Normkollektivs verglichen.

Ergebnisse

Bezogen auf den mittleren linearen (gHA/cm) oder den gesamten (gHA) Hydroxylapatitgehalt streuten die gemessenen Werte in ähnlicher Weise um den jeweiligen Mittelwert der
Normverteilung. Im weiteren wird deshalb als Kenngröße nur die Gesamtmineralisation
dargestellt.

Die Knochendichte der *Sprinterinnen* lag insgesamt etwas, bei antikonzeptiver Medikation deutlich über dem Mittelwert. Die drei ältesten Probandinnen standen seit 1,2 bzw.
3 Jahren unter antikonzeptiver Medikation. Menstruationsstörungen bestanden nicht. Eine
dieser Athletinnen gab an, eine Streßfraktur vor 4 Jahren gehabt zu haben.

Bei keiner der acht *400 m-Hürdenläuferinnen* war bislang ein Ermüdungsbruch aufgetreten. Alle menstruierten regelmäßig. Eine Athletin stand seit fast 2 Jahren unter einem
oralen Antikonzeptivum. Alle Knochendichten lagen im Bereich der einfachen Standardabweichung oberhalb des Mittelwertes dicht beisammen.

Die *8 Triathletinnen* verteilten sich auf ein breiteres Altersspektrum (18–37 Jahre). An-
tikonzeptive Medikation bestand nicht. Fünf Athletinnen gaben eine Oligomenorrhoe an.

E. Werner H.H. Matthiaß (Hrsg.)
Osteologie - interdisziplinär
© Springer-Verlag Berlin Heidelberg 1991

Zwei davon und eine weitere regelmäßig menstruierende Triathletin hatten sich einen Ermüdungsbruch zugezogen. Die Knochendichten der gesunden Althletinnen lagen alle nahe am Mittelwert.

Ermüdungsbrüche waren bei 8 Athletinnen (1 Sprinterin, 1 Mittelstrecklerin, 1 Geherin, 2 Langstreckerinnen, 3 Triathletinnen) unmittelbar vor der Knochendichtemessung nachgewiesen worden. Eine Langstrecklerin benutzte ein orales Antikonzeptivum seit 5 Jahren. Mit einer Ausnahme (Sprinterin) sind alle Knochendichten um die einfache Standardabweichung unterhalb des Mittelwertes verteilt.

Diskussion

Stellen wir die Knochendichten der untersuchten Gruppen gegenüber, so können folgende Tendenzen abgeleitet werden (Abb. 1).

Körperliche Belastung erhöht die össäre Stabilität nur in bestimmten Grenzen [5, 6]. Eine bionegative Reaktion des Knochens scheint besonders bei langzeitiger Trainings- und Wettkampfbelastung möglich [2, 4, 8]. Die erwartete Adaptation des Knochens an die Belastung erfolgt nicht. Kürzere, dafür aber intensive Belastungen inclusiv Sprünge (400 m-Hürden) scheinen die knöcherne Festigkeit zu erhöhen.

Dieser Effekt wird durch orale Antikonzeption akzentuiert. Ob die osteologisch günstige Situation der Sprinterinnen und 400 m-Hürdenläuferinnen auch nach Beendigung der Karriere weiterbesteht, muß im Längsschnitt untersucht werden. Gleiches gilt für die osteologisch ungünstigeren Gruppen (Langstrecke, Triathlon), von denen wir bisher nicht wissen, ob der Knochen später vermehrt mineralisiert oder ob die Osteoporose begünstigt wird.

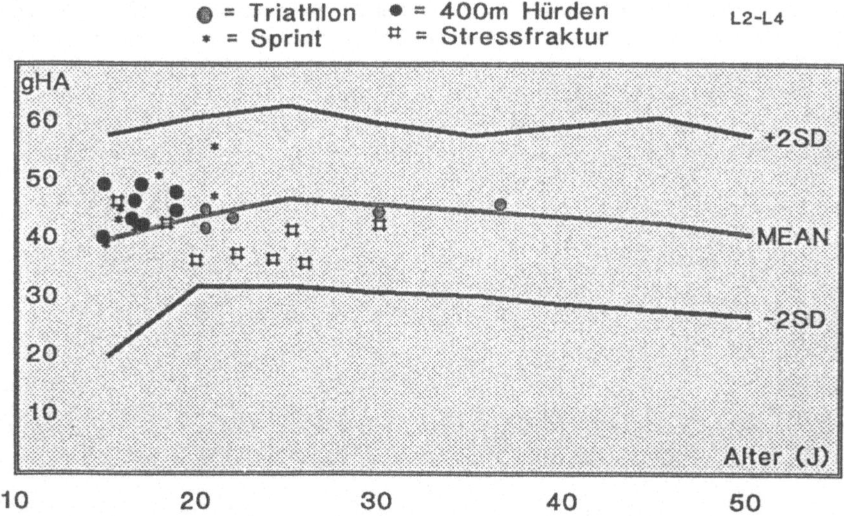

Abb. 1. Übersicht der Knochendichten aller untersuchten Gruppen im Normalkollektiv

Mechanische und biomechanische Faktoren müssen vor allem bei Streßfrakturen mit guter Knochendichte berücksichtigt werden [3].

Für den Leistungssport bleibt die prophylaktische Gabe oraler Antikonzeptiva dann fragwürdig, wenn deren Nebenwirkungen (z.B. Gewichtszunahme) die sportliche Leistungsfähigkeit mindern. Andere Wege zur Optimierung der ossären Belastungstoleranz sollten gesucht werden [1].

Literatur

1. De Cree C, Lewin R, Ostyn M (1988) Suitability of cyproterone acetate in the treatment of osteoporosis asssociated with athletic amenorrhea. Int J Sports Med 9:187–192
2. Drinkwater BL, Nilson K, Chesnut CH (1984) Bone mineral of amenorrheic and eumenorrheic athletes. N Engl J Med 311:277–281
3. Graff KH, Heinold D (1987) Streßfrakturen am knöchernen Skelett des Athleten. Sportverletzung – Sportschaden 1:30–51
4. Keizer HA (1987) Hormonal responses in women as a function of physical exercise and training. Int J Sports Med 8:137–138
5. Nigg BM (1980) Biomechanische Überlegungen zur Belastung des Bewegungsapparates. In: Cotta H, Krahl H, Steinbrück K (Hrsg) Die Belastungstoleranz des Bewegungsapparates. Thieme, Stuttgart New York
6. Pirney F, Bodeux M, Crielaard JM, Franchimont P (1987) Bone mineral content and physical activity. Int J Sports Med 8:331–335
7. Schaadt O, Bohr H (1982) Bone mineral by photon absorptiometry. Accuracy. Precision – site of measurements. In: Johnson JV, Johnson CC (Hrsg) Noninvasive Bone Measurements. J.R.L., London
8. Schwartz B, Cumming DC, Riordas E, Seyle M, Yen SS, Rebar RW (1981) Exercise associated amenorrhea. Am J Obstet Gynecol 141:662–670
9. Wurster KG, Keller E (1988) Leistungssport – ein Störfaktor für das Zyklusgeschehen. In: Wurster KG, Keller E (Hrsg) Frau im Leistungssport. Springer, Berlin Heidelberg New York Tokyo
10. Wurster KG, Koros L (1984) Wechselwirkungen zwischen Menstruationszyklus und körperlicher Belastung sowie Leistungsfähigkeit bei Leichtathletinnen des A- bis D-Kaders. In: Jeschke D (Hrsg) Stellenwert der Sportmedizin und Sportwissenschaften. Springer, Berlin Heidelberg New York Tokyo, S 1872–1887

Beanspruchung des Schulter- und des Akromioklavikulargelenkes bei Spitzenturnern

M. Müller-Gerbl[1], L. Schweitzer[2], H.-P. Boschert[2], R. Putz[1]

[1]Anatomische Anstalt München, Lehrstuhl I, Pettenkoferstraße 1, W-8000 München 2, Bundesrepublik Deutschland
[2]Institut für Sportwissenschaft Freiburg, Universität Freiburg, Schwarzwaldstraße 175, W-7800 Freiburg, Bundesrepublik Deutschland

Eine große Anzahl von Turnern klagt über Schmerzen im Schulterbereich, die sich vor allem bei bestimmten Übungsteilen im Ringeturnen bemerkbar machen. Nach Bodem und Mitarbeitern [1] können beim Turnen an den Ringen im Schultergelenk Kräfte bis zum Fünffachen des Körpergewichtes auftreten.

Nach den Untersuchungen von Pauwels, der sich mit der Wechselwirkung zwischen Form und Funktion der Binde- und Stützgewebe befaßte, kann es inzwischen als weitgehend gesichert angesehen werden, daß die flächenhafte Verteilung der subchondralen Knochendichte Ausdruck der längerdauernden, hauptsächlichen Beanspruchung in einer Gelenkfläche ist.

Um näheren Einblick in die Belastung des Schulter- und Akromioklavikulargelenkes (AC-Gelenk) zu erhalten, untersuchten wir mittels der CT-Osteoabsorptiometrie [2] die Verteilung der subchondralen Knochendichte in der Cavitas glenoidalis und in den beteiligten Gelenkflächen des AC-Gelenkes sowohl bei Turnern als auch bei Normalpersonen. Aus den erhaltenen Verteilungsmustern können nach den Untersuchungen von Pauwels [3] Rückschlüsse auf die Beanspruchung des Gelenkes (Lage der Resultierenden) gezogen werden. Dies gilt auch für das AC-Gelenk, dessen Mechanik bis jetzt noch weitgehend unklar ist.

Material

CT-Datensätze (Schichtdicke 2 mm) beider Schulter- und AC-Gelenke von 11 Spitzenturnern (Alter: 16–29 Jahre), die mindestens seit 5 Jahren ein Leistungstraining absolvierten, und von 15 Normalpersonen (Alter: über 40 Jahre, 9 männlich, 6 weiblich).

Methode

1. CT-Osteoabsorptiometrie: Mittels der in der Strahlentherapie verwendeten Programme "EVA1" und "SIDOS TELE" Bestimmung der Dichtebereichsgrenzen in Hounsfield-Einheiten an den einzelnen Schnittbildern.

E. Werner H.H. Matthiaß (Hrsg.)
Osteologie - interdisziplinär
© Springer-Verlag Berlin Heidelberg 1991

2. Falschfarbendarstellung mit Hilfe des Bildanalysegerätes IBAS 2000 (Siemens, Erlangen).
3. Flächenhafte Darstellung der Dichteverteilung innerhalb aller untersuchten Gelenkflächen.

Ergebnisse

1. Sowohl in der Schulterpfanne als auch im AC-Gelenk ist die Knochendichte bei den Turnern deutlich höher als bei den Normalpersonen (Abb. 1 und 2).
2. Während bei älteren Normalpersonen die höchste Knochendichte in den zentralen Partien der Cavitas glenoidalis lokalisiert ist, findet man bei 2/3 der Turner die höchsten Werte im dorsalen Anteil der Schulterpfanne (Abb. 1).
3. Mit einer Ausnahme zeigt die akromiale Gelenkfläche des AC-Gelenkes bei Normalpersonen und Turnern eine deutlich höhere Knochendichte als im klavikulären Anteil (Abb. 2).

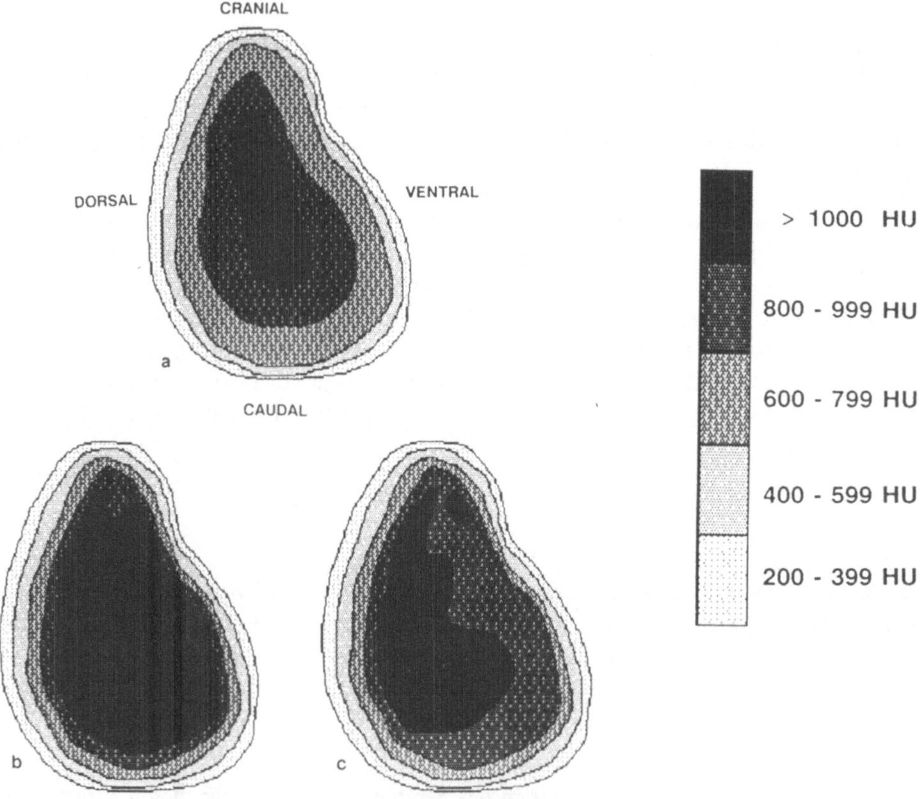

Abb. 1a-c. Verteilung der subchondralen Mineralisierung in der Cavitas glenoidalis bei **a** älteren Normalpersonen, **b** Turnern (zentral lokalisiertes Dichtemaximum), **c** Turnern (Dichtemaximum dorsal)

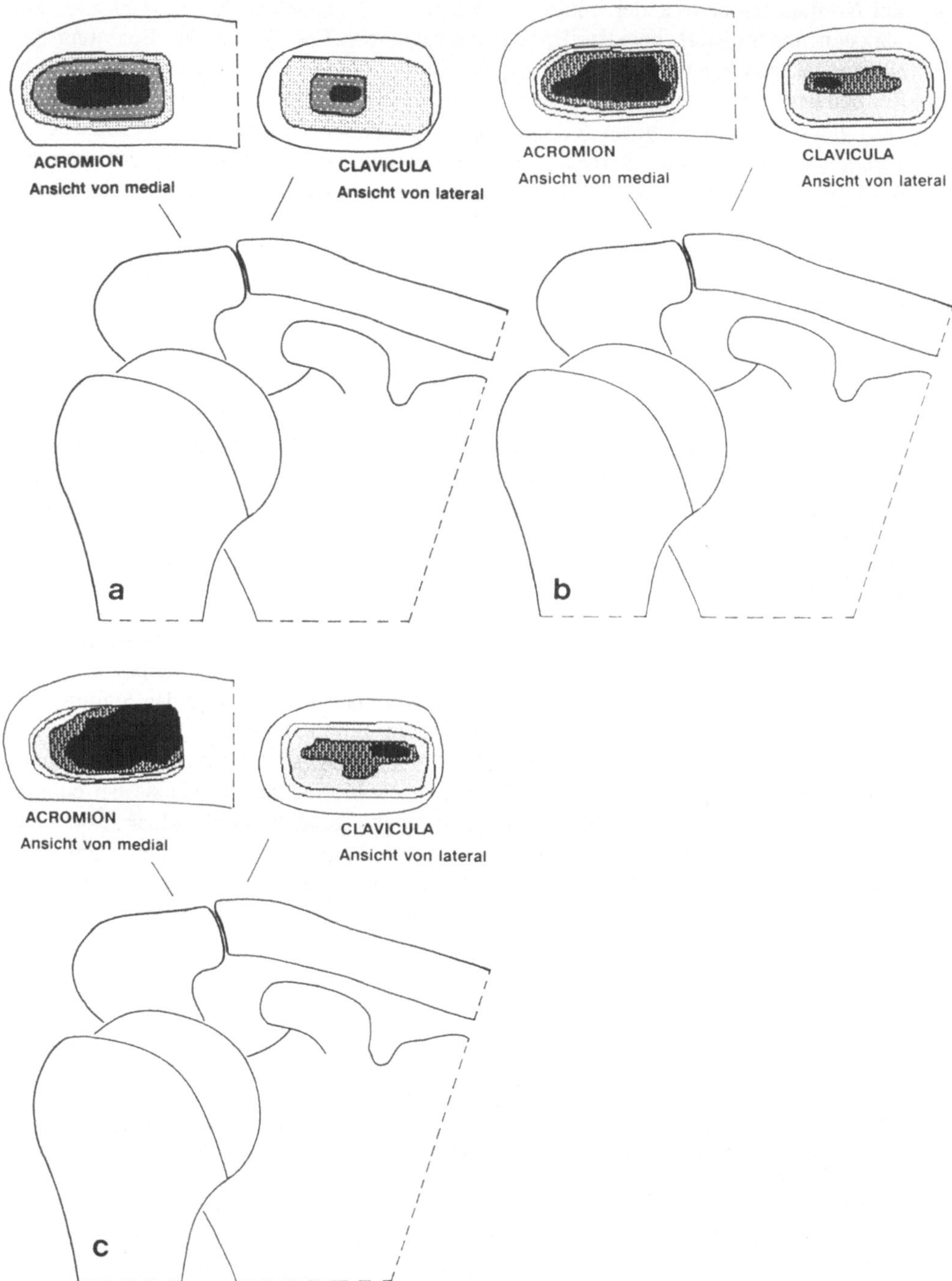

Abb. 2a-c. Verteilung der subchondralen Mineralisierung in den Gelenkflächen des Akromioklavikulargelenkes bei **a** Normalpersonen, **b** Turnern (zentral lokalisiertes Dichtemaximum), **c** Turnern (Dichtemaximum dorsal)

4. Bei Normalpersonen ist der mittlere Anteil der Gelenkflächen des AC-Gelenkes am stärksten mineralisiert, bei den Turnern liegt dagegen fast immer eine Betonung des hinteren Anteils vor (Abb. 2).
5. Bei den Turnern besteht eine Korrelation zwischen dem Verteilungsmuster in der Cavitas glenoidalis und dem im AC-Gelenk: in den Fällen, in denen die höchsten Knochendichten im dorsalen Bereich der Schulterpfanne gefunden werden, ist auch im AC-Gelenk die Knochendichte in den dorsalen Anteilen am höchsten (Abb. 1 und 2).

Diskussion

Unsere Befunde zeigen deutlich, daß sich größere Belastungen über einen längeren Zeitraum, wie sie beispielsweise beim Turnen auftreten, zu einer entsprechenden Erhöhung der lokalen Knochendichte der untersuchten Gelenkflächen führen. Die Verteilungsmuster der subchondralen Mineralisierung lassen Rückschlüsse auf die Qualität der hauptsächlichen Beanspruchung, d.h. auf die – im zeitlichen Ablauf gesehen – überwiegende Lage des Durchstoßpunktes der Resultierenden im Belastungsfall zu. Ein randständiger Einfall der Resultierenden mit entsprechender Überlastung einzelner Gelenkflächenanteile kann möglicherweise zu Schmerzen führen, sobald auf Dauer die Toleranzgrenze des Knochengewebes überschritten wird.

Die Qualität der Kraftübertragung im AC-Gelenk scheint von der Lage der Resultierenden im Schultergelenk abhängig zu sein, von dem sie zum einen über das Skapulothorakale Gelenk nach dorsal weitergeleitet wird, zum anderen über das AC- und das Sternoklavikulargelenk nach ventral in Richtung auf das Sternum. Eine Fehlbelastung des Schultergelenkes muß damit zwangsläufig zu einer Fehlbelastung des AC-Gelenkes führen, wo bei den Turnern gehäuft Schmerzen angegeben werden. Fehlbelastungen, wie sie bei einigen Turnern auftreten, sind möglicherweise auf eine ungenügend trainierte Muskulatur oder eine mangelhafte Technik zurückzuführen, wie sie vor allem beim jugendlichen Turner anzutreffen sind. Im Sinne der Prophylaxe von Sportschäden dürfen bestimmte Übungsteile erst dann durchgeführt werden, wenn die Muskulatur entsprechend trainiert ist.

Literatur

1. Bodem F, Brussatis F, Menke W (1984) Zur theoretischen Biomechanik des Schultergelenkes: Die Entstehung gewöhnlicher und außergewöhnlicher mechanischer Belastungen des glenohumeralen Gelenkknorpels. In: Biomechanik der gesunden und kranken Schulter. Thieme, Stuttgart
2. Müller-Gerbl M, Putz R, Hodapp N, Schulte E, Wimmer B (1989) Computed tomography-osteoabsorptiometry for assessing the density distribution of subchondral bone as a measure of long-term mechanical adaptation in individual joints. Skeletal Radiol 18:507–512
3. Pauwels F (1965) Gesammelte Abhandlungen zur Biomechanik des Bewegungsapparates. Springer, Berlin Heidelberg New York

Seltene aseptische Osteonekrosen
und ihre Bedeutung in der Sportmedizin

R. Mühlbach

Orthopädische Abteilung, Zentrale Poliklinik, Herbert-Warnke-Straße 13, O-1200 Frankfurt/Oder, Bundesrepublik Deutschland

Es gibt seltene und fragliche Osteonekrosen [3]. Deutungsschwierigkeiten bereiten nach Mau [2] vor allem atypische Bilder. Von den "klassischen" Bildern können abgegrenzt werden:

1. Varianten der Norm,
2. symptomatische Formen,
3. leichter partieller Befall,
4. dysostisch bedingte Veränderungen.

Während Osteonekrosen am kindlichen Fuß im orthopädischen Schrifttum einen festen Platz haben, wird den weniger belasteten oberen Extremitäten geringere Aufmerksamkeit geschenkt (Übersicht Tabelle 1).

Nach Angaben des Schrifttums soll die Epiphysionekrose im Bereich des Olekranons relativ spät im das 14. Lebensjahr herum auftreten. Wir fanden die Erkrankung jedoch bereits zwischen dem 10. und 12. Lebensjahr. Neben dem Olekranonkern findet sich häufig ein sogenannter zweiter Olekranonspitzenkern, der mitunter noch unterteilt ist. Hier muß eine direkte traumatische Schädigung dieses Kernes von der Epiphysennekrose differentialdiagnostisch abgegrenzt werden. Auch an eine aseptische Nekrose des Lunatum, die nach sehr langem zeitlichen Intervall nach einem Trauma auftreten kann, muß gedacht werden.

Die häufigsten aseptischen Nekrosen der Wirbelsäule und der unteren Extremitäten zeigen die folgenden Tabellen in der Übersicht (Tabelle 2).

Erhebliche Schwierigkeiten bereiten die Schmerzzustände im Kniegelenksbereich.

Bei Turnern, Fußballspielern und Ringern beobachteten wir vielfach feine Abhebungen am unteren Patellapol, die nicht typisch dem Morbus Sinding Larsen entsprechen.

Überhaupt wurde die Diagnose Morbus Sinding Larsen relativwenig gestellt und die Patienten längere Zeit mit den Diagnosen Bursitis präpatellaris, Apicitis patellae oder posttraumatische präpatellare Neuralgie behandelt.

Der Morbus Schlatter war in den einzelnen Sportarten unterschiedlich gehäuft zu beobachten; dies vor allem bei Fußballspielern, Judokas, Gewichthebern, Ringern (s. Abb. 1).

E. Werner H.H. Matthiaß (Hrsg.)
Osteologie - interdisziplinär
© Springer-Verlag Berlin Heidelberg 1991

Tabelle 1

---

obere Extremitäten / Schultergürtel

sternales Klaviculaende	Friedrich
akromiales Klaviculaende	Werder, Alnor
Acromion	de Cuveland, Friedrich
Caput humeri	Hass
Capitulum humeri	Panner
Trochlea humeri	M. Hegemann
Olekranon	O'Connor
Radiusköpfchen	M. Hegemann

Hand

distale Radiusepiphyse	de Cuveland, Müller
distale Ulnaepiphyse	Bruns
Os naviculare	Preisser
Os lunatum	Kienboeck
Os Triquetrum	Zimmer
Os capitatum	Jösson
Os pisiforme	Zimmer
Carpalia (gesamt)	Caffey
Metacarpalköpfchen	Dietrich
Sesambein des Metacarpale V	Zimmer, Le Poutre
Basen d. Mittel- und Endphalangen	Thiemann
Fingerendphalanx	Kirnes

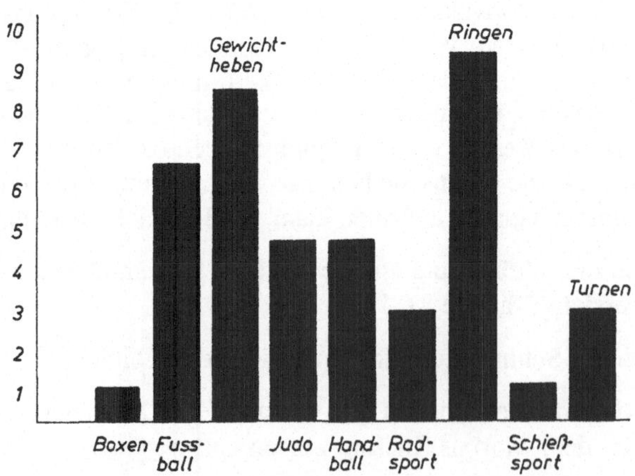

Abb. 1. Verteilung der operierten Sportler in den einzelnen Disziplinen

Tabelle 2

Wirbelsäule / Rumpf

juvenile Osteochondrose	M. Scheuermann
Vertebra plana	Calve
Wirbeldornfortsätze	Wachs, Schmitt, Wisser
Synchondrose sternalis sup.	Zimmer
Synchondrose sternalis inf.	Burmann, Sinberg

Becken

Spin. ilis. ant. sup.	Sorell, Derieuse
Tuber ossi ischi	Sorell
Tuberculum iliacum	Sorell
Tuber ischiadicum	Kremser
Symphasis ossis pubis	Pierson
Synchondrosis ischiopubica	van Neck
laterale Sakrumapophyse	Roger, Cleaves
Acetabulum	Perthes
Hüftkopfepiphyse	Calve, Legg, Perthes, Waldenström
Trochant. maj. min.	de Cuveland, Mandl, Längle

Knie

Basis patellae	Müller
Apex patellae	Sinding, Larsen, Johannson
obere Patellapol.	—
Tibiakopf	Blount
Tuberositas tibia	Osgood, Schlatter
Os acetabulum	Froelich

Fuß

Malleolus medialis	de Cuveland, Heuck
Os naviculare	Köhler I
Köpfchen Metatarsalia	Köhler (II), Freiberg, Dietrich (III)
Basis des Metatarsale V	Iselin, Steller
Köpfchen Metatarsale V	Iselin, Steller
Ossa cuneifornia	Brinon (I), Hicks (II), Küntscher
Talus	Vogel, Mouchet
Processus post. tali	Pöschl
Calcaneusapophyse	Sver, Haglung
Calcaneus secundareus	Schoen
Os cuboideum	Silverskjöld
Os tibiale externum	Haglund
Sesambeine Großzehenbeuger	Smith, Le Poutre
Basis Großzehengrundphalanx	Thiemann, Wiedhoff, Greifenstein

Bei den Patienten mit Morbus Schlatter bestand in 17% der Fälle eine Koinzidenz mit einem Morbus Scheuermann. Die Behandlungsmethoden des Morbus Schlatter sind vielfältig. Einige Autoren meinen, eine Operation sei nicht erforderlich oder überflüssig, andere befürworten sie. Einige Autoren sehen die Indikation zur Operation nur dann, wenn die konservative Behandlung keine Besserung erbrachte. Unsere Behandlungskonzeption beim Morbus Schlatter war operativ.

Anlaß, die operative Behandlung vermehrt einzusetzen, waren zwei Gründe:

1. die sogenannte "unresolved Osgood Schlatter lesion", die Nichtverschmelzung von Ossikeln mit der Tibia, das wir bei konservativem Vorgehen häufiger beobachten.
2. um in einer Phase des Bewegungsdranges und der sportlichen Betätigung Jugendlicher, diese nicht durch langdauernde Einschränkungen zu behindern.

Insgesamt wurden 93 Fälle mit Morbus Schlatter (12 mit Morbus Sinding Larsen) operativ behandelt. In Anlehnung an Brandt [1] erfolgte in Lokalanaesthesie eine Stichelung mit einem dreikantigen Knochenpfriem mit anschließender dreiwöchiger Ruhigstellung mit Gipstutor. Auffallend war die rasche subjektive Besserung. Es war überraschend, daß in einigen Fällen bereits nach sechs Wochen radiologisch eine deutliche Strukturzunahme nachweisbar war.

Aufgrund unserer Erfahrungen empfehlen wir beim Morbus Schlatter und Morbus Sinding Larsen das operative Vorgehen mit anschließender kurzdauernder Immobilisation, was zu einer rascheren Ausheilung als beim konservativen Vorgehen führt.

Literatur

1. Brandt M (1965) Beitrag zur operativen Behandlung der Osgood-Schlatterschen Erkrankung. Z Orthop 100:340–344
2. Mau H (1982) Die aseptischen Osteonekrosen. In: Orthopädie in Klinik und Praxis, Band IV: Allgemeine Orthopädie. Thieme, Stuttgart
3. Willert HG (1981) Pathogenese und Klinik der spontanen Knochennekrosen. Orthopäde 10:19–39

Serum Osteocalcin Levels in Normals Before and After Physical Activity

H. Franck[1], F. Beuker[2], S. Gurk[1], E. Keck[3]

[1]Rheumazentrum, Klinik Wendelstein, Kolbermoorerstraße 56, W-8202 Bad Aibling, FRG
[2]Sportmedizinisches Institut, Universität Düsseldorf, W-4000 Düsseldorf, FRG
[3]Rheumaklinik II, Leibnitzstraße 23, W-6200 Wiesbaden, FRG

Physical activity is well known to increase bone mineral content and to prevent the involutional age related bone loss. Physical inactivity has been implicated in bone loss.

However, the degree to which physical exercise is necessary to induce changes in bone morphology and calciotropic hormones have been widely discussed [1, 2, 7].

Furthermore, bone mass depends both on local factors such as gravity and muscular contraction and systemic regulatory factors such as hormones inflammation mediated factors and vitamins.

Osteocalcin, a sensitive marker for bone formation, is as well locally and systematically regulated by the abovementioned factors.

Materials and Methods

The aim of this study was to examine the rate of bone formation measured by osteocalcin in 56 healthy volunteers before and after 4 and 8 weeks of physical exercise (PE) and its dependence on various parameters of calcium and phosphate metabolism.

The studied group consisted of 44 men and 12 women, mean age 24.8 and 24.3 years, respectively. A questionnaire was administered which elicited the intensity of daily physical exercise before and during the study.

Included in the study were young students who had never performed systemic or lasting sport for the last 12 months.

All students performed a standardized physical training for 8 weeks. An exact protocol of the intensity of physical activity was performed.

A battery of clinical laboratory tests including calcium, magnesium, potassium, alkaline phosphatase, inorganic phosphate albumin was performed. Osteocalcin was measured in duplicate by a commercial RIA (Immuno-Nuclear Corp., Stillwater, MN). Parathyroid hormone (PTH) (44–68, mid-regional) was determined by a commercial RIA (Henning, Berlin).

E. Werner H.H. Matthiaß (Hrsg.)
Osteologie - interdisziplinär
© Springer-Verlag Berlin Heidelberg 1991

288

Results

Mean serum osteocalcin levels were significantly ($p < 0.01$) reduced after 4 weeks (men 2.26 ± 1.8 ng/ml; women 0.94 ± 1.6 ng/ml) compared to the values before PE (men 4.01 ± 2.18 ng/ml; women 1.69 ± 1.7 ng/ml) and returned to normal values after 8 weeks (Fig. 1). Similarly, magnesium levels (0.82 mmol/l) decreased significantly ($p < 0.01$) after weeks of 4 PE (0.79 mmol/l), returning to normal values after 8 weeks. Furthermore, serum phosphate increased slightly in men from 1.01 mmol/l to 1.13 and 1.15 mmol/l after 4 and 8 weeks, respectively. In contrast, alkaline phosphatase and calcium remained in the normal range. Serum PTH values (men 222 pg/ml; women 223 pg/ml) decreased slightly but significantly ($p < 0.01$) after 8 weeks of PE (men 186 pg/ml, women 177 pg/ml).

Discussion

The assumption that exercise prevents bone loss, for years has been a widely held belief by many of the leading workers in the osteoporosis field. However, the role of exercise in the prevention or reversal osteopenia is a complicated issue. Most studies concentrated on the effect of physical exercise on bone mineral content rather than on changes in calciotropic hormones [6]. Our study focussed on the influence of physical exercise on bone formation, which we expected to be elevated after training. Most studies present a reduction in bone loss [5] or a slight gain of bone mass compared to controls, but extended a much longer training period than we did. It seems that the first period of adaptation to physical activity results in a temporary decrease of both PTH and osteocalcin and magnesium levels.

It is conceivable that the decrease of osteocalcin levels is due to an increase of stress hormones. Especially, glucocorticoids are known to decrease bone formation. After a further 4 weeks period of PE this is compensated by adaptation to physical activity. Longterm stimulatory results on bone formation should only be expected after training periods longer than 4 to 8 weeks.

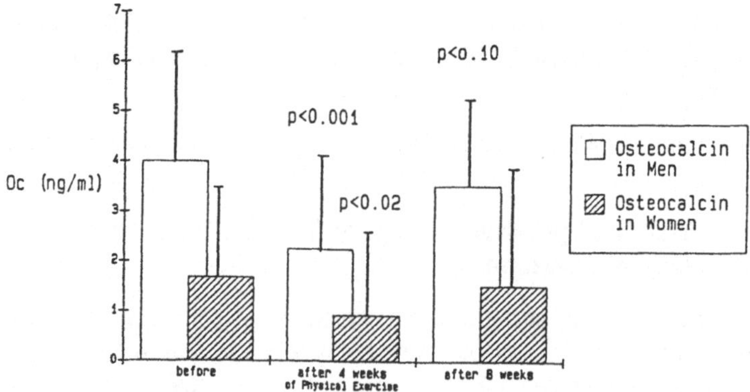

Fig. 1. Serum levels of osteocalcin in relation to physical exercise and sex

Literatur

1. Beresford JN, Gallagher JA, Poser JW, Russell RGG (1984) Production of osteocalcin by human bone cells in vitro. Effects of 1.25(OH)2D3, 24,25(OH)2D3, parathyroid hormones and glucocorticoids. Metab Bone Dis & Rel Res 5:229
2. Cook SD, Harding AF, Thomas KA, Morgan EL, Schnurpfeil KM, Hadda RJ (1987) Trabecular bone density and menstrual function in women runners. Am J Sport Med 15:503–507
3. Price PA (1983) Osteocalcin. Bone mineral Res 1:157–190
4. Reid IR, Chapman GE, Fraser TRC et al (1986) Low serum osteocalcin levels in glucocorticoids-treated asthmatics. J Clin Endocrinol Metab 62:379–383
5. Ringe JD, Ibbeken F, Steinhagen-Thiessen , Meier-Baumgarten HP (1988) Osteoporoseprävention durch Gymnastik im höheren Lebensalter. Z Geriatrie 1:86–90
6. Simkin A, Ayalon J, Leichter I (1987) Increased trabecular bone density due to bone-loading exercise in postmenopausal osteoporotic women. Calcif Tissue 40:59–63
7. Smith E, Raab D (1985) Osteoporosis and physical activity. Acta Med Scand suppl 711:149–156
8. Williams JA, Wagner J, Wasnich R, Heilbrun L (1984) The effect of long-distance running upon appendicular bone mineral content. Med Science Sport & Exercise

IV. Physiologie und Pathophysiologie des Knochenstoffwechsels

Zur Physikochemie der Kalziumphosphatbildung unter dem Einfluß von Fluor

K. J. Münzenberg, W. Koch, F. Möller

Orthopädische Universitätsklinik, Sigmund-Freud-Straße 25, W-5300 Bonn-Venusberg, Bundesrepublik Deutschland

Die Wirkung des Fluors im Zuge der Neuknochenbildung ist unterschiedlich. So kann Fluor in vivo zum verstärkten Knochenneubau und gleichzeitig zur Herabsetzung der Mineralisation führen. In vitro ist sein Einfluß auf die Kalziumphosphat-Mineralbildung von mehreren Einflußgrößen abhängig und wird dementsprechend kontrovers diskutiert. Es ist unbestritten, daß es unter bestimmten Bedingungen die Kristallinität und die Stabilität der Kristallstruktur des Apatits verbessert [6, 9]. Die Kristalle werden bei höheren Fluorkonzentrationen größer, und die spezifische Gesamtkristalloberfläche wird kleiner [2, 5, 1]. Das gilt aber nur für die Verhältnisse im Reagenzglas und ohne den Einfluß von Lösungsgenossen oder organischen Nukleationsförderern, wie zum Beispiel Kollagen.

Hinweise von Taves und Neumann [7] sowie von Wadkins [8] machten wahrscheinlich, daß die Wirkungsweise konzentrationsabhängig sein könnte und durch Lösungsgenossen zusätzlich beeinflußbar ist. Wir untersuchten deshalb die Wirkung verschiedener Konzentrationen von Natriumfluorid auf die Präzipitation von Kalziumphosphaten, die auf präparierten Sehnenfasern aufwuchsen, ohne und mit Magnesium als Lösungsgenossen.

In einer ersten Versuchsreihe konnten wir die Befunde von Meyer und Nancollas [3] und auch von Wadkins [8] bestätigen, daß bei einer Konzentrationsbreite von 10^{-6} bis 10^{-3} M NaF die Kristallinationsrate von Kalziumphosphaten ganz unterschiedlich ist. In einer sehr niedrigen Konzentration von 10^{-5} M NaF hemmt NaF die kristalline Abscheidung auf den kollagenen Fasern gegenüber der Null-Lösung ohne Fluorid, und bei höheren Konzentrationen wird die Kristallbildung, gemessen als Reflexzahl im Röntgenbeugungsmuster, wieder gefördert.

Wir müssen bekennen, daß wir den Mechanismus dieses Effektes noch nicht ganz verstehen. Wadkins [8] vermutet, daß eine mögliche Erklärung darin liegt, daß das Fluorid mit der Wechselwirkung der Hydroxyl-Ionen mit einem reaktiven Kalziumphosphat-Zwischenprodukt konkurriert und so die Mineralisationsrate bei tiefen Konzentrationen herabsetzt und bei höheren Konzentrationen die Fluorapatitbildung stimuliert. Der Wirkungsort könnte danach der Hydrolyseschritt sein, der bei der Umwandlung von saurem Kalziumphosphat zu einem mehr alkalischen Produkt sich vollziehen muß.

E. Werner H.H. Matthiaß (Hrsg.)
Osteologie - interdisziplinär
© Springer-Verlag Berlin Heidelberg 1991

294

Diese Erklärung läßt außer acht, daß die Kristalle auf einer katalytisch wirkenden Unterlage aufgewachsen sind. In letzter Zeit bevorzugen wir deshalb eine andere Erklärung. Wir nehmen nämlich an, daß die vor den kollagenen Fasern eingebrachten Fluorionen sogleich Positionen am Kollagenmolekül besetzen und damit die heterogene katalytische Wirksamkeit der Fasern bis zu einem gewissen Maß herabsetzen. Erst wenn die Konzentration der Fluorionen wieder steigt, können sie die allgemein bekannten kristallinitätsfördernden Eigenschaften wieder entfalten und damit auch konzentrationsabhängig zur Erleichterung der Abscheidung von Kalziumphosphatmineralen auf den kollagenen Fasern beitragen.

Unsere Erklärung wird gestützt durch die Tatsache, daß Magnesium konzentrationsabhängig die Kristallbildung weiter hemmt. Dieses gilt sowohl für die Bildung saurer Kalziumphosphate, wie Brushit und Oktokalziumphosphat, als auch für die Bildung von Apatit aus seinen Vorstufen.

Leider sind wir noch nicht in der Lage, die kinetischen und biokybernetischen Ansätze und Berechnungen im dissipativen System der biologischen Kalziumphosphatmineralbildung zu bestimmen. Das liegt darin, daß alle damit zusammenhängenden Determinanten theoretisch nur durch die Behandlung mit Hilfe von nichtlinearen Differentialgleichungen verbunden werden können. Deren Bedingungen können wir im lebenden Organismus aber noch nicht im einzelnen bestimmen. Hinzu kommt, daß in vitro-Ergebnisse sich nicht ohne weiteres auf die Verhältnisse im lebenden Organismus übertragen lassen. Wir können nur einige einzelne, gewissermaßen "eingefrorene" Zustände beurteilen, von denen wir mit jeweils unterschiedlicher Stringenz behaupten dürfen, daß sie sich auch auf die Verhältnisse in vivo übertragen lassen.

Ein solcher Zustand ist im lebenden Organismus mindestens zweimal zu beobachten. Unter therapeutischen Gaben wird eine Fluorkonzentration in der interstitiellen Flüssigkeit erreicht, die der Hemmwirkung mit 10^{-5}M etwa entspricht. Aus allem, was wir beobachten können, müssen wir annehmen, daß bei dieser Konzentration die biologische Wirksamkeit des Fluors auf die Neubildung von Knochen durch die Osteoblasten liegt, daß also vermehrt neue Knochenmatrix auf präexistenten Trabekeln gebildet wird. Andererseits ist 10^{-5}M genau die Konzentration, die in unseren in vitro-Untersuchungen die Verkalkung hemmt. Die durch Fluor neugebildete Knochenmatrix zeigt nun bekanntermaßen die Charakteristika unverkalkten Osteoids, wie der histologische Schnitt zeigt. Wir schließen deshalb, daß die verminderte Verkalkung des durch Fluor induzierten Osteoids auf dem von uns angegebenen physikochemischen Mechanismus beruht, der darin besteht, daß die Fluorionen heterogene Nukleationsstellen am Kollagen besetzen und damit die Mineralisation behindern.

Ein anderer, sozusagen eingefrorener Zustand ist auch dann eingetreten, wenn die kinetischen Vorgänge eine Art Endzustand erreicht haben. Das ist dann der Fall, wenn die Hydrolysevorgänge im Zuge der Umwandlung der Kalziumphosphatmineralbildung weitgehend abgeschlossen sind und als Endstufe ausschließlich oder fast ausschließlich Apatit vorliegt. Apatit ist die thermodynamisch stabilste Phase der Knochenminerale. Im lebenden Knochen wird dieser Zustand unter normalen Bedingungen nicht erreicht. Dafür sorgen die biologischen remodelling-Prozesse mit Abbau, Anbau und Umbau des Knochens. Das aber kann anders werden, wenn diese Strukturumwandlungsprozesse stark gebremst ablaufen, beispielsweise bei einer erheblichen Altersosteoporose und wenn eine zweite Bedingung hinzukommt, die Verabreichung außergewöhnlich hoher Dosen von Fluor. Dann werden Fluorkonzentrationen in der interstitiellen Flüssigkeit und auch in der interstitiellen Knochenflüssigkeit erreicht, die die Kalziumphosphatmineralbildung wieder fördern können. Und unter diesen Bedingungen bildet sich in stark beschleunigtem Maße die Endstufe Apatit, unter Umgehung der mehr sauren Vorstufen Brushit und Oktokalziumphosphat. Dieser Apatit aber ist wegen des hohen Anfalls an Fluor weitgehend Fluorapatit, und Fluorapatit ist weniger löslich als Hydroxylapatit. Wenn diese Bedingungen unter seltenen pathophysiologischen Umständen einmal eintreten, dann ist die Dynamik des ganzen Knochens weitgehend zum Stillstand gekommen, die remodelling-Prozesse durch die Altersosteoporose und die thermodynamischen Umwandlungen der Knochenminerale durch das Fluor.

Bei einer unserer Patientinnen, die an Osteoporose litt und über mehrere Jahre mit Natriumfluorid behandelt worden war, müssen wir einen solchen kinetisch und dynamisch weitgehend eingefrorenen Endzustand im Knochen annehmen. Ich berichtete schon einmal über diese Patientin [4]. Die damals 63jährige Frau war 10 Jahre lang mit 40 bis 80 mg Natriumfluorid wegen einer schweren Osteoporose behandelt worden, als es eines nachts im Bett allein durch den Zug der Muskulatur zu einer zentralen Luxation des linken Hüftkopfes in das Becken hinein kam. Nach 4 1/2 Monaten trat während der stationären Behandlung ein plötzlicher Bewußtseinsverlust mit einer leichten Tetanie auf. Während dieses Anfalles luxierte der Hüftkopf auf der Gegenseite durch Infraktion in das Becken. Nach weiteren 4 Monaten ereignete sich wieder eine Tetanie. Diese überstand die Patientin nicht lebend.

Die low-turnover-Osteoporose war schon Jahre zuvor gesichert (Kuhlencordt, persönliche Mitteilung, 1982). Bei der Obduktion fanden sich multiple frische Wirbelkörper- und Rippenfrakturen mit unzähligen kleinen Fettembolien in beiden Lungen. Diese Lungenembolien waren die pathologisch-anatomische Todesursache.

Als pathophysiologische Todesursache müssen wir aber das in Fluorapatit umgewandelte Knochenmineral anschuldigen. Die Osteoblasten reagierten auf das Fluor nicht mit einer Knochenneubildung. So wandelten sich im Laufe der Jahre die Knochenminerale des immer geringer werdenden Knochenbestandes in den wenig löslichen Fluorapatit um, der eine Kalziumhomöostase allein nicht mehr gewährleisten kann. Es reichte dann die Hyperventilation aus, um eine Tetanie in Gang zu setzen, deren Muskelkontraktionen der osteoporotische Knochen mechanisch nicht mehr gewachsen war.

So läßt sich zusammenfassend sagen, daß trotz aller im einzelnen noch ungeklärten Zusammenhänge physikochemische Veränderungen der Knochenminerale von lebenswichtiger Bedeutung sein können und daß Fluor für die Bildungsbedingungen und das Löslichkeitsverhalten der Kalziumphosphate eine große Rolle spielen kann.

Literatur

1. Eanes ED (1965) Effect of fluoride on human bone apatite crystals. Ann NY Acad Sci 131:727–736
2. Likins RC, Posner AS, Pakis G (1964) Effect of fluoride on cristals texture and radiocalcium uptake of rat bone. Proc Soc exper Biol Med 115:511–520
3. Meyer JL, Nancollas GH (1972) Effect of stannons and fluoride ions on the rate of crystals growth of hydroxyapatite. J Dent Res 51:1443–1452

4. Münzenberg KJ, Gebhardt M (1986) Zur Physiologie und Pathophysiologie der Knochenminerale. In: Dietsch P, Keck E, Kruse HP, Kuhlencordt F (Hrsg) Aktuelle Ergebnisse der Osteologie. de Gruyter, Berlin New York, S 3–6
5. Posner AS (1985) The mineral of bone. Clin Orthop 200:87–99
6. Schraer H, Posner AS, Schraer R, Zipkin J (1962) Effect of fluoride on bone "cristallinity" in the growing rat. Biochim biophys Acta 65:565–573
7. Taves DR, Neuman (1964) Factors controlling calcification in vitro: Fluoride and magnesium. Arch Biochem Biophysics 108:390–397
8. Wadkins CL, Luben R, Thomas M, Humphreys R (1974) Physical biochemistry of calcification. Clin Orthop 99:246–266
9. Zipkins J, Posner AS, Eanes ED (1962) The effect of fluoride on the X-ray diffraction pattern of the apatite of the human bone. Biochim biophys Acta 5a:255–266

Untersuchungen zum Kollagenstoffwechsel menschlicher Knochenzellen in vitro

R.E. Brenner[1], M. Mörike[1], U. Vetter[2], C. Neidlinger[3], W.M. Teller[1]

[1]Abteilung Pädiatrie I, Universität Ulm, Prittwitzstraße 43, W-7900 Ulm,
Bundesrepublik Deutschland
[2]NIH/National Institutes of Dental Research, BLD 30, Rm 106, Bethesda, MD 20892, USA
[3]Sektion für Unfallchirurgie, Forschung und Biomechanik, Helmholtzstraße 14, W-7900 Ulm,
Bundesrepublik Deutschland

Einleitung

Der Knochen ist ein stoffwechselaktives Gewebe, in dem eine exakte Regulation des Auf-
und Abbaus der extrazellulären Matrix notwendig ist, um die funktionale Integrität zu
gewährleisten. An der Neubildung von Knochengewebe sind im wesentlichen die Osteoblasten beteiligt, die sich schließlich selbst im Gewebeverband einmauern und dann als
Osteozyten bezeichnet werden. Die Osteoblasten synthetisieren u.a. Kollagen I, das Hauptbestandteil der organischen Matrix des Knochens ist. Die Regulation der Kollagenbiosynthese ist für das Knochengewebe daher von zentraler Bedeutung. Wir führten deshalb de-
taillierte Untersuchungen zum Kollagenstoffwechsel menschlicher Knochenzellen in vitro
durch.

Material und Methoden

Die humanen Knochenzellkulturen wurden angelegt nach Robey und Termine, 1985 [2]
durch mechanische Zerkleinerung der Kompakta, Abverdauen der oberflächlichen Zellen
mit Kollagenase (0,5 mg/ml, 37°C, 2 h) und Auswachsen der Zellen in Ca-freiem MEM-
Medium supplementiert mit 20% FCS (s. Abb. 1A–C). Die Kultivierung erfolgte unter
Begasung mit 5% O_2/5% CO_2 bei 95% Luftfeuchtigkeit. Die so angelegten Zellkulturen sind in der histochemischen Färbung auf alkalische Phosphatase positiv (s. Abb. 1D)
und reagieren auf PTH mit einem signifikanten Anstieg des cAMP. Die Untersuchungen
zum Kollagenstoffwechsel wurden unter serumfreien Bedingungen mittels Prolinmarkie-
rung durchgeführt, wie kürzlich für Fibroblastenkulturen beschrieben [1].

Ergebnisse

Wir untersuchten die relativen Anteile der Kollagentypen I, III und V in Knochenzellkulturen von 10 Normalpersonen im Alter zwischen 12 und 66 Jahren (s. Tabelle 1). Dabei
beobachteten wir keine wesentlichen altersabhängigen Veränderungen. Kollagen I war der

E. Werner H.H. Matthiaß (Hrsg.)
Osteologie - interdisziplinär
© Springer-Verlag Berlin Heidelberg 1991

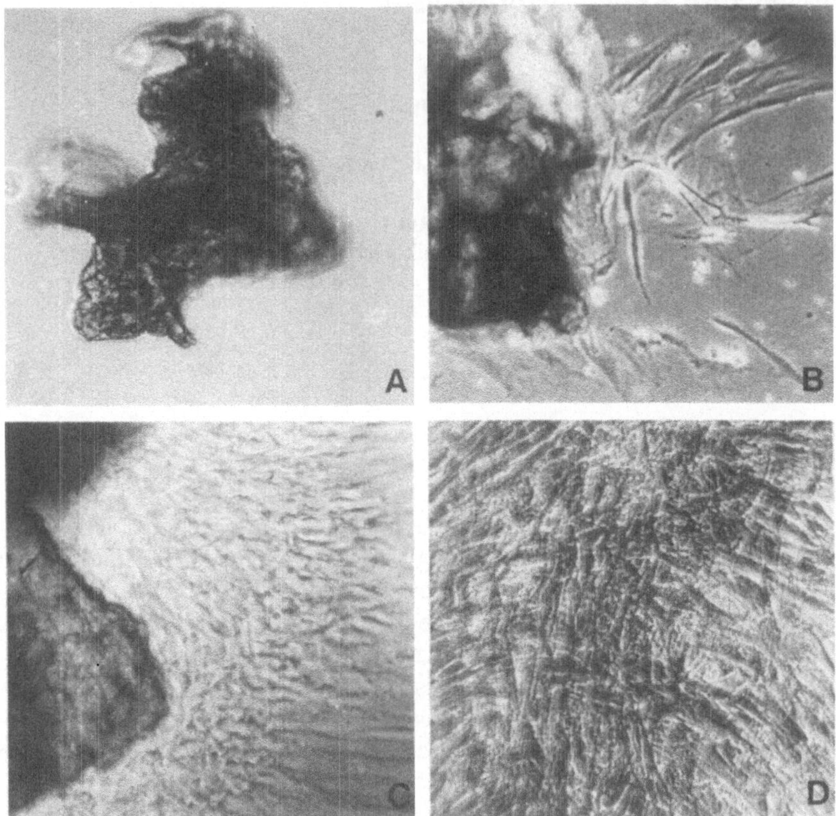

Abb. 1. Anlage der Knochenzellkulturen. **A** Knochenstückchen direkt nach Kollagenasebehandlung,
B nach 2–3 Wochen Auswachsen der ersten Knochenzellen, **C** konfluenter Zellrasen nach 4 Wochen,
D histochemische Färbung mit alk. Phosphatase (*dunkle Zellen* positiv)

Tabelle 1. Relative Anteile der Kollagentypen I, III und V sowie $\alpha1/\alpha2$-Verhältnis des Kollagens I
synthetisiert unter serumfreien Bedingungen von Hautfibroblasten und Knochenzellen in vitro

	% Kollagen I	% Kollagen III	% Kollagen V	$\alpha1(I)/\alpha2(I)$
Hautfibroblasten (n=10)	$91,2 \pm 3,0$	$7,6 \pm 2,8$	$1,2 \pm 0,7$	$2,1 \pm 0,3$
Knochenzellen (n=10)	$96,2 \pm 0,7$	$2,8 \pm 0,9$	$1,0 \pm 0,3$	$2,1 \pm 0,1$

M ± SEM.

dominierende Kollagentyp, während Kollagen III in deutlich geringerem Anteil vorkam
als in Fibroblastenkulturen der Haut. Dies ist in Einklang mit biochemischen Befunden am
nativen Gewebe, wo Kollagen III postnatal im kompakten Knochen nicht mehr nachweisbar
ist, während es in der Haut in signifikanten Mengen vorkommt. Kollagen V wurde in der

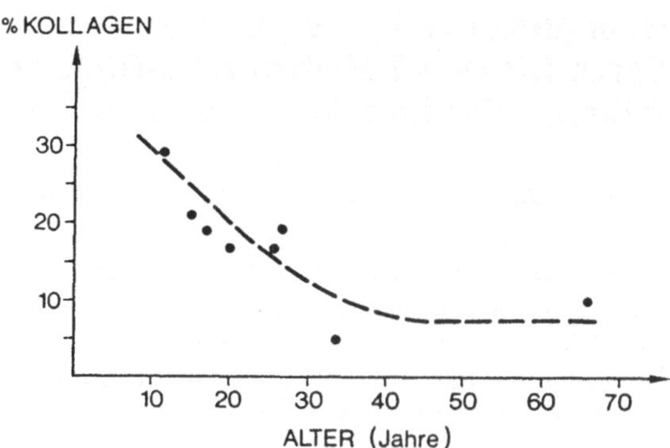

Abb. 2. Relativer Anteil des Kollagens an der Proteinsynthese menschlicher Knochenzellen in vitro

Knochenzellkultur nur in Spuren und überwiegend zellassoziiert gefunden. Dies stimmt mit Befunden der Immunhistologie überein, wo Kollagen V ausschließlich endostal und pericellulär nachgewiesen wurde (A. Nerlich, persönliche Mitteilung). Das Verhältnis der $\alpha 1$ und $\alpha 2$ Ketten des Kollagen I war bei den Knochenzellkulturen insgesamt nahezu 2:1, während es in der Zellschicht allein betrachtet deutlich höher lag ($3,4 \pm 0,3$, $M \pm SEM$, $n = 7$). Dies deutet darauf hin, daß zellassoziiert auch $\alpha 1$ (I)-Trimere vorliegen. Aus der unterschiedlichen Verteilung zwischen Zellen und Überstand läßt sich schließen, daß Kollagen V und $\alpha 1$ (I)-Trimere in Knochenzellkultur entweder langsam sezerniert oder sofort wieder an die Zellschicht angelagert werden.

Untersuchungen zum Proliferationsverhalten der Knochenzellen zeigten, daß sich mit zunehmendem Lebensalter der Spender die Zellen langsamer teilen. Bei der Gesamtsynthese an Kollagen pro Zellzahl ließen sich bisher keine deutlichen altersabhängigen Veränderungen erkennen. Der Anteil des Kollagens am neu synthetisierten Gesamtprotein nahm jedoch mit zunehmendem Lebensalter ab (s. Abb. 2).

Schlußfolgerung

Das vorgestellte Zellkultursystem erlaubt es, den Kollagenstoffwechsel menschlicher Knochenzellen in vitro qualitativ und quantitativ zu untersuchen. Die Altersabhängigkeit des Proliferationsverhaltens und des Anteils von Kollagen am neu synthetisierten Protein spielt möglicherweise eine wesentliche Rolle für Alterungsprozesse des Skelettsystems. Untersuchungen der Kollagenbiosynthese menschlicher Knochenzellen stellen eine wichtige Methode zum besseren Verständnis des Knochenstoffwechsels dar.

Literatur

1. Brenner RE, Vetter U, Nerlich A, Wörsdörfer O, Teller WM, Müller PK (1989) Osteogenesis imperfecta: insufficient collagen synthesis in early childhood as evidenced by analysis of compact bone and fibroblast cultures. Europ J Clin Invest 19:159–166
2. Robey PG, Termine JD (1985) Human bone cells in vitro. Calcif Tissue Int 37:453–460

Hemmung der Zinkaufnahme
durch Ethylen-1-Hydroxy-1,1-Diphosphonat (EHDP)
während der Biomineralisation in vitro

A. Niemann[1], A. von Bohlen[2], R. Klockenkämper[2], H. Clahsen[3], E. Keck[1]

[1]Rheumaklinik Wiesbaden II, Leibnizstraße 23, W-6200 Wiesbaden, Bundesrepublik Deutschland
[2]Institut für Spektrochemie und angewandte Spektroskopie, Bunsen-Kirchhoff-Straße 11,
  W-4600 Dortmund 1, Bundesrepublik Deutschland
[3]Anatomisches Institut IV der Universität Düsseldorf, Universitätsstraße 1,
  W-4000 Düsseldorf, Bundesrepublik Deutschland

Einleitung

EHDP wird unter anderem zur Behandlung des Morbus Paget, zur Behandlung von heterotopen Ossifikationen sowie von paraneoplastischen Hypercalcämien eingesetzt. In der Therapie des Morbus Paget können bei Einsatz von hohen EHDP-Dosen Störungen der Knochenmineralisation auftreten, die sich als Osteomalazie äußern [3]. Bisher weiß man nur sehr wenig über die Wirkung von EHDP auf der zellulären Ebene im Rahmen der Biomineralisation. Es wurde weder die Wirkung von EHDP auf den Ca-Haushalt des Knochens noch auf Spurenelemente, die in die Mineralisation eingreifen, in ausreichendem Maße quantifiziert.

Zur Quantifizierung der Biomineralisation wurde eine Gewebekultur aufgebaut und mit EHDP inkubiert. In der Kultur kann man die Bildung von Osteoid sowie von mineralisiertem, knochenähnlichen Gewebe induzieren und deren hormonelle Steuerung untersuchen.

Zink spielt bei der Knochenbildung als Bestandteil verschiedener Metalloenzyme eine wichtige Rolle [6]. Daher wurde untersucht, ob EHDP auch die Zn-Aufnahme beeinflußt.

Methodik

Die Gewebekultur besteht aus Kükenperiost, welches so gefaltet wird, daß die osteogenen Zellen einander gegenüber liegen (Technik nach Nijweide [5], teilweise modifiziert). Die Kontrollproben erhalten ein Standardmedium (modifiziert nach Tenenbaum und Heersche [8]), in der 1. Versuchsreihe wurde EHDP, 10 mg/l, von Beginn an zugesetzt, während eine 2. Versuchsreihe erst nach einer Wachstumsphase von 3 1/2 Tagen mit EHDP (10 mg/l) inkubiert wird. Eine histologische Auswertung erfolgt nach Einbettung in Glycolmethacrylat.

Zur analytischen Auswertung werden jeweils 5–7 Kontroll- bzw. Versuchsproben alle zwei Tage aufgearbeitet und der Absolutgehalt von Ca, P, Zn, Cu, Fe, K und Cl mit der Totalreflexions-Röntgenfluoreszenzanalyse (TRFA) bestimmt [1, 4]. Zur Berechnung des

E. Werner H.H. Matthiaß (Hrsg.)
Osteologie - interdisziplinär
© Springer-Verlag Berlin Heidelberg 1991

Ca/P-Quotienten werden die Ca- und P-Werte des Periostgewebes vor Inkubation vom jeweiligen Wert abgezogen (korrigierter Ca/P-Quotient).

Histologische Ergebnisse

Nach 1–2 Tagen in den Kontrollinkubationen proliferieren die osteogenen Zellen in den Proben und orientieren sich in einer Linie bzw. später in einer Doppellinie. Nach 2–3 Tagen bildet sich eine osteoidähnliche Substanz, danach eine Mineralisationszone, die im wesentlichen aus Hydroxylapatit besteht.

In beiden Inkubationsversuchen mit EHDP wird eine osteoidähnliche Substanz gebildet, die wesentlich geringer mineralisiert.

In den Kontrollen nimmt die Aktivität der alkalischen Phosphatase im Laufe der Inkubationszeit ab. Unter EHDP steigt in den Proben beider Versuche die Aktivität der alkalischen Phosphatase an.

Ergebnisse mit TRFA

In den Kontrollinkubationen steigt der Ca-Gehalt kontinuierlich bis zum 6. Tag an, um danach auf einem Plateau zu bleiben, das bei 98 mg Calcium pro g Trockengewicht liegt. Wird von Beginn an mit EHDP inkubiert (1. Versuch), so ergibt sich am 6. Tag eine 90%ige Reduzierung des Ca-Gehaltes der Proben. Wird EHDP nach 3 1/2 Tagen Inkubation zugesetzt (2. Versuch), so erfolgt eine Reduzierung um 50% (Abb. 1).

Am 6. Tag enthalten die Kontrollen 51 mg Phosphor pro g Trockengewicht, entsprechend 156 mg Phosphat. Unter EHDP ergibt sich am 6. Tag im 1. Experiment ein 80% geringerer, im 2. Experiment ein 30% geringerer P-Gehalt der Proben (Abb. 2).

Der korrigierte Ca/P-Quotient beträgt am 6. Tag in den Kontrollproben 2,13, am 8. Tag 1,53. Im 1. Experiment ergeben sich Ca/P-Quotienten von 2,97 bzw. 2,06; im 2. Experiment Ca/P-Quotienten von 1,51 bzw. 2,12. In Calvarienknochen wurde ein Ca-/P-Quotient von 1,70 bestimmt.

Während der Kontrollinkubationen steigt der Zn-Gehalt der Proben gleichsinnig mit Calcium und Phosphor an und erreicht am 6. Tag 0,90 mg pro g Trockengewicht. Unter EHDP ergibt sich im 1. Experiment ein 86% geringerer Zn-Gehalt der Proben gemessen am 6. Tag, im 2. Experiment eine Reduzierung um 78% (Abb. 3).

Auch der Gehalt an osmotisch relevanten Ionen wie Cl^- oder K^+ sowie der Gehalt der Spurenelemente Kupfer und Eisen wurde in den Proben bestimmt. Unter EHDP-Einfluß ergab sich keine signifikante Änderung.

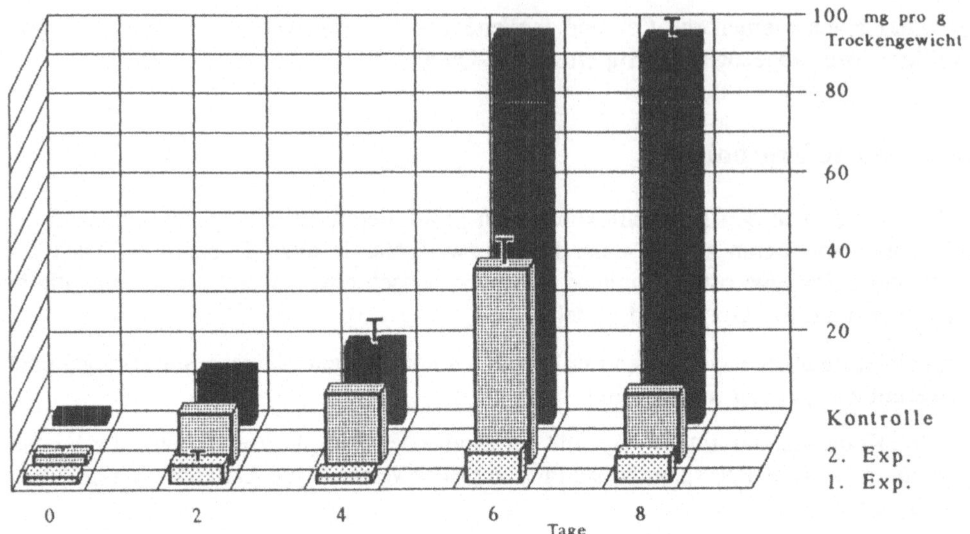

Abb. 1. Inkubation mit EHDP, 10 mg/l. Im 1. Experiment wird von Beginn an mit EHDP inkubiert, im 2. Experiment EHDP nach 3 1/2 Tagen Inkubation hinzugegeben. Unter EHDP erfolgt eine deutliche Reduzierung des Ca-Gehaltes der Proben in beiden Experimenten

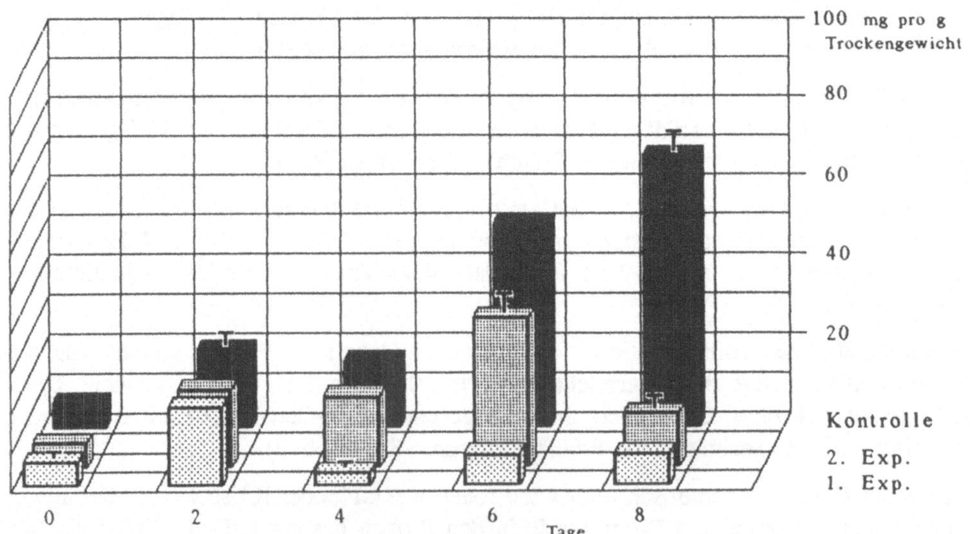

Abb. 2. Inkubation mit EHDP, 10 mg/l. In Gegenwart von EHDP erfolgt eine Reduzierung des Phosphor-Gehaltes der Proben in beiden Versuchen

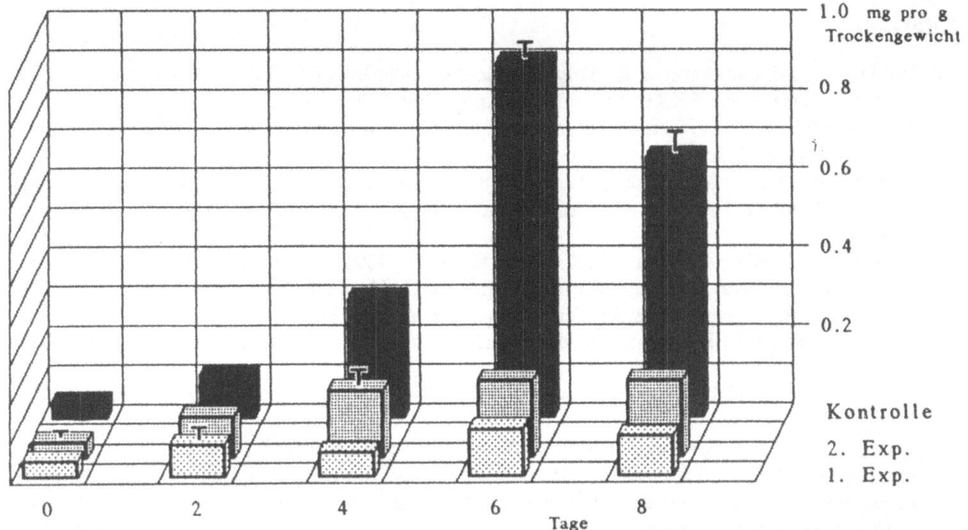

Abb. 3. Inkubation mit EHDP, 10 mg/l. In Gegenwart von EHDP erfolgt eine deutliche Reduzierung des Zn-Gehaltes der Proben in beiden Experimenten

Diskussion

Die histologischen Ergebnisse, die eine deutlich verringerte Mineralisierung der vorher gebildeten osteoidähnlichen Substanz unter EHDP zeigen, lassen den Schluß zu, daß EHDP massiv in den Mineralisierungsprozeß eingreift bzw. daß durch EHDP eine "Osteomalazie" in vitro induziert werden kann.

Für den Anstieg der Aktivität der alkalischen Phosphatase unter EHDP-Wirkung findet sich keine zufriedenstellende Erklärung. Der Effekt wurde bereits sowohl in vivo als auch in vitro beobachtet [9, 2].

Gegen Ende der Inkubationen werden die Ca/P-Quotienten unter EHDP-Wirkung größer. In Versuchen mit längeren Inkubationszeiten soll geklärt werden, ob sich die Ca/P-Quotienten im weiteren Verlauf wieder angleichen.

Durch die Kombination von zellbiologischen und histologischen Methoden mit dem analytischen Verfahren TRFA konnte eine Quantifizierung der Wirkung von EHDP auf die Ca-, P- und Zn-Aufnahme erreicht werden. Zink ist bei Knochenbildung als Bestandteil verschiedener Metalloenzyme von Bedeutung [6] aber eventuell auch bei der Knochenresorption als Cofaktor von Enzymen wie der Carbo-Anhydrase und der β-Glucoronidase beteiligt [7]. Da EHDP, 10 mg/l, sowohl die Ca- und P-Aufnahme als auch die Zn-Aufnahme in vitro in vergleichbarem Ausmaß hemmt, könnte man annehmen, daß während der Mineralisation eine physiologische Kopplung der Aufnahme dieser Ionen besteht. Denkbar wäre auch, daß ein Teil des Wirkmechanismus von EHDP auf einen Eingriff in das Zn-Gleichgewicht der Zellen beruht. Für eine Kopplung des Ca- und Zn-Gleichgewichts der Zellen spricht außerdem, daß neben Zink keine der gemessenen Elektrolyte bzw. Spurenelemente durch EHDP beeinflußt werden.

304

Literatur

1. Bohlen Av, Klockenkämper R, Tölg G, Wiecken B (1988) Microtome sections of biomaterials for trace analyses by TXRF. Fresenius Z Anal Chem 331:454
2. Felix R, Fleisch H (1979) Increase in alkaline phosphatase activity in calvaria cells cultured with diphosphonates. Biochem J 183:73
3. Meunier P, Chapuy MB, Alexandre C, Bressot C, Edouard C, Vignon E, Mathieu L, Trechsel U (1979) Effects of disodium dichloromethylene diphosphonate (Cl_2MDP) on Paget's disease of bone. Lancet II:489
4. Niemann A, Bohlen Av, Klockenkämper R, Keck E (1989) Quantifizierung der Biomineralisation – Gewebekultur und Mikroanalyse. In: Willert H-G, Heuck FGW (Hrsg) Neuere Ergebnisse in der Osteologie. Springer, Berlin Heidelberg New York, S 195
5. Nijweide PJ (1975) Embryonic chicken periosteum in tissue culture. Proc Kon Ned Akad Wet c78:410
6. Prasad AS (ed) (1982) Clinical, biochemical and nutritional aspects of trace elements. Alan R Liss, New York
7. Quint P, Althoff J, Harmeyer I, Richter KD, Höhling HJ (1987) Concentration profiles of zinc and lead along the epiphyseal growth plate of normal and rachitic piglets as related to activities of esterases. In: Kuhlencordt F, Dietsch P, Keck E, Kruse H-P (eds) Generalized bone diseases. Springer, Berlin Heidelberg, S 181
8. Tenenbaum HC, Heersche JNM (1985) Dexamethasone stimulates osteogenesis in chick periosteum in vitro. Endocrinology 117,5:2221
9. Weisbrode SE, Capen CC, Pendley CB (1978) Effect of dichloromethylene diphosphonate on morphology, enzyme activity, and ash content of bones of thyroparathyroid-ectomized rats. Calcified Tissue Res 25:119

Der Einfluß von N-Azetylglucosamin auf die Proteoglykansynthese normaler und arthrotischer Chondrozyten

M. Beck[1], J. Grevenstein[2], K. Thelen[2]

[1]Kinderklinik, Johannes Gutenberg-Universität, Langenbeckstraße 1, W-6500 Mainz, Bundesrepublik Deutschland
[2]Orthopädische Klinik, Johannes Gutenberg-Universität, Langenbeckstraße 1, W-6500 Mainz, Bundesrepublik Deutschland

Einleitung

Die Arthrose geht mit einem Verlust der biologischen Eigenschaften des Gelenk-Knorpels einher. Die Bildung der Hauptkomponenten der extrazellulären Matrix (Kollagen und Proteoglykane) ist beeinträchtigt. Zur Analyse der metabolischen Veränderungen im Verlaufe verschiedener Arthrosestadien wurden biochemische Analysen an kultivierten Chondrozyten durchgeführt. Da Chondrozyten im Verlaufe der Subkultivierung entdifferenzieren, war es erforderlich, sie zur Redifferenzierung in eine Agarosematrix zu überführen. Aus früheren Untersuchungen ist bekannt, daß durch diese Technik der ursprüngliche Phänotyp der Knorpelzelle wiederhergestellt werden kann.

Zur quantitativen Bestimmung der Proteoglykansynthese wurde die Einbaurate von radioaktivem Sulfat gemessen. Weiterhin wurde der Einfluß von N-Azetylglucosamin, einer Vorstufe der Proteoglykane, auf die Stoffwechselleistung der Knorpelzellen analysiert.

Methodik

Aus Knorpelgewebe, das anläßlich von Kniegelenks-Operationen anfiel, wurde eine Chondrozytenkultur angelegt. Die Proben stammten von verschiedenen Arthrosestadien, die Normalkontrollen wurden bei invasiven Eingriffen anläßlich einer Verletzung gewonnen. Vor Anlegen der Primärkultur wurde das Gewebe zunächst mit 0,1% Kollagenase behandelt und dann in ein Multiwellgefäß eingebracht. Die Chondrozyten wurden durch Subkultivierung über mehrere Passagen angereichert. Zur Redifferenzierung wurden sie in eine Agarosematrix überführt [1]. Nach Kultivierung in dieser Matrix über 14 Tage wurden sie für 48 Stunden mit radioaktivem Sulfat (50 μCi/5 $\times$ 10^5 Zellen) inkubiert. Danach wurden die in das Medium sezernierten Proteoglykane mittels Ammoniumsulfat gefällt und über eine Gelfiltrationssäule (Sepharose 2B-CL) aufgetrennt. Die für die Proteoglykane repräsentativen Fraktionen wurden zusammengefaßt, und ihre Gesamtradioaktivität bestimmt. Sie stellt ein Maß für die Syntheserate der Knorpelzellen dar.

E. Werner H.H. Matthiaß (Hrsg.)
Osteologie - interdisziplinär
© Springer-Verlag Berlin Heidelberg 1991

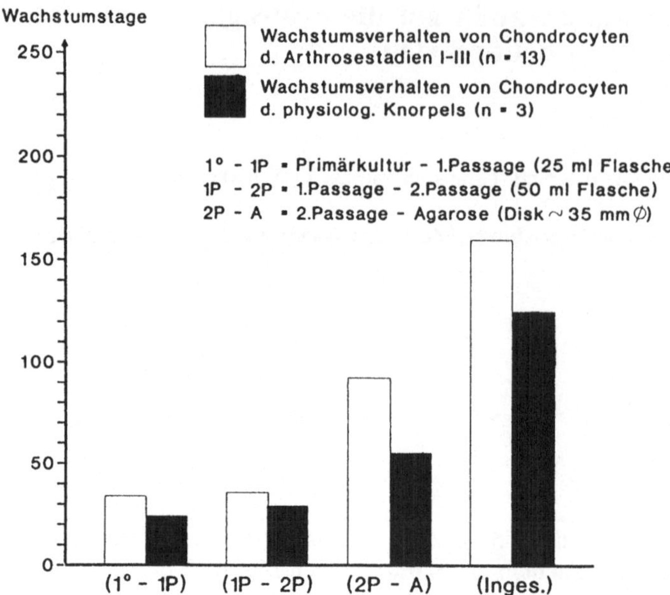

Abb. 1. Wachstumsrate von Knorpelzellen aus verschiedenen Arthrosestadien

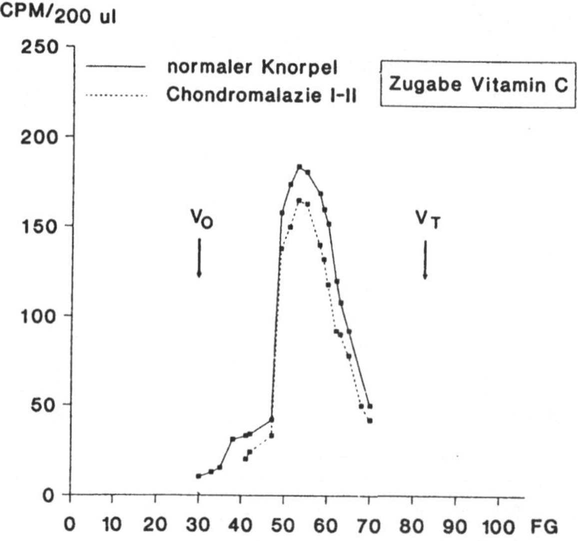

Abb. 2. Gelfiltration (Sepharose 2B-CL) radioaktiv markierter Proteoglykane. *CPM*, Zerfälle (Counts) pro Minute; *FG*, Fraktionsgewicht

Folgende Medien kamen zur Anwendung:

- Nährmedium 1: DMEM-Medium mit Ascorbinsäure (50 μg/ml)
- Nährmedium 2: DMEM-Medium mit Ascorbinsäure + N-Azetylglucosamin (44 μg/ml)

Ergebnisse

Zunächst wurde das Wachstumsverhalten von Chondrozyten aus verschiedenen Arthrosestadien untersucht. Als Maß für die Teilungsrate der Zellen kann die Passagezeit während der Subkultivierung gelten. Wie aus Abb. 1 zu ersehen ist, benötigen die pathologischen Knorpelzellen gegenüber den Normalkontrollen bedeutend mehr Zeit, um die für eine Passage erforderliche Konfluenz zu erreichen.

Chondrozyten aus physiologischem Gewebe und aus Knorpel der Arthrosestadien I und II synthetisieren Proteoglykan-Monomere mit identischem hydrodynamischen Gewicht (Abb. 2). Die Zellinien weisen auch keine Unterschiede in der Rate des Sulfat-Einbaus auf.

Im physiologischen Knorpel läßt sich die Stoffwechselleistung durch N-Azetylglucosamin nicht steigern (Abb. 3). Dagegen ist bei den Arthrosestadien I und II durch dieses Substrat eine deutlich höhere Einbaurate zu erreichen, wenn es während der gesamten Kultivierungszeit Bestandteil des Mediums ist. Bei Zugabe lediglich während der Markierungszeit ist keine Wirkung auf die Proteoglykansynthese zu verzeichnen.

Das Arthrosestadium III ist durch eine sehr niedrige Einbaurate gekennzeichnet, die durch N-Azetylglucosamin nicht mehr gesteigert werden kann (Abb. 4).

Diskussion

Nach einigen Studien ist die Proteoglykansynthese im arthrotischen Knorpel gesteigert. Bei unseren Untersuchungen konnten jedoch keine Unterschiede in der Stoffwechselleistung gegenüber normalen Kontrollen festgestellt werden. Diese Resultate stehen in Übereinstimmung mit den Ergebnissen von Thompson und Oegema [3].

Im Arthrosestadium III ist nur eine sehr geringe Sulfatinkorporation zu verzeichnen (Abb. 4). Es kann jedoch nicht ausgeschlossen werden, daß dieser Befund durch einen vermehrten enzymatischen Abbau von Proteoglykanen hervorgerufen wird. Für diese Annahme sprechen die Ergebnisse von Nojima et al [2], die eine erhöhte Sekretion von Degradationsenzymen durch arthrotische Knorpelzellen nachgewiesen haben. N-Azetylglucosamin stellt ein wesentliches Substrat für die Synthese der Glykosaminoglykane, der Kohlenhydratkomponenten der Proteoglykane, dar. Wie die oben angeführten Ergebnisse belegen, hat es im physiologischen Knorpel keinen Einfluß auf die Syntheserate der Chondrozyten. Dagegen läßt sich die Stoffwechselleistung von Knorpelzellen aus leichteren Arthrosestadien durch N-Azetylglucosamin deutlich verbessern. Unsere Ergebnisse werfen die Frage auf, ob diese Vorstufe der extrazellulären Matrix nicht auch in vivo

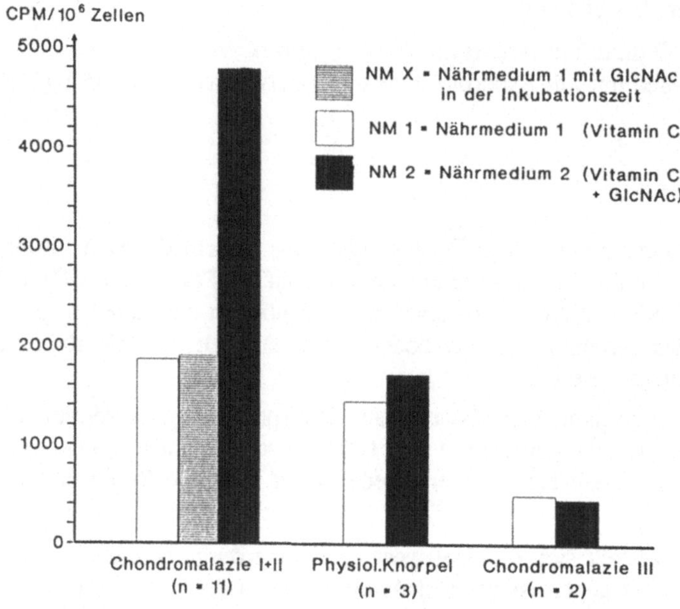

Abb. 3. Sulfatinkorporation von physiologischen und arthrotischen Chondrozyten

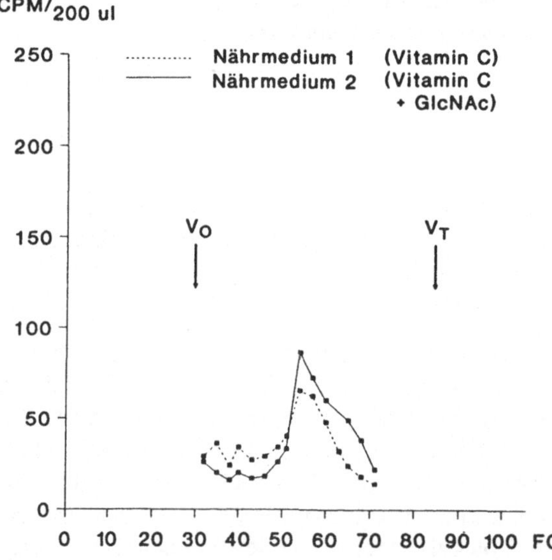

Abb. 4. Gelfiltration (Sepharose 2B-CL) radioaktiv markierter Proteoglykane (Chondrozyten aus Arthrosestadium III)

einen Effekt auf den Knorpelstoffwechsel haben könnte. Weiterhin sollte durch weitere experimentelle und klinische Forschung geklärt werden, in welchem Maße die Substanz auch therapeutisch eingesetzt werden kann.

Literatur

1. Aulthouse AL, Beck M, Griffey E, Sanford J, Arden K, Machado MA, Horton WA (1989) Expression of the human chondrocyte phenotype in vitro. In Vitro 25:659–668
2. Nojima T, Mankin HJ, Treadwell BV (1984) Secretion of higher levels of active proteoglycanases from human osteoarthritic chondrocytes. Trans Orth Res Soc 9:236–239
3. Thompson RC, Oegema TR (1979) Metabolic activity of articular cartilage in osteoarthritis. J Bone Joint Surg 61-A:407–416

Clonal Growth of Epiphyseal Chondrocytes from Patients with Different Forms of Osteogenesis Imperfecta*

U. Vetter[1], B. Maier[2]

[1]NIH/National Institute of Dental Research, Bld 30, Rm 106, Bethesda, MD 20892, USA
[2]Abteilung Pädiatrie I, Universität Ulm, Prittwitzstraße 43, W-7900 Ulm, FRG

Introduction

Osteogenesis imperfecta (O.I.) is a disease of the connective tissue characterized by bone fragility, osteopenia, progressing skeletal deformities and often significant short stature. The Sillence classification [4] identifies four major subgroups of patients. Type I and type IV patients show an autosomal dominant mode of inheritance and a mild or moderate form of the disease. Type II is the lethal form. Type III shows a severe clinical course complicated by a high fracture rate, progressive skeletal deformities and dwarfism. Both forms (II and III) are genetically heterogeneous [6]. O.I. most likely results from a variety of deletions, insertions and point mutations of the genes coding for collagen type I [2].

O.I. bone exhibits large areas of woven bone, irregular mineralization and increased cell density reflecting decreased matrix synthesis. In addition to the bony changes of the epiphyseal growth plate is abnormal in severely affected patients. The columnar architecture is irregular and the proliferative and hypertrophic zones are reduced [1]. Like the O.I. osteoblasts the epiphyseal chondrocytes show a markedly dilated endoplasmic reticulum, swolen mitochondria and densification of the chromatin in the cell nucleus [5].

Patients

Epiphyseal cartilage was obtained from 1 patient with type I, 5 patients with type III and 6 patients with type IV O.I. The growth plate cartilage became available during intramedullary rodding, when the center of the growth plate is excised for implantation of the rod.

* This study was supported by grants of the Deutsche Forschungsgemeinschaft (Ve-107), Bonn-Bad Godesberg, FRG, and the Bundesministerium für Forschung und Technologie, Bonn, FRG.

E. Werner H.H. Matthiaß (Hrsg.)
Osteologie - interdisziplinär
© Springer-Verlag Berlin Heidelberg 1991

Materials and Methods

The clonal growth of chondrocytes was measured as recently described [7]. Chondrocytes were isolated by a collagenase digestion and then incubated in methylcellulose containing media for 2 weeks. At the end of the incubation period the number of chondrocytic colonies was counted and related to the number of inserted cells (colony incidence).

Statistics: For statistical comparisons Student's paired and unpaired t-tests were used.

Results

The clonal proliferation of chondrocytes stimulated by 10% FCS in patients with different forms revealed that the colony incidence was highest in the type I patient. Type III patients showed a significantly lower colony incidence than type IV patients (Fig. 1).

When the epiphyseal chondrocytes were stimulated by IGF I/II and growth hormone it became apparent that very low concentrations of the IGFs and growth hormone lead to a significant stimulation of the colony growth (Fig. 2).

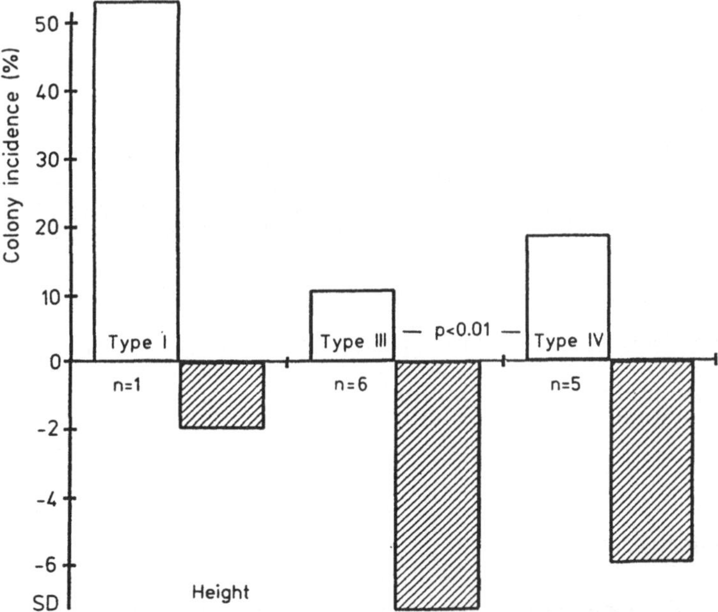

Fig. 1. Comparison of the clonal growth of epiphyseal chondrocytes from patients with different forms of O.I.

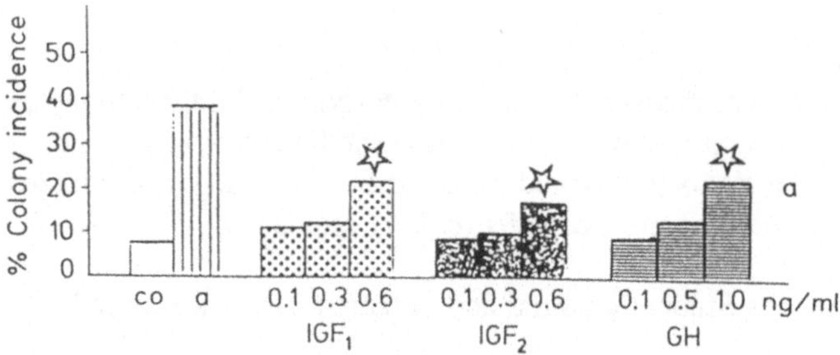

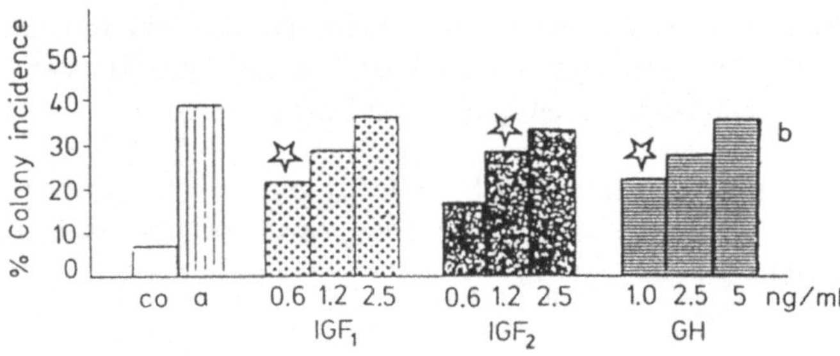

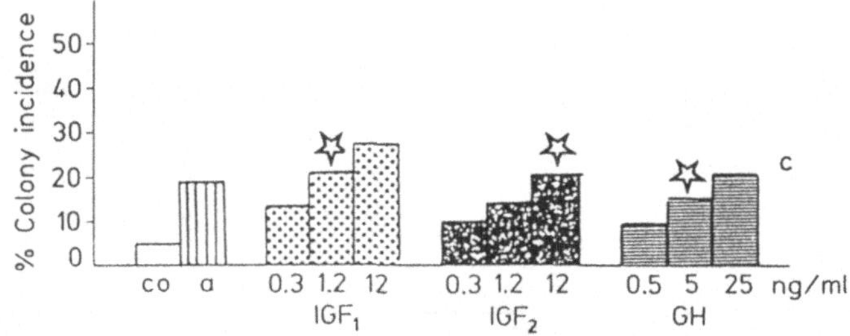

Fig. 2a-c. Clonal growth of epiphyseal chondrocytes of a type I (a), type III (b) and type IV (c) patient in response to increasing concentrations of IGF I/II and growth hormone (Gh). The stars indicate the lowest concentrations that lead to a significant stimulation compared to control ($p < 0.01$)

Discussion

Cartilaginous changes have been described in O.I. In severely affected patients the epiphyseal growth plate becomes irregular in shape in early childhood and islands of cartilage develop in the epiphysis. Undisturbed proliferation of chondrocytes in the growth plate is a prerequisite of undisturbed growth. The analysis of the in vitro proliferation of the epiphyseal chondrocytes may provide information, if the growth plate is involved in the development of the skeletal dwarfism in O.I.

It is apparent from our results that the proliferative capacity of epiphyseal chondrocytes is inversely correlated to the severity of the disease and the developing growth retardation. Growth plate chondrocytes of all types of patients responded to the stimulatory action of growth hormone and the IGFs. The concentratoins needed for half maximal stimulation are extremely low compared to human chondrocytes of other origin [7]. Growth plate chondrocytes are target cells for the regulation of skeletal growth and therefore might be more sensitive to proliferative stimuli in general. Since the free and biologically available IGF I concentrations are around 1 ng/ml in serum [3] and serum growth hormone levels show temporary spikes up to 50 ng/ml, O.I. epiphyseal chondrocytes are exposed to effective concentrations in vivo. Alternatively O.I. epiphyseal chondrocytes might have become more sensitive to growth stimuli in an attempt to compensate for the disturbed bone cell function.

Since children with O.I. have normal IGF I serum concentrations and their growth plate chondrocytes respond well to endogenously available growth hormone and IGF I levels, children with O.I. will probably not benefit from a currently adviced growth hormone therapy.

Literatur

1. Bullough PG, Davidson DD, Lorenzo JC (1981) The morbid anatomy of the skeleton in O.I.. Clin Orthop Rel Res 159:42
2. Byers P (1988) Osteogenesis imperfecta: an update. Growth, Genetics & Hormones 4:1
3. Froesch ER, Zapf J (1985) Insulin-like growth factors and insulin: comparative aspects. Diabetologia 28:485
4. Sillence DO, Rimoin DL (1978) Classification of osteogenesis imperfecta. Lancet I:1041
5. Stoess H (1985) Cartilaginous changes in O.I. In: Endocrine genet. & genet. of growth. A. Liss, New York
6. Thompson EM, Young ID, Hall CM, Pembrey ME (1987) Recurrence risk and prognosis in severe sporadic osteogenesis imperfecta. J Med Genet 24:390
7. Vetter U, Zapf J, Heit W, Helbing G, Heinze E, Froesch ER, Teller WM (1986) Human fetal and adult chondrocytes. Effects of IGF I and II, insulin and growth hormone on clonal growth. J Clin Invest 77:1903

Analysis of Type II Collagen in Langer-Saldino-Achondrogenesis

B. Bätge[1], A. Nerlich[2], R. Brenner[3], C. Yang[1], P.K. Müller[1]

[1]Institut für Medizinische Molekularbiologie, MU Lübeck, Ratzeburger Allee 160,
 W-2400 Lübeck, FRG
[2]Pathologisches Institut, Ludwig-Maximilian-Universität, Thalkirchner Straße 36,
 W-8000 München 2, FRG
[3]Zentrum für Kinderheilkunde, Universität Ulm, Parkstraße 11, W-7900 Ulm, FRG

Zusammenfassung

Die Achondrogenesie Typ II (Langer-Saldino) ist eine seltene, lethale Form der Chondrodysplasien. Hauptmerkmal ist der schwere, dysproportionierte Zwergwuchs mit atypischem Aufbau des Knorpels und unterschiedlich ausgeprägten Ossifikationsstörungen. Neuere Erkenntnisse führten zu der Annahme, daß eine völlig fehlende oder qualitativ gestörte Collagen-Typ II-Synthese der Knorpelfehlbildung zugrundeliegt.

Um dieser Frage weiter nachzugehen, untersuchten wir in einer kombinierten histologisch-biochemischen Studie die Knorpelmatrix eines weiteren Falles mit Langer-Saldino-Achondrogenesie. Ergänzend hierzu analysierten wir die in vitro-Collagen-Synthese von kultivierten Chondrocyten und Fibroblasten des Patienten. Histologisch zeigte sich eine hypercelluläre Knorpelmatrix mit stark vermehrter Vascularisation und breiten, z.T. fibrosierten Knorpelkanälchen. Immunhistochemisch fand sich Collagen Typ II in der Knorpelmatrix nur focal und quantitativ deutlich vermindert. Die biochemische Untersuchung des Kniegelenksknorpels ergab eine im Vergleich zum Kontrollgewebe anteilig unveränderte Expression insbesondere von Collagen Typ II und XI ohne signifikant veränderte Lysinhydroxylierung im Collagen Typ II. In Übereinstimmung dazu war die Collagen-II-Produktion der Chondrocyten und Fibroblasten in vitro ebenfalls normal.

Im vorliegenden Fall von Achondrogenesie läßt sich somit eine nur quantitativ gestörte Collagen-Typ II-Expression nachweisen. Offensichtlich liegen dieser Krankheit biochemisch heterogene molekulare Defekte zugrunde.

Introduction

Achondrogenesis (AG), a rare skeletal dysplasia, belongs to the lethal forms of chondrodysplasia and is characterized by severe short-limbed dwarfism. Affected infants die in utero or in the neonatal period and typically exhibit a short trunk, large head and a marked micromelia. This disorder mainly has to be distinguished from thanatophoric dwarfism, another lethal form of chondrodysplasia which usually shows a trunk normal in length.

E. Werner H.H. Matthiaß (Hrsg.)
Osteologie - interdisziplinär
© Springer-Verlag Berlin Heidelberg 1991

AG traditionally has been divided into type I (Parenti-Fraccoro) and type II (Langer-Saldino) [6], mainly based on the criteria of clinical severity and the presence or absence of rib fractures, respectively. Some authors, however, suggested to subdivide AG in more than the classical two subgroups [7, 1] since there is a large variability in clinical phenotypes.

For the understanding and further delineation of AG it would be helpful to characterize possible primary biochemical defects of the cartilagineous extracellular matrix. In particular, several recent investigations have focused on the expression of collagen type II in Langer-Saldino-Achondrogenesis (LSAG). The absence [2, 3] as well as the expression of abnormal type II collagen [3] have been reported. Furthermore, changes in proteoglycan structure have been described in this disorder [3].

In this study we report the results of a combined histologic and biochemical analysis of the hyaline cartilage from the knee joint of a stillborn male fetus suffering from LSAG. Additionally, we investigated the in-vitro synthesis of collagen by cultured chondrocytes and fibroblasts from the patient.

Clinical-Pathological Features

The male fetus died intranatally at 32 weeks of gestation. The body weight was 1480 g, total body length 29 cm, crown-to-rump length 23 cm. Postmortem examination showed extremely short limbs with bilaterally dysplastic femurs, protuberant abdomen and pulmonary hypoplasia. The ilia and scapulae were hypoplastic and irregular. The long bones showed metaphyseal widening and cupping. The skull showed reduced ossification. No rib fractures were observed. Histologic examination of the growth cartilage revealed a hypercellular cartilaginous matrix with septum-like, fibrous vascular canals (Fig. 1). Immunohistochemically, an inhomogeneous and markedly reduced expression of type II collagen and focally increased amounts of types I and III collagen in the extracellular matrix were seen.

Biochemical Findings

For biochemical analysis of the authentic tissue, collagen was extracted from the patients knee joint cartilage by repeated limited pepsin digestion followed by limited trypsin treatment to solubilize residual collagen. Different collagen types were separated by sequential salt precipitation and SDS-polyacrylamide gel electrophoresis. Immunoblotting with antibodies raised in rabbits against human collagen type II was used to confirm the presence of this collagen in the neutral salt extract (1.0 M NaCl, 0.05 M Tris, pH 7.4). All steps were carried out in parallel on an age-matched control. All collagen of the patient's cartilage was solubilized by limited pepsin digestion whereas in the control tissue, about one third of the collagen could only be extracted by trypsin digestion performed after pepsin treatment. Figure 2, lanes 1 and 2 shows type II collagen in the patient and in the control cartilage, respectively, as verified by immunoblot analysis. The protein bands migrating in front of $\alpha 1(II)$ probably reflect degradation products of type II collagen. The pepsin extracted material revealed normal composition of the different collagenous components

316

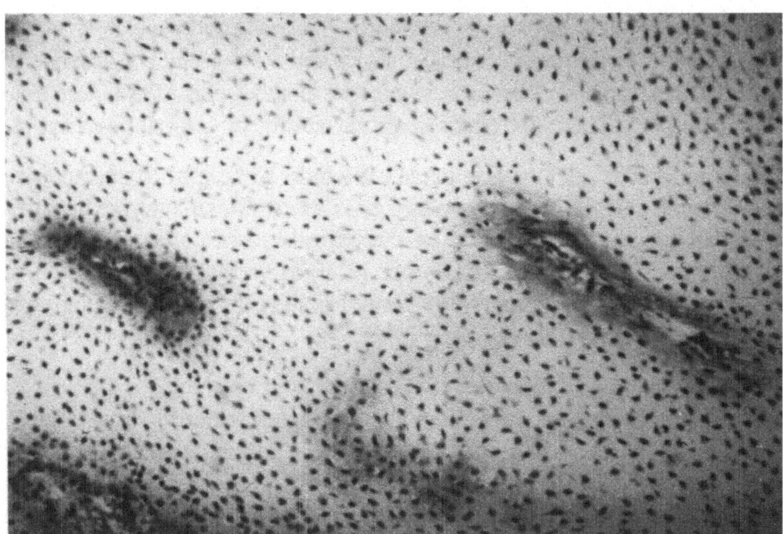

Fig. 1. Knee joint cartilage from the patient with a hypercellular cartilaginous matrix showing septum-like, fibrous vascular canals (Elastica-van Gieson, x 40)

as compared with the control cartilage in particular showing type II and XI collagen (Fig. 2, lanes 3 and 4). Furthermore, amino acid analysis of the isolated $\alpha 1$(II)-chain revealed that the hydroxyproline/hydroxylysine ratio in the patient (5.22) was very close to the control value (4.97) thus arguing against any change in lysine-hydroxylation. Taken together the biochemical results gave no evidence for a non-expression of collagen II or the presence of an abnormal collagen II molecule.

In addition to the authentic tissue, chondrocytes and skin fibroblasts from both patient and control were cultured. The patient's chondrocytes showed normal morphology and attachment behavior. To determine collagen synthesis in vitro, cell cultures were incubated with L-^{3}H-proline for 24 hours. Cell layer and medium were dialysed against 0.05% acetic acid to remove unincorporated radioactivity, hydrolysed and finally L-^{3}H-proline and L-^{3}H-hydroxyproline were separated on an ion-exchange column. Prior to hydrolysation, aliquots of cell layer and medium were withdrawn, lyophilized and redissolved in SDS-containing sample buffer for separation on SDS-PAGE. ^{3}H-labeled collagen bands were visualized by fluorography. Skin fibroblasts of both patient and control showed the usual pattern of collagen production on SDS-PAGE of cell extract and medium (Fig. 3, lanes 1–6). Chondrocyte medium of the patient revealed synthesis predominantly of the $\alpha 1$-chain of type II-collagen (Fig. 3, lane 7). In addition, trace amounts of type XI ($\alpha 1$, $\alpha 2$, $\alpha 3$) collagen and the $\alpha 2$(I)-chain were detected. These results are in accordance with the findings of other investigators in control cartilage [8].

Collagen as a fraction of total protein was slightly lower in the cells of the patient compared to control (3.5% vs. 6.6%; Table 1), whereas in the medium, almost identical values were obtained (21.4% vs. 21.2%).

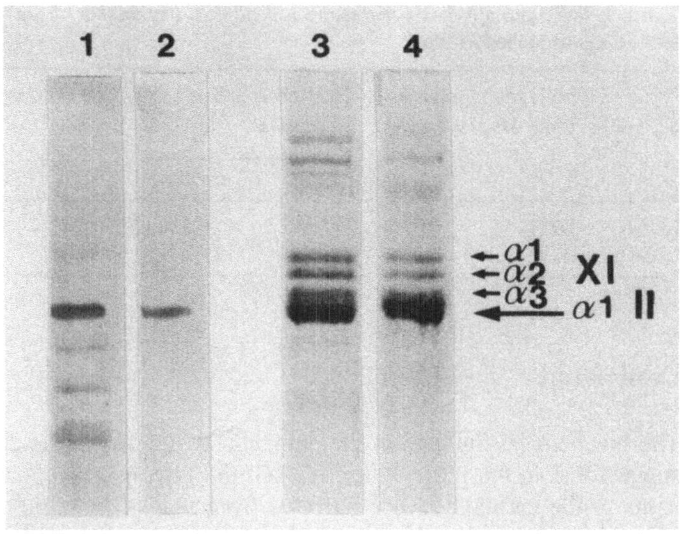

Fig. 2. Collagen extracted from the knee joint cartilage of the patient (*lanes 1 and 3*) and an age-matched control (*lanes 2 and 4*). *Lanes 1 and 2*: Collagen type II immunoblot of collagen extracted with 1 M NaCL/0.05 M Trid pH 7.4. *Lanes 3 and 4*: Pepsin solubilized collagen mainly showing collagen types II and XI

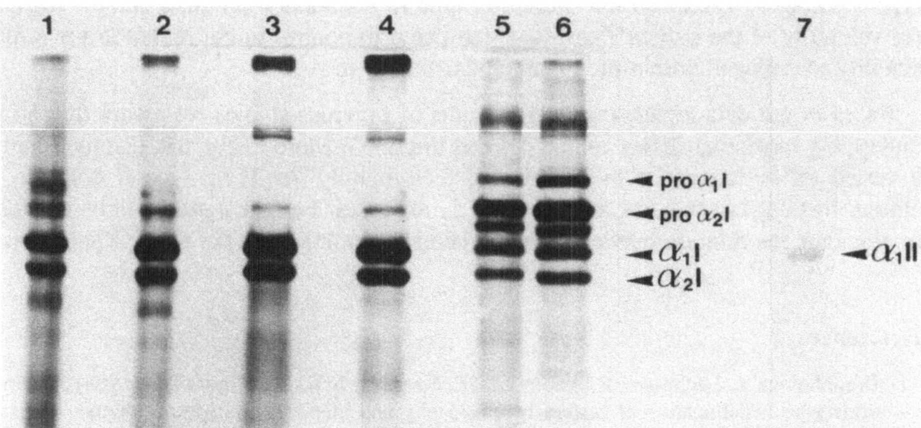

Fig. 3. In vitro collagen synthesis of fibroblasts (*lanes 1–6*), and chondrocytes (*lane 7*) of the patient (*lanes 1, 3, 5*) and an age-matched control (*lanes 2, 4, 6*). Cell extract (*lanes 1 and 2*) and medium with (*lane 3 and 4*) and without (*lanes 5 and 6*) pepsin digestion. *Lanes 1–4 and 7* under non-reducing, *lanes 5 and 6* under reducing conditions. *Lane 7*: Pepsin-digested chondrocyte medium of the patient. Fluorography after 24 h incubation with L-^{3}H-Proline

Table 1. Collagen synthesis and secretion of skin fibroblasts of the patient with LSAG and an age-matched control

	collagen synthesis $(\text{cpm Hyp}/10^5 \text{ cells})$	% collagen of total protein		secretion of collagen (%)
		cells	medium	
LSAG	2977	3.5	21.4	81.4
Control	3458	6.6	21.2	68.0

Conclusion

The biochemical findings in the authentic tissue and in the collagen synthesized in vitro, suggest that in the present case of AG, the principal composition of collagenous components in the cartilage is not different from that of a control specimen. In particular, the expression of type II collagen could clearly be demonstrated and did not show any change in hydroxylation. These findings are in remarkable contrast to the previous studies mentioned above reporting the absence as well as the expression of abnormal type II collagen. Histological results in our case, however, are similar to those of other investigators and indicate that the cartilaginous matrix is abnormally organized. Immunohistochemical investigation revealed quantitative rather than qualitative abnormalities in the expression of type II collagen. The increased amount of type II degradation products and the higher pepsin solubility of the patient's cartilage compared to control might reflect lower molecular stability of collagen within the extracellular matrix in AG.

Based in out data together with the results of previous studies we assure that no single underlying molecular defect can be defined in LSAG. More likely, this disorder comprises a variety of heterogenous biochemical defects mainly involving type II collagen while similar histological features are observed in all cases. Further investigations are required to elucidate the relation between the biochemical findings and the clinical phenotype.

References

1. Borochowitz Z, Lachmann R, Adomian GE, Spear G, Jones K, Fimoin DL (1988) Achondrogenesis type I: delineation of further heterogeneity and identification of two distinct subgroups. J Pediatr 112:23–31
2. Eyre DR, Upton MP, Shapiro FD, Wilkinson RH, Vawter GF (1986) Nonexpression of cartilage type II collagen in a case of Langer-Saldino achondrogenesis. Am J Hum Genet 39:52–67
3. Feshchenko SP, Rebrin IA, Sokolnik VP, Sher BM, Sokolov BP, Kalinin VN, Lazjuk GI (1989) The absence of type II collagen and changes in proteoglycan structure of hyaline cartilage in a case of Langer-Saldino achondrogenesis. Hum Genet 82:49–54
4. Godfrey M, Hollister DW (1988) Type II achondrogenesis-hypochondrogenesis: identification of abnormal type II collagen. Am J Hum Genet 43:904–913
5. Godfrey M, Keene DR, Blank E, Hori H, Sakai LY, Sherwin LA, Hollister DW (1988) Type II achondrogenesis-hypogenesis: morphologic and immunohistopathologic studies. Am J Hum Genet 43:894–903

6. Spranger JW, Langer LO, Wiedemann (1974) Bone dysplasias: an atlas of constitutional disorders of skeletal development. Saunders, Philadelphia
7. Whitley CB, Gorlin RJ (1983) Achondrogenesis: new nosology with evidence of genuine heterogeneity. Radiology 148:693–698
8. Yasui N, Nimni ME (1988) Cartilage collagens. In: Nimni ME (ed) Collagen, Vol 1. CRC, Boca Raton, Florida

Immunhistochemische Untersuchungen von Kollagenveränderungen an Knorpel und Knochen bei Arthrosis deformans*

A. Nerlich[1], I. Wiest[1], K. von der Mark[2]

[1]Pathologisches Institut, Ludwig-Maximilians-Universität, Thalkirchnerstraße 36,
 W-8000 München 2, Bundesrepublik Deutschland
[2]Max-Planck Arbeitsgruppe für klinische Rheumatologie, Universität Nürnberg-Erlangen,
 Schwabachanlage 10, W-8520 Erlangen, Bundesrepublik Deutschland

Einleitung

Bei der Arthrosis deformans kommt es zu strukturellen Umbauprozessen des hyalinen Gelenkknorpels, die ihrerseits zu einer Änderung der biomechanischen Eigenschaften des Knorpelgewebes führen. Eine Analyse der extrazellulären Matrix ist dabei nicht nur zur Charakterisierung der ablaufenden Veränderungen geeignet, sondern gewährt auch Einblicke in die Differenzierungsrichtung der matrixbildenden Zellen. Aus biochemischen, zellbiologischen und immunhistochemischen Untersuchungen ist bekannt, daß in arthrotisch verändertem Knorpel bzw. Knorpelzellen die interstitiellen Kollagene I und III auftreten [8, 6, 4], die normalerweise in hyalinem Knorpel nicht vorkommen, sondern vielmehr auf die Knochenmatrix (Kollagen I) und Periost bzw. Perichondrium (Kollagen I und III) beschränkt sind [3].

In der vorliegenden Untersuchung haben wir anhand einer Reihe von Knorpel-Knochengewebsproben von Patienten verschiedenen Lebensalters das Auftreten und das Verteilungsmuster der Kollagene I, II und III untersucht, um Einblick in die Veränderungen der extrazellulären Matrix bei arthrotischen Veränderungen verschiedenen Ausmaßes zu erhalten.

Material und Methoden

Es stand uns für diese Untersuchung Gewebe von 32 Patienten (vor allem Knochen-Knorpel-Übergang Femurkopf) zur Verfügung, das im Rahmen einer Obduktion innerhalb von 6–16 Stunden post mortem entnommen wurde. Die Patienten waren nicht selektiert und umfaßten einen Altersbereich von 19–90 Jahren (Geschlechtsverhältnis: männl. 14/weibl. 18). Der entnommene Hüftkopf wurde dabei zunächst makroskopisch beurteilt (Defekte, Randexostosen etc.) und radiologisch untersucht. Die für die Histologie entnommenen Proben wurden teils in 4–8% gepuffertem Formalin fixiert und anschließend entkalkt, teils auch nativ ohne Fixierung entkalkt.

---

* Die vorliegende Studie wurde vom BMFT (Projekt VM 8619/2) unterstützt.

E. Werner H.H. Matthiaß (Hrsg.)
Osteologie - interdisziplinär
© Springer-Verlag Berlin Heidelberg 1991

Monospezifische Antikörper gegen die interstitiellen Kollagene I, II und III wurden wie von Timpl et al [10] beschrieben hergestellt. Vom entkalkten Gewebe wurden 2–3 μm dicke Serienschnitte angefertigt und die jeweiligen Kollagene in der ABC-Peroxidase-Methode [5] (Sekundärantikörper: Vector, Burlingame, USA) dargestellt. Für Doppelmarkierungen zur simultanen Darstellung zweier Kollagentypen wurde zusätzlich die APAAP-Methode [1] verwendet.

Ergebnisse

Bei 9 der untersuchten Patienten konnten lichtmikroskopisch keine Hinweise für arthrotische Veränderungen beobachtet werden, 17 Patienten wiesen Veränderungen im Stadium I nach Otte [9], 6 Patienten im Stadium Otte II/III auf. Interessanterweise fiel auf, daß arthrotische Veränderungen bereits bei relativ jungen Patienten auftraten, andererseits hohes Alter nicht in jedem Fall mit arthrotischen Gelenkveränderungen einhergingen.

Bei lichtmikroskopisch geringer Arthrose (oberflächliche Fissuren, Chondrozytenproliferation) zeigte sich immunhistochemisch eine unregelmäßige Verbreiterung der normalerweise hauchdünnen Kollagen I/III-positiven oberflächlichen Superfizialschicht des Knorpels. Perizellulär um proliferierende oberflächennahe Chondrozyten traten Kollagen III, offenbar etwas später auch Kollagen I auf. Gleichzeitig war überall noch reichlich Kollagen II vorhanden. Mit einem Fortschreiten der lichtmikroskopischen Veränderungen waren auch tiefere Schichten gleichermaßen betroffen. Interessanterweise fand sich bei einigen Fällen eine perizelluläre Kollagen I- bzw. III-Anfärbung auch schon in knochennahen Schichten (verkalkter Knorpel/Radiärzone), wenn nur die Superfizialschicht ähnliche Veränderungen zeigte und die dazwischenliegenden Zonen noch einen unauffälligen Aufbau aufwiesen.

Ausgeprägte arthrotische Veränderungen (Zellproliferation, kollagene Demaskierung, Exostosenbildung, z.T. pannusartiger Überzug) wiesen auch immunhistochemisch ausgedehnte Veränderungen auf. In knorpeligen Arealen war noch Kollagen II nachweisbar, knöcherne, exostotische Anteile waren positiv für Kollagen I, ebenso wie der oberflächliche "Pannus". Dieser Überzug enthielt gleichzeitig reichlich Kollagen III. Sämtliche Chondrozyten auch knorpeliger Areale waren perizellulär Kollagen I/III-positiv. In den Knorpel einsprossende Gefäßinseln zeigten eine perivaskuläre Kollagen III-Ablagerung.

Diskussion

Unsere Ergebnisse zeigen, daß das Auftreten von Kollagen I und III perizellulär um oberflächennahe Chondrozyten bereits bei geringen Arthrosezeichen nachweisbar ist und somit einen sehr frühen Parameter für ein verändertes Expressionsverhalten der Chondrozyten darstellt. Diese Beobachtung stimmt dabei gut überein mit in vitro-Untersuchungen kultivierter Chondrozyten, die eine Kopplung der Änderung des Phenotyps mit einer Umstellung des synthetisierten Kollagentyps aufweisen [7]. Das Auftreten von Kollagen III noch vor Synthese von Kollagen I ist mit den Zellkulturbefunden ebenfalls vereinbar. Ebenso können unsere Beobachtungen einige biochemische Befunde erklären, die keine Änderung des Kollagentypenmusters im arthrotischen Knorpel angeben [2], da, wie ge-

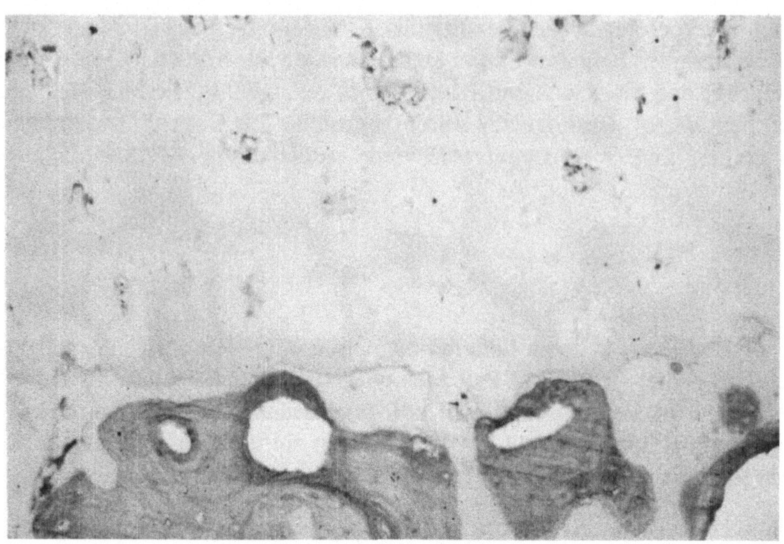

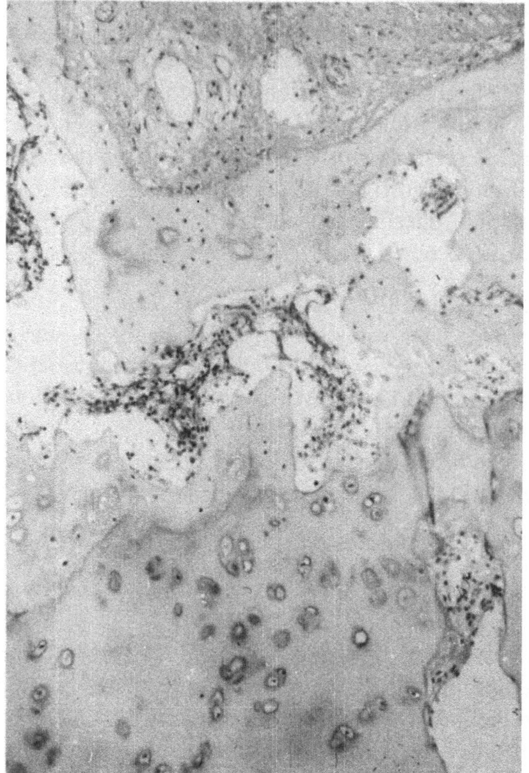

Abb. 1 (*oben*). Kollagen I-Verteilungsmuster bei morphologisch geringer Arthrose. Neben dem positiv angefärbten subchondralen Knochen sind die clusterartig proliferierenden Chondrozyten der oberflächennahen Zone perizellulär bereits Kollagen I-positiv

Abb. 2 (*unten*). Lokalisation von Kollagen III bei schwerer Arthrose mit Exostosenbildung. Der oberflächliche "pannusartige" Bindegewebsüberzug ist Kollagen III-positiv, ebenso wie die unter der knöchernen Exostose gelegenen Chondrozyten perizellulär positiv reagieren. Der knöcherne Anteil und die Knorpelmatrix selbst bleiben negativ

zeigt, das Ausmaß der Veränderungen besonders im Frühstadium noch sehr gering sein kann. Von besonderer Bedeutung scheint uns die Beobachtung zu sein, daß neben den "initialen" oberflächennahen Veränderungen auch relativ früh knochennah ein Umschalten der Chondrozyten erkennbar ist, z.T. sogar schon, wenn dazwischen liegendes Knorpelgewebe noch unverändert ist. Dies könnte auf eine Störung der Substratversorgung der knochennahen Chondrozyten zurückzuführen sein. Inwieweit der ebenfalls sehr früh erkennbare oberflächliche Kollagen I/III-positive, stark verbreiterte Knorpelüberzug, der normalerweise nur "häutchenartig" dünn den hyalinen Knorpel einfaßt, eine Änderung in der Nährstoffversorgung der Chondrozyten bewirkt und damit zu einem "point of no return" für die Expressionsänderung der Zellen wird, muß bislang noch offen bleiben.

Literatur

1. Cordell JL, Falini B, Erber WN et al (1984) Immunoenzymatic labeling of monoclonal antibodies using immune complexes of alkaline phosphatase and monoclonal anti-alkaline phosphatase. J Histochem Cytochem 32:219–225
2. Eyre R, McDevitt CA, Billingham MEJ, Muir H (1980) Biosynthesis of collagen and other matrix proteins by articular cartilage in experimental osteoarthrosis. Biochem J 188:823–837
3. Furthmayr H, von der Mark K (1984) The use of antibodies to connective tissue proteins in studies on their localization in tissues. In: Furthmayr H (Hrsg) Immunohistochemistry of extracellular matrix, vol II. CRC, New York, S 89–117
4. Gay S, Müller PK, Lemmen C, Remberger K, Matzen K, Kühn K (1976) Immunohistochemical study on collagen in cartilage-bone metamorphosis and degenerative osteoarthrosis. Klin Wschr 54:969–976
5. Hsu SM, Raine L, Fanger H (1981) A comparative study on the peroxidase-antiperoxidase method and an avidin-biotin complex method for studying polypeptide hormones with radioimmunoassay antibodies. Am J Clin Path 75:734–739
6. Layman L, Sokoloff L, Miller EJ (1972) Collagen synthesis by articular chondrocytes in monolayer culture. Exp Cell Res 73:107–112
7. von der Mark K, Gauss V, von der Mark H, Müller PK (1977) Relationship between cell shape and type of collagen synthesized as chondrocytes loose their cartilage phenotype in culture. Nature 267:531–532
8. Nimni M, Deshmukh K (1973) Differences in collagen metabolism between normal and osteoarthritic human articular cartilage. Science 181:751–752
9. Otte P (1969) Die konservative Behandlung der Hüft- und Kniearthrose und ihre Gefahren. Dtsch Med J 20:604–609
10. Timpl R, Wick G, Gay S (1977) Antibodies to distinct types of collagens and procollagens and their application in immunhistology. J Immunol Meth 18:165–175

Kashin-Beck Disease: Evidence for an Impaired Conversion of PN-Collagen II to Collagen II

Yang Chunlin[1], P.K. Müller

Institut für Medizinische Molekularbiologie, MU Lübeck, Ratzeburger Allee 160, W-2400 Lübeck, FRG
[1]*Permanent address:*
Research Center for Eco-Environmental Science, Academia Sinica, Beijing, China

Introduction

Kashin-Beck disease is an endemic, chronic and degenerative osteoarticular disease in China and USSR. The onset occurs in preadolescent and adolescent years, and it leads to varying degrees of disability throughout adult life. In China, it mainly distributed in a geographic region stretching from northeastern to southwestern China. The estimation in 1985 indicated that about 2 million people were affected by the disease and more than 30 million people were living in the endemic areas under a direct risk of acquiring the disease. The basic pathological change in this disease is the multiple degeneration and necrosis of articular cartilage and growth plate. The severely affected patient has oversize joints and short stature (Fig. 1). Here we present an initial biochemical study on the collagen isolated from the articular cartilage of two patients with the disease in third degree. An impaired conversion of PN-collagen II to collagen II and an abnormality of type II collagen were found.

Methods and Material

Type II collagen as antigen for preparation of antiserum was extracted from human fetal cartilage by pepsin digestion and then selectively separated by differential salt precipitation. Cartilage obtained from patients with Kashin-Beck disease in third degree during reconstructive surgery and cartilage from human fetuses were extracted by 1M NaCl and pepsin digestion. Collagen types in the pepsin extracts were separated by differential salt precipitation.

The neutral salt extracts were analysed by SDS-PAGE, immunoblotting by antiserum against human type II collagen and time dependent digestion by pepsin. Type II collagen was examined by SDS-PAGE, CNBr cleavage and mammalian collagenase digestion.

E. Werner H.H. Matthiaß (Hrsg.)
Osteologie - interdisziplinär
© Springer-Verlag Berlin Heidelberg 1991

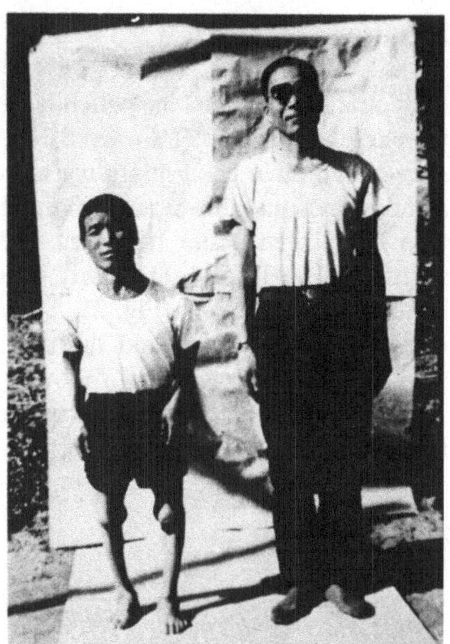

Fig. 1. Patient with Kashin-Beck disease in third degree (*left*)

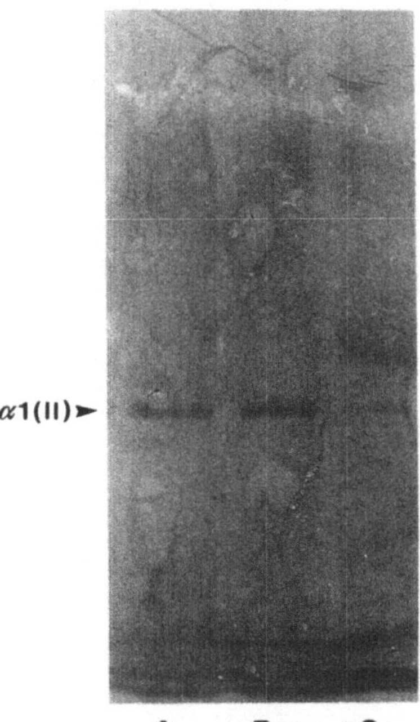

Fig. 2. Immunoblotting of the neutral salt extract from the cartilage of patients with Kashin-Beck disease in third degree before (*C*) and after (*B*) pepsin digestion as well as the type II collagen from human fetal cartilage (*A*) by antibodies against human type II collagen

326

Results

In neutral salt extracts, the patient's cartilage showed a higher solubility (2,6%) than that of human fetal cartilage (1%). On SDS-PAGE the neutral salt extracts of the patient cartilage showed a protein band migrating more slowly than the $\alpha 1$(II) chain. Immunoblot analysis demonstrates that this slower migrating protein band reacts with antibodies against human type II collagen. After treatment with pepsin it was converted to a protein band in the position of $\alpha 1$(II) and this newly generated protein can also react with antibodies against human type II collagen (Fig. 2). A kinetic pattern showing the disappearance of the slower migrating protein band and the parallel appearance of the protein band in the position of $\alpha 1$(II) chains was found following treatment of the neutral salt extracts with pepsin. This observation demonstrates that the slower migrating protein is the precursor of $\alpha 1$(II). Because the SDS-PAGE were performed under nonreducing condition, it is PN-collagen II.

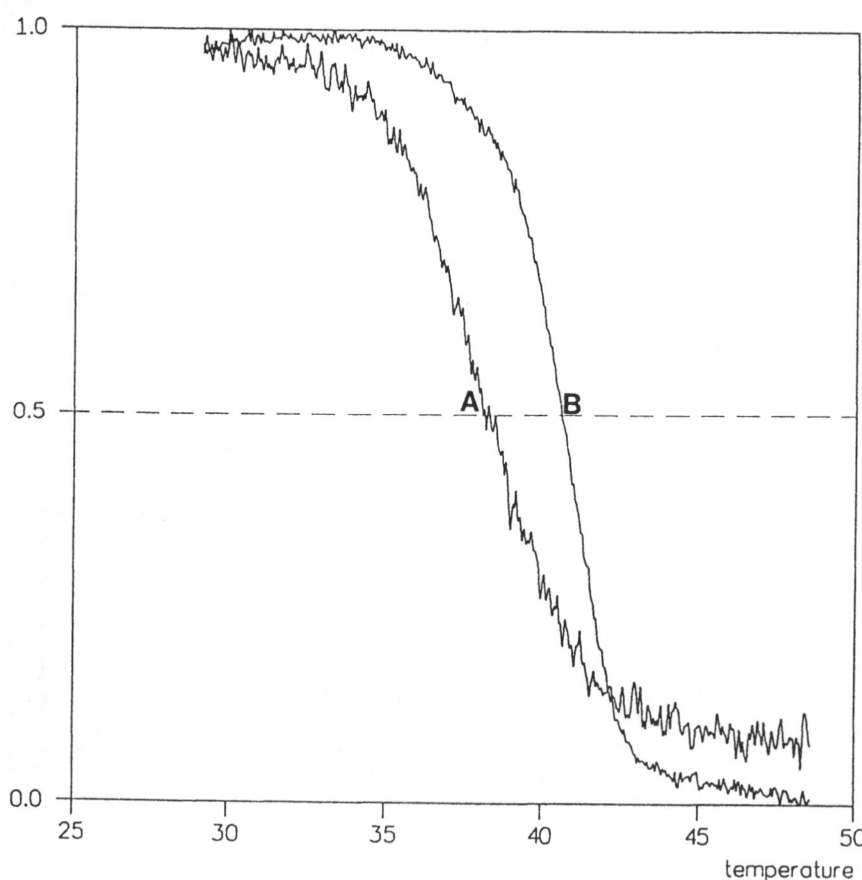

Fig. 3. Melting curve of type II collagen from patients with Kashin-Beck disease (*A*) and from human fetal cartilage (*B*)

On SDS-PAGE collagen II from the patients migrated slightly slower than collagen II from human fetal cartilage. This abnormality of the collagen II from the patient was more obvious when collagen II was cleaved either by mammalian collagenase from leucocyta or by CNBr and when the resulting peptides were examined by SDS-PAGE. Type II collagen from the patients show a much lower melting temperature (38.7°C) than type II collagen from human fetuses (41.2°C).

Discussion

An impaired processing of PN-collagen II to collagen II was found in the cartilage of patients with Kashin-Beck disease. The impaired conversion of PN-collagen I to collagen I has been found in the skins of dermatosparatic animals and in the skins of patients with Ehlers-Danlos Syndrome VII. In skin, the collagen fibers have an irregular organization due to both a defective feedback regulation of collagen synthesis and a steric hindrance to form fibrils of appropriate size and shape. The aminopeptide of $\alpha1(II)$ does not contain a globular domain. It was reported that the fine collagen fibers usually found in the perichondrocyte matrix were commonly found in the cartilage of patients with Kashin-Beck disease.

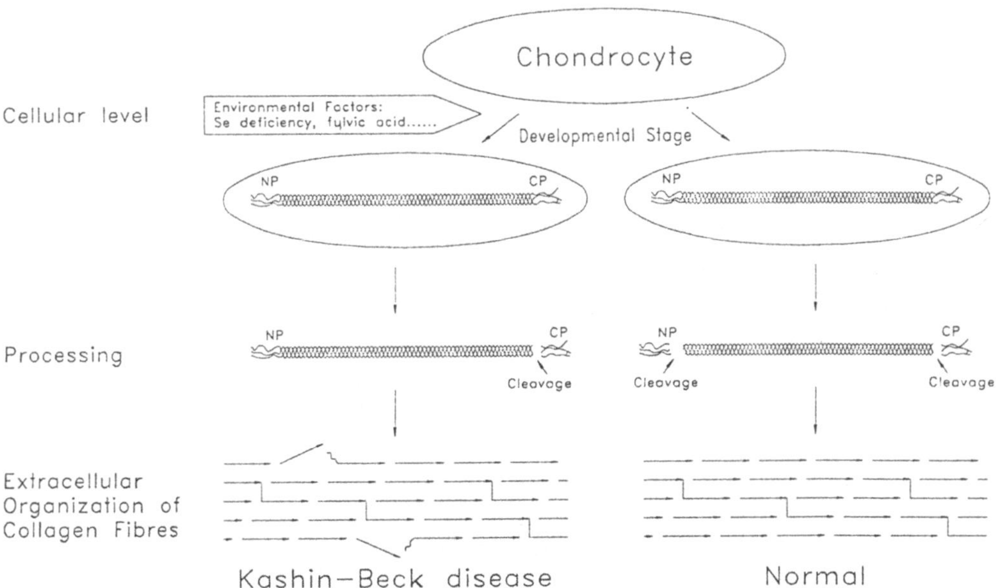

Fig. 4. Model for the impaired conversion of PN-collagen II to collagen II in Kashin-Beck disease

The impaired conversion of PN-collagen II to collagen II mainly disturbs the regulation of the size and form of the collagen fibres. The slower migration of type II collagen from the patients with Kashin-Beck disease in third degree implies that the collagen II from the patients has an as yet unidentified molecular defect. We assume that the impaired conversion of PN-collagen II to collagen II and the molecular defect of $\alpha 1(II)$ can severely disturb the regular organization of collagen in the cartilage matrix.

In situ Hybridization –
An Approach to Study the Gene Expression of Vigilin
in Developing Chick Embryo Bones

Yue-Bo Gan[1], G. Plenz, B. Henkel, P.K. Müller

Institut für Medizinische Molekularbiologie, Medizinische Universität Lübeck,
Ratzeburger Allee 160, W-2400 Lübeck, FRG
[1]*Permanent address:*
 Cancer Research Institute, Zheijiang Medical University, Hangzhou, P.R. China

Introduction

Chondrocytes maintained in culture undergo a change of morphology and a switch of
gene expression from type II collagen to type I and type III collagens [5, 2]. A cDNA
clone named P550 was constructed from the chick sternal chondrocyte mRNA, the amount
of which decreased during chondrocyte dedifferentiation [6]. As judged from the cDNA
sequence the P550 gene product (vigilin) contains more than 8 repetitive domains. A
computer analysis suggests a presumtive vigilin structure with randomly coiled N and C
termini and a core with several α helical domains. Vigilin has been found in yeast, mouse,
chick and human tissues. It is widely distributed protein, yet the function of this protein is
still not known. Northern hybridization showed that vigilin mRNA was abundant in sterna,
calvaria and tendon of 12-d-old chick embryo. Little was found in parenchymal tissues
such as liver or brain [4]. To localize vigilin mRNA on the cellular level and to study
its developmental expression in the chick embryo, an in situ hybridization method with
^{35}S-labeled cRNA probe complementary to the vigilin mRNA was established. Type I and
type II procollagen cRNA probes were also used to study their co-distribution with vigilin.

Results and Discussion

Northern Hybridization

In chicken sterna, tendon and calvaria the specific bands with sizes of 4.4 and 6.5 kb were
observed in poly A^+RNA. Similar bands were also observed in mRNA from human tendon
fibroblasts. In order to reduce unspecific background hybridization 0.5 mg/ml tRNA was
added to the hybridization buffer and rather stringent washing conditions were applied.

E. Werner H.H. Matthiaß (Hrsg.)
Osteologie - interdisziplinär
© Springer-Verlag Berlin Heidelberg 1991

In Situ Hybridization

Vigilin in calvaria. Calvaria are intra-membranous flat bones. During intra-membranous bone formation, the cranial ecto-mesenchymal cells differentiate into osteoblasts and start producing osteoid which eventually becomes calcified; at about this time osteoblasts change into osteocytes. Growth of calvaria involves the deposition of osteoid on the outer surface and resorption of the calcified matrix at the inner surface [8]. High amount of vigilin mRNA was observed in osteoblasts at or near the upper surface of calvarial bones. Lower level of vigilin mRNA was seen in fibroblasts of the periosteum and virtually no signals were found in the fibrous mesenchyma between spiculae. While $pro\alpha1(I)$ and $pro\alpha2(I)$ mRNAs were found abundant in all of these cells. When osteoblasts changed into osteocytes, the vigilin signal disappeared, while weak signals for type I collagen could still be seen. 11-day-old calvaria containing more osteoblasts showed more vigilin signals which were gradually reduced during further development presumably because some of the osteoblasts had developed into osteocytes. The distribution of vigilin mRNA is similar but not the same as that of type I collagen mRNA in calvaria.

Vigilin in sterna. Chondrocytes in chick sterna may develop into two directions. Those present in caudal sterna change only little from early to late stages of embryonic development; this part of the sternum remains cartilage in adults, while the cephalic sterna gradually ossify after hatch [7]. The chondrocytes in this part of sternum mature with embryonic development. In the 18-day-old cephalic sterna zones of differentiating chondrocytes can be identified, similar to those in the growth plate of long bones. Young chondrocytes contained small amounts of vigilin mRNA which drastically increased when chondrocytes reach the state of proliferation. The highest signal occured in chondrocytes of the late proliferative and hypertrophic zones. When chondrocytes degenerated, the signal decreased. The perichondrium also contained intermediate amounts of vigilin mRNA. Furthermore, chondrocytes showed strong type II collagen mRNA signals which were even more prominent in proliferative and early hypertrophic zones. The fibroblasts in the perichondrium contained high levels of both $pro\alpha1(I)$ and $pro\alpha2(I)$ mRNAs. Interestingly, some $pro\alpha1(I)$ signal was also found in proliferating chondrocytes, while no signal of $pro\alpha2(I)$ could be seen in the same cells. Northern hybridization also found some $pro\alpha1(I)$ mRNA but no $pro\alpha2(I)$ mRNA in sternal chondrocytes [2].

Vigilin in limbs. The distribution of vigilin mRNA in 9-day-old and 14-day-old limbs was similar to that of calvarium and sternum. Strong signals were observed in osteoblasts and chondrocytes in late proliferative and hypertrophic zones, some signals in reserve zone, no signals in prechondrocytes of the superficial zone. Intermediate levels of vigilin mRNA were found in fibroblasts of tendon and periosteum. No signal occurred in subcutaneous fibroblasts of 9-day-old limb, but some signals in 14-day-old limb. A strong hybridization with type I collagen mRNA could be seen in osteoblasts of periosteum, tendon, ligament and subcutaneous connective tissue. The result is in agreement with that reported by others [3, 9]. Type II collagen mRNA only occurred in chondrocytes.

Vigilin mRNA occurred in large amount in middle and late stages of developing chicken embryos. It decreased along with type II collagen mRNA in dedifferentiating chondrocytes in vitro and increased with chondrocyte differentiation in vivo. Interestingly, in other tissues vigilin has a similar distribution with mRNA of type I collagen. Vigilin mRNA increased when fibroblasts differentiated into osteoblasts and decreased when osteoblasts became osteocytes. It may be regarded as a marker for differentiation of both chondrocytes and osteoblasts.

Table 1. Localization of mRNAs of vigilin, proα1(I), proα2(I), and proα2(II) in different types of cells. High amount of vigilin mRNA distributed in osteoblasts, late proliferative and hypertrophic chondrocytes. Medium amount in fibroblasts of periosteum, perichondrium and tendon. Type I procollagen mRNA is rich in osteoblasts and fibroblasts of periosteum, perichondrium, tendon and subcutaneous connective tissue. Some proα1(I) but no proα2(I) signal was found in proliferating and hypertrophic chondrocytes. Chondrocytes contain strong proα1(II) signal

Cell type	Vigilin mRNA	proα1(I) mRNA	proα2(I) mRNA	proα1(II) mRNA
Osteoblast	++++	+++++	++++	−
Osteocyte	−	+	+	−
Fibroblast in				
Periosteum	++	++++	++++	−
Perichondrium	++	++++	++++	+/−
Tendon	++	+++	+++	−
Calvaria	+	+++	+++	−
Subcutaneous	+/−	+++	+++	−
Chondrocytes in zones of				
Prechondrocyte	−	−	−	+/−
Reserve	+	−	−	++
Early proliferation	+	+/−	−	+++
Late proliferation	+++	++	−	+++++
Hypertrophy	+++	++	−	++++
Degeneration	++	−	−	+

Grains per cell: − < 2, +/− 2–4, + 5–10, ++ 10–20, +++ 20–30, ++++ 30–40, +++++ > 40.

References

1. Ausubel FM, Brent R, Kingsten RE, Moore DD, Seidman JG, Smith JA, Strouhl A (1988) Current protocols in molecular biology. John Wiley, New York, pp 421–424
2. Duchene M, Sobel ME, Müller PK (1984) Levels of collagen mRNA in dedifferentiating chondrocytes. Exp Cell Res 142:317–324
3. Hayashi M, Ninomiya Y, Parsons J, Hayashi K, Olsen BR, Treland RL (1986) Differential localization of mRNAs of collagen type I and II in chick fibroblasts, chondrocytes and corneal cells in situ hybridization using cDNA probes. J Cell Biol 102:2303–2309
4. Maniatis T, Fritsch EF, Sambrook J (1982) Molecular cloning. Cold Spring Harbor Laboratory, Cold Spring Harbor
5. Müller PK, Lemman C, Gay S, Gauss V, Kühn K (1977) Immunochemical and biochemical study of collagen synthesis by chondrocytes in culture. Exp Cell Res 108:47–55
6. Pöschl E (1984) Structure and expression of specific regulation gene in chick connective tissue. University of Munich, Munich
7. Reginato AM, Lash JW, Jimenenz SA (1986) Biosynthetic expression of type X collagen in embryonic chick sternum cartilage during development. J Biol Chem 261:2897–2904

332

8. Reith EJ, Ross MH (1970) Atlas of descriptive histology, 2nd ed. Harper & Row, New York, pp 38–39
9. Sandberg M, Vuorio E (1987) Localization of type I, II and III collagen mRNAs in developing human skeletal tissues by in sito hybridization. J Cell Biol 104:1077–1084
10. Sangiongu F, Benson-Chanda V, de Vet WJ, Sobel M, Ramirez F (1985) Analysis of cDNA and genomic clones coding for the proα1(II) chain of calf type II collagen. Nucleic Acid Res 13(8):7815–7875
11. Zorbas H, Pöschl E, Pöschl H, Müller PK (1988) A novel cytoskeletal associated protein: genomic organization and protein pattern. Collection Czechoslovak Chem Commun 53:198–201

Reduzierte Immunogenität xenogener Fraktionen von "Bone-Morphogenetic-Protein" bei zunehmender Reinigung

H.J. Reis[1], G. Herr[1], W. Küsswetter[1], U. Holz[2]

[1]Experimentelles Labor, Orthopädische Universitätsklinik Tübingen, Hoppe-Seyler-Straße 3, W-7400 Tübingen, Bundesrepublik Deutschland
[2]Klinik für Unfallchirurgie, Katharinenhospital, W-7000 Stuttgart 1, Bundesrepublik Deutschland

Die Erforschung osteoinduktiver Vorgänge wurde in den letzten 20 Jahren laufend intensiviert (Urist, Reddi, Sampath, Nilson u.a.), ein ideales Knochenersatzmaterial zur Verwendung in Orthopädie und Traumatologie ist aber noch nicht in Sicht. Bei Patienten und Therapeuten wurden durch Presseberichte vielfach überzogene Hoffnungen geweckt.

Von amerikanischen Arbeitsgruppen [17, 18] wurden bereits 3 in vitro chondroinduktive hochgereinigte Peptide isoliert, sequenziert und gentechnisch hergestellt. Über Variationen der Immunantwort bei biologischer Testung xenogener Präparationen knochenwachstumsinduzierender Faktoren, insbesondere des sog. "Bone-Morphogenetic-Protein" (BMD) als stärkstem bekannten Agens, wurde bisher kaum berichtet. Hieraus lassen sich Rückschlüsse auf Verträglichkeit und Speziesspezifität solcher Proteine ziehen. Die unverhältnismäßig geringe oder nicht vorhandene Induktionspotenz relativ unreiner BMP-Implantate wurde bisher pauschal inhibitorischen Effekten ohne experimentelle Absicherung und Erforschung der Ursachen zugeschrieben [8].

Methodik

In einem einfachen Tiermodell wurden die Art der auftretenden Immunphänomene und deren Einfluß auf die biologische Aktivität unterschiedlich reiner xenogener BMP-Fraktionen untersucht.

Die biologische Testung erfolgte durch Implantation entsprechender Fraktionsanteile – P1, P2 und P4 mit steigendem Reinheitsgrad bezüglich BMP – in die schräge Bauchmuskulatur von Wistar-Auszuchtratten. Jeweils die Hälfte der Tiere wurde mit 20 mg Cyclosporin A (CysA) pro kg Körpergewicht täglich über die gesamte Testdauer von 25 Tagen immunsupprimiert.

Die Herstellung der ersten osteoinduktiven Fraktion, P1, erfolgte durch Extraktion von Schweineknochenmatrix mit GuHCl und anschließender Dialyse gegen Wasser ähnlich den Angaben von Urist u.a. Hiervon wurden 50 mg pro Implantat (2/Tier) verwandt.

Im nächsten Schritt wurde eine P2-Fraktion nach chromatographischer Auftrennung an einer Sepharose Cl-6B Säule unter dissoziativen Bedingungen gewonnen, gegenüber Knochenmatrix konnte BMP gewichtsbezogen 472-fach aufkonzentriert werden. Jedes Tier

E. Werner H.H. Matthiaß (Hrsg.)
Osteologie - interdisziplinär
© Springer-Verlag Berlin Heidelberg 1991

334

erhielt wiederum 2 Implantate aus 3 mg P2, alkoholgefällt auf 30 mg inaktiver Rattenknochenmatrix (RIBM).

Die F2-Fraktion wurde im 3. Reinigungsschritt mittels Gel-Chromatographie in 4 molarem GuHCl an 2 Sepharyl S-200Tandemsäulen aufgetrennt. Die einzig osteoinduktive von 6 Fraktionen, P4, beinhaltete eine 7-fache gewichtsbezogene Aufreinigung gegenüber P2, gegenüber Knochenmatrix etwa 5200-fach. Jedes Tier erhielt 2 Implantate aus je 830 μg P4 auf 10 mg RIBM; jeweils die Hälfte der Tiere wurde nach gleichem Schema wie oben immunsupprimiert.

Am 25. Tag p.i. wurden die Implantate entnommen und der Calciumgehalt bestimmt, es wurden Präparate zur histologischen Beurteilung angefertigt (auch vom 8. und 16. Tag p.i.).

Ergebnisse

Bezüglich des heterotop neugebildeten Knochens, respektive der Calziummenge pro Fraktionsgruppe siehe als Zusammenfassung Abb. 1.

Ohne Immunsuppression ging die P1-Fraktion in einer starken zellvermittelten Immunreaktion unter, in der Immunhistochemie fanden sich überwiegend T-Lymphozyten. Eine humorale Immunantwort konnte nicht nachgewiesen werden (Ouchterlony-Doppeldiffusionstest). Relativ unreines P1 unter Immunsuppression erbrachte reproduzierbar mit einer 80%igen Induktionshäufigkeit im Mittel eine spezifische Aktivität von 65 μg Ca pro mg Implantat (entsprechend einem Mittelwert von 357 μg Ca pro Gesamtexplantat).

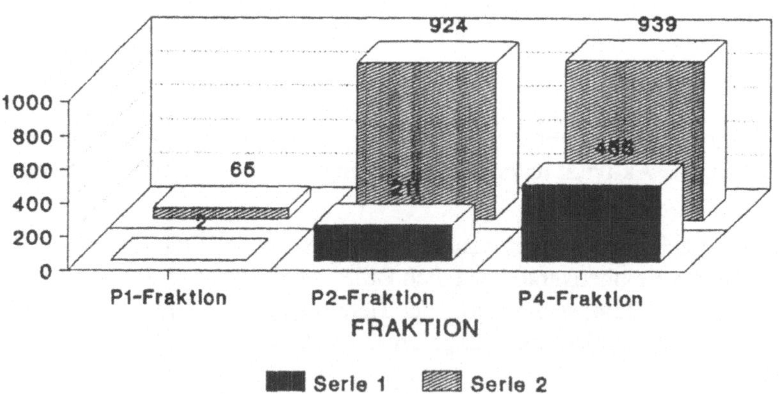

Serie 1: ohne Immunsuppression
Serie 2: Cyclosporin-A-Behdlg.

Abb. 1. Fraktionsaktivität in Abhängigkeit von der Reinigung (*von links nach rechts*: P1–P4) und Immunsuppression (*hintere Spalte*). Neugebildetes Knochengewebe als spezifische Aktivität in μg Ca pro mg Implantat ausgedrückt

Die biologische Testung der P2-Fraktion erbrachte eine Induktionshäufigkeit von 87,5% unter Immunsuppression, hierbei ergab sich im Mittel eine spezifische Induktivität von 924 μg Ca pro mg Implantat. Das reale Knochengewicht der Explantate lag im Mittel dabei um 5 mg. Ohne Immunsuppression wurde jetzt aber schon eine mittlere spezifische Aktivität von 211 μg Ca pro mg Implantat bei ebenfalls 87,5% Induktionshäufigkeit für das xenogene Material gemessen. Histologisch waren die zellulären Abwehrreaktionen qualitativ abgeschwächt.

Die P4-Fraktion, entsprechend noch 4 ‰ des Matrixtrockengewichtes, erbrachte bezüglich der spezifischen Induktivität nur noch einen geringen Anstieg auf 936 mg Ca pro mg Implantat unter Immunsuppression, jedoch war die Induktionshäufigkeit nun bei 100%. Unter vergleichbaren Bedingungen ohne Immunsuppression stieg die spezifische Aktivität auf 458 μg Ca pro mg Implantat, der Aktivitätsverlust gegenüber der immunsupprimierten Gruppe betrug nur noch 51%.

Diskussion

Aus den Ergebnissen läßt sich der Einfluß immunologischer Mechanismen auf die Aktivität unterschiedlich hoch gereinigter BMP-haltiger Implantate ablesen. Unter Immunsuppression ist gewissermaßen ein "Monitoring" des Wirkungsverlustes unterschiedlich reiner xenogener osteoinduktiver Materialien möglich. Aufgrund der Trends kann unterstellt werden, daß mit zunehmender Reinigung der (relative) Aktivitätsverlust sehr klein, eventuell nicht mehr meßbar wird.

Wenn xenogene Materialien eingesetzt werden, sollten sie also einen möglichst hohen Reinheitsgrad aufweisen, dies gilt insbesondere für höher immunkompetente Säuger als die in unseren Versuchen verwendeten Nagetiere. Andernfalls muß mit einem nicht vorhersehbaren Wirkungsverlust gerechnet werden. In verschiedenen Studien mit Einsatz BMP-haltiger Induktionsmaterialien wurde in der Vergangenheit diesem Umstand nicht ausreichend Rechnung getragen (insbesondere bei Schafen, Hunden, Affen u.a.) [7, 4, 5, 14]. Als Alternative bietet sich natürlich der Einsatz allogenen Materials an [6,].

Aufgrund unserer Ergebnisse und den Arbeiten anderer Autoren (z.B. Urist, Reddi, Sampath u.a.) kann abgeleitet werden, daß BMP ein nicht streng speziesspezifisches Protein ist, obwohl hierfür genauere molekularbiologische Daten noch ausstehen.

Ein Vergleich der erzielten Reinheitsgrade von BMP-Präparationen verschiedener Arbeitsgruppen gestaltet sich nach den Literaturangaben problematisch. Autoren wie z.B. Luyten, Wozney u.a. berechnen ihre "Reinigungsfaktoren" zumeist von unterschiedlichen Ausgangssubstanzen. Häufig wird der Induktivitätsgewinn auf den unreinen Harnstoffextrakt boviner Knochenmatrix nach Implantation bei nicht immunsupprimierten Empfängertieren bezogen. Bei der hierbei erhaltenen und durch Immunphänomene sehr niedrigen Ausgangsaktivität ergeben sich dann in der Folge exponentielle Induktivitätsgewinne (wie man besonders in Sprung der Induktivität von P1 zu P2 in der immunsupprimierten Gruppe bei unseren Versuchen nachvollziehen kann).

Die Autoren der Arbeitsgruppe des Genetics Institute Inc. [17, 18] konnten in ihren Publikationen über die Erstdarstellung von Sequenzierung und gentechnischer Herstellung

336

induktiver Proteine über die ersten 5 Reinigungsschritte keine reelle osteogene Aktivität nachweisen (auch mit dem Endprodukt wurde in vitro bisher nur Knorpelzellinduktion nachgewiesen). Zum Erhalt höher gereinigter (endlich) osteoinduktiver Fraktionen kann somit die Austestung sehr vieler inaktiver Unterfraktionen und deren erneute Auftrennung mit enormem Arbeitsaufwand unterstellt werden.

Diese Problematik kann durch den Einsatz von Immunsuppressiva wesentlich vereinfacht werden. Durch Einsatz von CysA ist eine selektive Unterdrückung der zellulären Abwehrreaktion ohne Unterdrückung des gesamten Immunsystems möglich. Dieser Umstand ermöglicht auch eher die Haltung widerstandsfähigerer Auszuchttiere zur heute noch leider unumgänglichen in-vivo Testung, primär immundefiziente Tiere bieten hier mehr Probleme. Nachteilige Folgen des Einsatzes von CysA auf die Mechanismen der heterotopen Ossifikation sind ebenfalls nicht erkennbar.

Literatur

1. Aspenberg P, Thorngren KG, Lohmander LS (1988) Rabbit bone matrix induces bone formation in the athymic rat. Acta Orth Scand 59(3):276–278
2. Canalis E (1985) Effect of growth factors on bone cell replication and differentiation. Clin Orth 193:246–263
3. Dickson J (1974) The composition and antigenicity of sheep cortical bone matrix proteins. Calcif Tiss Res 16:321–333
4. Ferguson D, Davis WL, Urist MR, Hurt WC, Allen EP (1987) Bovine bone morphogenetic protein fraction-induced reppair of cranitomy defects in the rhesus monkey (maccaca speciosa). Clin Orthop 219:251–258
5. Hosny M, Sharawy M (1985) Osteoinduction in rhesus monkeys using demineralized bone powder allografts. J Oral Maxillofac Surg 43:837–844
6. Kakiuchi M, Hosoya T, Takaoha K, Amintani K, Ono K (1985) Human bone matrix gelatin as a clinical alloimplant. Int Orth 9:181–188
7. Lovell TP, Dawson EG, Nilsson OS, Urist MR (1989) Augmentation of spinal fusion with bone morphogenetic protein in dogs. Clin Orthop 243:266–247
8. Luyten FP, Cunningham NS, Ma S, Muthukumaran N, Hammonds RG, Nevins WB, Wood WI, Reddi AH (1989) Purification and partial amino acid sequence of osteogenin, a protein initiating bone differentiation. J Biol Chem 264(33):13377–13380
9. Muthukumaran N, Reddi AH (1985) Bone matrix induced local bone induction. Clin Orth 200:159–164
10. Nilsson OS, Urist MR, Dawson EG, Schmalzried TP, Finerman GA (1986) Bone repair induced by bone morphogenetic protein in ulnar defects in dogs. J Bone Joint Surg 68 (4):635–642
11. Reddi AH, Weintroub S, Muthukumaran N (1987) Biologic principles of bone induction. Orthop Clin North Am 18 (2):207–212
12. Sampath TK, Reddi AH (1983) Homology of bone inductive proteins from human, monkey, bovine and rat extracellular matrix. Proc Natl Acad Sci USA 80 (21):6591–6595
13. Sampath TK, Muthukumaran N, Reddi AH (1987) Isolation of osteogenin, an extracellular matrix-associated bone-inductive protein, by heparin affinity chromatography. Proc Natl Acad Sci USA 84:7109–7113
14. Sato K, Urist MR (1985) Induced regeneration of calvaria by bone morphogenetic protein in dogs. Clin Orthop 197:301–312
15. Urist MR (1989) Bone morphogenetic protein induced bone formation and the bone – bone marrow consortium. In: Aebi M, Regazzoni P (eds) Bone Transplantation. Springer, Heidelberg, pp 185–197
16. Urist MR, Nilsson OS, Hudak R, Huo YK, Rasmussen J, Hirota W, Lietze A (1985) Immunologic evidence of a bone morphogenetic protein in the milieu interieur. Ann Biol Clin 43:755–766

17. Wang EA, Rosen VR, Cordes P, Hewick RM, Kriz MJ, Luxenberg DP, Sibley BS, Wozney JM (1988) Purification and characterization of other distinct bone inducing factors. Proc Natl Acad Sci USA 85:9484–9488
18. Wozney JM, Rosen V, Celeste AJ, Mitsock LM, Whitters MJ, Kriz RW, Hewick RM, Wang EA (1988) Novel regulators of bone formation: molecular clones and activities. Science 242:1528–1534

Charakterisierung von Osteosarkomen durch Kurzzeitkulturen

G.B. Bushart[1], W. Mutschler[2], M. Mörike[1], R. E. Brenner[1], W. Hartmann[1]

[1]Abteilung Pädiatrie, Universität Ulm, Prittwitzstraße 43, W-7900 Ulm,
Bundesrepublik Deutschland
[2]Abteilung Chirurgie III, Universität Ulm, Steinhövelstraße 9, W-7900 Ulm,
Bundesrepublik Deutschland

Einleitung

Osteosarkome wurden bisher hauptsächlich durch histologische und biochemische Analyse des Gewebes und durch Arbeiten an etablierten Zellinien untersucht. Damit kann aber jeweils nur ein Teil der Parameter erfaßt werden. So vermitteln die Untersuchungen des Tumorgewebes nur ein stationäres Bild. Tumorspezifische Stoffwechselvorgänge, Wachstumskinetiken und Regulationsmechanismen können nur teilweise erfaßt werden. Etablierte Zellinien haben dagegen durch klonale Selektion und durch Mutationen oft wichtige Eigenschaften des Ausgangsgewebes verloren. Zudem kann mit einigen wenigen Zellinien die hohe Variabilität der Osteosarkome nicht erfaßt werden.

Diese Nachteile werden durch die Arbeit mit Kurzzeitzellkulturen umgangen. Sie ermöglicht die zellbiologische Charakterisierung menschlicher Osteosarkomzellen, Vergleiche der Osteosarkome sowohl untereinander als auch mit gesunden Kontrollzellen, z.T. der gleichen Patienten. Dadurch wird das Auffinden von diagnostisch und prognostisch verwertbaren Markern ermöglicht. Wir haben Kurzzeitzellkulturen menschlicher Osteosarkome angelegt und sowohl mit Zellen aus gesunden Knochen als auch mit dem nativen Gewebe verglichen.

Methoden

Zellkultur. Makroskopisch homogene Osteosarkomstücke wurden mechanisch zerkleinert und anschließend 2×60 min mit bakterieller Kollagenase verdaut. Die freigesetzten Zellen sowie das unverdaute Gewebe wurden getrennt kultiviert. Die Zellkulturen wurden in Ca^{2+}-freiem DMEM mit 10% FCS, Glutamin und Antibiotika gezüchtet. Zellen aus gesunder Kortikalis wurden unter den gleichen Bedingungen wie die Osteosarkomzellen gehalten [5].

Metabolische Markierung. Die Zellen wurden für 24 h mit ^{3}H-Prolin markiert, Zellen und Medium wurden getrennt aufgearbeitet [1]. Die Gesamtproteinsynthese wurde aus der

E. Werner H.H. Matthiaß (Hrsg.)
Osteologie - interdisziplinär

Menge an nicht dialysierbarer Aktivität, der Anteil an Kollagen wurde aus dem Verhältnis von ^{3}H-Hydroxyprolin zu ^{3}H-Prolin nach Hydrolyse und Aminosäureanalyse berechnet.

Extraktion des nativen Gewebes. Die Gewebestücke wurden zerkleinert, durch Dialyse gegen 0,1 M EDTA bei 4°C demineralisiert. Kollagen wurde mit 0,1 mg/ml Pepsin extrahiert (4 × 24 h, 4°C). Die Fraktionen wurden vereinigt.

Analyse der Kollagentypen. Die Kollagene wurden mit SDS-PAA Gelelektrophorese nach Lämmli [2], mit Reduktion im Gel nach Sykes et al [7] getrennt.

Ergebnisse

Es wurden Zellkulturen von sechs Osteosarkomen und zehn gesunden Kortikalisproben angelegt. Sämtliche Untersuchungen wurden in der 1. oder zweiten Passage durchgeführt. Drei Proben waren vor, drei nach adjuvanter Chemotherapie entnommen. Bei den Zellkulturen konnte kein Einfluß der Chemotherapie festgestellt werden.

Die Zellausbeute aus den einzelnen Fraktionen des sequentiellen Kollagenaseverdaus hing in hohem Maße von der Konsistenz des Gewebes, vor allem dem Mineralisierungsgrad, ab. Die Osteosarkomzellen wuchsen adhäsiv, waren polygonal bis langgestreckt geformt, hatten oft zahlreiche Vakuolen und Granula. Sie wiesen oft mehrere oder unregelmäßig geformte Zellkerne auf. Sie exprimierten die für Knochen atypische alkalische Phosphatase. Wie flowcytometrische Untersuchungen zeigten, waren die für Tu-

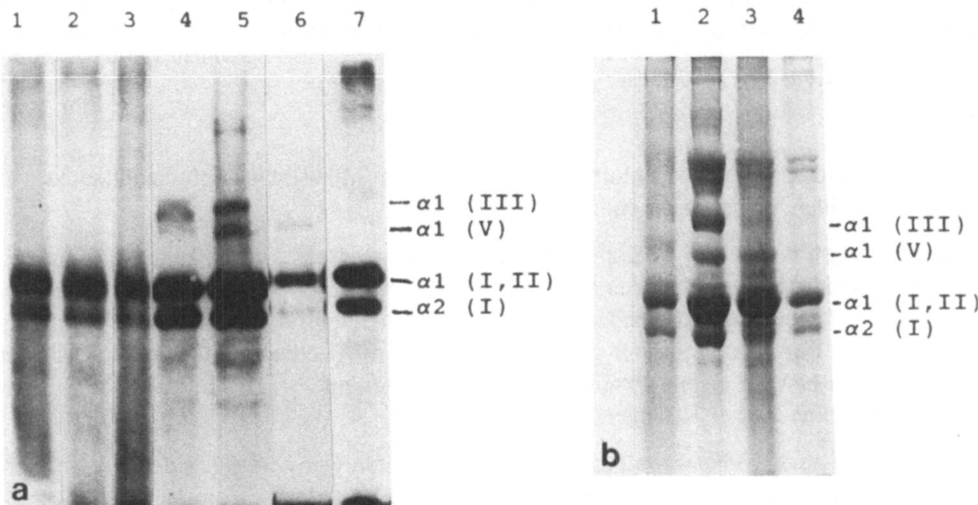

Abb. 1. a Elektropherogramm der ^{3}H-Prolin markierten Kollagene von Osteosarkom-Zellkulturen nach limitiertem Pepsinabbau. *(1–3)* Sezernierte Kollagene von drei Zellinien von Tumor I, *(4)* zelluläre und *(5)* sezernierte Kollagene von Tumor II, *(6)* zelluläre und *(7)* sezernierte Kollagene von Tumor III. **b** Pepsinextrahierte Kollagene des nativen Gewebes. *(1)* Tumor I, *(2)* Tumor II, *(3)* Tumor III, *(4)* gesunde Kortikalis des Patienten von Tumor III

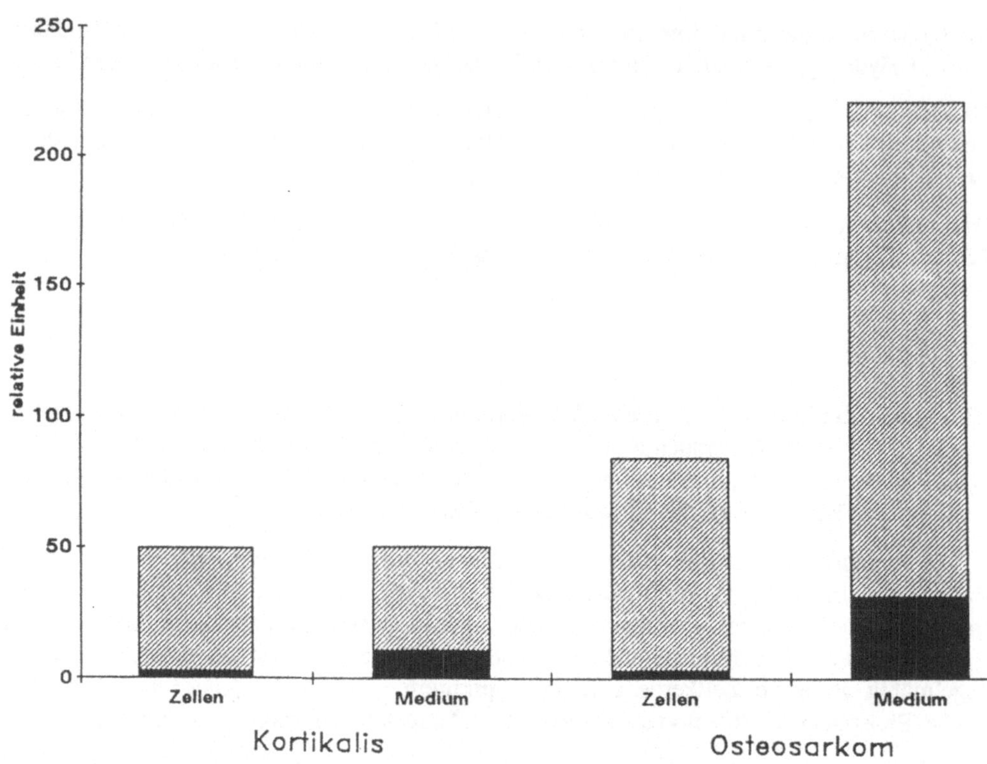

Abb. 2. Syntheseraten der Kollagene und nichtkollagene Proteine von Osteosarkom- und gesunden Kortikaliszellen in vitro, getrennt nach zellassoziiertem und sezerniertem Protein. Kollagene sind schwarz, Nichtkollagene schraffiert dargestellt. Die Werte stellen den Durchschnitt von 6 (*Osteosarkom* bzw. 10 (*Kortikalis*) Proben dar

moren charakteristischen Aneuploidien vorhanden. Die Wachstumsgeschwindigkeiten und Sättigungsdichten variierten in einem weiten Bereich.

Das Kollagen der Zellen in Kultur bestand überwiegend aus Typ I Kollagen, Osteosarkomzellen synthetisierten daneben auch erhöhte Mengen an Typ III und Typ V Kollagen. Dieser Befund deckt sich mit den Untersuchungen am nativen Gewebe. Gesunde Kortikalis enthält neben Typ I Kollagen nur geringe Mengen Typ V, jedoch kein Typ III. Dagegen findet man bei einigen Osteosarkomen deutliche Mengen an Typ III und einen wesentlich höheren Anteil an Typ V Kollagen (Abb. 1).

Die Protein- und Kollagensyntheserate der Tumorzellen war gegenüber den Kontrollzellen um das Dreifache erhöht, wobei hauptsächlich die Menge der von den Zellen sezernierten Proteine erhöht war (Abb. 2). Der Kollagenanteil an der gesamten Proteinsynthese war etwa gleich, er betrug bei Osteosarkomen 10,8%, bei den Kontrollen 12,1%.

Diskussion

Die Ergebnisse deuten darauf hin, daß Osteosarkomzellen unter den gewählten Bedingungen selektiv und unter Beibehaltung ihres Phänotyps kultiviert werden können: Osteosarkomgewebe weist alkalische Phosphataseaktivität auf, die als Marker für Knochenzellen gilt. Es zeichnet sich durch meist mehrere aneuploide Zellpopulationen aus [9]. Die Kollagenzusammensetzung von Bindegewebetumoren ist dem Ursprungsgewebe ähnlich [8], wobei aber Osteosarkome einen erhöhten Gehalt an Typ III und Typ V Kollagen aufweisen [6]. Dies bestätigten auch unsere Untersuchungen. Wie gezeigt werden konnte, weisen die von uns kultivierten Zellen diese charakteristischen Eigenschaften des Gewebes auf.

Ein Überwachsen der Kulturen durch Fibroblasten wurde nicht beobachtet. Obwohl manche Osteosarkomkulturen ein "fibroblastenähnliches" Erscheinungsbild haben, konnten sie durch die hohe alkalische Phosphataseaktivität und den geringen Anteil an Typ III Kollagen von Fibroblasten eindeutig unterschieden werden.

Die Osteosarkomzellen wiesen eine dreifach höhere Protein- und Kollagensyntheserate als normale Knochenzellen auf. Das steht im Widerspruch zu Beobachtungen an etablierten Rattenosteosarkomzellinien [4]. Dagegen beschrieben auch Miller et al [3] an Kurzzeitkulturen menschlicher Chondrosarkome eine gegenüber gesundem Knorpel erhöhte Kollagensynthese. Kurzzeitzellkulturen stellen ein gutes Instrument zur zellbiologischen Charakterisierung menschlicher Osteosarkome dar.

Literatur

1. Brenner RE, Vetter U, Nerlich A, Wörsdorfer O, Teller WM, Müller PK (1989) Biochemical analysis of callus tissue in osteogenesis imperfecta type IV. J Clin Invest 84:915–921
2. Lämmli UK (1977) Cleavage of structural proteins in the assembly of the head of bacteriophage T4. Nature 227:680–685
3. Miller DR, Treadwell BV, Mankin HJ (1980) De novo protein synthesis by human chondrosarcoma in cell and organ culture: evidence of unusual high collagen production by a neoplastic tissue. Connec Tissue Res 8:9–20
4. Rodan GA, Rodan SB (1983) Expression of the osteoblastic phenotype. In: Peck WA (Hrsg) Bone and Mineral Research, Annual 2. Elsevier, Amsterdam, pp 244–283
5. Robey PM, Termine JD (1985) Human bone cells in vitro. Calcif Tissue Int 37:453–460
6. Shapiro FD, Eyre DR (1982) Collagen polymorphism in extracellular matrix of human osteosarcoma. J Natl Cancer Inst 69:1009–1016
7. Sykes B, Puddle B, Francis M, Smith R (1976) The estimation of two collagens from human dermis by interrupted gel electrophoresis. Biochem Biophys Res Commun 72:1472–1480
8. Triche TJ, Dickman PS, Lanzer WS, Garbisa SA, Liotta LA (1980) Patterns of collagen type synthesis by human tumors reflect the tissue of origin. Eur J Cell Biol 22:543
9. Xiang J, Spanier SS, Benson NA, Braylan RC (1987) Flow cytometric analysis of DNA in bone and soft-tissue tumors using nuclear suspensions. Cancer 59:1951–1957

Die Knochenheilung – ein immunreaktives Geschehen?

J.L. Spyra[1], H.-E. Schratt[1], R. Ascherl[2], J. Tübel[1], G. Blümel[1]

[1]Institut für Experimentelle Chirurgie (Dir.: Univ.-Prof. Dr. med. G. Blümel),
 Technische Universität München, Klinikum rechts der Isar, Ismaninger Straße 22,
 W-8000 München 80, Bundesrepublik Deutschland
[2]Orthopädische Klinik und Poliklinik (Dir.: Univ.-Prof. Dr. med. E. Hipp),
 Technische Universität München, Klinikum rechts der Isar, Ismaninger Straße 22,
 W-8000 München 80, Bundesrepublik Deutschland

Einleitung und Fragestellung

Der Einfluß immunologischer Faktoren auf Vorgänge bei der Knochenheilung ist bislang weitgehend ungeklärt: Einerseits wird Immunreaktionen nach ossären Allo-Transplantaten (Tx) eine Verschlechterung der Tx-Inkorporation zugeschrieben [1, 3], andererseits existieren aber auch Hinweise auf eine Beteiligung des Immunsystems bei Knochenbildung und -umbau (siehe Tabelle 1). Gerade im Hinblick auf die Transplantation ossären Gewebes stellt sich nun die Frage, inwieweit Immunreaktionen im Sinne einer Abstoßungsreaktion zu bewerten und demzufolge unerwünscht sind oder als Faktoren des physiologischen Heilungsvorganges auftreten.

Tabelle 1. Immunsystem und Knochenheilung

Autor	Jahr	Effekt
Friedenstein AJ et al [2]	1972	nach Induktion Osteogenese durch Thymuszellen
Hulth A [5]	1976	nach Tibia- und Femurfrakturen vermehrt Mitosen in Knochenmark und Thymus
Horowitz MC et al [4]	1987	regulatorische Effekte des Immunsystems beim "bone remodeling"
Krane SM et al [6]	1988	Modulation der Funktion von Knochenzellen durch Immunozyten

Material und Methoden

Als Versuchstiere dienten ausgewachsene männliche Wistar-Ratten (Chbb: THOM). Die Versuchsgruppe bildeten 43 Tiere mit autogenem Frischtransplantat. Die Kontrollgruppen teilten sich auf in allogene Frisch-Tx ($n = 51$), Tefloninterponate ($n = 90$) und osteotomierte Tiere ($n = 25$). Alle Eingriffe wurden in Allgemeinanästhesie (Ketamin 100 mg/kg/

E. Werner H.H. Matthiaß (Hrsg.)
Osteologie - interdisziplinär

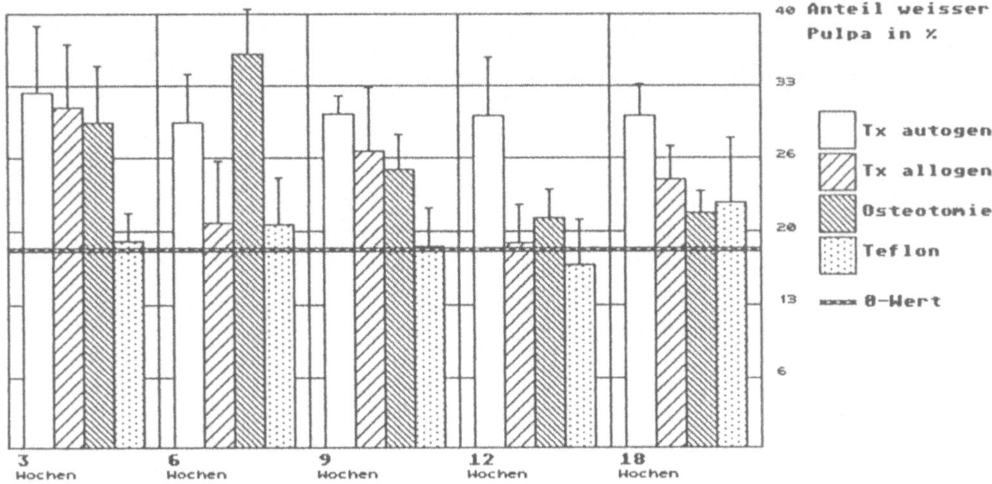

Abb. 1. Anteil der weißen Pulpa bezogen auf die Gesamtfläche der Milz. Der Nullwert ergab sich aus Messungen an unbehandelten Ratten

Xylazin 5 mg/kg i.m.) unter aseptischen Bedingungen durchgeführt. Als Transplantate dienten kortikale Segmente von ca. 10 mm Länge, welche von Periost und Mark befreit wurden. Die Fixation von Tx und Tefloninterponaten (Länge = 10 mm), sowie der Osteotomien erfolgte mittels intramedullärem Kirschnerdraht (Durchmesser: 1,2 mm). Die Osteotomie wurde in der Mitte der Tibiadiaphyse angelegt. Nach einer Beobachtungsdauer von 0, 3, 6, 9, 12 und 18 Wochen wurden die Tx radiologisch beurteilt und Tx, Milz und iliakale Lymphknoten histologisch aufgearbeitet. Beide Tx-Gruppen wurden mittels eines modifizierten [7] Leukozyten-Migrations-Inhibitions-Tests (LMI) auf zelluläre Immunreaktionen hin untersucht, wobei erst ein Wert über einem "cut off" von 10 (ergibt sich aus dem Nullwert + 2σ) einen Immunvorgang anzeigt. Um Auskunft über die generelle Immunaktivität zu erhalten, wurde die Morphometrie der Milz (weiße Pulpa) durchgeführt.

Ergebnisse

Empfänger autogener Frischtransplantate erbringen bei der planimetrischen Auswertung der Milz bereits ab der 3. Woche p.op. einen markanten Anstieg der weißen Pulpa (Abb. 1), welcher um 100% über dem Ausgangswert (ermittelt an unbehandelten Ratten ohne operativen Eingriff) liegt. Dieser immunreaktive Anteil des Milzgewebes bleibt über den gesamten Beobachtungszeitraum erhöht und betrifft in erster Linie die T-Zell-Areale (periarterioläre Scheiden). Die iliakalen Lymphknoten sind histologisch unauffällig. Im LMI ist ab der 3. Woche das Auftreten einer zellvermittelten Immunreaktion zu beobachten, jedoch nicht in dem Ausmaße wie nach Allo-Tx (Abb. 2). Ein nicht transplantierter Kontrollknochen erreicht ähnliche Werte. Radiologisch und histologisch sind die Tx 18 Wochen p.op. knöchern eingebaut, der Heilungsprozeß kann aber noch nicht als abgeschlossen betrachtet werden.

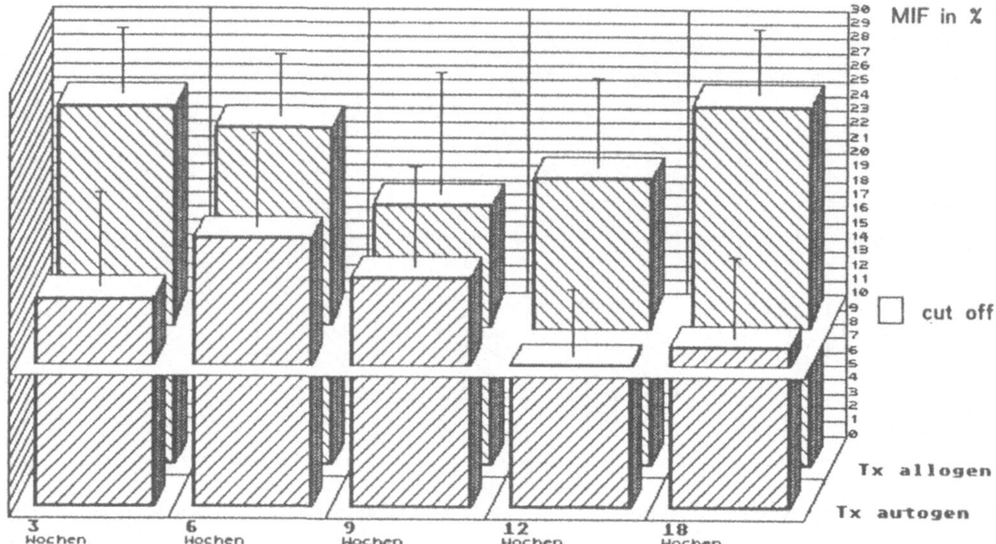

Abb. 2. Parameter der zellvermittelten Immunreaktion: Wanderungshemmung (*MIF*) im LMI. Werte über einem "cut off" (Nullwert + 2σ) gelten als positiv

Allogene Frischtransplantate erzeugen ebenfalls eine Zunahme der weißen Pulpa (Abb. 1), allerdings sind hier zunächst die B-Zell-Areale betont (vermehrt Sekundärfollikel). Erst gegen Versuchsende ist auch in dieser Gruppe ein Anwachsen der periarteriolären Scheiden festzustellen. Die regionalen Lymphknoten sind jedoch – anders als nach Auto-Tx – vergrößert. Eine zelluläre Immunantwort ist über den ganzen Beobachtungszeitraum nachzuweisen mit transplantatspezifischen Peaks zur 3. und 6. Woche (Abb. 2). Die Transplantatheilung ist im Vergleich zur autogenen Gruppe deutlich verzögert.

Die Osteotomie der Tibia führt, ähnlich wie die Auto-Tx, zu einem starken Anstieg des immunreaktiven Milzgewebes, wobei wiederum die T-Zell-Bereiche vorherrschen (Abb. 1). Im weiteren Verlauf ergeben sich jedoch Unterschiede, insofern als ab der 9. Woche mit zunehmender Durchbauung der Osteotomie die Fläche der weißen Pulpa auf ein niedrigeres Niveau abfällt.

Bei den Tefloninterponaten ist weder eine Zunahme des immunabhängigen Milzanteiles (Abb. 1), noch eine erhöhte Wanderungshemmung im LMI zu verzeichnen, so daß die in den anderen Gruppen beobachteten Phänomene nicht als unspezifische Reaktion auf das OP-Trauma gewertet werden können.

Diskussion

Wie die Ergebnisse belegen, sind auch autogene Tx in der Lage, Immunreaktionen auszulösen. Da allerdings Auto-Tx die besten Einheilungsergebnisse aufweisen, kann diese Reaktivität nicht im Sinne einer Abstoßung interpretiert werden. Auch die Erscheinungen nach Osteotomie sind ähnlich, wobei sogar die Meßwerte der Milzmorphometrie zur Heilung parallel verlaufen. Dies läßt vermuten, daß die Immunreaktionen nicht nur durch den Einheilungsvorgang ausgelöst, sondern auch an ihm beteiligt sind. Tefloninterponate wirken anscheinend als Regenerationshindernis und sind somit nicht in der Lage, besagte Erscheinungen zu produzieren. Allo-Tx lösen zunächst eine stärkere, individualspezifische Immunantwort aus, lassen aber später (ab der 9. Woche p.op.) ein ähnliches Reaktionsmuster wie Auto-Tx erkennen. Dies könnte die verzögerte aber letztendlich dennoch erfolgende Tx-Integration erklären.

Da Immunozyten modulierend auf Knochenzellen einwirken [6] und beim physiologischen "bone remodeling" mitwirken, wäre es durchaus möglich, daß auch die Knochenheilung zu einem nicht unerheblichen Teil beeinflußt wird. Vermutlich ist hierfür die Expression eines knochenspezifischen Antigens an traumatisiertem Gewebe ausschlaggebend. Der Sinn eines immer wieder geforderten antigenfreien Knochenersatzstoffes bzw. eines vollständig desantigenisierten Transplantates erscheint somit fraglich.

Literatur

1. Aebi M, Schwarzenbach O, Regazzoni P, Rahn BA (1988) Experimentelle segmentale Knochenallotransplantate. In: Hackenbroch MH, Refior HJ, Wirth CJ (Hrsg) Knorpel-Knochentransplantation. Thieme, Stuttgart New York, S 56-60
2. Friedenstein AJ, Lalykina KS (1972) Thymus cells are inducible to osteogenesis. Eur J Immunol 2:602–603
3. Goldberg VM, Powell A, Shaffer J, Zika J, Stevenson S, Davy D, Heiple K (1989) The role of histocompatibility in bone allografting. In: Aebi M, Regazzoni P (Hrsg) Bone Transplantation. Springer, Berlin Heidelberg, S 126–134
4. Horowitz MC, Friedlaender GE (1987) Immunologic aspects of bone transplantation. A rationale for future studies. Orthop Clin North Am 18:227–233
5. Hulth A (1976) Cell proliferation of bone marrow and thymus following fractures in rats. Clin Orthop 120:260–263
6. Krane SM, Goldring MB, Goldring SR (1988) Cytokines. Ciba Foundation Symposium 136:239–256
7. Spyra JL, Schratt HE, Ascherl R, Geißdörfer K, Blümel G (1988) Kältekonservierung – Ein Weg zur Reduktion der Antigenität des Knochens? Experimentelle Untersuchungen an der Ratte. In: Hackenbroch H, Refior R, Wirth CJ (Hrsg) Knorpel-Knochentransplantation. Thieme, Stuttgart New York, S 50–55

Vergleichende histologische Untersuchung zum Zeitverlauf der induzierten Osteogenese[*]

H.J. Reis[1], G. Herr[1], W. Küsswetter[1], U. Schwaiger[2], H. Barthelt[2], U. Holz[2]

[1]Experimentelles Labor, Orthopädische Universitätsklinik Tübingen, Hoppe-Seyler-Straße 3,
 W-7400 Tübingen, Bundesrepublik Deutschland
[2]Klinik für Unfallchirurgie, Katharinenhospital, W-7000 Stuttgart, Bundesrepublik Deutschland

In den letzten Jahren wurden große Fortschritte in der Isolierung und Reinigung des
"Bone Morphogenetic Protein" (BMP) erzielt, das den natürlichen osteoinduktiv wirksamen biologischen Faktor in der Knochenmatrix darstellt. Dies und die sich abzeich-
nenden Möglichkeiten der gentechnischen Herstellung der osteoinduktiven Wirksubstanz
und damit deren möglicher breiter klinischer Einsatz lassen dieses Forschungsgebiet von
besonderem Interesse erscheinen. Das Testmodell der Wahl bei der Untersuchung osteoinduktiver Matrixfraktionen stellt die induzierte heterotope Osteogenese im ersatzschwachen
rein muskulären Lager dar. Die induzierte Osteogenese wird im histologischen Bild dabei
meist ähnlich dem zellulären Ablauf einer Frakturheilung beschrieben; einige Autoren fanden hiervon abweichend Hinweise auf eine mögliche direkte Metaplasie neu entstandener
Knorpelzellen zu chondroiden Knochenzellen (Thielemann und Beresford). Die histologische Beurteilung der Differenzierungsabläufe bei experimenteller Osteoinduktion gibt einen
Einblick in die Abläufe auf zellulärer Ebene, die sich durch unterschiedliche Präparationen
osteoinduktiver Substanzen reproduzierbar erzeugen lassen.

Methoden

Mittels eines standardisierten Tiermodells beurteilten wir die histologische Differenzierung
zur heterotopen Osteoinduktion bei sogenannten Matriximplantaten = Gruppe I versus Implantation einer weiter gereinigten xenogenen (Schwein/Ratte) "P1" Fraktion mit = Gruppe
II und ohne = Gruppe III Immunsuppression. Über die Herstellung der Matrixfraktion und
der xenogenen P1 Fraktion wurde bereits berichtet, sie erfolgt ähnlich den Angaben von
Urist, Reddi und Wu [15, 4, 5, 6, 8]. Die Implantation der Substanzen aus den einzelnen
Gruppen erfolgte in Muskeltaschen der Bauchwand von Wistar-Auszuchtratten, die Ex-
plantation zur histologischen Aufarbeitung erfolgte hauptsächlich am 4., 8., 12., 20., 25.
und 40. Tag. Die Immunsuppression in Gruppe II wurde mit Cyclosporin A 20 mg/kg
Körpergewicht pro Tag peroral durchgeführt.

---

[*] Die hier vorgestellten Untersuchungen enthalten Auszüge aus den Promotionsarbeiten von
 U. Schwaiger und H. Barthelt (Univ. Tübingen, Med. Fakultät).

E. Werner H.H. Matthiaß (Hrsg.)
Osteologie - interdisziplinär
© Springer-Verlag Berlin Heidelberg 1991

Ergebnisse

Am 4. Tag nach Implantation fand sich bei allen Gruppen in den Explantaten ein ähnliches Bild mit zentralem Implantatlager bestehend aus zellfreier Matrix oder amorphem P1, zentral vereinzelt von Makrophagen durchgesetzt und von einem zellulär stark infiltrierten Fibringerinnsel umschlossen, welches selbst von lockerem Granulationsgewebe unregelmäßig zur Muskulatur hin begrenzt wird. Die Grenzschicht der Muskulatur ist ödematös verändert und zum Implantat hin finden sich einzelne nekrotische Fasern.

Ab dem 8.–12. Tage p.i. zeigen sich deutliche qualitative Unterschiede für alle 3 Gruppen.

Die Gesamtbeurteilung der xenogenen P1 Fraktion ohne Immunsuppression zeigt deren Untergang in einer zellulären Entzündungsreaktion mit nachfolgender bindegewebiger Organisation. Die um den 8. Tag p.i. fortbestehende Bindegewebs(BG)neubildung mit leukozytärer Zellinfiltration nimmt bis zum 12. resp. 16. Tag noch zu. Die Implantate werden innerhalb der Entzündungsreaktion resorbiert, nach dem 25. Tag p.i. (Abb. 1) gehen die zellulären Infiltrate mit Reduktion der Implantatreste zurück bis zur lokalen Narbenbildung am 40. Tag. Die immunhistologische Leukozytenmarkierung zeigt einen hohen Anteil von B- und besonders T-Lymphozyten im Infiltrat. Vereinzelt und sehr selten treten passager blasige Zellen mit chondroider Matrixbildung zwischen dem 8. und 16. Tag auf. Kleine

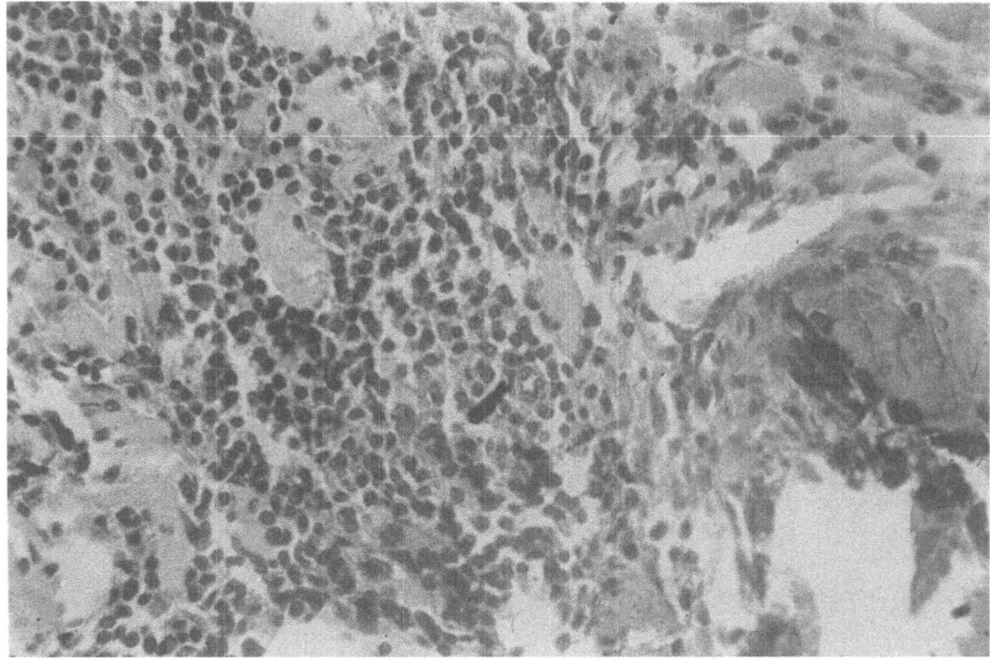

Abb. 1. Massive lymphozytäre Infiltration eines xenogenen P1-Implantates am 25. Tage p.i. Zwischen den Zellen noch amorph strukturierte Implantatpartikel. (Original in Trichrom-Färbung, x 100)

fleckförmige und versprengte Mineralisationsareale sind in van-Kossa Färbung im weiteren Verlauf die Ausnahme.

Bei Matrix und P1 unter Immunsuppression sind ab dem 8. Tage Zelldifferenzierungseffekte deutlich sichtbar. Die Implantatregionen sind etwas verkleinert und radial geschichtet. Implantatwärts erscheinen hypertrophe Zellen mit großen Kernen und Nukleoli, dazwischen eine chondroide Matrix, diese umgibt lockeres und kapillarreiches BG. Letzteres ist stellenweise mit zellulären Infiltraten durchsetzt, es handelt sich hauptsächlich um Makrophagen. Vereinzelt lassen sich immunhistochemisch kleine Nester von B- und T-Lymphozyten nachweisen. Zur Muskulatur hin BG-Verdichtung mit extrazellulärer Faserbildung, nekrotische Muskelfibrillen werden abgebaut bei rückläufigem Ödem.

Nach 12 Tagen nimmt in Gruppe I und II die extrazelluläre Matrix zu und stellt sich färberisch als Kollagen dar. Es sind vermehrt chondroide Zellen erkennbar, die in Lakunen, bevorzugt aber in Reihen in die Implantate proliferieren (Abb. 2). Vereinzelt sind Kapillaren zu sehen, noch bevorzugt im BG und Implantatrand. Die chondroblastären und

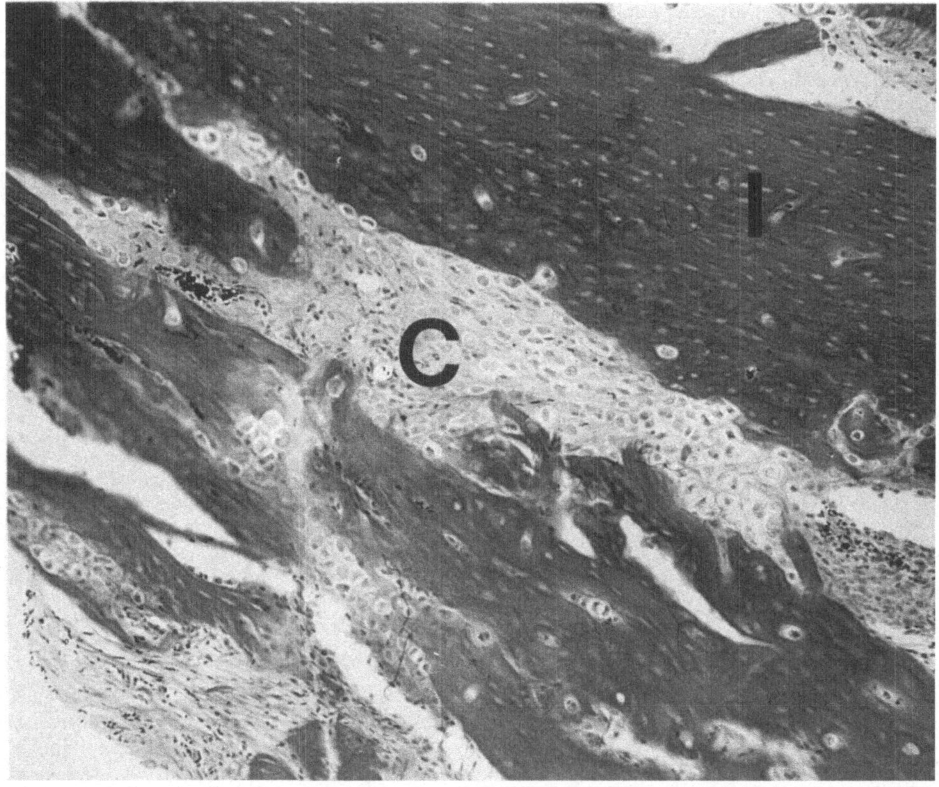

Abb. 2. Matriximplantat (Gruppe I) am 12. Tag p.i.; chondroblastäre Zellen (*C*) infiltrieren das zellfreie Implantat (*I*), zumeist in Reihen. Am unteren Randausschnitt Bindegewebskapsel. (Original in Trichrom Färbung, x 75)

chondrozytären Elemente sind bei den Matriximplantaten qualitativ und quantitativ früher und stärker ausgeprägt. Regional bestehen Mischformen der Zelldifferenzierung.

Am 16. Tage sind in Gruppe I und II weiterhin chondroide Zellen mit blasiger Struktur und Matrixsäumen vertreten, sie verlieren aber nun an Größe und in Gruppe I treten vermehrt osteoblastäre Elemente auf; trabekuläre Matrixneubildungen entstehen. In Gruppe I ist schon fleckförmig eine Knochenmarksbildung nachweisbar, welche in Gruppe II in gleichem Umfang erst 4–8 Tage später erscheint.

In der neugebildeten Osteoidmatrix sieht man ab dem 20. Tag vermehrt kondensierte flache Zellen, eingemauert in honigwabenähnliche Knochenbälkchen oder die kräftigere Außenschale des neugebildeten Ossikels. In umschriebenen Resorptionslakunen finden sich in Gruppe I und II nun auch mehrkernige Osteoklasten, deren Zellkerne typischerweise an der zur Resorptionszone abgewandten Seite der Zellen liegen. An der muskelzugewandten Außenseite der Ossikel sind kaum noch osteoblastäre Aktivitäten erkennbar, entsprechend der zentripetalen Implantatresorption bestehen zentrale Neubildungsaktivitäten länger, obwohl sich dort zumeist konfluierend eine große Markhöhle bildet.

Außer einer früheren und deutlicheren Zelldifferenzierung erbringen die Matriximplantate der Gruppe I gegenüber der Gruppe II eine stärkere Kalzifizierung des neugebildeten Geflechtknochens. Diese läßt sich in van-Kossa Färbung in kleinen Granula, netzförmig oder als massive Trabekel und Schalenbildung nachweisen (Abb. 3). In der Kalziumanalyse liefert die xenogene P1 Fraktion unter Immunsuppression im Mittel 65 μg Ca/mg Implantat am 25. Tag p.i., Matrix der Gruppe I jedoch 97 μg Ca/mg Implantat.

In der histologischen Beurteilung der Explantate des 40. Tages p.i. von Gruppe I und II ist die Knochenneubildung weitgehend zum Stillstand gekommen. Feinere Trabekel innerhalb der Ossikel sind verschwunden, kleinere vormals fleckförmige Kalziumdepots verschmelzen zu größeren Einheiten. In den Ossikelhöhlen findet sich Fettmark. Osteoklastentätigkeit führt bis zum 70. Tage zur weitestgehenden Resorption am heterotopen Implantationsort unter Hinterlassung einer Narbe.

Diskussion

Zusammenfassend stellt sich der Zeitablauf und die Zelldifferenzierung in unseren Versuchen ähnlich Angaben von Vandersteenhoven und Spector mit allogener Rattenknochenmatrix der. Vergleichbare Angaben finden sich auch bei Rueger und Thielemann für allogene Knochengelatine (OCG) und bei Lucas und Syftestadt für Matrixextrakte. Eine von Reddi und Anderson beschriebene schnellere Knochenneubildung (bereits am 10. Tag p.i.) mag die Verwendung verschiedener Ausgangsmaterialien (bovine versus porcine) unterschiedlichen Alters oder andere Aufbereitung zur Ursache haben. Der Induktionsablauf mit Zelldifferenzierungsfolge bleibt jedoch im wesentlichen analog; der Nachweis hämopoetischen Marks wird etwa in der gleichen Zeit angegeben. Die histologische Auswertung und quantitative Kalziumbestimmung zeigt, daß allogene Knochenmatrix verglichen mit noch relativ unreinen Extrakten wie P1 eine höhere spezifische Induktivität und Zelldifferenzierungswirkung besitzt. Eine Ursache hierfür ist in der besseren Einbindung und somit verzögerten Freisetzung osteoinduktiver Substanzen in Matrixträgerstrukturen

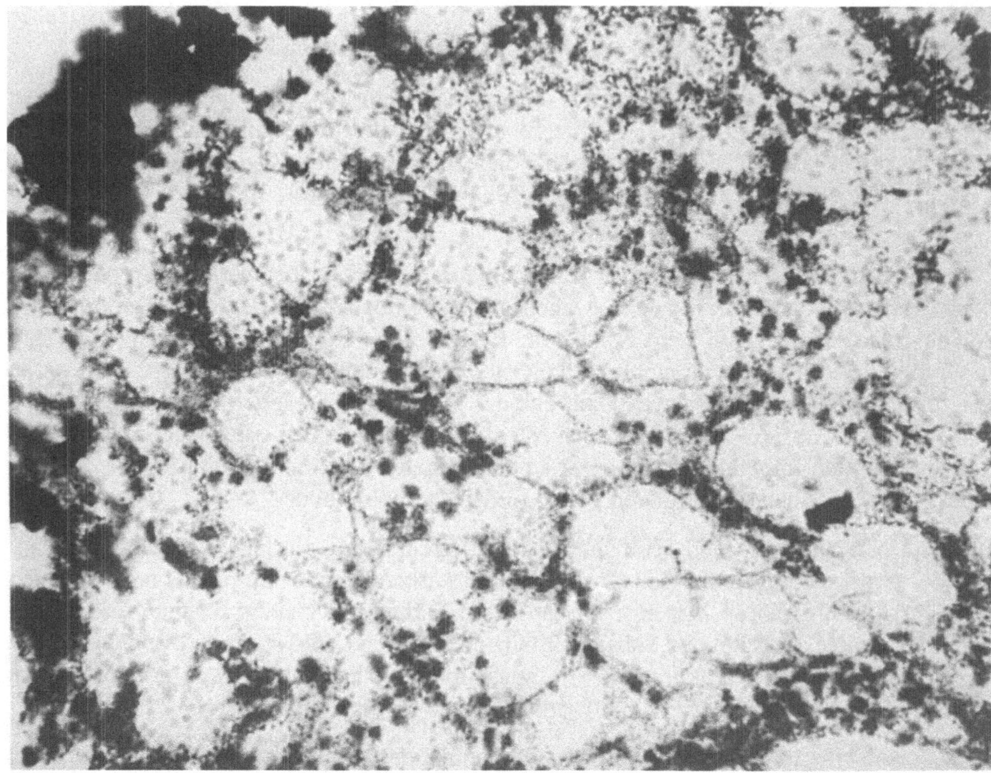

Abb. 3. Matrixinduziertes (Gruppe I) Ossikel am 25. Tag p.i. in van Kossa Färbung. Kalzifizierte Areale schwarz dargestellt, punktförmig entlang feiner Septen oder perizellulär sowie massiver in Trabekel- und Randbereichen (x 100)

zu sehen (Urist). In weiteren Untersuchungen (Herr und Reis) konnten wir zeigen, daß bei höherer Reinigung nut mit Einsatz geeigneter Trägermaterialien eine Steigerung der spezifischen Induktivität bezüglich Morphologie und Mineralisation möglich ist. Bei Verwendung von nicht-immundefizienten Empfängertieren tritt bei relativ unreinen xenogenen Matrixfraktionen wie z.B. der OI-Fraktion, eine zellgebundene Immunreaktion auf; diese führt zu einer meist vollständigen Implantatinaktivierung.

Literatur

1. Bauer FCH, Nilson OS, Törnkvist H (1984) Formation and resorption of bone induced by demineralized bone matrix implants in rats. Clin Orthop 191:139–143
2. Gendler E (1986) Perforated demineralized bone matrix: A new form of osteoinductive biomaterial. J Biomat Res 20:687–697
3. Lucas PA, Syftestad GT, Goldberg VM, Caplan AI (1989) Ectopic induction of cartilage and bone by water-soluble proteins from bovine bone using a collagenous delivery vehicle. J Biomed Mat Res 23:24–39
4. Reddi AH (1976) Collagen and cell differentiation. In: Ramachandran GN, Reddi AH (eds) Biochemistry of Collagen. Plenum, New York, S 449–478

5. Reddi AH (1981) Cell biology and biochemistry of enchondral bone development. Coll Res 1:209–226
6. Reddi AH, Anderson WA (1976) Collagenous bone-matrix induced enchondral ossification and hemopoesis. J Cell Biol 69:557–572
7. Rueger JM, Siebert HR, Dohr-Fritz M, Schmidt H, Pannike A (1985) Time sequence of osteoinduction and osteostimulation elicited by biologic bone replacement materials. Life Support Syst 3 Suppl 1:471–475
8. Reis HJ, Herr G, Aldinger G, Küsswetter W, Thielemann F, Holz G (1990) Parameters influencing bone morphogenetic protein activity. The Third International Interdisciplinary Research Conference on Bone Growth (UCLA): Methodology and Applications. Congress Report (in press)
9. Reis HJ, Küsswetter W, Barthelt H, Herr G (1989) Long lasting osteoinduction is dependent on native state of bone matrix. Calcif Tiss 44 Suppl 2
10. Sampath TK, Muthukumaran N, Reddi AH (1987) Isolation of osteogenin, an extracellular matrix-associated bone-inductive protein, by heparin affinity chromatography. Proc Natl Acad Sci 84:7109–7113
11. Schwarz N, Schlag G (1987) Osteogenese durch demineralisierten Knochen in Experiment und Klinik. Unfallchirurg 90:355–362
12. Thielemann FW (1984) Die Bedeutung der parakrinen Mechanismen der Knochenmatrix bei Regenerationsvorgängen des Knochengewebes. Habil Schrift, Universität Tübingen, Tübingen
13. Thielemann FW, Schmidt K, Koslowski L (1982) Osteoinduction Part II: Purification of the osteoinductive activities of bone matrix. Arch Orthop Trauma Surg 100:73–78
14. Urist MR (1989) Bone morphogenetic protein, bone regeneration, heterotopic ossification and the bone – bone marrow consortium. In: Peck WA (ed) Bone and Mineral Research 6. Elsevier, USA, pp 57–112
15. Urist MR, Chang JJ, Lietze A, Huo YK, Brownell AG, De Lange RJ (1987) Preparation and bioassay of bone morphogenetic protein and polypeptide fragments. Meth Enzym 146:294–312
16. Urist MR, De Lange RJ, Finerman GAM (1983) Bone cell differentiation and growth factors. Science 220:680–686
17. Vandersteenhoven JJ, Spector M (1983) Histological investigation of bone i8nduction by demineralized allogenic bone matrix: A natural biomaterial for osseous reconstruction. J Biomed Mat Res 17:1003–1014
18. Wu ZY, Hu XB (1987) Separation and purification of porcine bone morphogenetic protein. Clin Orthop 230:229–236

Gewinnung von autologem Knochen durch osteo-periostale Expansion mittels Silikonexpander

R. Schanz

c/o Prof. L. Meiss, Orthopädische Universitätsklinik Hamburg, Martinistraße 52,
W-2000 Hamburg 20, Bundesrepublik Deutschland

Einleitung

In der modernen Traumatologie und Orthopädie müssen nicht selten ausgedehnte Knochendefekte behandelt werden, die im Zusammenhang mit Trümmerfrakturen, Knocheninfekten, Tumorresektionen oder Pseudarthrosen entstanden sind. Das bewährte Verfahren der autologen Spongiosaplastik [5, 6] stößt an seine Grenzen, wenn zur Defektdeckung mehr autologer Knochen benötigt wird, als zur Verfügung steht. Zudem darf das Komplikationsrisiko an den Entnahmestellen nicht vernachlässigt werden [3].

Bei der Transplantation von homologem Knochen wurde ein erhöhtes Infektionsrisiko beschrieben [4]. Nicht zuletzt sei hier auch auf eine mögliche Hepatitis- oder HIV-Infektion hingewiesen. Diese Problematik findet in den Richtlinien zum Führen einer Knochenbank besondere Berücksichtigung (Wissenschaftlicher Beirat der Bundesärztekammer 1990). Die genannten Nachteile und Risiken machen die Suche nach Alternativen notwendig.

Aus diesen Gründen wurde in einem tierexperimentellen Modell versucht, körpereigenen Knochen lokal zu vermehren, d.h. ihn gewissermaßen anzuzüchten, um ihn dann zu transplantieren. Hierbei wurde die osteogenetische Potenz des Periostes ausgenutzt, wie sie etwa vom Kallus luxurians bei Frakturen bekannt ist. Schon Ollier (1867) und Axhausen (1911) wußten, daß beim Jugendlichen das alleinige Abheben des Periostes vom Knochen zur Stimulation der Knochenneubildung genügt, während beim Erwachsenen der Verbleib von kleinen Kortikalissplittern am Periost notwendig ist, um ein Induktionssignal zu setzen. Deshalb wurde das Experiment in folgender Weise durchgeführt:

Methoden

Das Periost der Kaninchentibia wurde dekortizierend abgehoben. Dazu diente eine mit Preßluft betriebene, kleine Stichsäge, deren Sägeblatt an der Spitze quer angeschliffen wurde, so daß es als scharfer Meißel wirkte. Auf der Außenseite des proximalen Tibiadrittels wurde zwischen Knochen und Periost ein Gewebeexpander implantiert. Zum Vergleich wurde das kontralaterale Bein in der gleichen Weise jedoch ohne Implantation eines Expanders operiert. Der Expanderballon (Abb. 1a) hatte ein maximales Füllungsvolumen

E. Werner H.H. Matthiaß (Hrsg.)
Osteologie - interdisziplinär
© Springer-Verlag Berlin Heidelberg 1991

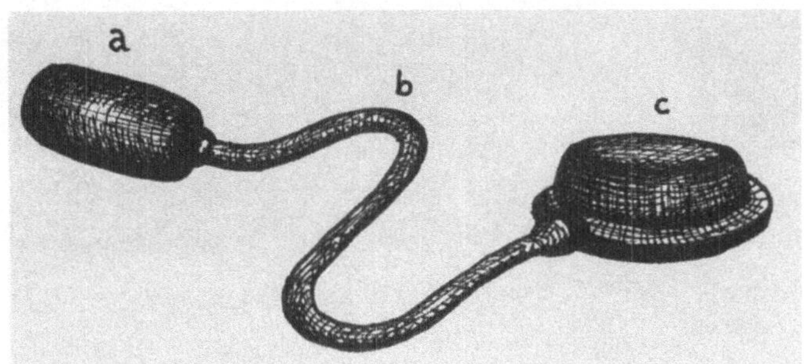

Abb. 1. Gewebeexpander: Ballon (*a*), Verbindungsschlauch (*b*), Reservoir (*c*)

von zirka einem Milliliter und stand über einen transmuskulär ausgeleiteten Schlauch (Abb. 1b) mit einem Reservoir (Abb. 1c) in Verbindung. Dieses wurde an der Lateralseite des Oberschenkels in eine subkutan präparierte Tasche eingebracht. Die in 0,1 Milliliter Portionen sukzessiv durchgeführte Expanderfüllung erfolgte perkutan mit physiologischer Kochsalzlösung. Sie war in der fünften postoperativen Woche abgeschlossen. Nach einer Expanderliegedauer von insgesamt sechs Wochen wurden die Tiere euthanasiert und die Präparate gewonnen.

Zum besseren Verständnis sei ergänzt, daß Gewebeexpander heute in der plastischen Chirurgie weit verbreitet sind. Subkutan implantiert und schrittweise aufgefüllt, werden sie dazu benutzt, die darüberliegende Haut zu dehnen und somit in ihrer Fläche zu vergrößern [8]. Mit dem damit gewonnenen Hautüberschuß können in unmittelbarer Nachbarschaft befindliche Hautdefekte gedeckt werden.

In der vorliegenden Untersuchung wurde die Sonderanfertigung eines Radovan Tissue Expanders in miniaturisierter Form verwendet.

Ergebnisse

Die ersten Experimente zeigten, daß der Expander meist nur eine bindegewebige Kapsel um sich induzierte, so daß eine befriedigende Knochenneubildung nicht stattfinden konnte. Auch in der plastischen Chirurgie ist das Phänomen der Kapselfibrose bekannt und als Ursache von Mißerfolgen bei Mammaaugmentationsplastiken gefürchtet. Um der fibrösen Kapselbildung entgegenzuwirken, wurde der Silikonballon mit einem Geflecht aus Hydroxylapatitzylindern umgeben. Die Ummantelung des gesamten Ballons stellte sich intraoperativ als zu großvolumig heraus. Daher mußte die vorgesehene Umhüllung auf eine Manschette reduziert werden. Abbildung 2 zeigt die Expanderlage in einem Röntgenbild aus der fünften postoperativen Woche.

Acht erwachsene Kaninchen, von insgesamt 23 operierten Tieren, erhielten einen hydroxylapatitummantelten Expander. Bei diesen zeigte sich am Expanderbein eine – bereits makroskopisch erkennbar – ausgeprägtere Knochenneubildung, wobei der Hauptanteil an der distal-lateralen Ballonumgebung lokalisiert war (Abb. 3a und 3b). Computertomo-

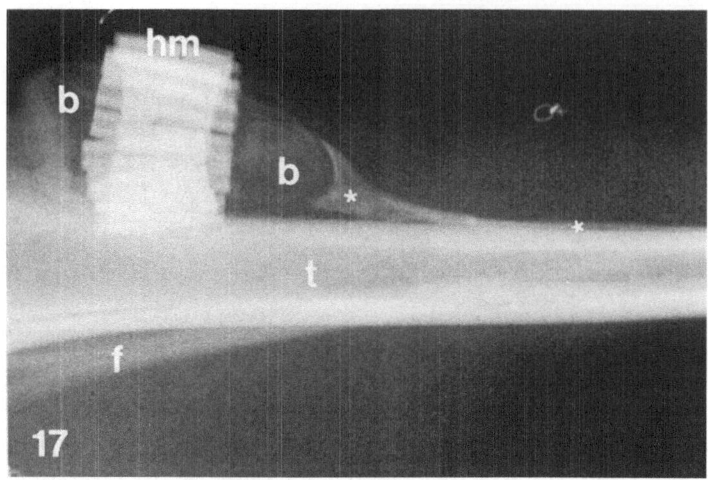

Abb. 2. Expanderlage im Röntgenbild (5. postoperative Woche); Kaninchen 17: *t* Tibia, *f* Fibula, *b* Ballon, *hm* Hydroxylapatitmanschette, * neugebildeter Knochen

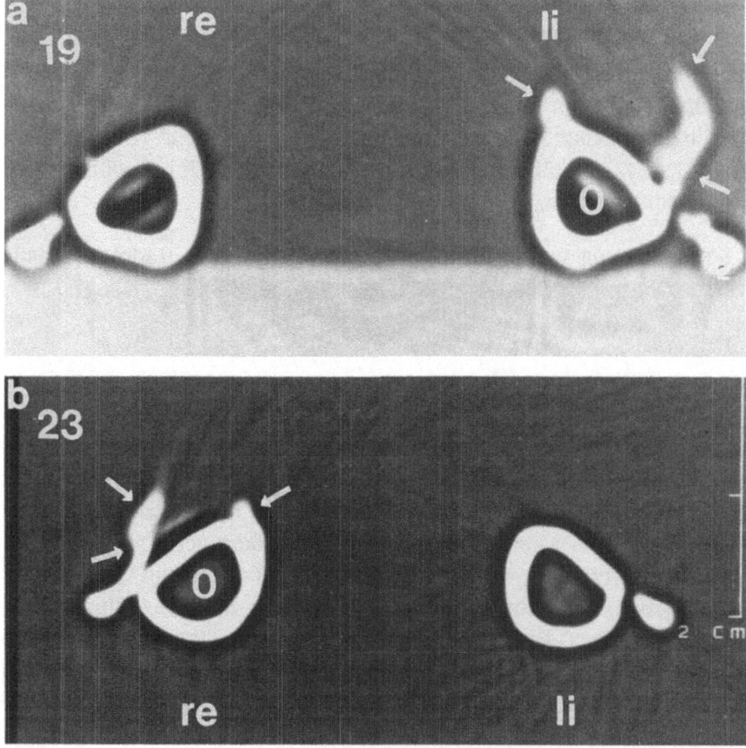

Abb. 3a,b. Computertomogramme aus einer Schnittebene distal der Manschette: **a** Kaninchen 19, **b** Kaninchen 23, 0 Bein mit Expanderimplantation, ↑ neugebildeter Knochen

graphische Volumenbestimmungen ergaben, daß am Expanderbein etwa doppelt so viel Knochen wie am Kontrollbein gebildet wurde.

In Zusammenarbeit mit dem Deutschen Elektronen-Synchrotron DESY in Hamburg wurden von einigen Präparaten monochromatische Mikrotomogramme erstellt.[1] Es handelt sich um quantifizierbare Dichteverteilungsbilder des Knochenmineralgehaltes mit einer Ortsauflösung von 50 μm [2]. Abbildung 4a läßt den Vorsprung in der Bildgebung gegenüber dem herkömmlichen Computertomogramm (Abb. 4b) deutlich werden.

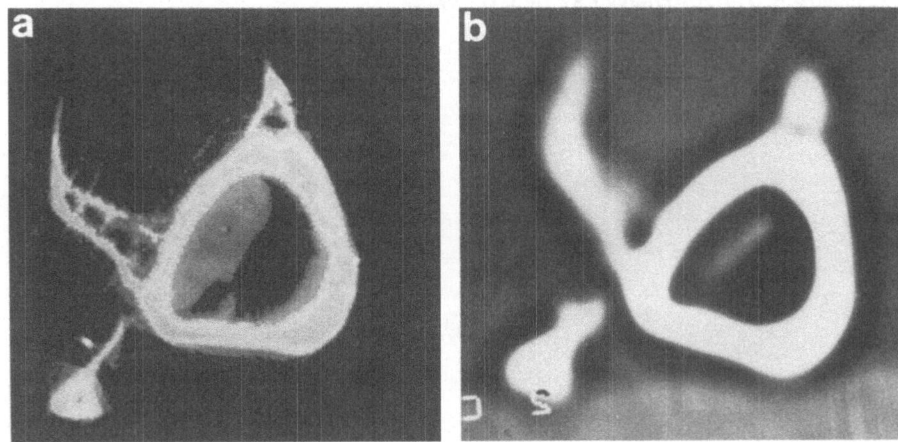

Abb. 4a,b. Mikrotomogramm mit Synchrotronstrahlung (a) gegenüber einem herkömmlichen Computertomogramm (b). Neben dem Vorsprung in der Qualität der Bildgebung muß auf die Möglichkeit der selektiven Darstellung des Knochenmineralgehaltes hingewiesen werden

Schlußfolgerung

Die Untersuchungen zeigen, daß durch osteo-periostale Expansion unter Verwendung einer Hydroxylapatitmanschette die Bildung von körpereigenem Knochen induziert und stimuliert wird, und daß auf diese Weise transplantierbarer Knochen gewonnen werden kann.

Literatur

1. Axhausen G (1911) Arbeiten aus dem Gebiet der Knochenpathologie und Knochenchirurgie. Kritische Bemerkungen und neue Beiträge zur freien Knochentransplantation. Langenbecks Arch klin Chir 94:241–331
2. Engelke K (1990) Monochromatische Mikrotomographie zur Quantifizierung des Mineralgehaltes in Knochen. Diese Proceedings
3. Gerngroß H, Burri C, Kinzl L, Merk J, Müller G-W (1982) Komplikationen an den Entnahmestellen autologer Spongiosatransplantate. Akt Traumatol 12:146–152

[1] Dieses Projekt wird vom Bundesministerium für Forschung und Technologie (BMFT) gefördert. Projekt Nr.: 05 405 MAB 6.

4. Lord CF, Gebhardt MC, Tomford WW, Mankin HJ (1988) Infection in bone allografts. Incidence, nature, and treatment. J Bone Joint Surg 70-A:369–376
5. Matti H (1932) Über freie Transplantation von Knochenspongiosa. Langenbecks Arch klin Chir 168:236–258
6. Matti H (1932) Über die Behandlung von Pseudarthrosen mit Spongiosatransplantaten. Arch Orthop Unfall-Chir 31:218–231
7. Ollier L (1867) Traite experimental et clinique de la regeneration des os et de la production artificielle du tissue osseux. V Masson et fils: 1 et 2
8. Radovan C (1984) Tissue expansion in soft tissue reconstruction. Plast Reconstruct Surg 74:482–492
9. Wissenschaftlicher Beirat der Bundesärztekammer (1990) Richtlinien zum Führen einer Knochenbank. Dtsch Ärzteblatt 87 Heft 1/2:39–42

Die Bedeutung des Magnesiums für den Knochen

K. J. Münzenberg, H. Meßler, F. Möller, W. Koch

Orthopädische Universität, Sigmund-Freud-Straße 25, W-5300 Bonn-Venusberg, Bundesrepublik Deutschland

Auf die Bedeutung des Kalziums für den Knochen werden wir auf Schritt und Tritt aufmerksam gemacht. Für das Magnesium gilt das nicht. In den meisten osteologischen Überlegungen spielt Magnesium gar keine oder allenfalls eine marginale Rolle. Daß das nicht berechtigt ist, sollen meine Ausführungen zeigen. Schlagwortartig und etwas überspitzt formuliert ließe sich sogar sagen: Ohne das rechte Maß an Magnesium gäbe es keinen gesunden Knochen.

Es hat nämlich Effekte auf den Knochen sowohl bei der Überdosierung wie bei weitgehendem Entzug. Und sein Wirkungsort betrifft den Knochen als Gewebe mit seinen Zellen und dem Interstitium ebenso wie die anorganischen Kalziumphosphatminerale. Über die Bedeutung für die Minerale habe ich gerade in Genf auf dem Europäischen Magnesiumkongreß einen Vortrag gehalten. Ich möchte das deshalb nur kurz und nach Art von weitgehend untereinander bezuglosen Feststellungen zusammenfassen:

1. Magnesium behindert konzentrationsabhängig die kinetischen Vorgänge der Umwandlung von Brushit in Oktokalziumphosphat oder Apatit. Pathophysiologisch ist das von Bedeutung für die Hemmung jedweder Art von Kalzifikation im Gewebe.
2. Magnesium setzt die Hydrolyse von Oktokalziumphosphat herab.
3. Es führt zur Bildung kleinerer Apatitpartikeln und
4. erhöht dadurch die Löslichkeit von Kalziumphosphatkristallen.

Dieser letztgenannte Effekt ist nicht ohne biologische Bedeutung für die Kalziumhomöostase, aber es gilt auch etwas anderes: Ein geringer Magnesiummangel erniedrigt die Mobilisation des Kalziums aus dem Knochen. Das erhöht die Ausschüttung von Parathormon und konsekutiv die Aktivierung der Osteoklasten, was zur Knochenresorption führen muß. Die Bereitschaft zur Knochenbrüchigkeit wird auch dadurch erhöht, daß mit dem Magnesium auch interstitielles und Kristallwasser dem Knochen verloren geht. Cohen [2] beobachtete bei Patienten mit Osteoporose eine Art Malabsorptionssyndrom von Magnesium und demzufolge einen herabgesetzten Magnesiumkonzentrationsgehalt im Kno-

E. Werner H.H. Matthiaß (Hrsg.)
Osteologie - interdisziplinär
© Springer-Verlag Berlin Heidelberg 1991

chen. Dadurch sollen die Festigkeitseigenschaften des Altersknochens im Sinne vermehrter Sprödigkeit zusätzlich zum bereits eingetretenen Substanzverlust herabgesetzt werden.

Dieser Effekt kann sich aber auch unter einer gewissen Magnesiumkonzentration umkehren. Ein starker und anhaltender Magnesiumverlust (mit Serumkonzentrationen, die bei 0,16 mmol/L liegen) führt nämlich zur herabgesetzten Reaktion des Endorgans auf das Parathormon [13, 1]. Und dieser Effekt läßt sich unter nicht einmalhoher Verabreichung von Magnesium prompt aufheben [9], ja sogar in überschießender Weise mit einer Serumkonzentration von 4 ml/L und den klinischen Zeichen der Kalziumintoxikation. Dabei kann sogar, wie der Fall eines kindlichen Patienten zeigte, noch immer das Symptom einer Hypomagnesiämie mit einer Konzentration von nur 0,53 mmol/L weiter vorliegen. Diese Konzentration aber reichte nur aus für das Ansprechen des Parathormons [9].

Die genaue Erklärung für dieses zwiespältige Verhalten kennen wir noch nicht. Daß hier die Bedeutung des Magnesiums als Kofaktor für die Adenylzyklase eine Rolle spielen könnte, ist unwahrscheinlich, Dann nämlich müßten auch andere Reaktionen betroffen sein, auf die das zyklische AMP einen wichtigen Einfluß ausübt. Das aber ist nicht der Fall. Raisz und Niemann [7] beobachteten in Gewebskulturversuchen, daß aus den lebenden Knochenzellen bei sehr niedrigen Magnesiumkonzentrationen Kalzium in nur sehr stark vermindertem Maße austreten kann, und so vermuten sie, daß unter den Bedingungen des erheblichen Magnesiummangels der Austausch von Kalzium zwischen extrazellulärer Flüssigkeit und Knochen stark in die Richtung des Knochens verläuft. Hoher Magnesiummangel nämlich setzt im Tierversuch die endostale Resorption in beträchtlichem Maße herab [8], und auch beim Menschen sah man, daß dadurch die Knochenresorptionsrate im kinetischen Radiokalziumversuch auf Null sinkt (Vesin 1974).

Am plausibelsten erscheinen aber für alle diese Beobachtungen die Erklärungsversuche von Driessens [3]. Danach führt Magnesiummangel zur Abnahme des pH in der extrazellulären Flüssigkeit des Knochens und konsekutiv damit zunächst zur Übersättigung aller Körperflüssigkeiten an Oktokalziumphosphat. Das hat dann nicht nur eine vorübergehende erhöhte Bereitschaft der Gewebe zur Kalzifikaiton zur Folge, sondern auch eine herabgesetzte Neubildung von Oktokalziumphosphat. Diese wiederum führt dann in zweiter Instanz, etwa nach 40 Tagen, zur Erniedrigung von Kalzium und Phosphat in den Körperflüssigkeiten. Und das ist eine einleuchtende Erklärung dafür, daß schließlich ein starker und anhaltender Verlust an Magnesium zur Herabsetzung des Knochen-turn-over führen muß, trotz vielleicht erhöhter Überaktivität des Parathormons [13, 1]. Anders wäre es nicht zu erklären, daß nur die Magnesiumverabreichung die herabgesetzte Ansprechbarkeit des Knochengewebes aufhebt.

Auch ein überhöhtes Angebot an Magnesium hat Einfluß auf die Wachstumsfugen, wie wir 1978 an Kaninchen nachweisen konnten [6]. Im histologischen Bild zeigt sich dann die Eröffnungszone unruhig konturiert, und innerhalb der Säulenreihe scheinen einige Reifungsstadien zu den hypertrophen Zellen übersprungen zu sein. Während im normalen Knorpel sich etwa eine Drittel der Zwischenknorpelsepten in die primäre Spongiosa fortsetzt, verlaufen sie bei den mit Magnesium behandelten Tieren mehr wellenförmig und konturlos. Anstelle der bälkchenförmigen Septen erscheinen die Zwischenknorpelpartien in der primären Spongiosa eher plump und wie abgetropfte Fetzen.

Auch die Verkalkung setzt später ein als unter normalen Bedingungen. Der Abstand von der Eröffnungszone beträgt etwa 12 bis 15 Zellen in Richtung Metaphyse, und die Verkalkung ist auch quantitativ spärlicher als beim unbehandelten Tier.

Die rasterelektronenmikroskopischen Bilder spiegeln die Desorientierung eindrucksvoll wider [4]. Das Bild hat jede Art von Ordnung verloren. Die Knochenzwischenräume verlaufen ebenso regellos wie die Knochenbälkchen, deren Vorzugsrichtung nur noch angedeutet erkennbar ist. Die Oberfläche der Spongiosa scheint von einer verstärkten Bindegewebsschicht überdeckt zu sein, wahrscheinlich durch unverkalktes Gewebe.

Diese Befunde haben nicht nur experimentelle oder theoretische Bedeutung, sondern können auch klinisch relevant werden. Lamm u. Mitarb. [5] beobachteten jüngst an Neugeborenen, deren Mütter im 2. Trimenon der Schwangerschaft wegen einer Schwangerschaftstoxikose mit Magnesiumsulfat behandelt worden waren, ganz analoge Veränderungen. Die Röhrenknochen waren nach der Geburt etwas länger als normal und ähnelten röntgenologisch einer angeborenen Rachitis. Die distalen Knochenenden fanden sich rarefiziert, die Metaphysen ausgefranst, die Schädelknochendichte herabgesetzt; es bestand das Bild des "bone within bone", und der Thorax zeigte ein rosenkrankartiges Muster. 6 Monate nach der Geburt fanden sich die Kalzium-Serumkonzentration mit 1,8 mmol/L erniedrigt und die Magnesiumkonzentration mit 2,2 mmol/L deutlich erhöht.

Die Autoren erklären die veränderten Serumwerte als durch Bremsung der Parathormonausschüttung verursacht. Die Umgestaltungen im Bereich der Wachstumsfugen können damit allein aber nicht gedeutet werden.

Nach unserer Meinung bieten sich zwei Erklärungen an, die vielleicht sogar synergistisch wirksam sind, eine physikochemische, die im erhöhten Konzentrationsverhältnis von Magnesium zu Kalzium zu suchen ist, und eine mehr biologische, die darauf beruht, daß Magnesium die Kalzium-Phospholipid-Komplexbildung stört. Daß Magnesium diese Komplexbildung hemmt, ist unbestritten [12]. Normalerweise sind saure Phospholipide in hohem Maße verantwortlich für die Kalziumbindung an Membranen und auch für die Wechselwirkung zwischen Kalzium und Phosphat bei der Verkalkung in der Wachstumsfuge [1]. Die hohen Phospholipase-Werte im verkalkenden Knorpel, insbesondere in der hypertrophen Zone, unterstreichen das [14]. Wenn Magnesium die Bildung dieser Komplexe behindert, muß auch der Verkalkungsvorgang Schaden nehmen, insbesondere die Verstärkerfunktion der Phospholipid-Komplexe für die Verkalkung.

Ein anderer Grund für diese Phänomene ist in der Änderung des Mg/Ca-Quotienten zu sehen. Normalerweise kommt es nicht im Zuge der Umwandlungsvorgänge in der Wachstumsfuge zu einem beschleunigten Abfall dieses Quotienten in der hypertrophen Knorpelreihe. Genau im Beginn der Verkalkung unterschreitet der Quotient normalerweise den für Kalzium-Phosphat-Ausfällung kritischen Wert von 0,2, was erst die Mineralbildung möglich macht. Unter erhöhten Gaben von Magnesium, so müssen wir vermuten, wird dieser Wert erst später erreicht, und das verzögert eine geregelte und regelmäßige Mineralisation. Eine gestörte Parathormonfunktion brauchen wir also nicht zur Erklärung für die beobachteten Umwandlungen in der Wachstumsfuge nach hohen Dosen von Magnesium bei Neugeborenen und im Tierversuch.

Zusammengefaßt läßt sich sagen: Ein leichter Magnesium-Mangelzustand hat den Abbau von Knochengewebssubstanz zur Folge. Ein stärkerer und anhaltender aber führt zum

Sistieren des Knochenwachstums mit Verschmälerung der Wachstumsfugen und Herabsetzung des Knochen-turnover mit funktionellem Hyperparathyreoidismus. Dabei kann die Knochenresorptionsrate auf Null sinken. Pathogenetisch spielen hier wahrscheinlich Änderungen in der Löslichkeit des Oktokalziumphosphats und eine behinderte Funktion der Parathyreoidea eine Rolle. Auch erhöhte Dosen affizieren die Epiphysenfugen, jetzt aber derart, daß rachitisähnliche Zustände mit Verzögerung der Mineralisation in der Metaphyse entstehen. Hierfür sind nur physikochemische Einflüsse verantwortlich zu machen, nicht aber eine gestörte Funktion der Parathyreoidea. Erhöhte Gaben von Magnesium stören den geordneten Aufbau und die geregelte Mineralisation in der Wachstumsfuge.

Literatur

1. Aziz EM (1972) Clin Res 20:92. In: Avioli LV, Krane SM (ed) (1978) Metabolic Bone Disease. Academic, New York San Francisco London
2. Cohen MJ III. European Congress on Magnesium, Genf 1990. Im Druck
3. Driessens FCM, Verbeeck RMH, van Dijk JWE, Borggreven JMPM (1987) Response of plasma calcium and phosphate to magnesium depletion. Mag Bull 9:193–201
4. Kühr J (1986) Tierexperimentelle Untersuchungen zur Beeinflußbarkeit der Immobilisationsosteoporose durch Magnesium. Mag Bull 8:50–76
5. Lamm CI, Norton KI, Murphy RC, Wilkins IA, Rabinowitz JG (1988) Congenital rickets associated with magnesium sulfate infusion for tocolysis. J Pediatrics 113:1078–1082
6. Münzenberg KJ, Teschner WP (1978) Die Wirkung von Magnesium während der Knochenbildung. Krankenhausarzt 51:499–502
7. Raisz LG, Niemann I (1969) Effect of phosphate, calcium and magnesium on bone resorption and hormonal response in tissue culture. Endocrinology 85:446–452
8. Reddy CR, Coburn JW, Hartenbower DL, Friedler RM, Brickman AS, Massry SR, Jowsey J (1973) Studies on mechanisms of hypocalcemia of magnesium depletion. J Clin Invest 52:3000–3010
9. Salet J, Polonosvski C, de Guyon F, Pean G, Melekian B, Fournet JP (1966) Arch Fr Pediatr 23:749. In: Avioli LV, Krane SM (1978) Metabolic Bone Disease. Academic, New York San Francisco London
10. Vesin P, Milhaud G, Gamerman H, Romeo R (1974) Lancet 2:110. In: Avioli LV, Krane SM (1978) Metabolic Bone Disease. Academic, New York San Francisco London
11. Vogel JJ, Boyan-Salyers BD (1976) Acidic lipids associated with the local mechanism of calcification. Clin Orthop 118:230–241
12. Wallach S (1989) Effects of magnesium on skeletal metabolism. J Am Collage Nutrition 8:457 (Vollständiger Vrtrag im Druck)
13. Woodard JC, Webster PD, Car AA (1972) Am J Dig Dis 17:612. In: Avioli LV, Krane SM (1978) Metabolic Bone Disease. Academic, New York San Francisco London
14. Wuthier RE (1973) The role of phospholipids in biological calcification. Clin Orthop 90:191–200

Ubiquitäre Metaphysenbaupläne – 100 Jahre Wolff'sches Gesetz

R. Schleberger[1], E.M. Schneider[1], U. Witzel[2]

[1]Orthopädische Klinik (Dir.: Prof. Dr. med. J. Krämer), St. Josef-Hospital, Gudrunstraße 56,
W-4630 Bochum, Bundesrepublik Deutschland
[2]Institut für Konstruktionstechnik I (Dir.: Prof. Dr.-Ing. H. Seifert), Ruhr-Universität Bochum,
W-4630 Bochum 1, Bundesrepublik Deutschland

Einleitung

Die Beurteilung arthrotischer Veränderungen findet üblicherweise in der Gelenklinie statt [2, 3]. Zu den metaphysären Veränderungen gibt es Einzelbeobachtungen (z.B. atrophe Hypertrophie der Osteoporose, pathognomonische Veränderungen bei CPPD, PVS, Sudeck, Neuropathie).

Arthrosekonzepte, die den subchondralen Raum einbeziehen, stammen von Radin [9].

Funktionelle Stabilität metaphysärer Körper bedingt Erhaltung ihrer Spongiosastruktur. Im gelenk- oder knochenseitig bedingten Störungsfall weisen Metaphysen architektonischen Umbau zu wenigen, biomechanisch minderen, aber temporär stabilen Lastleitungsmodalitäten auf. Diese Modalitäten können mit den aus der Technik bekannten Begriffen Brücke und Pfeiler inhaltlich und bildlich beschrieben und erkannt werden (Abb. 1a-d).

Anders als in der Technik ist Streßshielding, immer verbunden mit diesen Lastleitungsformen, unerwünscht. Diese Baupläne können aufgrund von Beobachtungen ihrer Progression und Reversibilität in den Rahmen einer biomechanischen Ordnung gestellt werden [11, 13]. Die interne Remodellierung als Lastantwort kann im Grundsatz in allen metaphysären, i.e. spongiösen Körpern, gefunden werden (Abb. 1d).

Unser Vorschlag einer Systematik der architektonischen Veränderungen der spongiösen Körper beruht auf der Betrachtung des Sockelteiles des Gelenkes, der einheitlicher als der Kugelpartner von pathologischen Einflüssen betroffen wird.

Mit pathologischer Lastleitung verbunden sind jeweils Streßshieldingphänomene, allgemeine bei der Porose mit verstärktem äußeren Rahmen, benachbarte Atrophie bei der Hypertrophie.

Die Remodellierungsantwort wird bestimmt durch die Form des Lasttransfers im angrenzenden Gelenkstück. Dort scheint für den Normalfall ein einheitliches Prinzip hydraulischer Vergleichsmäßigung des Lasttransfers zu wirken, mögen die jeweiligen anatomischen Realisationen unterschiedlich sein. Dies erfordert die Sicht anatomischer Gelenkstrukturen als hydraulisches System, das mit den Medien Synovialflüssigkeit, resp. Bandscheibenfiltrat arbeitet und Kompartimentierungseigenschaften zum Druckaufbau besitzt.

E. Werner H.H. Matthiaß (Hrsg.)
Osteologie - interdisziplinär
© Springer-Verlag Berlin Heidelberg 1991

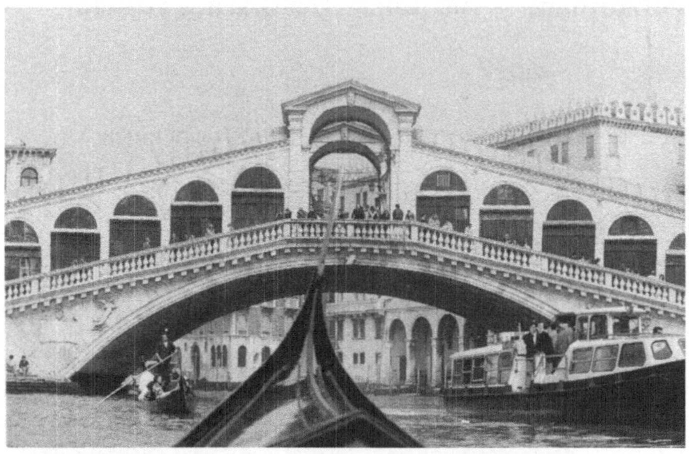

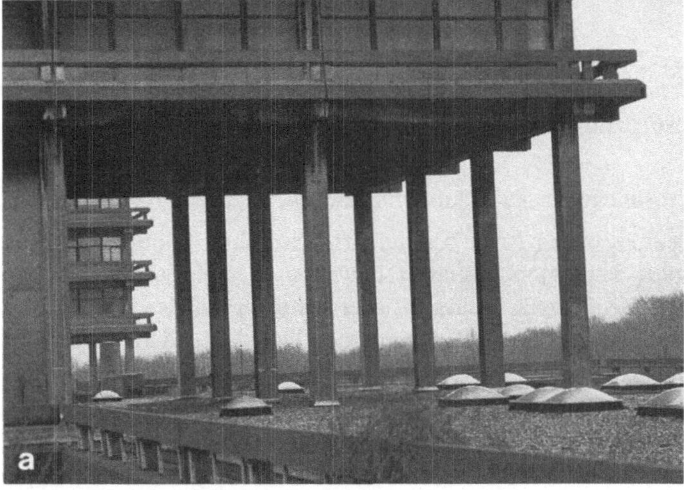

Abb. 1a. Brücke und Pfeiler, Lösung von Lastaufnahme in der Technik. (In beiden Fällen besitzt die Plattform die Kompetenz zur Lastaufnahme. Erwünschtes technisches Ziel ist weiterhin Streßshielding unterhalb dieser Plattform oder neben den Pfeilern)

Unter den Bedingungen der Erdatmosphäre liegen Druckregulationssysteme auf der Hand. Dabei sind bei allen bekannten Drucksystemen des Körpers die Regulationsbreiten im Vergleich zum atmosphärischen Druck gering.

Hydraulik im Gelenkstück (Gelenk, Bewegungssegment)

Die subchondrale Lamelle ist als Zielorgan der hydraulisch zu vergleichmäßigenden Lastübertragung anzusehen, der Gelenkknorpel ist Vergleichmäßigungsstruktur mit weitgehender Dekompensation bei hohem lokalem Lastangebot [7]. Es ist davon auszugehen,

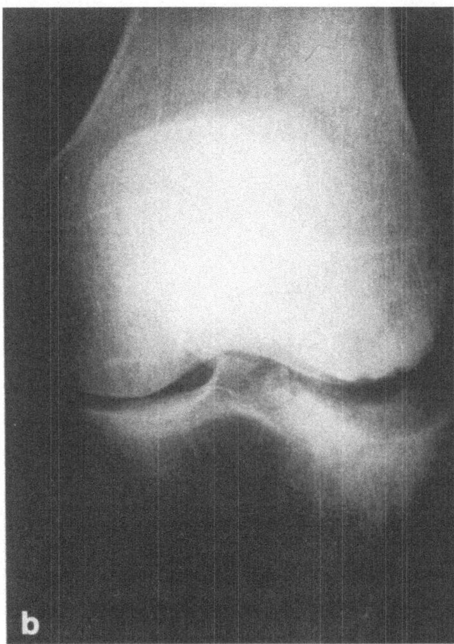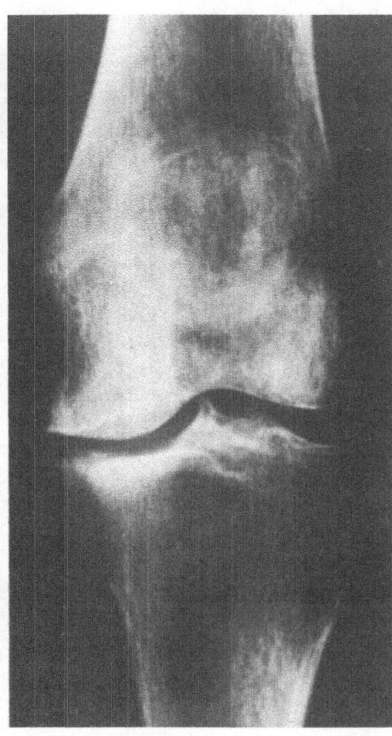

Abb. 1b. Brücke und Pfeiler, Lösung einer Lastaufnahme in der Tibiakopfmetaphyse pathologischer Metaphysenremodellierung bei Rheuma (*Brücke*) und Arthrose (*Pfeiler*). (In beiden Fällen wird die Kondylenlast aufgenommen wie in der Technik. Das Streßshielding unterhalb der subchondralen Verstärkung, bzw. neben der axialen Pfeilerbildung ist unerwünscht)

daß kleinflächige, direkte Lastleitung durch ein Gelenk dessen Schädigung bedeutet, ebenso wie die Ausschaltung der Gelenkfläche durch Lastleitung über ihre Peripherie.

Die Notwendigkeit der Beweglichkeit muß mit der Forderung der Funktionsfähigkeit des hydraulischen Systems in möglichst allen belasteten Gelenkpositionen in Einklang gebracht werden, hinsichtlich der Lastleitung wie der Nährstoffversorgung. Lösung dieses Problems ist Kompartimentierungsfähigkeit der lastübertragenden Räume und möglicher Flüssigkeitsaustausch nach deren Bereitstellung.

Systematisch erforderlich dazu sind Flüssigkeitsproduktion und -bereitstellung, Kompartimentierungsstrukturen und Steuersysteme für deren Beweglichkeit (Abb. 2).

Zeitlich korrekt in der Belastung einsetzende, kurzzeitige Kompartimentierung inkompressibler Flüssigkeit vergleichmäßigt die Lastspitzen. Kurze Reizexposition erbringt quantitativ eine ähnliche Remodellierungsantwort des Knochens wie langzeitige [12].

Für den femorotibialen Teil des Kniegelenkes hat sich die Sicht des Meniskus als Kompartimentierungsstruktur empirisch durch die Ergebnisse von totaler und partieller Meniskektomie empfohlen. Streßkonzentrationen durch fehlende Meniski sind nachgewiesen [10]. Ihnen benachbart findet auch die innermetaphysäre Anpassung statt.

Auch die Kondition ligamentärer und kapsulärer Integrität für die Struktur- und Bewegungssicherung des Systems ist über Bandverletzungsfolgen bekannt geworden [1, 4].

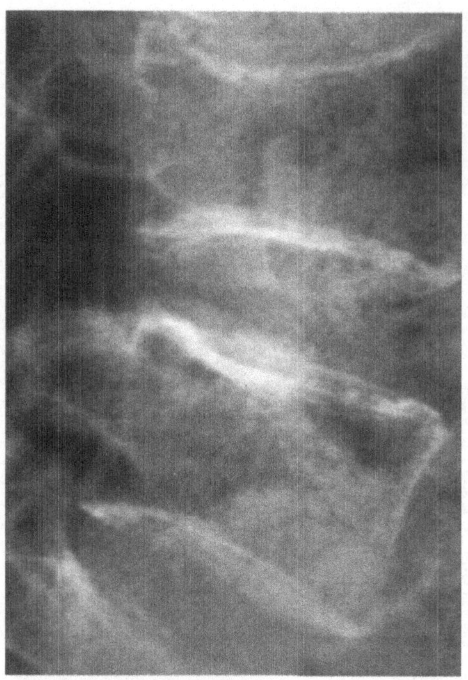

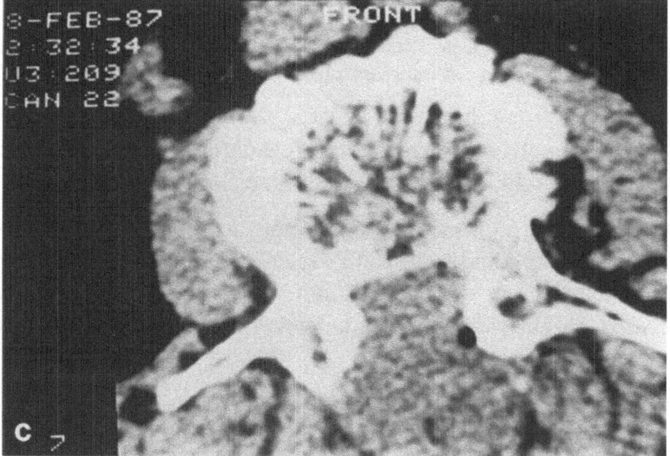

Abb. 1c. Brücke und Pfeiler, Lösung einer Lastaufnahme in der Wirbelsäule mit pathologischer Wirbelkörper-Remodellierung bei Osteoporose (*Brücke*) und bei Spondylose (*Pfeiler*). (In beiden pathologischen Fällen wird die Rumpflast weitergegeben wie in der Technik. Das Streßshielding unterhalb der verstärkten Abschlußplatte, bzw. neben der axialen Pfeiler- und Wandbildung ist unerwünscht)

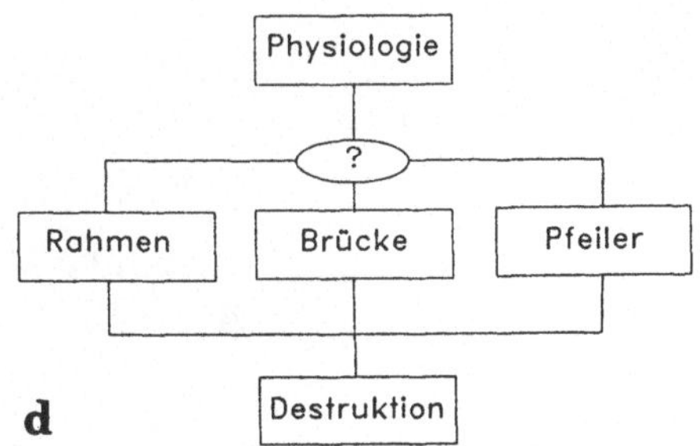

Abb. 1d. Flußdiagramm der Spongiosaveränderungen von Metaphysen als Reaktionsweg auf pathologische Belastung. (In der physiologischen Norm nimmt die ganze Metaphyse wechselnde Last von der Gelenkseite auf. Homogene Spongiosaarchitektur wird erhalten. Konzentriert sich die Last, wird zunächst der subchondrale Knochen verstärkt. Das ist verbunden mit dem Nachteil des Streßshieldingphänomen jeder Brücke. In qualitativ weiter absteigender Reihe wird eine pfeilerhafte Unterstützung der Gelenkfläche mit den Nachteilen konzentrierter Belastung modelliert. Für alle Lastaufnahmemodalitäten gibt es bestimmt Versagensmöglichkeiten (Schleberger und Witzel, 1989))

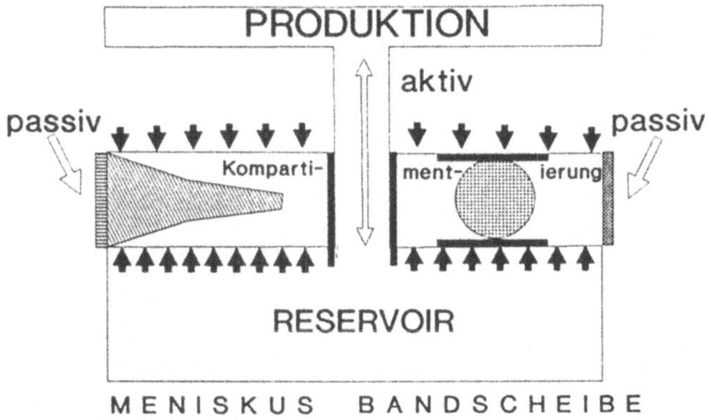

Abb. 2. Schema der hydraulischen Einflußmöglichkeiten in Gelenk und Zwischenwirbelraum zur Vergleichmäßigung der Lasteinleitung in die angrenzende Metaphyse. (Schematisch unterschieden werden Kammern zur Flüssigkeitsproduktion, Strukturen, die diese Flüssigkeit kompartimentieren können und theoretisch sehr große Binnendrücke erlauben mit der Fähigkeit gleichmäßiger Lasteinleitung in die gesamte Begrenzungsfläche sowie Steuerungsstrukturen, die dem Gelenk auch bei Positionswechseln seiner Anteile hydraulische Fähigkeiten erhalten)

Die Anatomie des Bewegungssegmentes der Bandscheibe zeigt zunächst wenig Ähnlichkeit mit bekannten großen Gelenken. Vorhanden sind aber u.a. Knorpel- und Abschlußplatten, sowie aktive und passive äußere Steuerungssysteme. Die Bezeichnung "Gelenk" (Luschka, 1850) wurde abgelöst durch den Begriff Bewegungssegment [5]. Die Remodellierungsantwort der lastaufnehmenden/-anbietenden spongiösen, i.e. metaphysären Wirbelkörper in der Nachbarschaft der Synarthrose ist im Physiologie- wie Pathologiefall den Diarthrosen analog. Hydratationsbedingungen des Zwischenwirbelraumes sind lange bekannt [6]. Bisher wurde der Nutritionseffekt in den Vordergrund gestellt und weniger die immanenten hydraulischen Eigenschaften betrachtet. Der Nukleus wurde ohne den intradiskalen Restraum als alleinige Kompressionsstruktur angesehen.

366

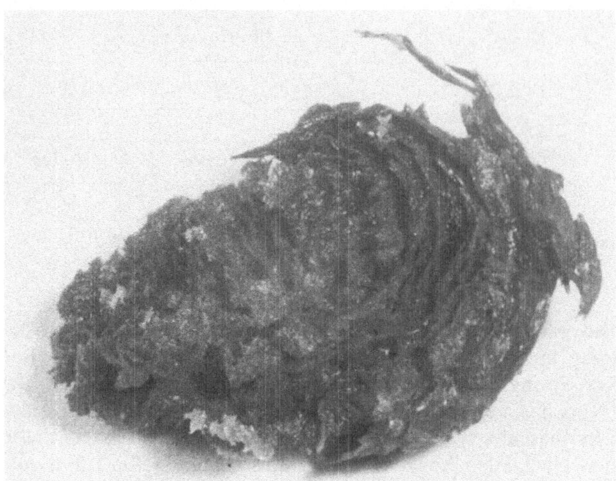

Abb. 3. Ausgußpräparat einer Bandscheibe. (Der Raum zwischen dem zwiebelschalenartigen Sicherungsnetzwerk des Nukleus ist Flüssigkeiten im Hydratationszustand des Zwischenwirbelraumes zugänglich, der abschließende Anulus fibrosus gewährleistet die postulierte Kompartimentierung mit der Fähigkeit zur Druckvergleichmäßigung (und -steigerung))

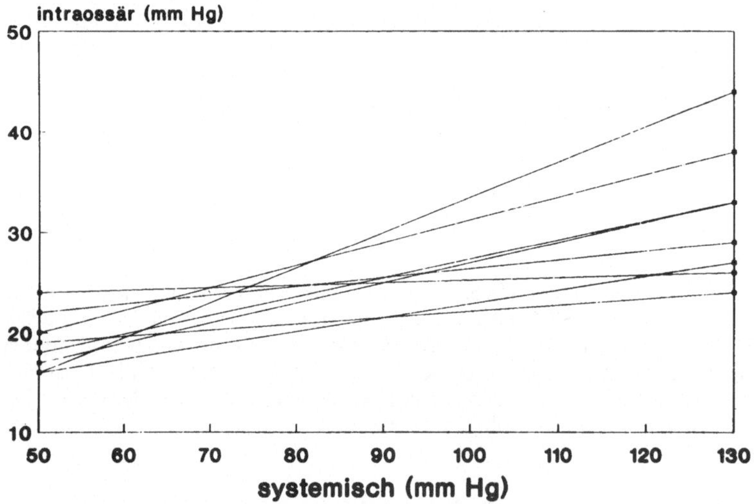

Abb. 4. Intraossäre Druckregulation im Wirbelkörper über den systemischen Druck. (Kurven mit einem Anstieg zeigen Druckregulationsfähigkeit des Systems, solche ohne Anstieg fanden wir u.a. bei bereits fusionierten Wirbelsäulenpatienten, bei denen das segmentale abführende Venensystem geändert sein mag)

Dieser Restraum zwischen den einhüllenden, schalenartig sich kreuzenden Fasern ist aber einer Flüssigkeitsauffüllung zugänglich (Abb. 3). Als äußerer Abschluß ist erst der Anulus fibrosus anzusehen. Er erst begrenzt den füllbaren Raum.

Aus den Ausgüssen folgt, daß der gesamte intradiskale Raum als einheitliches hydraulisches Kompartiment anzusehen ist.

Im Bewegungssegment der Bandscheibe besteht ein Binnendruck von 70 mm Hg im Liegen, nach eigenen Messungen ohne Regulation. Drucksteigerung in einem inkompressiblen System erfolgt auf Belastung theoretisch bis zu einem unendlichen Wert, den Belastungsfall in der Bandscheibe haben Nachemson und Elfström [8] als abhängig von der Position des Achsenskelettes gemessen, damit also auch eine generelle Kompartimentierungsfähigkeit aufgezeigt.

Lastfortleitung des "intraartikulären" Druckes übernehmen die Metaphysen. Für die Druckaufnahme steht der spongiöse Wirbelkörper mit einer internen, blutdruckgesteuerten Regulationsbreite seiner eigenen Hydraulik zur Verfügung. Sein Binnendruck läßt sich zwischen 20 und 35 mm Hg in Abhängigkeit vom systemischen systolischen Druck zwischen 80 und 130 mm Hg (Abb. 4) regulieren.

Hohlkörper mit Binnendruck haben technisch größere Festigkeit, wenn die hydraulische Flüssigkeit nicht oder nur langsam abfließen kann. Schnelle Abflußmöglichkeit erlaubt keinen Druckaufbau und beläßt die materialbedingte, architektonisch vorgegebene Festigkeit.

Unsere bisherigen Messungen zeigen

– einen Verlust der Regelbreite bei stattgehabten Fusions- oder einigen Mehrfachbandscheibenoperationen
– eine Einschränkung der Regelbreite bei deutlichen Konkavierungen der Abschlußplatten.

Modellierung/Remodellierung

Jegliches (Re-)modellieren hat funktionelle Anpassung an Belastung innerhalb eines ossären Leichtbauprinzips zum Ziel. Realisation im menschlichen Skelett ist dabei der physiologische Röhrenknochen und die Spongiosaarchitektur. Es liegen aber auch andere Baupläne vor, die bei unterschiedlichen Lebewesen physiologisch, beim Menschen alternativ im Pathologiefall hoher lokaler Last realisiert werden (Abb. 5).

Viele unerwünschte Einflüsse lokaler und systemischer Art auf die absolute oder relative Ausprägung der subchondralen Lamelle (Aspekt des Arthrosekonzeptes von Radin, 1970) führen zu deren Veränderungen. Das interne, metaphysäre Remodellieren erfolgt im Fall der Einwirkung von der Gelenkseite direkt, im Fall der systemischen Veränderung von der Knochenseite indirekt über die adaptive Reaktion der subchondralen Grenzlamelle.

"Stabiler" pathologischer Lasttransfer über ein Gelenk

Im Fall physiologisch nicht mehr aufnehmbarer Lastgröße baut die subchondrale Lamelle zunächst einmal zu, u.U. sogar unter lokaler Verwirklichung des Leichtbauprinzips. Die Verstärkung der subchondralen Lastaufnahmekompetenz ist ein falsches Signal für die darunterliegende Spongiosaarchitektur, die atrophiert. So wird das technische Prinzip der

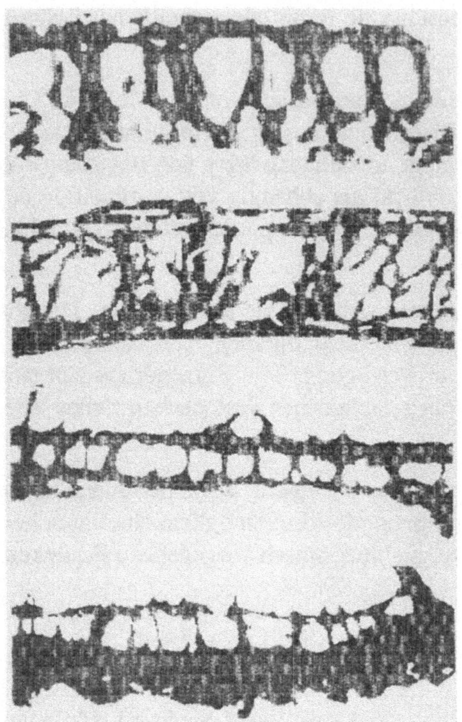

Abb. 5. Computerbearbeitete Darstellung der Ähnlichkeit der Baupläne hoher Belastung ausgesetzter platter Knochen mit dem Remodellierungsergebnis der Wirbelkörperabschlußplatten in einem Osteoporosefall. (Bauplan eines Adlerflügels (*oben*), eines Tiefseekrebses (*darunter*) und zweier unterschiedlicher Stellen einer Wirbelkörper-Abschlußplatte (in beiden *unteren* Abbildungen). Als Antwort auf hohe Belastungen werden in diesen unterschiedlichen Fällen gleiche Baupläne benutzt)

Brücke verwirklicht, die "Leerraum" überspannt. Bilder solcherart verstärkter subchondraler Lamellen sind über lange Zeit, u.U. über Jahrzehnte, belastungskompetent und konstant. Elastizität der Brücke erlaubt dem Gelenkknorpel offensichtlich – auf einem minderen Niveau – wenig beeinträchtigte Belastbarkeit. Von dieser Funktion her kann der Brückenmodus als Selbstrettungsmodus im Degenerationsprozeß angesehen werden. Diese Sicht wird noch bestärkt durch die Beobachtung, daß sich dieser Modus auch in der weiter metaphysenwärts gelegenen Spongiosa verwirklicht, wenn es zum Beispiel zu einem Einbruch der Gelenklinie kommt, der metaphysenwärtig aufgefangen wird. Im Grundsatz weisen Tibiametaphyse und Wirbelkörper die gleichen subchondralen Brückenformationen auf. Die Gemeinsamkeit ist die Reaktion auf die lokale Last der gerundeten "Gelenkpartner" Kondylus oder Bandscheibe.

Ist der Brückenmodus in einem großen Spongiosavolumen offensichtlich langzeitstabil aufrechtzuerhalten, so ist lokal hohe Last besonders dann ungeeignet, eine Brückenremodellierung zu bewirken, wenn diaphysäre Kortikalis mit höherem Elastizitätsmodul in der Nähe ist. Einem physikalischen Gesetz zufolge sucht sich jede Kraft den kürzesten Weg zur Ableitung. Dann bilden sich pfeilerhafte Laststraßen in der Metaphyse, die zur Lastweitergabe nahe kortikale Bereiche als Ort der Lastweitergabe wählen und die so vorgegebene Laststraße weiter ausbauen. Es ergibt sich das Bild des Pfeilers, die Spongiosa der Nachbarschaft bekommt keinen Unterhaltungsreiz und atrophiert. Dieser Fall bedeutet Vergesellschaftung von Hypertrophie und Atrophie in axialer Ausrichtung. So wird die Lastleitung eines Pfeilers unerwünschterweise im spongiösen Knochen realisiert.

Diese Form der Lastleitung durch Metaphysen ist im Falle des Wirbelkörpers ein Langzeitmodus, im Fall peripherer Gelenke kann die Laststraße artikulär meist nicht lange kompensiert werden. Destruktionen in der Gelenklinie folgen mit Invalidisierung des Patienten. Eine Reversibilität im Falle des Kniegelenkes vom Pfeiler- zum Brückenmodus konnten wir nachweisen.

Schlußfolgerungen

In allen metaphysären Körpern ist intakte Spongiosaarchitektur für den Funktionserhalt des eingeschlossenen Gelenkes von großer Bedeutung. Im Pathologiefall sieht der Bauplan abgestuft Kompensationsmodalitäten der Lastleitung vor, die jeweils im Sockelpartner identifizierbar sind. Die Qualität dieser Kompensationsstufen nimmt von der Brücke zum Pfeiler ab. Progression und Reversibilität ist möglich. Die artikuläre Vergleichmäßigung des Lasttransfers ist über hydraulische Systeme realisierbar.

Literatur

1. Bray RC, Dandy DJ (1989) Meniscal lesions and chronic anterior cruciate ligament deficiency. Meniscal tears occuring before and after reconstruction. J Bone Joint Surg 71-B:128–130
2. Dihlmann W (1976) Röntgenologische Veränderungen bei Kniegelenkarthrose. In: Dihlmann W, Mathis H (Hrsg) Das Rheumatische Gelenk, Folge 1, Kniegelenksarthrose. MSD Sharp Dohme, München
3. Dihlmann W (1982) Gelenke – Wirbelverbindungen. Klinische Radiologie, 2. Aufl. Thieme, Stuttgart
4. Hertel P (1988) Pathophysiologie der Kniebandinstabilitäten und Folgeschäden. In: Beck E (Hrsg) Arthroskopie bei Instabilität des Kniegelenkes. Enke, Stuttgart, S 1–14
5. Junghanns H (1951) Die funktionelle Pathologie der Zwischenwirbelscheibe. Langenbecks Arch klin Chir 267:393
6. Krämer J (1986) Bandscheibenbedingte Erkrankungen, 2. überarbeitete und erweiterte Aufl. Thieme, Stuttgart New York
7. Lanzer WL, Komenda G (1990) Changes in articular cartilage after meniscectomy. Clin Orthop 252:41–48
8. Nachemson A, Elfström G (1970) Intravital dynamic pressure measurements in lumbar discs – a study of common movements, maneuvers and exercises. Almquist and Wiksell, Stockholm
9. Radin EL, Paul IL, Tolkoff MJ (1970) Subchondral bone changes in patients with early degenerative joint disease. Arthr Rheum 13:400–405
10. Radin EL, de Lamotte F, Maquet P (1984) Role of the menisci in the distribution of stress in the knee. Clin Orthop 185:290
11. Schleberger R, Witzel U (1989) Metaphyseal changes in osteoarthritis of the knee – access to early conditions and biomechanical graduation within a flow diagram. In: Willert HG, Heuck FWH (Hrsg) Neuere Ergebnisse in der Osteologie. Springer, Berlin Heidelberg New York London Paris Tokyo Hongkong, S 432–443

12. Skerry TM, Dodds RA, Bitensky L, Chayen J, Lanyon LE (1986) The acute effect of loading on bone tissue in vivo: a possible signal for mechanical control of bone remodelling. J Bone Joint Surg 68-B:840
13. Witzel U, Schleberger R, Müller, Häger I, Schneider EM (1989) Zur Biomechanik des Zwischenwirbel- und Wirbelkörper insbesondere bei Osteoporose. In: Willert HG, Heuck FWH (Hrsg) Neuere Ergebnisse in der Osteologie. Springer, Berlin Heidelberg New York London Paris Tokyo Hongkong, S 407–442

Nachbarschaftsskelettfluorose –
ökologische, röntgenologische und laborchemische Aspekte

C.W. Schmidt

Innere Abteilung (Chefarzt: MR Dr. sc. med. Chr. W. Schmidt), Kreiskrankenhaus (Ärztl. Dir.: OMR Dr. med. D. Kupsch), Dohnaer Straße, O-8312 Heidenau/Sachsen, Bundesrepublik Deutschland

Einleitung

Die Skelettfluorose ist durch die Arbeiten von Möller und Gudjonsson [5] und Roholm [8] bekanntgeworden. Sie wurde bei Arbeitern einer dänischen Kryolithfabrik entdeckt und ist seither weltweit als Industriefluorose beschrieben worden.

In der Umgebung fluoremittierender Industriebetriebe sind neben Pflanzenschäden [2] und Weidetierfluorose [3] auch Auswirkungen am Menschen beschrieben und von Murray und Wilson [6] als neighborhood fluorosis bezeichnet worden. Es wurden aber nur extraossäre Erscheinungen beobachtet. Herbert et al. [4] beschrieben aus Savoyen die erste Kasuistik einer fluorbedingten Osteopetrose bei einem Mann, der 10 Jahre in der Umgebung einer fluoremittierenden Aluminiumfabrik gewohnt, jedoch nie dort gearbeitet hatte.

In einem abgegrenzten Territorium mit Konzentration mehrerer industrieller Fluorquellen fanden wir neben Arbeitern mit Industriefluorose als Berufskrankheit auch Personen mit Skelettfluorose, die niemals berufsbedingten Fluorkontakt gehabt hatten. Wir stellten fest [10], daß sich durch jahrzehntelanges Wohnen in industriell fluorangereicherter Umgebung bei etwa 1% der Anwohner eine Nachbarschaftsskelettfluorose entwickeln konnte [11].

Ökologische Situation

Eine sächsische Kleinstadt mit etwa 4000 Einwohnern liegt im engen Teil eines Erzgebirgsflusses. Wir fanden drei auf engstem Raum fluoremittierende Betriebe: Eine Flußsäurefabrik, eine Aluminiumgießerei und ein Graphitwerk [12].

Das Flußwasser zeigte oberhalb der Stadt nur gering erhöhte Fluoridwerte bis 3,1 ppm (Mineralreichtum des Erzgebirges). Unterhalb der Stadt Werte von 42 bis 69 ppm Fluorid. 103 Trinkwasserproben am Ort ergaben durch industrielle Verunreinigung der Brunnen einen durchschnittlichen Fluoridgehalt von 9,1 ppm. Über 80% aller untersuchten Schulkinder des Ortes wiesen schwere Dentalfluorose auf [1].

E. Werner H.H. Matthiaß (Hrsg.)
Osteologie - interdisziplinär
© Springer-Verlag Berlin Heidelberg 1991

Nachbarschaftsfluorose

44 Personen mit Nachbarschaftsfluorose (10 Frauen, 34 Männer) befanden sich in einem durchschnittlichen Alter von 70,9 Jahren (44 bis 86) und wohnten durchschnittlich 46,9 Jahre am Ort unter Fluoreinfluß.

Für das Krankheitsbild typische Beschwerden und *klinische Befunde* konnten bei den Betroffenen im Gegensatz zu Personen mit Industriefluorose nicht gefunden werden. Oft wurde die Erkrankung nur zufällig bei *Röntgenaufnahmen* entdeckt. Auf diesen fiel an der Wirbelsäule und dem Becken Osteosklerose mit Dichtheit und Verwaschenheit der Knochenstruktur sowie Spongiosabälkchenverdickung auf. Weiterhin Periostosen, Exostosen und sägeblattartige Appositionen an den Extremitätenknochen neben Verknöcherungen der Sehnenansätze und Beckenbodenbänder.

Ausführliche *Laboruntersuchungen* ließen außer einer in 24 Fällen erhöhten alkalischen Phosphatase (Osteoblastenstimulation durch Fluorid) keine weiteren für das Krankheitsbild typischen Abweichungen erkennen.

45 Fluoridbestimmungen in der Knochenasche ergaben einen durchschnittlichen Wert von 0,773%. Höchster gefundener Wert einer Probe aus der Lendenwirbelsäule lag bei 1,31%.. Bei 10 nicht belasteten Personen fanden wir 0,18% Fluorid in der Knochenasche [13].

Diskussion

Daß wir die bei Arbeitern mit Industriefluorose in früheren Jahrzehnten üblich gewesenen schweren Versteifungen der Wirbelsäule und Gelenke bei den Personen mit Nachbarschaftsfluorose nicht fanden, beziehen wir auf den wesentlich längeren Zeitraum der Einwirkung von Fluoriden in wesentlich geringerer Konzentration. Auch andere Autoren [9] haben von einem Wandel der Fluoroseerkrankung gesprochen.

Das Bild der Nachbarschaftsskelettfluorose muß von der sog. Hydro- oder Trinkwasserfluorose abgegrenzt werden, die, vor allen in Indien beschrieben [7], bei langzeitigem Genuß von Trinkwasser mit natürlich erhöhtem Fluoridgehalt endemisch entsteht.

Unsere Feststellungen haben inzwischen die Stillegung der örtlichen fluorkontaminierten Trinkwasserbrunnen mit Versorgung der Stadt aus einer weit entfernten fluorarmen (0,27 ppm) Talsperre bewirkt.

Literatur

1. Binder G, Jackisch H, Thun I (1979) Die Dentalfluorose in Dohna. Promotion A, Dresden
2. Däßler HG (1969) Der Fluorgehalt von Pflanzen in immissionsbeeinflußten und immissionsfreien Gebieten. Flora 159:471–476
3. Gründer HD (1974) Differential diagnosis of fluoride poisoning in cattle. Fluoride 7:135–142
4. Herbert JJ, Francon F, Grellat P (1967) L'ostéopétrose fluorée en Savoie. Rev Rhum Mal Osteoartio 34:319–331
5. Möller PF, Gudjonsson SV (1932) Massive fluorosis of bones and ligaments. Acta radiol 13:269–294

6. Murray MM, Wilson DC (1946) Fluorine hazards with special reference to some social consequences of industry processes. Lancet II:821–825
7. Rao SR, Murthy KJR, Murthy TVS (1979) Urinary fluoride excretion in endemic fluorosis. Fluoride 12:188–194
8. Roholm K (1939) Fluorvergiftung. Ergeb Inn Med Kinderheilkd 57:822–915
9. Runge H (1988) Verändertes Erscheinungsbild der Berufskrankheit Fluorose innerhalb der vergangenen 15 Jahre. Z Ges Hyg 34:396–398
10. Schmidt CW (1976a) Auftreten von Nachbarschaftsfluorose unter der Bevölkerung einer sächsischen Kleinstadt. Dtsch Gesundh-Wesen 31:1271–1274
11. Schmidt CW (1976b) Nachbarschaftsfluorose. Dtsch Gesundh-Wesen 31:1700–1703
12. Schmidt CW (1983) Untersuchungen über die Entwicklung einer nicht berufsbedingten Skelettfluorose – Nachbarschaftsfluorose – mit Berücksichtigung spezieller Morbiditätsfragen im Territorium. Promotion B, Halle/Saale
13. Schmidt CW, Leuschke W (1986) Fluoridgehalt in Knochenproben von Personen mit und ohne chronische Fluorexposition. Z klin Med 41:233–234

Iatrogene Fluorose

S. Hauch, J. Franke

Klinik und Poliklinik für Orthopädie, Medizinische Akademie Erfurt, Regierungsstraße 42a, O-5010 Erfurt, Bundesrepublik Deutschland

In der letzten Zeit mehren sich die Fälle, daß aus verschiedenen Ursachen während einer Natriumfluoridtherapie der Osteoporose eine schwere Fluorose aufgetreten ist. Als Ursachen dafür kommen im wesentlichen 2 Faktoren in Betracht:

1. nichterkannte Niereninsuffizienz
2. fehlende oder ungenügende Therapieüberwachung bzw. unkontrollierte Medikamenteneinnahme über viele Jahre.

Wichtig zu wissen ist, daß bei fast-Respondern schon nach 12 Monaten das Therapieziel erreicht sein kann, weshalb Röntgenkontrollen mindestens jährlich erfolgen sollen. Ziel der Behandlung ist, eine gerade beginnende Fluorose röntgenologisch am besten in seitlichen Wirbelsäulenaufnahmen an der Vergröberung der Trabekelzeichnung zu sehen.

Tabelle 1. Zusammenstellung von vier Fällen unkontrollierter NaF-Therapie über eine Dauer von 8 bis 14 Jahren mit 60 bis 80 mg NaF pro die

Patient	Umbauzonen (U) bzw. Frakturen (F)	NaF-Therapie	AP in μkat	F.i.S. in μmol/l	F.i.K. in % Asche	Histologie
H.K. männl. 72 J.	F:li.Femur U:li.prox.Ulna U:re.dist.Ulna	1974–88 60 mg/d	21,7	4,2	0,71	massive Osteoidose, Hyperostose
H.H. weibl. 51 J.	F:re.prox.Tibia U:li.Os pubis und Os ischii	1981–89 80 mg/d	9,36	13,5	0,71	massive Osteoidose, Hyperostose
F.H. weibl. 68 J.	F:re.dist.Tibia U:li.pro.Radius	1978–88 60 mg/d	22,9	17,3	0,76	massive Osteoidose, Hyperostose
T.F. männl. 80 J.	F:li.Schenkelhals	1981–89 60 mg/d	8,52	6,6	0,75	massive Osteoidose, Hyperostose

E. Werner H.H. Matthiaß (Hrsg.)
Osteologie - interdisziplinär
© Springer-Verlag Berlin Heidelberg 1991

Des weiteren sollte nicht pauschal dosiert werden, sondern in Abhängigkeit vom Körpergewicht, so daß etwa 1 mg NaF pro kg Körpermasse pro Tag gegeben wird.

Regelmäßige laborchemische Kontrollen ergeben frühzeitig einen Überblick über Resorptions- und Responderverhalten. Dabei sollte der Serum-Fluoridspiegel zwischen 7,5 und 12,0 μmol/l liegen; gegebenenfalls ist eine Korrektur der Dosierung vorzunehmen, da nach unseren Erfahrungen in niedrigen Bereichen kaum eine therapeutische Reaktion erreicht wird, während bei Überschreitung dieses Bereiches häufig diffuse Knochenschmerzen, Fluorarthropathien und Umbauzonen auftreten.

Die Aktivität der alkalischen Serumphosphatase erhöht sich nach Beginn einer Fluoridtherapie innerhalb 4-8 Monaten auf etwa das 1,5- bis 2-fache des Normwertes, pegelt sich dann aber im weiteren Verlauf auf einen Wert von etwa 130% des Normwertes ein. Exzessiv erhöhte Aktivitäten der alkalischen Serumphosphatase finden sich unter Fluortherapie nach unseren Erfahrungen bei fast-Respondern.

Bei ausreichender Kenntnis aller bei der Natriumfluoridtherapie zu beachtenden Umstände sind solche Fluorosen stets zu vermeiden.

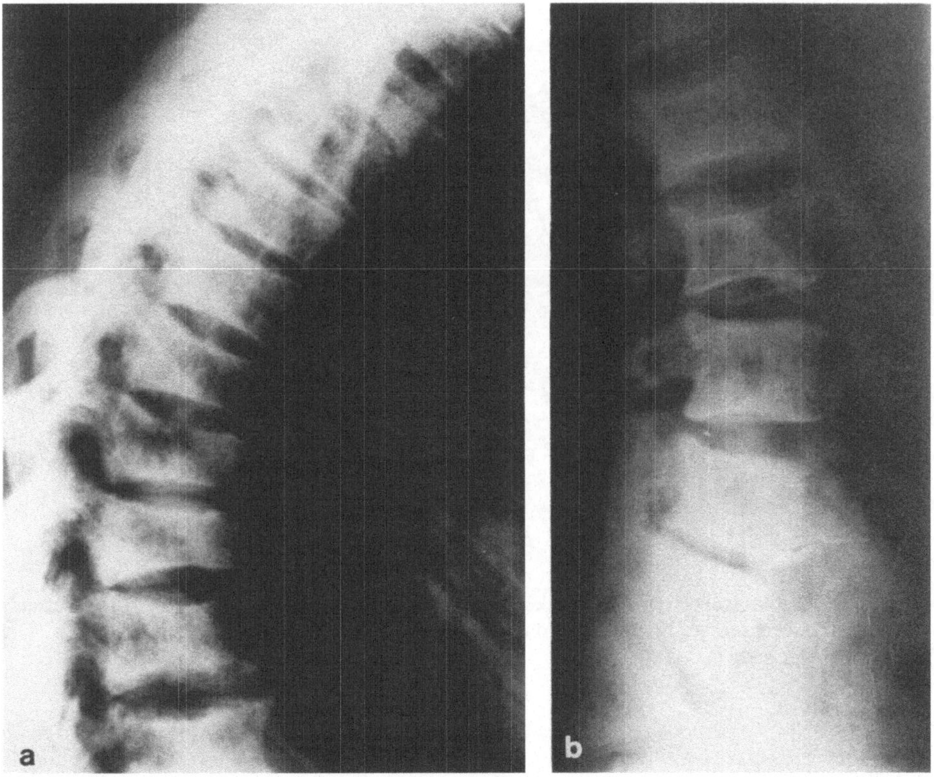

Abb. 1a,b. Deutlich vermehrte Mineraldichte. Röntgenbilder von Pat. T.F. (s. Tabelle 1), Brust- und Lendenwirbelsäule, seitlich

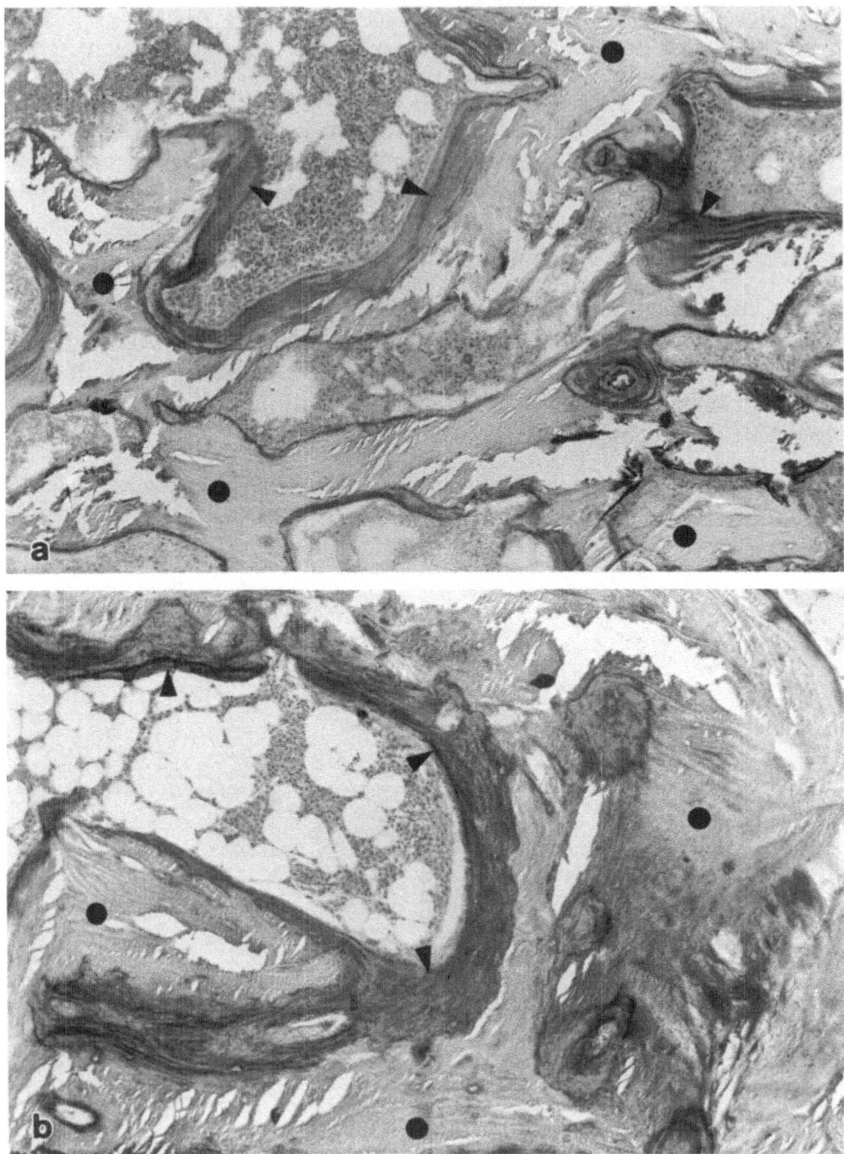

Abb. 2a,b. Histologische Befunde, Beckenkammbiopsie. **a** Goldner, x 50, Pat. H.H., Vermehrung der Gesamtknochenmasse, breite Osteoidsäume (Osteoid: ▲ ; verkalkter Knochen: ●). **b** Gleiche Pat., anderer Ausschnitt, x 100.

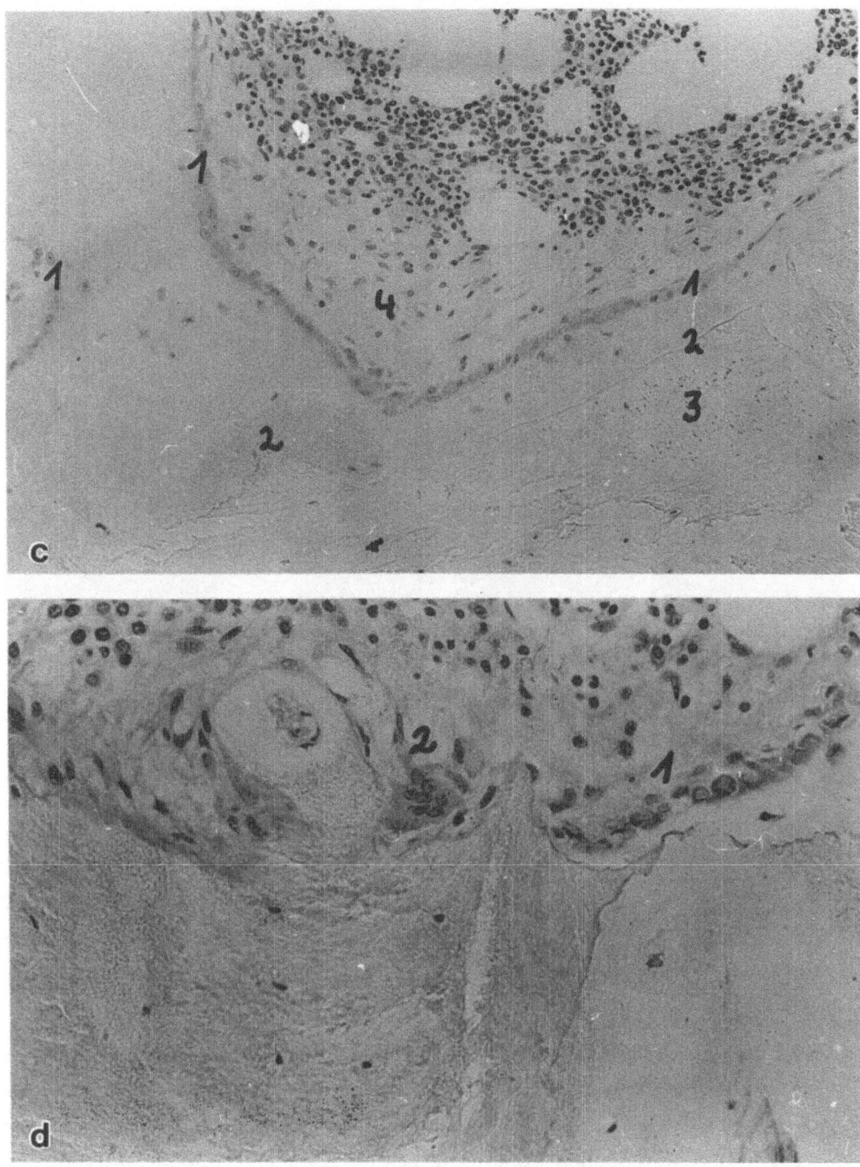

Abb. 2c,d. Histologische Befunde, Beckenkammbiopsie. **c** Tolouidinblau, Farbumkehr, x 200, Pat. T.F., massive Osteoidose, *1* Osteoblastensaum, *2* Grenze zwischen Osteoid und Knochen, *3* Knochen, *4* beginnende Markfibrose. **d** Ausschnitt, x 400. *1* hochaktive Osteoblasten, *2* mehrkerniger Osteoklast, insgesamt deutlich erhöhte Umbauaktivität

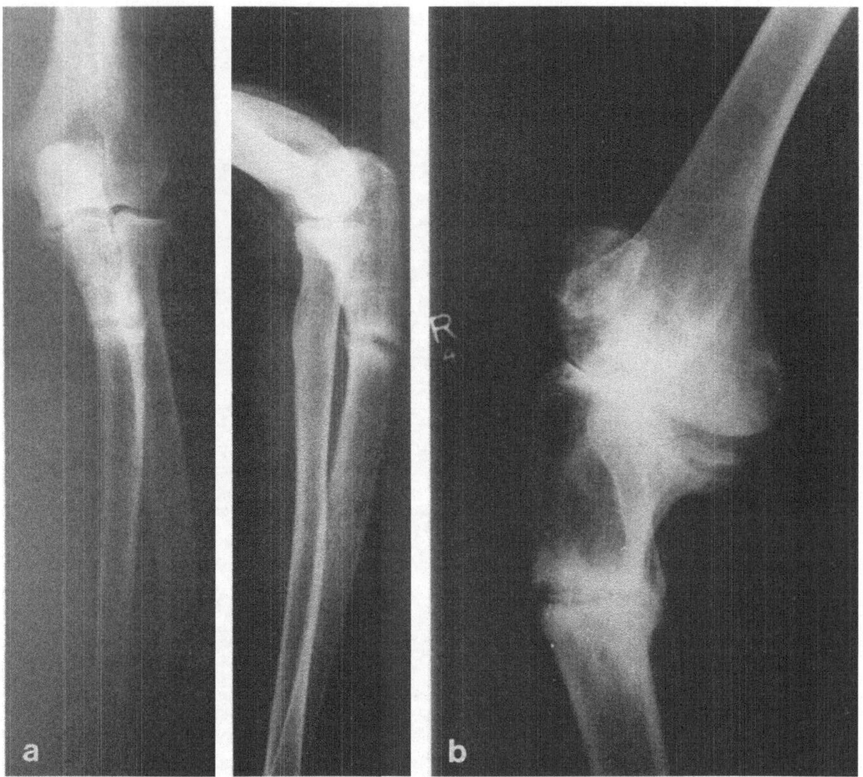

Abb. 3a,b. Beispiele für Umbauzonen bei iatrogener Fluorose. **a** Pat. H.K., proximale Ulna links, zwei Umbauzonen dicht nebeneinander, **b** Pat. H.H., proximale Tibia rechts

Wir sehen uns deshalb veranlaßt, 4 Fälle, die uns in den vergangenen 2 Jahren unter jeweils anderer Verdachtsdiagnose überwiesen wurden, hier vorzustellen (s. Tabelle 1 und Abb. 1–3).

Dabei handelt es sich um Patienten, die über eine Dauer von 8 bis 14 Jahren mit 60 bis 80 mg NaF/d behandelt wurden, wobei die Indikation zum Teil sogar fraglich war.

Die Diagnose einer medikamentösen Fluorose ist einfach; neben Hinweiszeichen wie typischen röntgenologischen Veränderungen (s. Abb. 1), erhöhter Aktivität der alkalischen Serumphosphatase (s. Tabelle 1) und typischer Histologie (s. Abb. 2) sind ein erhöhter Fluorid-Serum-Spiegel (s. Tabelle 1) und ein erhöhter Fluorgehalt der Knochenasche (s. Tabelle 1) beweisend.Man beachte, daß im Unterschied zu den von uns untersuchten über 150 Fällen von Industriefluorose bei der iatrogenen Fluorose Umbauzonen oder Streßfrakturen auftreten können (s. Abb. 3).

Dies ist offensichtlich als Folge des überstürzten Knochenumbaus bei der Aufnahme hoher Fluorid-Dosen in kurzer Zeit zu sehen.

Iatrogene Fluorosen sind vermeidbare Folgen einer nicht lege artis erfolgten Fluoridtherapie der Osteoporose. Wir fordern deshalb:

1. vor Therapiebeginn: Diagnosesicherung!
2. klinische und labordiagnostische Kontrollen mindestens alle 4 Monate; hier vor allem auf exzessiv erhöhte Aktivität der alkalischen Serumphosphatase und auf den Fluoridserumspiegel achten (therapeutisch relevant zwischen 7,5 und 12,0 μmol/l)
3. mindestens jährliche Röntgenkontrollaufnahmen (Ziel der Therapie ist eine gerade eben beginnende Fluorose).

Verminderter peripherer Knochenmineralgehalt bei Patienten unter Antikoagulantien-Therapie mit Phenprocoumon

E. Krexner[1], H. Resch[1], P. Pietschmann[2], R. Willvonseder[1+3]

[1]Medizinische Abteilung, Krankenhaus der Barmherzigen Brüder, Große Mohrengasse 9,
 1020 Wien, Austria
[2]II. Medizinische Universitätsklinik, Garnisongasse 13, 1090 Wien, Austria
[3]II. Medizinische Universitätsklinik, Ludwig-Boltzmann-Institut für Altersforschung,
 Garnisongasse 13, 1090 Wien, Austria

Einleitung

Experimentelle und klinische Befunde weisen auf einen Einfluß von Antikoagulantien auf den Knochenstoffwechsel hin. Erstmals berichtete Stinchfeld et al. 1956 über einen hemmenden Einfluß von Antikoagulantien auf die Kallusbildung. Bekannt ist in diesem Zusammenhang auch die Warfarin-Embryopathie (Hypoplasie der Nase und der distalen Extremitäten) und die heparininduzierte Osteopathie. 1969 konnten Schlachetzki et al im Tierexperiment zeigen, daß unter Phenprocoumon die Knochenzuwachsrate durch verminderte Bildung an Knochengrundsubstanz hoch signifikant erniedrigt war. In Untersuchungen an männlichen Ratten zeigten Hähnel et al 1976 qualitative und auch quantitative Verminderung von Knochendichte und eine Zunahme des Poroseindex. Stinchfield zeigte nach histologischen Untersuchungen einen möglichen direkt toxischen Effekt von Coumarin auf die Osteoblasten, in Form einer Verminderung der Osteoblastenanzahl und einer Synthesestörung von Matrixbestandteilen. Weiters finden sich in der Literatur klinische und experimentelle Untersuchungen über das Vitamin-K-abhängige Knochenmatrixprotein Osteokalzin. Lian und Friedman konnten 1978 das Vitamin-K-abhängige Karboxylaseenzym in den Mikrosomen von Leber-, Nieren- und Knochenzellen in vitro nachweisen. Der Mechanismus, durch den orale Antikoagulantien den Knochenstoffwechsel beeinflussen, ist möglicherweise durch eine Hemmung der Gammakarboxyglutaminsäure (Osteokalzin)-Synthese und somit durch eine verminderte Knochenneubildung zu erklären, wie dies auch Pietschmann et al 1988 an 48 Patienten mit Phenprocoumon-Langzeittherapie zeigen konnten.

Ziel der Studie

Um nun den möglichen Einfluß einer Langzeit-Antikoagulantien-Therapie mit Phenprocoumon auf den peripheren Knochenmineralgehalt zu prüfen, wurden bei insgesamt 78 antikoagulierten Patienten Messungen der peripheren Knochendichte mittels Singlephotonenabsorptionsdensitometrie, sowie die Bestimmung der Serumosteokalzinspiegel durchgeführt.

E. Werner H.H. Matthiaß (Hrsg.)
Osteologie - interdisziplinär
© Springer-Verlag Berlin Heidelberg 1991

Methodik

Der periphere Knochenmineralgehalt (BMC) wurde mittels Singlephotonenabsorptionsdensitometrie am Novo-Densitometer GT 135 mit Jod 125 am distalen, nicht dominanten Unterarm rektolinear an Radius und Ulna gemessen. Die Serumosteokalzinspiegel mittels eines kommerziell erhältlichen RIA (cis International, Gif sur Yvette) bestimmt, die Thromboplastinzeit nach der Methode nach Quick bestimmt.

Patientengut

Wir untersuchten 43 Frauen (mittleres Alter 66 ± 2 SEM) und 35 Männer (mittleres Alter 65 ± 2 SEM) mit einer durchschnittlichen 3-jährigen Phenprocoumon-Therapie (1-9a) nach thromboembolischen Erkrankungen (Indikationen waren Herzklappenersatz, Pulmonalembolien, Becken- oder Beinvenenthrombosen, arterielle Embolien, ischämische Herzkrankheit). Alle Patienten waren von seiten der Wirbelsäule sibjektiv beschwerdefrei. Anamnestisch fand sich kein Hinweis auf eine Osteopathie, Krankheiten oder Medikamente, die zu einer Osteopenie führen. Die tägliche Dosis von Phenprocoumon betrug 0,75–3,0 mg.

Ergebnis

Bei Männern als auch bei Frauen zeigte sich ein statistisch signifikant verminderter peripherer Knochenmineralgehalt verglichen mit einem alters- und geschlechtsentsprechenden Kontrollkollektiv (Männer: $p < 0,01$, Frauen: $p < 0,003$). Die Serumosteokalzinspiegel, die bei 18 Patienten (8 Männer und 10 Frauen) gemessen wurden, zeigten ebenso statistisch signifikant niedrigere Werte als beim Kontrollkollektiv ($p < 0,02$) (Abb. 1).

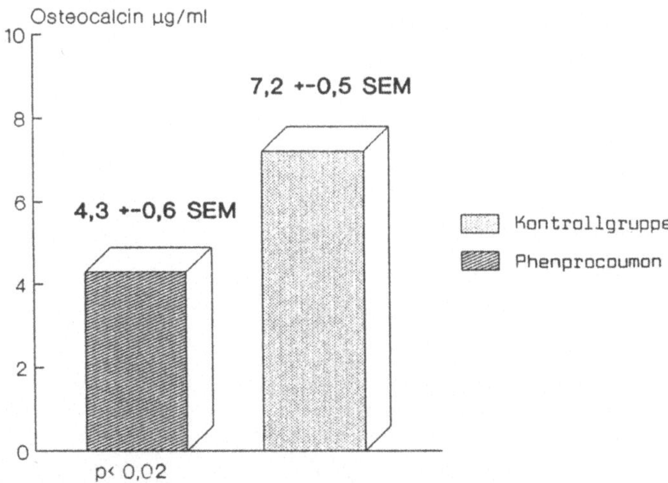

Abb. 1. Serumosteokalzinspiegel bei Patienten unter Phenprocoumon-Therapie

Zusammenfassend zeigte sich bei unseren Patienten unter Langzeit-Antikoagulantien-Therapie mit Phenprocoumon ein verminderter peripherer Knochenmineralgehalt, sowie verminderte Serumosteokalzinspiegel. Beides könnte auf einen Einfluß von Phenprocoumon auf den Knochenstoffwechsel auf osteoblastärer Ebene im Sinne einer verminderten Knochenneubildung hinweisen.

Literatur

1. Hähnel H et al (1976) Antikoagulantienosteopathie durch Coumarin und deren Beeinflussung mit Diphosphonat. Dtsch Gesundh-Wesen 31.18:856–859
2. Pietschmann P et al (1988) Decreased serum osteocalcin levels in phenprocoumon-treated patients. J Clin Endocrinol Metab 66,5
3. Schlachetzki J, Jung H (1969) Über den Einfluß von Phenprocoumarol auf das Osteonwachstum. Z Ges Exp Med 149,1:56–63

Veränderung der Knochendichte durch Schilddrüsenerkrankungen

J. Semler, C. Baumeister

I. Medizinische Klinik (Chefarzt: Prof. Dr. F. Gramlich), Universitätsklinikum Rudolf Virchow, Freie Universität Berlin, Standort Wedding, Augustenburger Platz 1, W-1000 Berlin 65, Bundesrepublik Deutschland

Einleitung

Von Recklinghausen weist 1891 erstmals auf einen möglichen Zusammenhang zwischen Hyperthyreose und Knochenerkrankung hin. In der Folgezeit werden histomorphologisch osteoporotische, osteomalazische und fibroosteoklastäre Veränderungen erfaßt, in der Regel steht die Osteoporose im Vordergrund [1, 5, 9]. Es kommt zu einer Steigerung von Knochenneubildung und Knochenresorption. Bei überwiegender Knochenresorption resultiert eine negative Skelettbilanz [2, 3]. Der gesteigerte Knochen- und Kollagenumsatz führt gelegentlich zu leichter Hypercalciämie, häufiger zu Erhöhung von alkalischer Phosphatase, Osteocalcin und Hydroxyprolinausscheidung [5, 6, 9].

Über die wirkliche Häufigkeit einer hyperthyreoten Osteopathie gaben konventionelle Röntgenuntersuchungen nicht ausreichend Aufschluß [8, 11]. Erst die Densitometrie mit Gammastrahlen bot die Möglichkeit quantitativer Aussagen. Einstrahl-Gamma-Photonenabsorptionsmessungen umfaßten das periphere Skelett [7, 10]. Krølner war der erste, der am einem relativ begrenzten Kollektiv den Knochenmineralgehalt mit Zweistrahl-Gamma-Photonenabsorptionsmessung bestimmt hat. 4% der 25 Patienten zeigten hierbei eine Minderung der Knochendichte unterhalb von 2 Standardabweichungen.

Die vorliegende Arbeit soll zur weiteren Klärung beitragen.

Material und Methode

79 ambulante Patienten mit Schilddrüsenerkrankungen wurden untersucht, 57 weibliche Hyperthyreosepatienten, davon 39 mit autonomen Adenom und 18 mit Struma diffusa; 7 männliche Hyperthyreosepatienten davon 6 mit autonomen Adenom und einer mit Struma diffusa. 8 weitere Patientinnen mit Adenom und 7 mit sogenanntem kalten Schilddrüsenknoten hatten eine euthyreote Stoffwechsellage.

Als Ausschlußkriterien galten andere hormonelle Einflüsse oder Zweiterkrankungen, sowie Medikationen, die den Knochenstoffwechsel beeinflussen. Die Zuteilungskriterien der Patienten mit unterschiedlichen Schilddrüsenerkrankungen erfolgte mittels radioimmuno-

E. Werner H.H. Matthiaß (Hrsg.)
Osteologie - interdisziplinär
© Springer-Verlag Berlin Heidelberg 1991

logischer Bestimmung von freiem T3, freiem T4 und TRH-Test, sowie Schilddrüsenszintigramm. Ergänzend wurde laborchemisch Calcium, anorganisches Phosphat, Kreatinin und alkalische Phosphatase erfaßt.

Bei allen Patienten erfolgte eine Knochendichtemessung (BMD) mittels Doppelphotonenabsorptionsmessung (DPA Novo Lab 22 a) über LWS und Schenkelhals. Die in vitro Reproduzierbarkeit liegt bei dieser Methode bei 1,1%, in vivo bei 2,9%. Die Ergebnisse der Knochendichte wurden verglichen mit einem alters- und geschlechtsbezogenen Referenzkollektiv. Es wurde versucht zu erfassen, inwieweit eine Abhängigkeit der Knochendichtemeßwerte von der Ausprägung der Hyperthyreose besteht. Darüber hinaus wurde ein Zusammenhang zwischen Höhe der Knochendichtemeßwerte und der alkalischen Phosphatase überprüft.

Ergebnisse und Diskussion

Von den 57 weiblichen Hyperthyreosepatienten zeigten 12 (21,1%) eine Minderung der Knochendichte über der LWS unterhalb von 2 SD, bei den euthyreoten Frauen nur 2 von 15 (13,3%), die männlichen Hyperthyreosepatienten nur 1 von 7 (14,3%) (Abb. 1).

Bei der Schenkelhalsmessung war bei den Männern das Resultat identisch, bei euthyreoten Frauen alle Ergebnisse im Normbereich. Die hyperthyreoten Frauen zeigten in 8

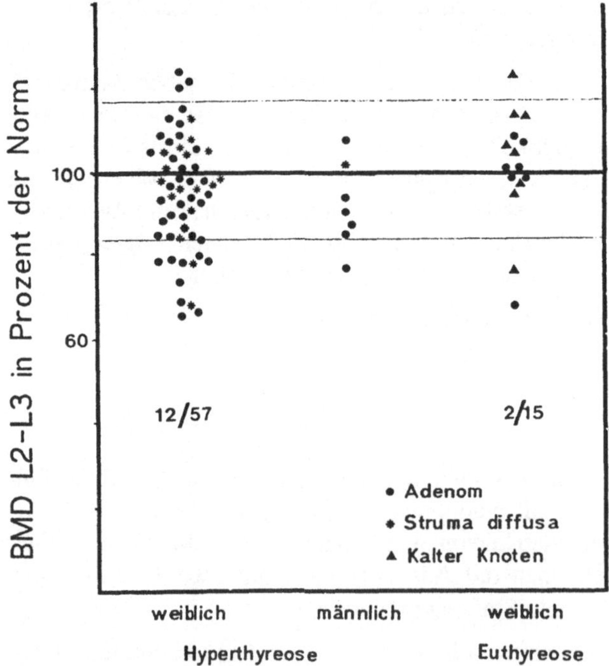

Abb. 1. Abweichung der Knochendichte bei Schilddrüsenerkrankungen gegenüber einem gesunden Referenzkollektiv (Mittelwert ± 2 Standardabweichungen)

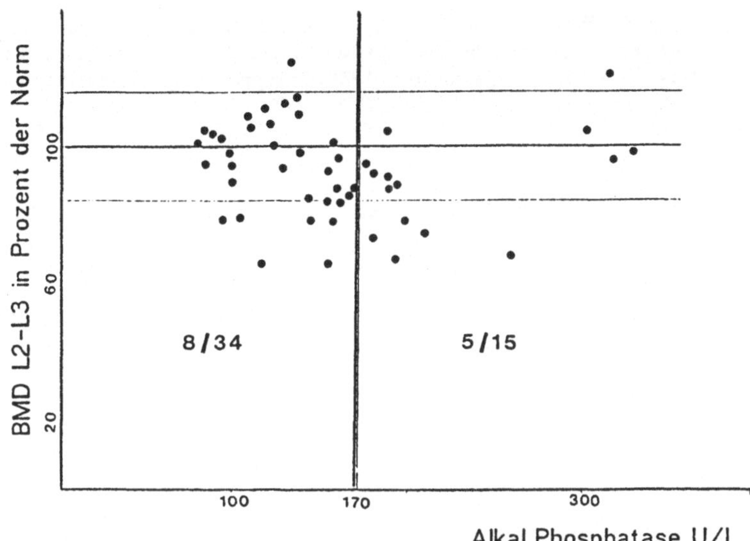

Abb. 2. Beziehung der alkalischen Phosphatase zur Knochendichte mittels DPA über der Lenden-wirbelsäule in Prozent der Norm (Normwert der alkalischen Phosphatase 170 U/l)

von 57 eine Minderung der Knochendichte. Dieses Ergebnis liegt höher als die Resultate von Krølner, allerdings wurden auch 40 Patienten mehr untersucht.

Entsprechend der Schilddrüsenhormonwerte wurden 3 Schweregrade der Hyperthyreose festgelegt. Ein Unterschied der Knochendichtemeßwerte wurde zwischen den 3 Gruppen nicht erfaßt. Auch die klinischen Hyperthyreosezeichen korrelierten nicht zur Knochen-dichte. Eine Verlaufsuntersuchung vor und mit Entwicklung unterschiedlicher Hyperthy-reosegrade gelang nicht.

Die Erhöhung der alkalischen Phosphatase (über 170 U/l) als Ausdruck durch schild-drüsenhormongesteigerten Knochensatzes fanden wir bei 27% der weiblichen und 28% der männlichen Hyperthyreosepatienten, aber bei keiner der euthyreoten Patientinnen. Von den 15 Patienten mit erhöhter alkalischer Phosphatase wiesen nur 1/3 (5 Patienten) eine Minderung der Knochendichte auf, andererseits auch 1/4 (8 von 34) der Patienten mit normaler alkalischer Phosphatase (Abb. 2). Es besteht zwar offenbar eine Beziehung der Erhöhung der alkalischen Phosphatase zum Ausmaß der hyperthyreoten Stoffwechsellage, nicht aber zur Minderung der Knochendichte.

Literatur

1. Coindre JM, David JP, Riviere L, Goussot JF, Roger P, De Mascavel A, Meunier PJ (1986) Bone loss in hypothyreoidism with hormone replacement. Arch Intern Med 146:48–53
2. Dambacher M, Vittali HP, Scriba P, Bottermann P, Schwarz K (1967) Histologisch-morphologi-sche, blutchemische und röntgenologische Skelettveränderungen bei Hyperthyreosen. 12. Sym-posium Dtsch Ges Endokrinologie. Springer, Berlin
3. Delling G (1975) Endokrine Osteopathien. Veröffentlichungen aus der Pathologie, Heft 98. Fi-scher, Stuttgart

4. Krølner B, Pors Nielsen D (1982) Bone mineral content in the lumbar spine in normal and osteoporotic women: cross-sectional and longitudinal studies. Clin Sci 62:329–336
5. Lalau JD, Sebert JL, Quichaud J (1985) Phospho-calcium and bone metabolism in adult hyperthyreoidism. Presse Med 14 (40):2053–2057
6. Lefebre J et al (1984) Calcium and hyperthyreoidism. LARC Med 4 (10):607–613
7. Linde J, Friis TH (1979) Osteoporosis in hyperthyreoidism. Estimated by photon absorptiometry. Acta Endocrinol
8. Meema HE, Douglas L, Schatz MD (1970) Simple radiologic demonstration of cortical bone loss in thyreotoxicosis. Radiology 10, 97:9–15
9. Meunier PJ, Bianchi CGS (1972) Bone manifestations of thyreotoxicosis. Orth Clin North Am 3:745–775
10. Schneider C, Delling G, Haug HP, Hehrmann R, Langbein H, Montz R (1973) Untersuchungen zur Frage der thyreogenen Osteopathie (Radiokalciumkinetik, Histomorphometrie). RoFo Suppl 365
11. Zweymüller K, Jesserer H (1973) Thyreotoxische Osteopathie. Münch med Wochenschr 115, 13

Knochenveränderungen bei fortgeschrittenen Leberzirrhosen. Eine histomorphometrische Untersuchung

K.-H. Schiwy-Bochat[1], H. Kühn[2], W.F. Beyer[3]

[1] Institut für Rechtsmedizin der RWTH Aachen, Pauwelsstraße,
  W-5100 Aachen, Bundesrepublik Deutschland
[2] Pathologisches Institut, Klinikum Fürth/Bayern, Jakob-Henle-Straße 1, W-8510 Fürth/Bayern,
  Bundesrepublik Deutschland
[3] Orthopädische Uniklinik, Universität Erlangen-Nürnberg, Rathsberger Straße 67,
  W-8520 Erlangen, Bundesrepublik Deutschland

Einleitung

Generalisierte Osteopathien sind von der Norm abweichende Knochengewebsreaktionen aufgrund pathologischer Stoffwechselsituationen. Die Ursache dafür kann exogener (Intoxikation, Immobilisation) oder endogener Natur sein. Zu den endogen bedingten Osteopathien gehört neben der endokrinen, renalen und diabetischen auch die zu den intestinalen Formen zu zählende hepatogene Osteopathie, welche sich auf dem Boden eines chronischen Leberzellschadens entwickelt.

Als morphologisches Korrelat der hepatogenen Osteopathie werden sowohl die Osteoporose wie auch die Osteomalazie beschrieben. Die Zahlenangaben über deren Verteilung differieren zum Teil erheblich. Die Ursachen dafür liegen nicht zuletzt in Unterschieden in den angewendeten Methoden wie auch in den uneinheitlichen Normwertevorgaben.

Ziel dieser Arbeit war es, mit standardisierten histomorphometrischen Methoden unentkalkten spongiösen Knochen von Leberzirrhotikern auszumessen und die so gewonnenen Ergebnisse mit Normwerten zu vergleichen, welche mit den gleichen Methoden an Gewebsmaterial von möglichst vielen Knochengesunden ermittelt wurden.

Material und Methode

Bei 50 Verstorbenen mit fortgeschrittener Leberzirrhose wurden Beckenteilstücke aus dem rechten Beckenkamm entnommen, unentkalkt eingebettet und nach der Anfertigung von fünf je 5 Mikrometer dicken Schnitten im Abstand von je 100 Mikrometern mit der Trichromfärbung nach Goldner gefärbt. Danach wurden die Schnitte histomorphometrisch ausgewertet. Dabei wurde ein von Merz [1] entwickeltes Testnetz mit regelmäßig angeordneten Halbkreislinien, welches die Messung gerichteter Strukturen erlaubt, ins Okular eingelegt (Abb. 1). Gezählt und errechnet wurden alle Parameter, welche Schenk und Olah [2] zur Beurteilung spongiösen Knochens fordern.

Die Ergebnisse wurden mit Normwerten verglichen, die Schenk und Olah mit der gleichen Methode an der Beckenkammspongiosa von 98 Knochengesunden ermittelten [2]. Die

E. Werner H.H. Matthiaß (Hrsg.)
Osteologie - interdisziplinär
© Springer-Verlag Berlin Heidelberg 1991

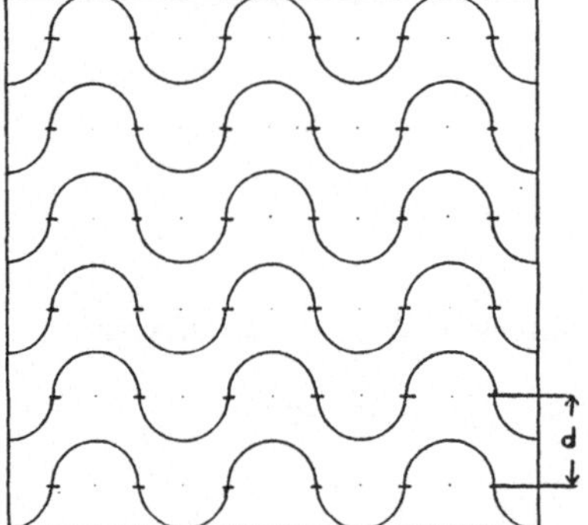

Abb. 1. Das Testnetz nach Merz besteht aus Halbkreislinien, deren Gesamtlänge 36 Vollkreisen entspricht. Der Testpunktabstand *d* entspricht einem Kreisdurchmesser. Gezählt werden die Schnittpunkte der Halbkreislinien mit den zu messenden Objektoberflächen sowie die Trefferpunkte der Halbkreiskontaktstellen auf den zu messenden Objektvolumina

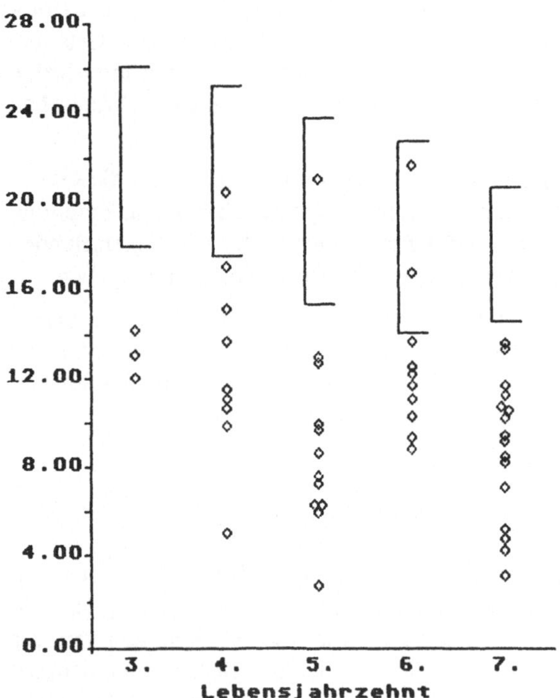

Abb. 2. Volumendichte der Trabekel V_{Vb} in %, d.i. der Volumenanteil der Spongiosabälkchen an einer Volumeneinheit Gesamtknochengewebe. In unseren Fällen ist die Volumendichte signifikant verringert, d.h. es liegt eine Osteopenie vor

statistische Auswertung erfolgte mittels des Zweistichproben-t-Testes sowie des approximativen Zweistichproben-Gauss-Testes. In 29 Fällen lag der Leberzirrhose langjähriger

Alkoholmißbrauch zugrunde, 9 mal eine Serumhepatitis, 2 mal lag eine sekundär biliäre und 1 mal eine primär biliäre Zirrhose vor. In 8 Fällen ließ sich die Genese nicht eruieren.

Ergebnis

In nahezu allen unseren Fällen liegt eine zumeist kräftig ausgeprägte Osteopenie vor (Abb. 2). Diese ist nach unseren Ergebnissen bedingt durch eine stark verminderte Aktivität an der Knochenanbauseite. Nur in sieben von 50 Fällen sind überhaupt Osteoblasten nachweisbar (Abb. 3.)

Eine weitere Auffälligkeit sind die überwiegend kleinen, ein- bis zweikernigen Osteoklasten. Die Howship'schen Lakunen, das Ergebnis der Abbauaktivität, sind ebenfalls überwiegend klein und flach, so daß die Trabekeloberfläche häufig wie ausgefranst wirkt. Die Howship'schen Lakunen sind in ihrer Oberflächenausdehnung zahlenmäßig vermehrt. Eine Korrelation zwischen Oberflächenausdehnung der Resorptionslakunen und dem Trabekelvolumen besteht jedoch nicht (Abb. 4).

Hinweise für das Vorliegen eines Hyperparathyreoidismus ergeben sich nicht, eine Endostfibrose kann in keinem Schnitt nachgewiesen werden.

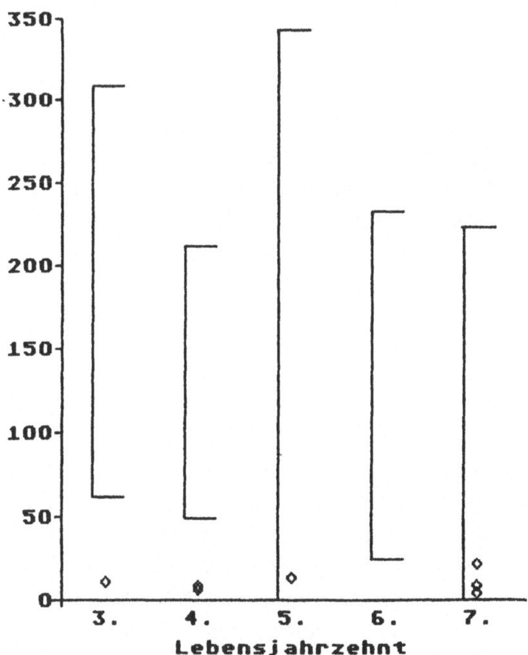

Abb. 3. Oberflächendichte des Osteoids mit Osteoblasten S_{Vob} in qmm/ccm. Zur besseren Übersicht wurden nur die Ergebnisse eingetragen, deren Wert größer Null ist. Dies trifft bei lediglich sieben Fällen zu

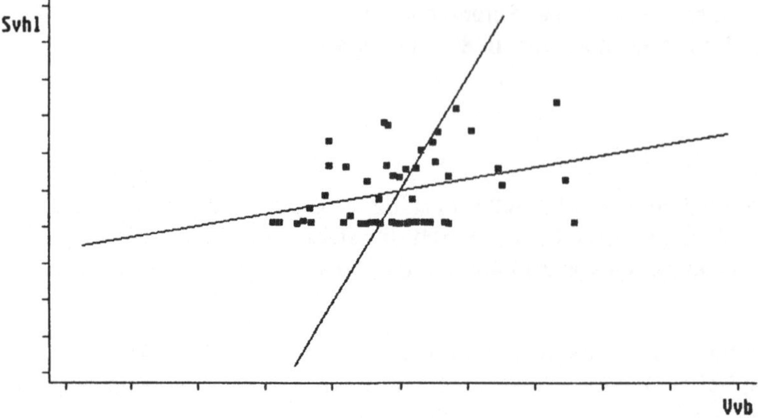

Abb. 4. Beziehung zwischen der Oberflächenausdehnung der Howship'schen Lakunen und der Volumendichte der Trabekel. Es liegt mit einem Korrelationskoeffizienten von 0,32 kein statistisch relevanter Zusammenhang vor

Zusammenfassung

1. In nahezu allen unseren Fällen mit chronischem Leberzellschaden findet sich eine hepatogene Osteopathie.
2. Deren morphologisches Korrelat besteht in einer zumeist stark ausgeprägten Osteopenie.
3. Eine Osteomalazie liegt in keinem unserer Fälle vor.
4. Es besteht eine osteoklastäre Reaktion; das Bild eines sekundären Hyperparathyreoidismus liegt nicht vor.
5. Eine Beziehung zwischen der Ausprägung der Knochenveränderungen und Art und Schweregrad der Lebererkrankung kann an unseren Schnitten nicht nachgewiesen werden.

Diskussion

Die hepatogene Osteopathie ist die ossäre Reaktion auf eine pathologisch veränderte Stoffwechselsituation bei chronischen Leberparenchymschäden. Sie betrifft das Knochengewebe des gesamten Skelettes. Einzelne Skelettbezirke werden, je nach mechanischer Belastung und daraus resultierendem unterschiedlich intensivem Knochenumsatz, verschieden stark betroffen. Von den vier, dem Knochen zur Verfügung stehenden Reaktionsmustern, der Osteopenie, Osteomalazie, Osteosklerose und Osteodystrophia fibrosa generalisata können wir lediglich eine Osteopenie beobachten. Ursächlich für die Osteopenie ist ein verminderter Knochenanbau.

Eine Osteomalazie können wir im Gegensatz zu anderen Autoren nicht diagnostizieren. Eine der Hauptursachen für diese Differenzen liegt u.E. zum einen in den unterschiedlichen

Methoden bei der Materialverarbeitung, zum anderen in den uneinheitlichen Definitionen des Normalen.

Das morphologische Korrelat einer Stoffwechselstörung von Vitamin D3 bzw. Parathormon liegt nicht vor. Vielmehr bietet sich uns das Bild einer dysproteinämisch und evtl. toxisch bedingten Beeinträchtigung der Osteoblastendifferenzierung mit daraus resultierendem eingeschränktem Knochenanbau.

Inwieweit andere, den Knochenstoffwechsel beeinflussende humorale Faktoren beteiligt sind, läßt sich anhand des histologischen Bildes nicht entscheiden.

Eine spezifische Therapieempfehlung läßt sich für die hepatogene Osteopathie zur Zeit nicht geben. Aus theoretischen Überlegungen heraus waren bei Osteopenien mit niedrigem Knochenumsatz bislang die Fluoride empfohlen worden. Nach neuesten umfassenden Studien sollten diese jedoch nicht mehr generell empfohlen werden, da sich ihre Wirksamkeit als zweifelhaft erwiesen hat.

Literatur

1. Merz WA (1967) Die Streckenmessung an gerichteten Strukturen im Mikroskop und ihre Anwendung zur Bestimmung von Oberflächen-Volumen-Reaktionen im Knochengewebe. Mikroskopie 22:132–142
2. Schenk RK, Olah AJ (1980) Histomorphometrie. In: Kuhlencordt F, Bartelheimer H (Hrsg) Handbuch der inneren Medizin, Bd 6, Klinische Osteologie, Teil A. Springer, Berlin Heidelberg New York, S 437–494

Osteopathien bei Leberzellschäden durch chronischen Alkoholabusus

W.F. Beyer[1], R. Aman[2], H. Kühn[2], H. Hirschfelder[1]

[1]Abteilung für Orthopädische Rheumatologie (Dir.: Prof. Dr. G. Weseloh),
 Orthopädische Universitätsklinik Erlangen-Nürnberg (Dir.: Prof. Dr. D. Hohmann),
 Rathsbergerstraße 57, W-8520 Erlangen, Bundesrepublik Deutschland
[2]Pathologisches Institut, Klinikum Fürth (Ärztl. Dir.: Prof. Dr. Dr. H. Kühn),
 Jakob-Henle-Straße 1, W-8510 Fürth, Bundesrepublik Deutschland

Einleitung

1900 machte Adenot auf osteomalazische Veränderungen bei Hunden mit Gallenfisteln aufmerksam. 1906 berichtete Iwan Pawlow im Rahmen seiner weltbekannten Versuche über Gangstörungen, Wachstumsstillstand und auffallende Erweichung der Stammskelettknochen bei seinen Hunden mit Gallenfisteln. An Patienten wurde dies erstmals 1910 von Seidel beschrieben. Geheimrat Schmorl wertete die histologischen Präparate aus und beschrieb eine Osteoporose. Den Begriff Rachitis hepatica prägte Gerstenberger 1933.

Die *Häufigkeit* der Diagnosestellung hängt von der Art der durchgeführten Untersuchung ab. Epidemiologische Studien existieren bislang nicht. Zahlreiche individuelle Faktoren wie Ernährung, Alkoholkonsum, Nikotinabusus, UV-Exposition, ethnische Zugehörigkeit, Begleiterkrankungen etc. erschweren statistische Aussagen.

Pathologisch-anatomisch wird eine Osteoporose, eine Osteomalazie, sowie eine Osteoporomalazie beschrieben.

Bei chronischen Lebererkrankungen und/oder Äthylismus stellt die Osteoporose nach allgemeiner Übereinstimmung die primär zu erwartende metabolische Osteopenie dar [11].

Pathogenetisch werden Störungen des Vitamin-D Stoffwechsels, eine Malresorption oder Maldigestion und andere Ursachen unterschieden.

Darüberhinaus spielt möglicherweise auch ein gestörter Hormonhaushalt mit Hodenatrophie, Hypercortisolismus und gestörtem Östrogenmetabolismus eine Rolle. Möglicherweise sind auch Fehlernährung und UV-Mangel, sowie ein direkt toxischer Effekt des Azetaldehyd auf die Osteoblasten von Bedeutung.

Klinisch findet sich das Bild der Osteoporose mit Wirbelkörperfrakturen oder Deformitäten und/oder einer Osteomalazie mit diffusen Knochenschmerzen, Adduktorenschmerz, Gangstörungen etc..

Laborchemisch sind Calzium und Phosphat in Serum und Urin im Normbereich. Die alkalische Phosphatase hat bei chronischen Lebererkrankungen keine osteologische Aussagekraft. Bei cholestatischen Formen findet sich oft ein erniedrigter 25-OH Cholecalziferolspiegel.

E. Werner H.H. Matthiaß (Hrsg.)
Osteologie - interdisziplinär
© Springer-Verlag Berlin Heidelberg 1991

Röntgenologisch läßt sich eine diffuse Osteoporose erst bei einer Abnahme der Knochendichte von 30–50% nachweisen. Bisweilen werden auch Looser'sche Umbauzonen beschrieben. Die *quantitative Computertomographie* bietet bei der Erfassung des Knochenmineralsalzgehaltes zahlreiche Vorteile. Sie ist genau, empfindlich und reproduzierbar. Sie ermöglicht eine überlagerungsfreie Messung der Spongiosa am Stammskelett und einen hohen Grad an Genauigkeit der Wiederauffindung des Meßortes. Systematische Fehler sind der Aufhärtungs- und der Kalibrierungseffekt sowie der sog. Fettfehler. Das führt bei älteren Patienten mit vermehrt Knochenfettmark zu einer Unterschätzung der Knochenmasse. Die Differenzierung zwischen Malazie und Porose ist mit der Computertomographie nicht möglich.

In vielen Fällen ergibt erst die *Knochenbiopsie* und hier die histomorphometrische Auswertung eine genaue Aussage über das Vorliegen und die Art einer hepatogenen Osteopathie. In der Literatur finden sich zahlreiche morphologische Untersuchungen, die Häufigkeitsangaben einer Osteoidose schwanken zwischen 0 und 69% [8, 6].

Eigene Untersuchungen

Unser *Patientenkollektiv* bestand aus 45 Patienten mit alkoholtoxischem Leberparenchymschaden. Es handelte sich um 8 Frauen und 37 Männer. Das Durchschnittsalter betrug 50,4 Jahre. Von diesen 45 Patienten hatten 29 eine nachgewiesene Leberzirrhose, 5 einen Übergang zur Zirrhose und lediglich 11 einen klinisch nachweisbaren Leberzellschaden ohne bislang nachweisbare Zirrhose. *Ausschlußkriterien* waren Erkrankungen von Niere, Nebenniere, Pankreas, Magen-Darm-Trakt, Schilddrüse, Nebenschilddrüse und abführenden Gallewegen. Desweiteren wurden Patienten, die mit Corticosteroiden, Antikonvulsiva, Hormonpräparaten, Vitamin-D oder Vitamin-D-Metaboliten oder Cholestyramin vorbehandelt waren, aus der Studie genommen.

Bei insgesamt 40 Patienten konnten wir eine *quantitative Computertomographie* mit dem Somatom DR der Firma Siemens in der single-energy-technic durchführen. Es handelte sich um 33 Männer und 7 Frauen. Die weitere Aufschlüsselung erfolgt getrennt nach Geschlecht, da die Referenz- bzw. Normwerte geschlechtsabhängig sind. Bei den Männern fand sich in 12 Fällen die Mineraldichte (BMD = bone mineral density) im Bereich der Lendenwirbelkörper erniedrigt, in 20 Fällen war sie im Normbereich, in nur 1 Fall erhöht (Abb. 1). Bei den 7 Frauen war die Mineraldichte in 3 Fällen erniedrigt, in 4 Fällen im Normbereich.

Bei insgesamt 21 Patienten konnte vergleichend die Spongiosa des Beckenkammes *histomorphometrisch* nach der Methode von Schenk und Merz ausgewertet werden. Unsere gemessenen Werte wurden mit den altersbezogenen Normwerten der Literatur [9, 2] verglichen. Parallel zu den Werten der quantitativen Computertomographie, allerdings deutlicher, fand sich hier in 91% der Fälle eine mäßige bis mittelgradige Osteopenie, die Volumendichte der Spongiosa war in 62% unterhalb der 1 Sigmagrenze. Erhöhte Werte oberhalb der 1 Sigmagrenze fanden sich nicht (Abb. 2). Die Osteoidparameter waren im Mittel deutlich erniedrigt. Volumen- oder Oberflächenosteoidosen wurden nicht beobachtet. Bei allen Patienten waren die osteoblastenbezogenen Parameter deutlich erniedrigt, wobei bei 1/3 überhaupt keine aktiven Osteoblasten gefunden wurden. Ebenso verringert, wenngleich

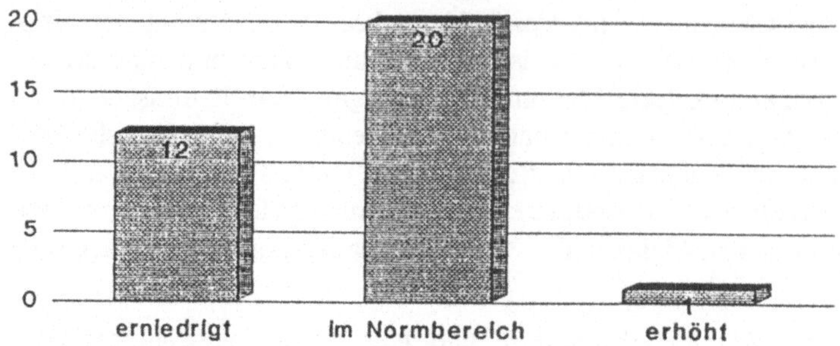

Abb. 1. Ergebnis der Messung der Mineraldichte der Spongiosa der Lendenwirbelkörper mittels quantitativer Computertomographie. Als erhöht bzw. erniedrigt werden Werte angesehen, die außerhalb des 1-Sigmabereiches des Normkollektivs liegen

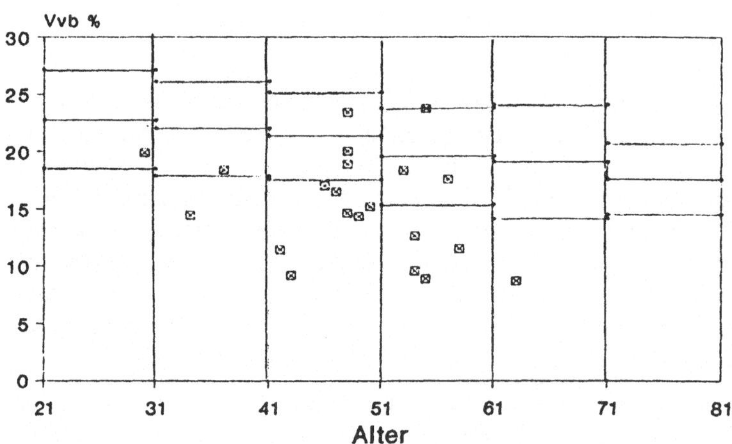

Abb. 2. Ergebnis der histomorphometrischen Auswertung betreffend der Volumendichte des Gesamtknochens. Eingezeichnet sind pro Altersklasse der Mittelwert des Normkollektives sowie der Bereich der Standardabweichung. Unsere Meßergebnisse sind mit Punkten in dieses Diagramm eingetragen

weniger stark, waren die Osteoklastenwerte. Besonders auffällig war die starke Vermehrung leerer Howship'scher Resorptionslakunen.

Der *Vergleich* der Werte, die mittels quantitativer Computertomographie und Histomorphometrie ermittelt wurden, zeigt eine relativ weite Streuung um eine rechnerisch ermittelte Regressionsgerade.

Bei den *Laborparametern* war das *Osteocalcin* von besonderer Bedeutung. Dieses ist für die Osteoblastenfunktion spezifisch. Es war in 60% unterhalb der 1 Sigmagrenze des Normwertbereiches, Werte oberhalb der statistisch bedeutsamen 2 Sigmagrenze fanden sich nicht. Die Bestimmung von 25 Hydroxyvitamin-D-3, Parathormon, Kalzium- und Phosphatwerten zeigte keine eindeutigen Abweichungen von der Normverteilung.

Schlußfolgerungen

Übereinstimmend mit anderen Autoren [1, 10] findet sich bei alkoholischer Hepatopathie auch in unserer Untersuchung kein Hinweis auf eine Osteomalazie. Es läßt sich eine Osteopenie bei Osteoblastenstörung nachweisen. Mögliche Ursachen sind eine Funktionsstörung, eine Rekrutierungsstörung sowie eine verkürzte Lebensdauer. Dies steht mit den Untersuchungen von Hasumura et al [5] in Einklang, die eine toxische Schädigung des Alkohols auf die Mitochondrien und das endoplasmatische Retikulum nachwiesen. Hierfür spricht auch die Arbeit von Feitelberg et al [3], die einen direkt toxischen Effekt des Alkohols auf Osteoblasten nachweisen konnten. Interessanterweise geschieht dies bereits bei Serumspiegeln, die auf die Hoden- oder Leberzellen noch nicht toxisch wirken.

Analog, aber geringer ausgeprägt, fanden wir eine Störung der Osteoklasten. Möglicherweise liegt eine Entkoppelung des bone-remodelling-zyklus vor, so daß die durch Resorption entstandenen Howship'schen Lakunen keine regelrechte Stimulation des Anbaus nach sich ziehen.

Unauffällige Werte fanden wir für Parathormon, Kalzium, Phosphat und 25-Hydroxyvitamin-D3.

Das Osteocalcin spiegelt die Tendenz des verringerten Anbaues wieder. Die quantitative Computertomographie ermöglicht parallel hierzu den eingetretenen Knochenverlust zumindest tendenziell zu erfassen. Die Unterscheidung zu osteomalazischen Komponenten ist hiermit nicht möglich, wie unsere Untersuchungen zeigen, aber auch nicht erforderlich.

Literatur

1. Chappard D, Plantard B, Fraisse H, Palle S, Alexandre C, Riffat G (1989) Bone changes in alcoholic cirrhosis of the liver. A histomorphometric study. Path Res Pract 184:480–485
2. Delling G (1980) Diagnostik generalisierter Osteopathien – Methodische Voraussetzungen und Aussagemöglichkeiten. Pathologe 1:86–92
3. Feitelberg S, Epstein S, Ismail F, D'Amanda C (1987) Deranged bone mineral metabolism in chronic alcoholism. Metabolism 36 (4):322–326
4. Franck H, Keck E, Krüskemper HL (1986) Osteocalcin: ein spezifischer Parameter für den Knochenstoffwechsel. Internistische Welt 8:249–253
5. Hasumura J, Teschke R, Lieber CS (1975) Acetaldehyde oxydation by hepatic mitochondria. Science 189:727–729
6. Jung RT, Davie M, Hunter JO, Chalmers TM, Lawson DEM (1978) Abnormal vitamin D metabolism in cirrhosis. Gut 19:290–293
7. Kalender WA (1988) Neue Entwicklungen in der Knochendichtemessung mit quantitativer Computertomographie (QCT). Radiologe 28:173–178
8. Long RG, Wills MR (1978) Hepatic osteodystrophy. Br J Hosp Med 312–321
9. Schenk RK, Olah AJ (1980) Histomorphometrie. In: Handbuch der Inneren Medizin, Band 6, Teil 1A, 5. Auflage. Springer, Berlin Heidelberg New York
10. Schiwy-Bochat H (1990) Beitrag zur hepatogenen Osteopathie. Histomorphometrische Untersuchungen an der Beckenkammspongiosa von mit Leberzirrhose Verstorbenen. Inaugural-Dissertation der Friedrich-Alexander-Universität, Erlangen-Nürnberg
11. Wegener M, Börsch G, Schmidt G (1985) Die hepatische Osteopathie: Osteoporose, Osteomalazie und Vitamin-D-Stoffwechsel. Inn Med 12:63–68

Zum familiären Vorkommen des DISH-Syndroms

S. Havelka, R. Fáberová, J. Gatterová

Rheumaforschungsinstitut, Na slupi 4, 12850 Praha, CSFR

Einleitung

Das Syndrom der diffusen idiopathischen skeletalen Hyperostose (DISH) ist eine benigne eigenartige Erkrankung mit multiplen hypertrophischen axialen und peripheren Ossifikationen der Ansätze und Bänder, die an der Wirbelsäule zu intervertebralen Überbrückungen führt. Eine Assoziationstendenz mit Diabetes mellitus, Fettsucht und Gicht gilt als sicher. Die DISH ist keineswegs selten. Über den genetischen Hintergrund der DISH ist jedoch stets wenig bekannt. Wir berichten über ihr familiäres Vorkommen beim Vater und seinen zwei Töchtern.

Eigene Beobachtungen

Der Vater V.K., geb. 1915, leidet seit Jahren an einer Spondylopathie, die anderswo für ankylosierende Spondylitis im V. Stadium gehalten wurde. Nach Untersuchung seiner Töchter bei uns gelingt es, seine Röntgenbilder zu bekommen, wobei weitere Zusammenarbeit von ihm abgelehnt wird. Die Aufnahmen zeigen einen ankylotisierenden Prozeß auf der ganzen Wirbelsäule. Das zervikale und lumbale Segment weisen kontinuierlich grobe bis massive Überbrückungen auf, während im thorakalen Abschnitt feine Syndesmophyten vorkommen. Ausgeprägte Enthesophyten im Bereich der Hüft- und Schultergelenke sowie ersparte Sakroiliakalgelenke bekräftigen die Diagnose einer sicheren DISH. Das wird gewissermaßen auch durch die HLA B27-Negativität untermauert.

Seine ältere Tochter K.S., geb. 1940, gibt für ihre Hüftgelenke, wo eine limitierte Flexion besteht, den Beschwerdeanfang mit 22 Jahren und für die Wirbelsäule mit 42 Jahren an (hier ohne wesentliche Bewegungseinschränkung). Die RTG-Bilder bezeugen eine wahrscheinliche DISH mit Veränderungen an allen drei Wirbelsäuleabschnitten und im Bereich der Fersen und Knie. Das HLA B27-Antigen ist nicht anwesend.

Die jüngere Tochter A.M., geb. 1946, eine Ärztin, datiert ihre ersten Schmerzen im Rücken mit 17 Jahren. Erneut traten sie mit 30 Jahren auf, zugleich mit Beschwerden in den Hüften. Die Bewegungen der Wirbelsäule und der Schulter- sowie Hüftgelenke sind

E. Werner H.H. Matthiaß (Hrsg.)
Osteologie - interdisziplinär
© Springer-Verlag Berlin Heidelberg 1991

leicht eingeschränkt. Auf den RTG-Aufnahmen sieht man eine sichere DISH besonders im thorakalen und lumbalen Segment. Im Hüftbereich sind multiple Enthesophyten. HLA B27 ist abwesend.

Keiner der Patienten leidet an Diabetes, Gicht oder Fettsucht.

Diskussion

Außer der Kriterien von Resnick und Niwayama [13] und Utsinger [16] haben wir bei unseren Patienten auch schon die neulich proponierten diagnostischen Kriterien von Navrátil [8] berücksichtigt. Wir möchten diese Kriterien hier zitieren wegen ihrer Bestrebung, möglichst breit die axialen und peripheren Manifestationen sowie Dispositionsfaktoren einzuschließen und eine denkbar frühe Diagnose der DISH zu erleichtern.

Navrátil bewertet drei Kategorien von Symptomen. In der ersten befinden sich spinale Veränderungen, und zwar Enthesophyten 1.-3. Grades nach Fornasier et al [6]. Diese Autoren definieren Grad 1 als Anwesenheit neuen enthesealen Knochens an wenigstens zwei benachbarten Wirbeln ohne eine vollständige Überbrückung; Grad 2 ist analog, aber mit einer vollen Überbrückung; Grad 3 als Grad 2 plus eine komplette Zusammenschmelzung des Enthesophyten mit dem Wirbelkörper. In der zweiten Symtomenkategorie von Navrátil sind röntgenologische extraspinale Zeichen – der Becken- und Hüftbereich, Calcar retrocalcaneum, Kniegelenke, Ellenbogengelenke, übrige Bereiche. In der dritten Kategorie hat Navrátil prädisponierende Faktoren untergebracht: Diabetes mellitus, Fettsucht, Hyperurikämie oder Gicht, Hyperretinolämie, Hypertriglyzeridämie, Alter über 40 Jahre und Vorkommen der DISH bei Blutsverwandten. *Sicher* ist die DISH-Diagnose in Anwesenheit der Fornasierschen Enthesophyten 3. Grades anterolateral an mindestens vier benachbarten Wirbeln, oder Enthesophyten 2. Grades, vor allem auch in Anwesenheit des 1. Grades, wenn beim Patienten zugleich Enthesophyten in den erstgenannten drei extraspinalen Lokalisationen vorkommen. *Wahrscheinlich* machen die Diagnose Fornasiersche Enthesophyten 1. Grades in Anwesenheit von extraspinalen Enthesophyten in weniger als drei Bereichen, wenn der Kranke an Diabetes mellitus oder Fettsucht leidet. *Möglich* ist die Diagnose beim Patienten im Alter über 40 Jahre mit extraspinalen Enthesophyten im Bereich des Beckens, der Fersen oder der Kniegelenke und weiteren Prädispositionsfaktoren.

Familiäres Vorkommen der DISH ist bisher selten publiziert worden [1, 2, 9, 10]. Die letztzitierte Arbeit berichtet von einer einzigartigen Anhäufung des Syndroms unter 27 Mitgliedern zweier Generationen einer Familie: zehn sichere und zwei wahrscheinliche DISH-Kranke. Navrátil und Bošák schließen auf einen autosomal dominanten Erbgang. Zugleich bestreiten sie eine enge Bindung der DISH an die HLA-Gene. Dies widerspricht Berichten über Korrelation mit HLA B8, bzw. dem Haplotyp A1, B8, und bekräftigt diejenigen Autoren, die keine Assoziation mit dem Antigen B27 feststellen konnten [3, 4, 5, 7, 9, 12, 14, 15, 17]. Die Uneinigkeit über die Assoziation oder Nicht-Assoziation der DISH mit HLA B 27 vermindert leider den Aussagewert von B27 für eine Differenzierung zwischen DISH und ankylotisierender Spondylitis. Wir glauben, daß eine Unterscheidung dieser zwei Krankheiten gelegentlich in Verlegenheit führen kann. Dabei kann eine gelegentliche Koexistenz beider Erkrankungen nicht ausgeschlossen werden [11].

Literatur

1. Abiteboul M, Mazières B, Ménard H (1985) A propos de deux nouveaux cas familiaux d'hyperostose vertébrale ankylosante. Rev Rhumat 52:646–647
2. Beardwell A (1969) Familial ankylosing vertebral hyperostosis with tylosis. Ann rheum Dis 28:518–523
3. Bošák V, Žlnay D, Navrátil J, Švec V (1988) Immunogenetické aspekty pri ankylozujúcej hyperostóze. Rheumatologia 2:8–14
4. Dostál C, Ivašková E, Hána I, Šváb V (1983) HLA antigens in vertebral ankylosing hyperostosis (Forestier's disease). J Hyg Epidem Microbiol Immunol 27:98–102
5. Ercilla MG, Brancos MS, Breysse Y, Alonso G, Vives J, Castillo R, Rotes-Querol J (1977) HLA antigens in Forestier's disease, ankylosing spondylitis and polyarthritis of the hands. J Rheumatol 4, Suppl 3:89–93
6. Fornasier VL, Littlejohn G, Urowitz MB, Keystone EC, Smythe HA (1983) Spinal enthesal new bone formation: the early changes of spinal diffuse idiopathic skeletal hyperostosis. J Rheumatol 10:939–947
7. Mazières B, de Mouzon A, Chayon E, Arnaud F, Arlet J (1981) Hyperostose vertébrale ankylosante et système HLA. Rhumatologie 33:27–29
8. Navrátil J (1988) Spektrum osteoartikulárních změn a diagnostická kritéria difúzní idiopatické hyperostózy skeletu. Vortrag am XXX Cs Rheumakongreß Ostrava
9. Navrátil J, Bošák V (1986) Rodinný výskyt difúzní idiopatické hyperostózy skeletu. Fysiat Věstn 64:258–263
10. Navrátil J, Bošák V (1989) K otázce genetické predispozice u difúzní hyperostózy skeletu (další případy rodinného výskytu). Fysiat Věstn 67:129–138
11. Olivieri I, Vitali C, Gemignani G, Pasero G (1989) Concomitant ankylosing spondylitis and DISH. J Rheumatol 16:1170–1172
12. Perry JD, Wolf H, Festenstein H, Storey GO (1979) Ankylosing hyperostosis: a study of HLA A, B and C antigens. Ann rheum Dis 38:72–73
13. Resnick D, Niwayama G (1976) Radiographic and pathologic features of spinal involvement in diffuse idiopathic skeletal hyperostosis (DISH). Radiology 119:559–568
14. Rosenthal M, Bahous I, Müller W (1977) Increased frequency of HLA-B8 in hyperostotic spondylitis. J Rheumatol 4, Suppl 3:94–96
15. Shapiro RF, Utsinger PD, Wiesner KB, Resnick D, Bryan BL, Castles J (1976) The association of HLA-B27 with Forestier's disease (vertebral ankylosing hyperostosis). J Rheumatol 3:4–8
16. Utsinger PD (1985) Diffuse idiopathic skeletal hyperostosis. Clin rheum Dis 11:325–351
17. Wróblewska-Graff T, Mączyńska-Rusiniak B (1988) Antygeny ukladu HLA u pacjentów z uogolnioną samoistną hiperostozą szkieletu. Rheumatologia 26:256–263

Das Knochenmarködem in der Magnetresonanztomographie (MRT) als Indikator bekannter und okkulter traumatischer Knochenläsionen

G. Luttke, K. Lehner, A. Heuck, S. Feuerbach, K. Brandstetter

Institut für Röntgendiagnostik (Dir.: Prof. Dr. Dr. h.c. P. Gerhardt), Klinikum rechts der Isar, Technische Universität, Ismaninger Straße 22, W-8000 München 80, Bundesrepublik Deutschland

Das Knochenmarködem wird kernspintomographisch bei entzündlichen, neoplastischen und nekrotisierenden Knochenprozessen angetroffen. Es beruht auf einer Zunahme des Flüssigkeitsvolumen im Interzellularraum des Knochenmarkes, die durch eine reaktive Hyperperfusion und Hypervaskularisation verursacht wird [1, 2, 5, 6]. In der T1-gewichteten Sequenz ist das Knochenmarködem durch eine umschriebene, meist irregulär konturierte Zone von verminderter Signalintensität gekennzeichnet, die in der T2-betonten Messung einen deutlichen Signalanstieg aufweist. Ziel unserer Untersuchung ist der Nachweis und die Interpretation dieser charakteristischen Signalveränderungen nach traumatischen Läsionen des Skelettsystems.

Patienten und Methode

Tabelle 1. Patientengruppen ($n = 169$)

Gruppe 1:	84 Pat. mit röntgenologisch gesicherter ossärer Läsion (davon 34 WS-Verletzungen)
Gruppe 2:	68 Pat. mit Rupturen der Kreuzbänder
Gruppe 3:	17 symptomatische Pat. nach Trauma oder Fehl- bzw. Überbelastung, röntgenologisch kein Nachweis einer knöchernen Läsion (okkulte ossäre Läsion)

Retrospektiv wurden 169 MRT-Untersuchungen (siehe Tabelle 1), die nach Traumen des Bewegungsapparates (unfallbedingt oder im Rahmen einer Operation) zwischen 1987 und 1989 durchgeführt wurden, hinsichtlich des Vorliegens eines Knochenmarködems ausgewertet. In allen Fällen lagen T1-gewichtete (TR 500–600 ms/TE 20 ms) und T2-betonte (TR 1800–2000 ms/TE 100–120 ms) Sequenzen im SE-Mode vor. Bei 84 Patienten (Gruppe 1) war zuvor mit konventionellen röntgenologischen Methoden eine knöcherne Läsion nachgewiesen worden. Über ein Drittel dieser Patienten ($n = 34$) hatte eine Wirbelsäulenverletzung erlitten. Bei 68 Patienten (Gruppe 2) wurde klinisch und kernspintomographisch eine Kreuzbandruptur bei unauffälliger Röntgenübersicht des Kniegelenkes

E. Werner H.H. Matthiaß (Hrsg.)
Osteologie - interdisziplinär
© Springer-Verlag Berlin Heidelberg 1991

400

festgestellt. Weitere 17 Patienten (Gruppe 3) klagten nach Bagatelltrauma oder nach Fehl-
bzw. Überbelastung über Schmerzen in dem betroffenen Skelettabschnitt ohne morphologisches Korrelat in den konventionellen röntgenologischen Verfahren. Bei allen 10 Patienten
dieser Gruppe, bei denen ein Skelettszintigramm durchgeführt wurde, zeigte sich eine deutliche Mehranreicherung des Radionuklids im symptomatischen Bereich des Skelettsystems.

Ergebnisse

Bei allen 84 Patienten der Gruppe 1 wurde MR-tomographisch ein Knochenmarködem
nachgewiesen. Nach schweren Traumen wie z.B. Berstungs- oder Trümmerfrakturen (Abb.
1) oder nach ausgedehnten operativen Eingriffen wurde das Marködem bis zu 3 Jahre
nach dem traumatischen Ereignis beobachtet. Nach kleineren Eingriffen (z.B. Pridiboh-
rung oder Bandplastik) oder nach leichteren Verletzungen (z.B. Absprengungen oder flake
fractures) zeigte sich das Knochenmarködem als lokal begrenzte Zone mit typischen Sig-

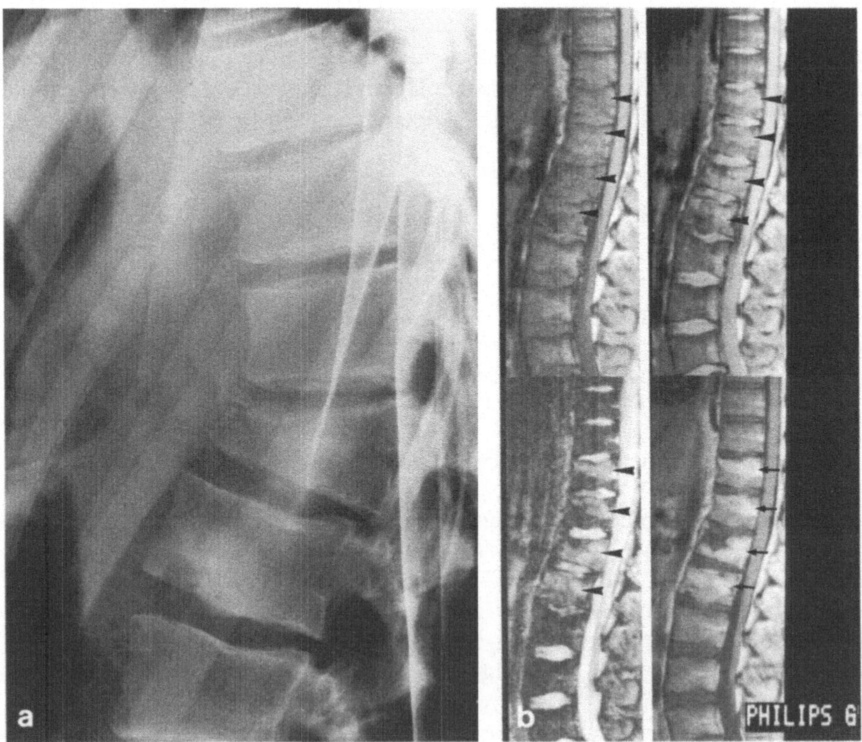

Abb. 1a,b. 20jähriger Mann mit einer (a) konventionell röntgenologisch gesicherten LWS 1-Fraktur.
Als Ausdruck des Knochenmarködems weist die MRT (b) in der T1-gewichteten Sequenz (*li. oben*)
eine Signalminderung in den Wirbelkörpern Th11, Th12, L 1 und L 2 mit einem entsprechenden Signalanstieg in der protonen- (*re. oben*) und der T2-gewichteten Sequenz (*li. unten*) nach (*Pfeilköpfe*).
Durch lokale Hyperperfusion und Hypervaskularisation kommt es in der T1-gewichteten Sequenz
nach i.v.-Gabe von Gadolinium-DTPA (*re. unten*) zu einem deutlichen Kontrastmittelenhancement
im BWK 11, BWK 12, LWK 1 und LWK 2 (*Pfeile*)

nalverhalten bis 6 Monate nach dem Trauma. Die 34 Wirbelsäulenverletzungen der Gruppe 1 wurden auch gesondert ausgewertet. Dabei fanden wir in 20 der 34 Fälle eine Ausdehnung des Knochenmarködems, die dem röntgenologisch frakturierten Wirbelsäulenbereich entsprach. In 14 Fällen dehnte sich das Knochenmarködem über die röntgenologisch nachgewiesene frakturierte Wirbelsäulenregion aus. Auffallend war, daß bei identischer Ausdehnung von "röntgenologischem" Frakturbereich und Knochenmarködem neurologische Symptome lediglich in einem Fall und begleitende Diskusläsionen in ca. 50% der Fälle auftraten, während die 14 Fälle mit einem Markraumödem über die "röntgenologische" Frakturzone hinaus neurologische Defizite in ca. 50% und Diskusschäden in ca. 80% (Abb. 2). Aufgrund der klinischen Befunde und den Konstellationen aus der kernspintomographischen Bildgebung klassifizierten wir diese Patienten in Wirbelsäulenverletzungen mäßigen und schweren Grades.

In der Gruppe 2 wurde bei 14 der 68 Patienten mit einer Kreuzbandruptur ein Knochenmarködem in der Tibia oder im Femur nachgewiesen. Hierbei handelte es sich ausnahmslos um komplette Bandrupturen.

Bei den Patienten der Gruppe 3 zeigten sich in allen 17 Fällen die typischen Signalveränderungen des Knochenmarködems, während mit radiologischen Verfahren mit Ausnahme der Szintigraphie (Tracermehranreicherung in 10/10 Fällen) kein pathologischer Befund erhoben wurde (Abb. 3).

Diskussion

Die traumabedingte Kontinuitätsunterbrechung des Knochens führt nicht nur zu einer Veränderung der kortikalen und spongiösen Architektur, sondern auch zu einer Flüssigkeitsansammlung (Blut, Serum) im Frakturbereich sowie zu einer proliferativen zellulären Reaktion des Knochenmarkes. Dadurch kommt es zur Einsprossung von Kapillaren in den Defekt und zur Bildung von jungem, stark vaskularisiertem und perfundiertem Bindegewebe, das die Interzellularsubstanz bildet [4]. Diese Vorgänge werden als pathomorpho-

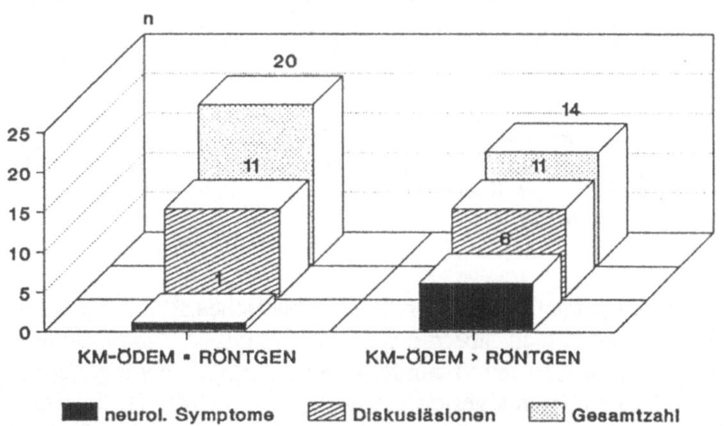

Abb. 2. Wirbelsäulenverletzungen ($n = 34$)

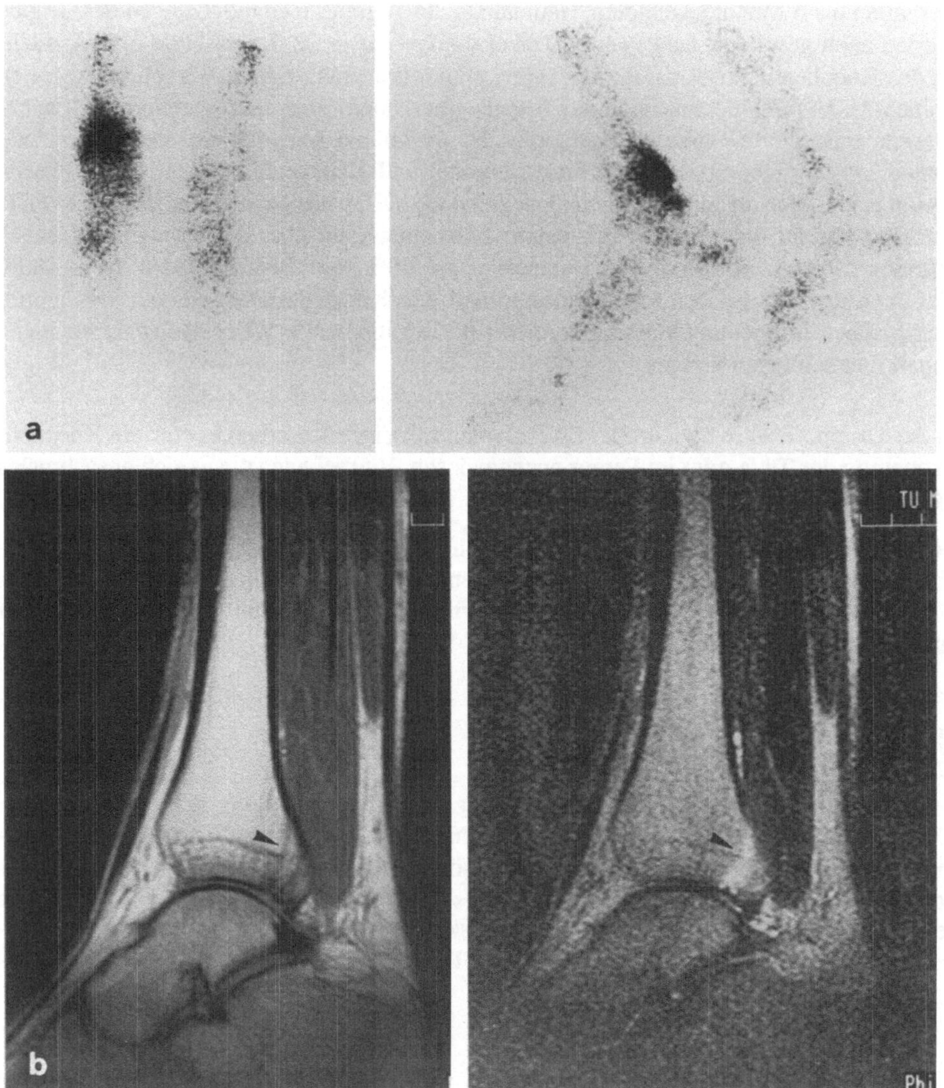

Abb. 3a,b. 26jähriger Patient mit persistierenden Schmerzen im rechten oberen Sprunggelenk nach einem "Bagatelltrauma" mit unauffälliger Röntgenübersicht. Im Szintigramm (a) Mehranreicherung im distalen Unterschenkel vorwiegend dorsal. Die MRT (b) zeigt (*links* T1-, *rechts* T2-gewichtet) ein halbmondförmiges Knochenmarködem (*Pfeilkopf*) als Zeichen der ossären Beteiligung am traumatischen Prozeß

logisches Korrelat zum kernspintomographischen Bild des Knochenmarködems angesehen [3, 6, 7]. So ist nicht überraschend, daß in unserer Untersuchung das Knochenmarködem regelmäßig nachgewiesen wurde, wenn schon röntgenologisch eine Fraktur bzw. ein iatrogenes ossäres Trauma gesichert war (Gruppe 1). Mit der Schwere des Traumas scheint die Dauer der Präsenz des Knochenmarködems zuzunehmen. Der Vergleich der Ausdehnung des Knochenmarködems mit klinischen Kriterien und röntgenologischem Befund bei 34 Wirbelsäulenverletzungen läßt erkennen, daß die Ausdehnung des Ödems von der Intensität des traumatischen Impulses abhängt.

Für diese Annahme spricht auch unsere Beobachtung, daß nur die kompletten Kreuzbandrupturen mit einem Knochenmarködem assoziiert waren (Gruppe 2). Bei diesen Patienten mit einer anscheinend isolierten Bandläsion konnte durch die MRT die ossäre Beteiligung aufgedeckt werden.

Bei einem Teil der Patienten, die ein Trauma des Bewegungsapparates erlitten haben, gelingt röntgenologisch der Nachweis eines pathologischen Befundes nicht. Wie bei den 17 Patienten der Gruppe 3 (okkulte ossäre Läsionen) kann die MRT in solchen Fällen durch den Nachweis eines Knochenmarködems – ähnlich wie die Szintigraphie durch eine Mehranreicherung des Radionuklids – die knöcherne Verletzung sichtbar machen. In der Detektion der okkulten ossären Läsion scheint demnach die MRT so empfindlich wie die Szintigraphie zu sein, dieser gegenüber hat sie jedoch den Vorteil des erheblich besseren räumlichen Auflösungsvermogens und die Möglichkeit, die umgebende Pathomorphologie darzustellen.

Schlußfolgerung

Die MRT ist ein effizientes diagnostisches Instrument, okkulte ossäre Läsionen darzustellen. Sie ist bei dieser Fragestellung so sensitiv wie die Szintigraphie, zeigt jedoch exakter die Lokalisation und die Ausdehnung der traumatischen Läsion. Das Knochenmarködem scheint ein adäquater Indikator für die Schwere einer knöchernen Verletzung zu sein.

Literatur

1. Bassett LW, Gold KH, Seeger LL (1989) MRI atlas of the musculoskeletal system. Dunitz, London
2. Beltran J, Candill JL, Herman LA, Kantor SM, Noto AM, Baran AS (1987) Rheumatoid arthritis: MR imaging manifestations. Radiology 165:153–157
3. Mink JH, Deutsch AL (1989) Occult cartilage and bone injuries of the knee: detection, classification and assessment with MR imaging. Radiology 170:823–829
4. Sandritter W, Beneke G (1974) Allgemeine Pathologie. Schattauer, Stuttgart New York
5. Turner DA, Templeton AC, Selzer PM, Rosenberg AG, Petasnick JR (1989) Femoral capital osteonecrosis: MR findings of diffuse marrow abnormalities without focal lesions. Radiology 171:135–140
6. Vogler III JB, Murphy WA (1988) Bone marrow imaging. Radiology 168:679–693
7. Yao L, Lee JK (1988) Occult intraosseous fracture: detection with MR imaging. Radiology 167:749–751

Diagnostische Probleme bei Ermüdungsbrüchen

J. J. Neidel, J. Rütt

Klinik und Poliklinik für Orthopädie, Universität Köln, Joseph-Stelzmann-Straße 9,
W-5000 Köln 41, Bundesrepublik Deutschland

Einleitung

Die früheste bekannte klinische Beschreibung von Ermüdungsbrüchen geht auf den Chirurgen Breithaupt [1] zurück. Stechow [17] wies die Frakturform erstmals radiologisch nach. In beiden Fällen handelte es sich um Brüche im Bereich der Metatarsalia bei Rekruten, wofür später der Begriff "Marschfraktur" geprägt wurde. Dieser Umstand mag neben der Tatsache, daß rund ein Drittel aller Streßfrakturen sich hier abspielen, zum hohen Bekanntheitsgrad der Mittelfußknochen als Prädilektionsstelle beigetragen haben. Ermüdungsbrüche an anderen Teilen des Skeletts werfen dagegen nicht selten diagnostische Probleme auf, nicht zuletzt wegen des zunächst eher unspezifischen Röntgenbefundes.

In heutiger Zeit werden Streßfrakturen nicht mehr hauptsächlich bei Rekruten beobachtet [10], sondern im Zuge von zunehmenden Freizeitaktivitäten immer häufiger bei Amateur- und natürlich auch Profisportlern [13]. Auch das Kindesalter ist betroffen [8, 21].

Eine in dieser Form ausgesprochen seltene Häufung von Streßfrakturen mit den sich dabei ergebenden typischen diagnostischen Problemen zeigt der im folgenden präsentierte Fall.

Fallbericht

Das Mädchen C.J., passionierte Ballett-Elevin, wurde im Alter von 8 Jahren wegen seit fünf Wochen bestehender Schmerzen im proximalen Unterschenkel rechts ohne Unfall erstmals bei uns vorgestellt. Die klinische Untersuchung ergab einen mäßigen Druckschmerz im Bereich der proximalen Tibia, wo radiologisch eine wolkige Sklerosezone mit Kallusbildung dorsal auszumachen war (25.2.88; Abb. 1). Es wurde die Diagnose einer Streß-Fraktur gestellt und das rechte Bein im Gipstutor immobilisiert. Da auswärts bereits die Differentialdiagnose Tumor angesprochen worden war und das Kind weiter über Schmerzen klagte, drängten die Eltern bei der nächsten Kontrolle auf eine weitergehende diagnostische Klärung. Die daraufhin durchgeführte Biopsie ergab histologische Veränderungen

E. Werner H.H. Matthiaß (Hrsg.)
Osteologie - interdisziplinär
© Springer-Verlag Berlin Heidelberg 1991

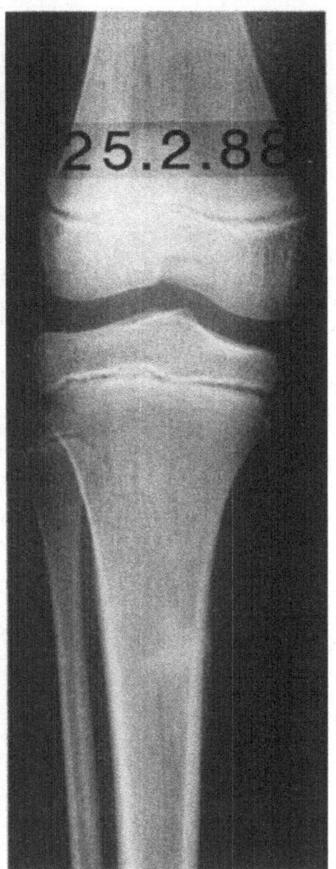

Abb. 1. 25.2.88 (erster Ermüdungsbruch): Dorso-mediale Streßfraktur der rechten proximalen Tibia mit deutlicher medialer Kallusbildung; anamnestisch etwa fünf Wochen alt; 8jähriges Mädchen

im Sinne eines Ermüdungsbruches, die Behandlung bestand in Entlastung für weitere 6 Wochen.

Vier Wochen nach Erreichen der Vollbelastung klagte das Mädchen erneut über Schmerzen im proximalen Unterschenkel rechts, diesmal medial unmittelbar unter dem Kniegelenk. Das Ballett-Training war noch nicht wieder aufgenommen worden, ein Trauma war wiederum nicht zu eruieren. Klinisch bestand nun ein Druckschmerz im Bereich der Tibiametaphyse, wo radiologisch lediglich eine ganz diskrete Sklerosierung sichtbar war. Im Bereich des bekannten Ermüdungsbruches hatte die dorsale Kallusbildung zugenommen, die zentrale Sklerose war rückläufig (11.6.88; Abb. 2). Es wurde eine Kernspintomographie der Region veranlaßt, welche caudal des medialen Tibiaplateaus eine signalarme Zone zeigte, die als entzündliche Veränderung gewertet wurde. Der Bereich der Biopsie stellte sich ebenfalls signalgemindert dar. Eine Behandlung mit Clindamycin wurde begonnen, und eine Leukozyten-Szintigraphie veranlaßt, die aber lediglich eine Aussparung unterhalb des medialen Tibiaplateaus zeigte.

Die Röntgenkontrolle knapp fünf Wochen später ergab, daß es sich auch hier um eine Streßfraktur handelte, die nun das typische Bild der querverlaufenden Sklerosezone aufwies (14.7.88; Abb. 3). Der Bruch wurde durch erneute Ruhigstellung im Gipstutor zur Abheilung gebracht.

Unterdessen hatte sich das Mädchen am 30.6.88 eine Radius-Grünholzfraktur rechts zugezogen, für die mit einem Sturz vom Klettergerüst jedoch ein adäquates Unfallereignis vorlag.

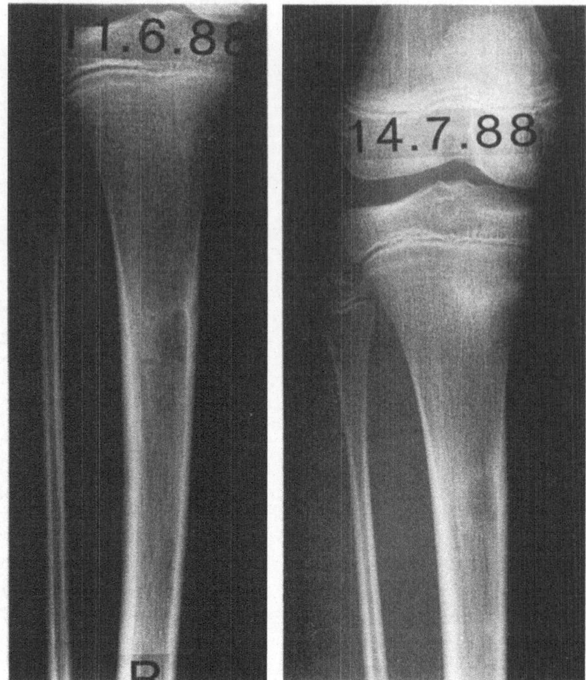

Abb. 2 (*links*). 11.6.88 (zweiter Ermüdungsbruch): Proximal medial, etwa 2 cm unterhalb der Wachstumsfuge, ist eine neu aufgetretene, ganz diskrete Sklerosierung auszumachen (siehe auch Abb. 4). Im Bereich der alten, jetzt fest durchbauten Streßfraktur Zunahme der Kallusbildung dorsal, wo zwischenzeitlich biopsiert worden war

Abb. 3 (*rechts*). 14.7.88: Fünf Wochen nach den in Abb. 2 gezeigten Aufnahmen bestehen nun die typischen Zeichen eines neuerlichen Ermüdungsbruches der rechten Tibia, diesmal weiter proximal

Einige Monate nach Wiederaufnahme der vollen Belastung stellten sich Beschwerden im proximalen Unterschenkel der Gegenseite ein, welche sich im Verlauf von fünf Wochen verstärkten, was Anlaß für eine erneute Konsultation bei uns war. Die Röntgenuntersuchung zeigte wiederum einen Ermüdungsbruch, der diesmal die volle Zirkumferenz der proximalen Tibia erfaßte (Grad II nach Hallel; 8.11.88; Abb. 4). Unter Ruhigstellung im Gipstutor für 6 Wochen heilte auch diese Fraktur problemlos ab.

Laborchemisch ließen sich bei der kleinen Patientin keine Besonderheiten erheben; die Serum-Spiegel für alkalische Phosphatase, Calzium, Magnesium, Phosphat, Parathormon, 25-Hydroxy-Vitamin D, 1,25-Dihydroxy-Vitamin D und Osteocalcin befanden sich im Normbereich.

Diskussion

Ein Ermüdungsbruch entsteht durch wiederholte submaximale Biegebelastung einer Struktur. Beim lebenden Knochen sind dabei reparative Prozesse zu berücksichtigen, so daß

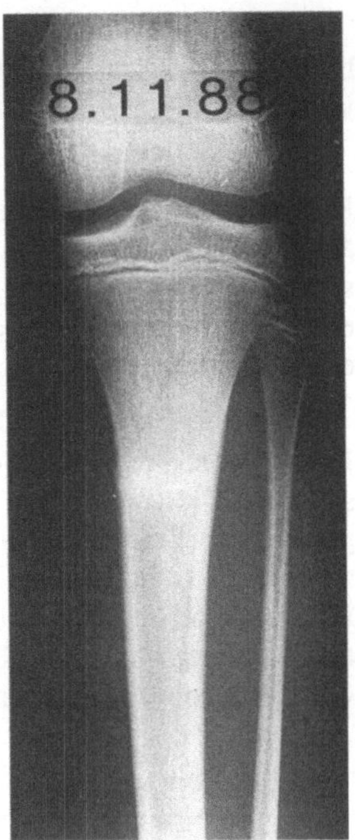

Abb. 4. 8.11.88 (dritter Ermüdungsbruch): Streßfraktur proximale Tibia links; in diesem Fall ist die gesamte Zirkumferenz betroffen

in Abhängigkeit von der Lasthöhe eine gewisse Belastungsfrequenz nicht unterschritten werden darf, wenn es zum Bruch kommen soll. Gemäß des Wolff'schen Gesetzes reagiert Knochen auf Biegebeanspruchung mit Anbau an der Konkavität und Resorption an der konvexen Seite. Nach den experimentellen Untersuchungen von Chamay und Tschantz [2] geschieht dies durch peri- und endostale Apposition unter Kompression, beziehungsweise periostale Resorption und intracorticale Osteolyse unter Zugbelastung.

Den Verlauf der Zugspannungslinien wies Küntscher 1935 an Leichenfemora nach, die er mit nicht dehnbarem Lack bestrich und anschließend belastete, wobei senkrecht zur Zugspannung verlaufende Risse im Lack entstanden. Bei diesem Modell führte zyklische submaximale Belastung zu Ermüdungsbrüchen, die voraussagbar im Bereich der Hauptspannungslinie auftraten.

Neben einer von außen beigebrachten wiederholten Biegebelastung der Knochen, wie diese zum Beispiel beim Laufen auftritt, kommt auch dem Muskelzug eine ätiologische Bedeutung bei der Entstehung von Dauerbrüchen zu. Den Beweis für diese Annahme führte Küntscher [12], indem er Streßfrakturen beim Hund allein durch gleichzeitige Reizung muskulärer Agonisten und Antagonisten vermittels Plexus-Stimulation erzeugte.

Eine Stadieneinteilung lieferte Hallel [11], der zwischen inkompletten Ermüdungsbrüchen mit periostaler Reaktion auf lediglich einer Seite der Corticalis (Grad I), kompletten Frakturen mit zirkulärer Periostreaktion (Grad II) und dislozierten Brüchen (Grad III) unterschied. Devas teilte ätiologisch in Kompressions- und Distraktionsbrüche ein. Erstere sollen bei Kindern und alten Menschen häufiger vorkommen [5], ein Grund könnte im verminderten Kalksalzgehalt der Knochen in diesen Lebensabschnitten liegen [4].

Streßfrakturen sind bisher bei lediglich drei Spezies bekannt. Neben dem Menschen handelt es sich um Windhund und Rennpferd [7, 9], zwei der speziell auf die Erbringung von physikalischen Höchstleistungen hin gezüchteten Arten.

Die Häufigkeit der schleichenden Frakturen wird von Strube und Hierholzer [18] mit 1–2 Prozent sämtlicher Knochenbrüche angegeben, wobei die Autoren eine steigende Tendenz auszumachen meinen, die sie einer freizeitbedingt zunehmenden, oft unphysiologischen sportlichen Betätigung zuschreiben. Orava et al [13] fanden in einer Untersuchung an einer Sportpoliklinik, daß etwa jeder hundertste Athlet, der die Sprechstunde aufsuchte, an einer Streßfraktur litt.

Sportler erleiden je nach ausgeübter Disziplin und den damit verbundenen besonderen Belastungen Streß-Frakturen überzufällig häufig an bestimmten, voraussagbaren Lokalisationen. Dieser Umstand kann diagnostisch verwertet werden. Eine Übersicht über die geläufigsten Zusammenhänge zeigt Tabelle 1. Es fällt auf, daß die Ausübung des klassischen Balletts zu Ermüdungsbrüchen an besonders zahlreichen Orten prädisponieren kann. Eindrucksvoll belegt dies die Arbeit von Schneider et al [16], die bei einer radiologischen Untersuchung an 52 Mitgliedern der Cincinnati Ballet Company 38 Ermüdungsbrüche an verschiedenen Lokalisationen fanden.

Tabelle 1. Übersicht über Sportarten und Tätigkeiten, die häufig zu Ermüdungsbrüchen führen

Dornfortsätze untere HWS, obere BWS	Schaufeln
Ulna	Rollstuhlfahren
Rippen	Husten, Rucksack tragen
Lumbaler Wirbelbogen	Gewichtheben, Ballett
Becken (Scham- und Sitzbein)	Turnen
Schenkelhals	Ballett, Turnen, Laufen, Marschieren
Femurschaft	Laufen, Ballett
Fibula	Laufen, Ballett
Tibia	Laufen, Ballett
Calcaneus	Sprungsportarten
Metatarsalia	Marschieren, Laufen, Ballett

Entsprechend der unterschiedlichen Belastung in verschiedenen Patientengruppen finden sich in der Literatur divergierende Angaben zur Lokalisationsverteilung schleichender Frakturen. In Tabelle 2 sind die Ergebnisse dreier Studien gegenübergestellt, welche die örtliche relative Fraktur-Häufigkeit für Rekruten, Sportler und die Normalpopulation angeben. In besonderem Maße scheint die Tibia von Ermüdungsbrüchen betroffen zu sein. Lediglich bei den Soldaten übertrifft die Häufigkeit der Metatarsale-Brüche in den zitierten Arbeiten diejenige der Schienbeinfrakturen. Bei der Analyse von 78 tibialen Streß-Frakturen fand Devas [6] darüberhinaus eine deutliche Bevorzugung des proximalen Drittels, wo sich mehr als 83% der Brüche abspielten.

Streßfrakturen werfen nicht selten diagnostische Probleme auf, was auch unser Fall deutlich macht. Entscheidend scheint uns die sorgfältige Erhebung der Anamnese, die unter Umständen die einzigen richtungsweisenden Daten ergibt. Liegt eine typische Lokalisation vor und wird ein entsprechender Auslösemechanismus eruiert, so sollte an einen Ermüdungsbruch zumindest gedacht werden. Differentialdiagnostische Erwägungen müssen neben der Streß-Fraktur ohne zugrundeliegende primäre oder sekundäre Knochenerkrankung eine Reihe von Prozessen einbeziehen, die zum Ermüdungsbruch prädisponieren können oder radiologisch ähnliche Veränderungen erzeugen wie dieser. Wegen der bedeutsamen Konsequenzen bei Fehldiagnosen in beiden Richtungen hat die wesentlichste Abgrenzung von Malignomen zu erfolgen; zu nennen sind hier vor allem das Ewing- und das Osteosarkom. Weitere Differentialdiagnosen umfassen gutartige Tumoren (Osteoid-Osteom), Rachitis, Osteomalazie (Looser'sche Umbauzonen), Osteoporose, Fibröse Dysplasie, Osteogenesis imperfecta, Osteopetrose, M. Paget, chronische Polyarthritis, Hyperparathyreoidismus, Vitamin C-Mangel, Osteomyelitis und die Reaktion auf eine Röntgenbestrahlung.

Tabelle 2. Lokalisationsverteilung von Ermüdungsbrüchen in verschiedenen Patientengruppen

	Rekruten[1]	Sportler[2]	Normalbevölkerung[3]
n (Anzahl)	250	142	34
davon (%)			
Femur	3,2	6,3	17,6
Tibia	24,0	53,5	35,3
Fibula	3,2	14,1	8,8
Metatarsalia	35,2	18,3	26,4

[1] Wilson und Katz (1969).
[2] Orava et al (1978).
[3] v. Rechenberg et al. (1982).

Der radiologische Befund ist insbesondere zu Beginn der Erkrankung oft wenig aussagekräftig. Die bei metaphysären Brüchen meist zu beobachtende Sklerosezone kann initial gering entwickelt sein (s. Abb. 2) oder gänzlich fehlen. Liegt die Fraktur in der Diaphyse, so ist manchmal eine Aufhellung im corticalen Bereich erkennbar, doch kann sich diese dem röntgenologischen Nachweis entziehen oder Anlaß zur Verwechslung mit einem Foramen nutricium geben. Mit Ablauf von Tagen bis Wochen pflegt sich eine periostale Reaktion unmittelbar über der frakturierten Corticalis auszubilden, daneben entwickelt sich endostaler oder periostaler Kallus, der vor allem bei Kindern eine rasche Größenzunahme zeigt. Bei Annahme einer Streßfraktur erscheint daher eine Röntgenkontrolle nach ein bis zwei Wochen sinnvoll, um die Diagnose zu sichern.

Die Mehrphasen Skelett-Szintigraphie mit ^{99}Tc-Methylen-Diphosphonat ergibt beim Ermüdungsbruch eine Mehrbelegung sowohl in der Blood-Pool- als auch in der Spätphase [3]. Spezifisch sind diese Befunde allerdings nicht. Ihre Befürworter schätzen die Szintigraphie insofern, als damit bereits Tage bis Wochen früher als mit konventionellen Röntgenaufnahmen ein positiver Befund erhoben werden kann. Prather et al [14] gaben die falsch positiven Daten für die Skelett-Szintigraphie bei Ermüdungsbrüchen mit 24 Prozent an, bei einer gleichzeitigen falsch negativen Rate der Röntgen-Nativaufnahmen von 71

410

Prozent. Falsch negative Szintigraphiebefunde sind selten, da Patienten mit Dauerbrüchen im Mittel erst 15,4 Tage nach Auftreten des Bruches einen Arzt konsultieren [20]. Zu bedenken ist jedoch die Strahlenbelastung, so daß bei jungen Patienten die Indikation für diese Untersuchung nach Möglichkeit zurückhaltend gestellt werden sollte.

Mit der Computertomographie suspekter Skelettbezirke lassen sich gelegentlich Frakturlinien darstellen, die sich der nativ-radiologischen Untersuchung entziehen. Auch kann mit dieser Methode eine erhöhte Markraumdichte nachgewiesen werden [20]. Das CT hat seine Berechtigung aber wohl nur bei den Fällen, in denen es auf schnelle Abgrenzung von einem malignen Tumor ankommt und die Szintigraphie keine wesentlichen diesbezüglichen Aufschlüsse geliefert hat.

Wenig Information konnte bisher die Kernspintomographie zur Diagnostik der Streßfrakturen beisteuern. Die Signalminderung im Bereich der Sklerosezone muß unseres Erachtens zum jetzigen Zeitpunkt noch als unspezifische Veränderung gewertet werden, die eine Abgrenzung von den differentialdiagnostischen hier in Frage kommenden Erkrankungen nicht mit ausreichender Sicherheit erlaubt.

Laborchemische Untersuchungen des Mineralsalzstoffwechsels einschließlich der ihn steuernden Hormone fallen bei primären Ermüdungsbrüchen in der Regel normal aus und sind nur dann erforderlich, wenn eine metabolische Erkrankung mit einiger Berechtigung vermutet werden muß. Die Bestimmung der Blutkörperchen-Senkungsgeschwindigkeit kann beim Ausschluß einer Osteomyelitis hilfreich sein.

Die Behandlung der Streßfrakturen wirft keine wesentlichen Probleme auf. Immobilisierung und erforderlichenfalls eine Trainingspause schaffen in nahezu allen Fällen primärer Ermüdungsbrüche ausreichende Voraussetzungen für eine rasche Abheilung. Nur selten, etwa bei stärker dislozierten Brüchen, ist ein operatives Vorgehen erforderlich.

Schlußfolgerung

Diagnostische Probleme bei Ermüdungsbrüchen können in vielen Fällen durch genaue Erhebung der Anamnese vermieden werden. Die Bestimmung der Blutkörperchen-Senkungsgeschwindigkeit und eine radiologische Kontrolle nach ein bis zwei Wochen werden als diagnostisches Grundprogramm empfohlen. Bleiben Unklarheiten, so favorisieren wir als nächste Maßnahme eine Drei-Phasen Skelett-Szintigraphie. Bestehen weiterhin Zweifel, so ermöglicht eine Biopsie die Diagnose, wahlweise unter Vorschaltung einer Computer- oder kernspintomographischen Untersuchung.

Literatur

1. Breithaupt MD (1855) Zur Pathologie des menschlichen Fußes. Med Zeitung 254:169–71
2. Chamay A, Tschantz P (1972) Mechanical influences in bone remodeling. Experimental research on Wolff's law. J Biomech 5:173–180
3. Collier BD, Johnson RP, Carrera GF, Akhtar K, Isitman AT (1984) Scintigraphic diagnosis of stress-induced incomplete fractures of the proximal tibia. J Trauma 24:156–160
4. Currey JD (1979) Changes in the impact energy absorption of bone with age. J Biomech 12:459–469

 5. Daffner RH (1978) Stress fractures: Current concepts. Skeletal Radiol 2:221–29
 6. Devas MB (1958) Stress fractures of the tibia in athletes or "shin soreness". J Bone Joint Surg 40B:227–39
 7. Devas MB (1961) Compression stress fractures in man and the greyhound. J Bone Joint Surg 43B:540–51
 8. Devas MB (1963) Stress fractures in children. J Bone Joint Surg 45B:528–41
 9. Devas MB (1975) Stress fractures. Churchill Livingston, London
10. Dickason JM, Fox JA (1982) Fracture of the patella due to overuse syndrome in a child. A case report. Am J Sports Med 10:248–49
11. Hallel T, Amit S, Segal D (1976) Fatigue fractures of tibial and femoral shaft in soldiers. Clin Orthop 118:35–43
12. Küntscher G (1939) Dauerbruch und Umbauzone. Bruns Beitr Klin Chir 169:557–72
13. Orava S, Puranen J, Ala-Ketola L (1978) Stress fractures caused by physical exercise. Acta Orthop Scand 49:19–27
14. Prather JL, Nusynowitz ML, Snowdy HA, Hughes AD, McCartney WH, Bagg RJ (1977) Scintigraphic findings in stress fractures. J Bone Joint Surg 59A:869–74
15. Rechenberg KN v, Kunz R, Preter B (1982) Das klinisch-radiologische Spektrum der Ermüdungsfraktur. Dtsch Med Wochenschr 107:543–47
16. Schneider HJ, King AY, Bronson JL, Miller EH (1974) Stress injuries and developmental changes of lower extremities in ballet dancers. Radiology 113:627–32
17. Stechow AW (1897) Fußödem und Röntgenstrahlen. Dtsch Mil Ärzte Ztg 26:465–71
18. Strube HD, Hierholtzer G (1989) Die Streßfraktur als überlastungsbedingter Sportschaden. Prakt Sport Traumatol Sportmed 2:11
19. Wilson ES, Katz FN (1969) Stress fractures. An analysis of 250 consecutive cases. Radiology 92:481–86
20. Yousem D, Magid D, Fishman EK, Kuhajada F, Siegelman SS (1986) Computed tomography of stress fractures. J Computer Ass Tomography 10:92–95
21. Zweymüller K, Frank W (1974) Ermüdungsbrüche der Tibia im Kindesalter. Z Orthop 112:450–60

Die Kalkschicht des Sehnenansatzes und das Ruptur-Risiko bei Enthesopathie

S. Havelka[1], V. Horn[2], A. Neužil[1]

[1]Rheumaforschungsinstitut, Na slupi 4, 12850 Praha, CSFR
[2]Universitätskrankenhaus, Pekařská 53, 56691 Brno, CSFR

Einführung

Der klassische Sehnenansatz (und analog auch Ansatz der Gelenkkapsel und der Ligamenta) hat eine einheitliche Struktur: Die Kollagenfasern dringen in einen periostfreien Knochen hinein und das Peritenonium fusioniert an der Ansatzperipherie mit dem Periost zusammen. Die Zugfestigkeit der Sehne ist zweckmäßig mit Federung des interponierten fibrösen Knorpels im Ansatzbereich kombiniert. Das Knorpelgewebe besteht aus einer knochennahen mineralisierten und einer darüberliegenden nichtmineralisierten Schicht, die durch die Tidemarkscheide getrennt sind (Abb. 1). Merkwürdigerweise nennen auch heute noch einige Autoren die Tidemark nicht beim Namen, sondern sehen zwischen den zwei Knorpelschichten der Insertion eine "blaue Linie, wie auch im Gelenkknorpel" [7] oder sogar eine "schmale Linie von unbekannter Bedeutung" [10].

Im Prinzip ist also der Insertionsaufbau derselbe wie die Verankerung des Gelenkknorpels im subchondralen Knochen [1, 3, 4, 5, 8], obwohl die Verankerungen gerade umgekehrten mechanischen Anforderungen ausgesetzt sind – bei der Sehne ist das der Zug, beim

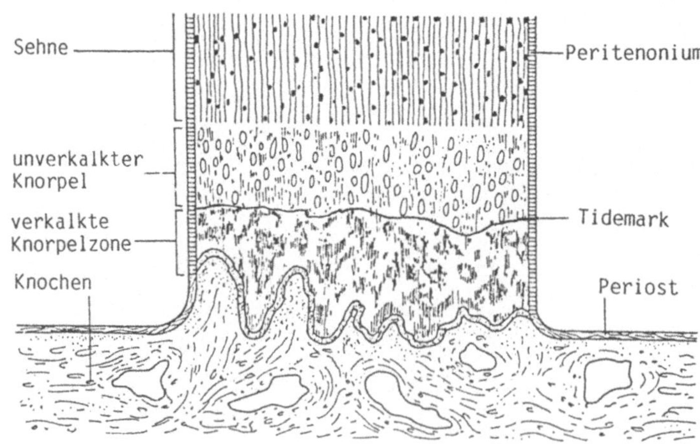

Abb. 1. (nach Franke 1977)

E. Werner H.H. Matthiaß (Hrsg.)
Osteologie - interdisziplinär
© Springer-Verlag Berlin Heidelberg 1991

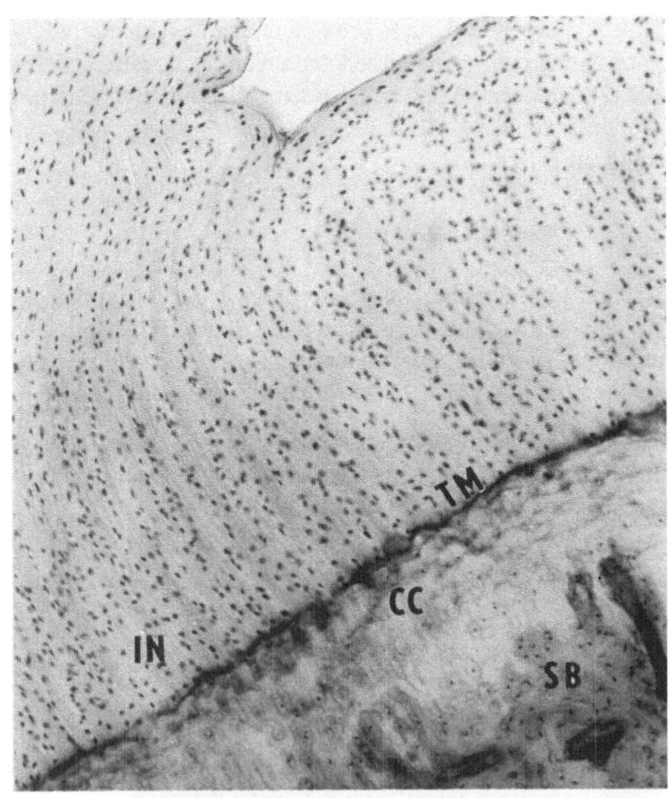

Abb. 2 (*oben*). *CC* Kalkschicht des
Knorpels, *IN* Insertion (Gelenkkapsel),
SB Knochen, *TM* Tidemark

Abb. 3 (*rechts*). *IN* Insertion (Sehne),
SB Knochen, *TM* Tidemark

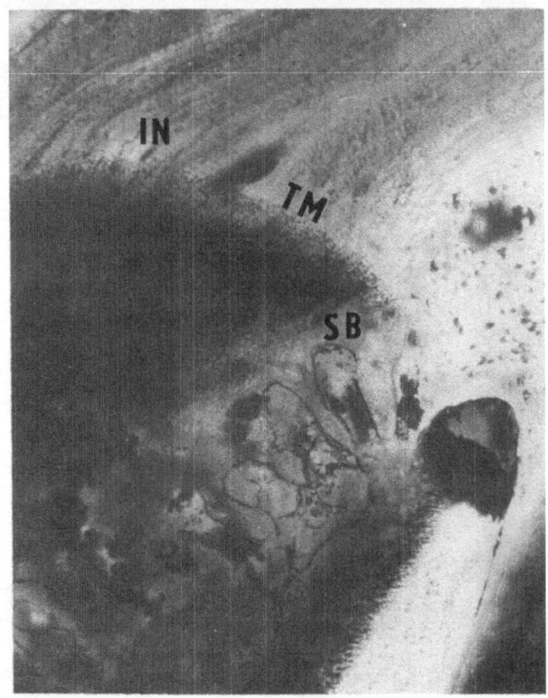

414

Gelenkknorpel der Druck. Freilich ist der Gelenkknorpel hyalin. Beim Anulus fibrosus, der ganz ähnlich mit dem Wirbelkörper verbunden ist, handelt es sich um einen fibrösen Knorpel [2]. Unter normalen Umständen sollen die Tidemark und die Knorpelschicht im Ansatz die inserierenden Kollagenfasern vor einer abrupten Biegung oder sogar einem Abscheren schützen [9].

Eigene Beobachtungen

Anhand von eigenem Material sind wir der Meinung, daß im Gegenteil zum gesunden Zustand beim enthesopathischen Ansatz die Tidemark und Kalkschicht zu einem Locus minoris resistentiae für Sehnenrupturen werden. Inwieweit diese Schädigungen der sogenannten ischämischen Sehnenruptur entsprechen könnten [6], sei dahingestellt.

Abb. 2 zeigt den Übergang Gelenkknorpel–Gelenkkapselansatz bei gesundem erwachsenen Kaninchen. Man sieht den Fortgang der Kalkschicht und der Tidemark zwischen den zwei Formationen (x 200, Hämatoxylin-eosin).

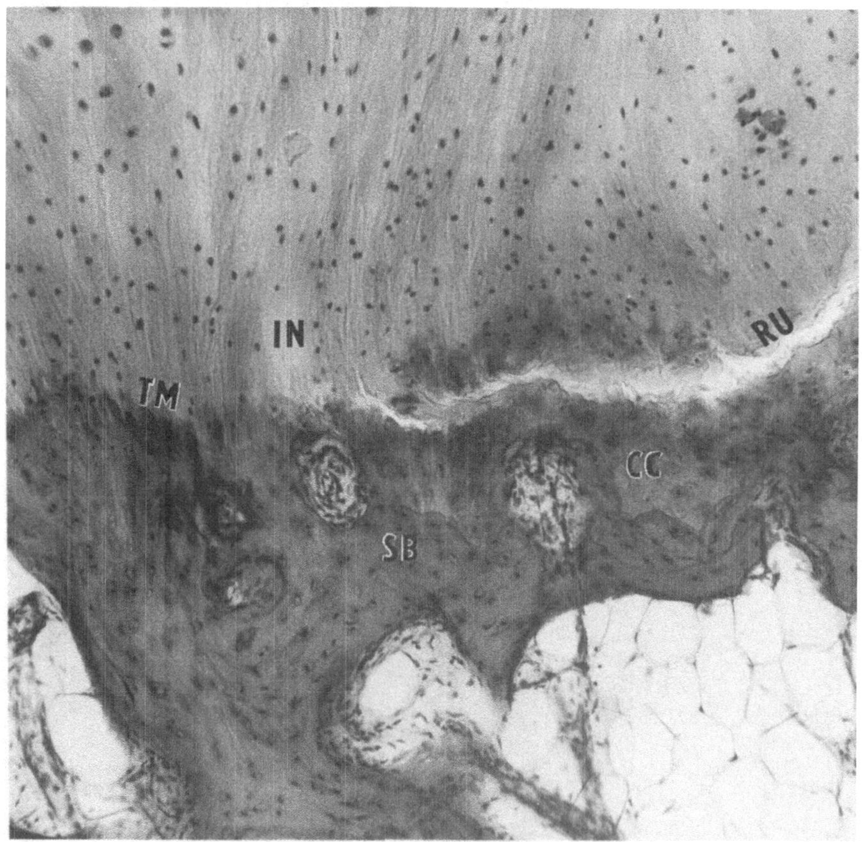

Abb. 4. *CC* Kalkschicht des Knorpels, *IN* Insertion (Sehne), *SB* Knochen, *RU* Ruptur, *TM* Tidemark

Abb. 3 demonstriert den Ansatz der Quadrizeps-Sehne an der Patella beim gesunden Kaninchen. Die Sehnenfasern, die Tidemark und die Kalkschicht sind sehr gut erkennbar auch hier im unentkalkten und ungefärbten, in Methylmethacrylat eingebetteten Muster.

Auf Abb. 4 sieht man eine Ruptur im Ansatz des Ligamentum patellae bei einem 27-jährigen Mann mit einer Chondromalazie der Patella und Enthesopathie (x 100, Hämatoxylin-eosin).

Abb. 5 zeigt im Operationsmuster von einem 47-jährigen Mann eine Sehnenansatzruptur bei Epicondylitis humeri (x 200, Häm.-eos.).

Andere Beispiele ergaben ähnliche Bilder. Auch wenn wir eine in vitro-Genese solcher Risse annehmen würden, bezeugen sie jedenfalls die Bereitschaft dieser Region, bei Enthesopathie mechanisch zu versagen [8].

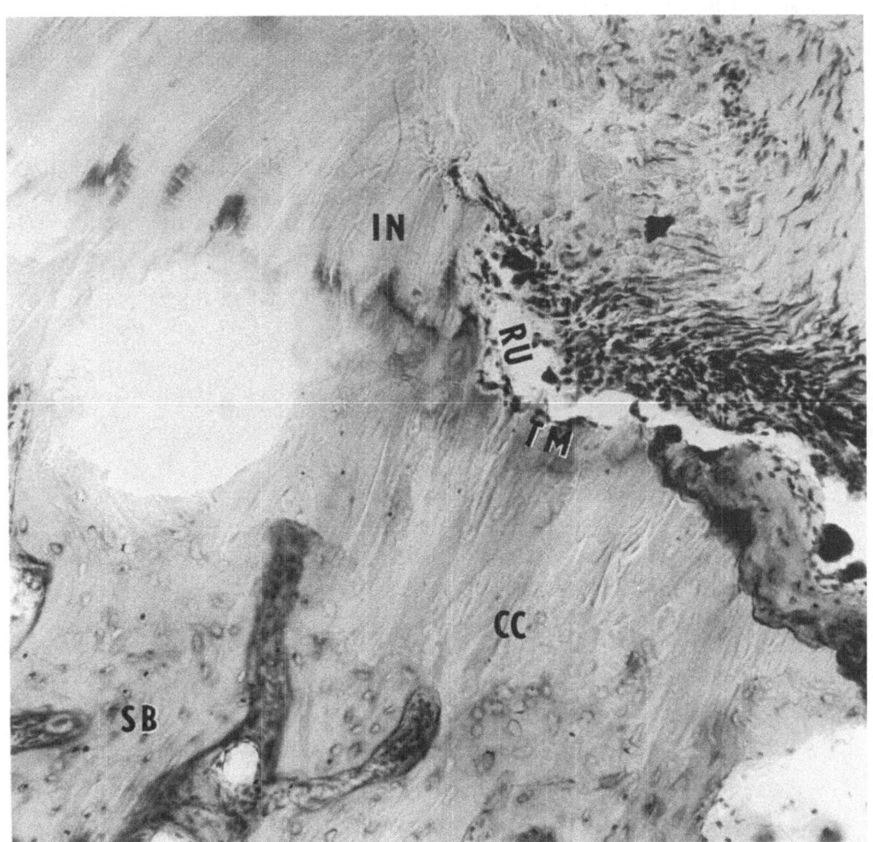

Abb. 5. *CC* Kalkschicht des Knorpels, *IN* Insertion (Sehne), *RU* Ruptur, *SB* Knochen, *TM* Tidemark

Zusammenfassung

1. Die gesunde Kalkschicht und Tidemark des Ansatzes schonen die inserierenden Kollagenfasern vor Schädigung durch Ruptur.
2. Bei Enthesopathie wird diese Gegend im Gegenteil für die Sehnenfasern zu einer Gefahr.

Literatur

1. Cooper RR, Misol S (1970) Tendon and ligament insertion. J Bone Joint Surg 52-A:1–20
2. François RJ, Bywaters EGL, Aufdermaur M (1985) Illustrated glossary for spinal anatomy. Rheumatol Int 5:241–245
3. Frank C, Amiel D, Woo SL-Y, Akeson W (1985) Normal ligament properties and ligament healing. Clin Orthop 196:15–25
4. Franke K (1977) Traumatologie des Sports. Volk und Gesundheit, Berlin
5. Havelka S, Horn V, Spohrová D, Valouch P (1984) The calcified-noncalcified cartilage interface: the tidemark. Acta biol hung 35:271–279
6. Hume EL (1984) Overuse syndromes. In: Hamilton WC (ed) Traumatic Disorders of the Ankle. Springer, Berlin Heidelberg New York Tokyo, S 55–68
7. Littlejohn GO (1989) More emphasis on the enthesis. J Rheumatol 16:1020–1022
8. Niepel GA, Siťaj Š (1979) Enthesopathy. Clin Rheum Dis 5:857–872
9. Redler I, Mow VC, Zimny ML, Mansell J (1975) The ultrastructure and biomechanical significance of the tidemark of articular cartilage. Clin Orthop 112:357–362
10. Woo SL-Y, Akeson WH (1987) Response of tendons and ligaments to loading and movements. In: Helminen HJ et al (eds) Joint Loading. Biology and Health of Articular Tissues. Wright, Bristol, pp 287–315

Wirbelkörperkompressionsfraktur bei aluminiuminduzierter Osteopathie nach langjähriger Antazida-Medikation

J. John[1], H.H. Melluche[2], F. Kerschbaumer[1], W. Thoma[1]

[1]Orthopädische Universitätsklinik "Friedrichsheim", Marienburgstraße 2,
 W-6000 Frankfurt am Main 71, Bundesrepublik Deutschland
[2]University of Kentucky, Lexington, USA

Einleitung

Von dialysepflichtigen Nierenpatienten ist bekannt, daß es im Körper zu einer Akkumulation von Aluminium kommt, bedingt durch die akzidentelle Aluminiumkontamination von Dialysat oder durch die Gabe von aluminiumhaltigen Phosphatbindern. Die Aufnahme des Aluminiums in den Organismus erfolgt über den Gastrointestinaltrakt. Über das Blut wird es in die verschiedenen Gewebe verteilt. Die Ausscheidung von Aluminium erfolgt mit dem Urin über die Nieren. Bei Nierenerkrankungen können Überdosierungen auftreten. Aluminiumablagerungen werden in verschiedenen Organen (Hirn, Knochen, Leber, Lunge, Niere, Milz, Herz und auch Skelettmuskulatur) gefunden. Die Aluminiumakkumulation im Gehirn verursacht das Dialyseencephalopathiesyndrom und ist in fortgeschrittenen Stadien als Dialysedemenz unbehandelt absolut letal. In milder Form wird eine Encephalopathie auch transient gesehen (Sabo et al, in press). Klinisch sind zu einem früheren Zeitpunkt und relativ häufig pathologische Knochenveränderungen nachweisbar. Nach Sherrard [19] ist die Gefahr der Ausbildung einer Encephalopathie eher gering, solange das Knochengewebe zur Aufnahme von Aluminium in der Lage ist. Erst wenn die Aufnahmekapazität des Knochens erschöpft ist, erfolgt die Überflutung des Organismus. Im Knochen findet sich histologisch ein erniedrigter turn-over mit gestörter Knochenbildung [10].

Becker und Mitarbeiter berichteten [18] über die Aluminiumakkumulation im Knochen bei nierengesunden Patienten. Darüber hinaus ist uns bisher kein Bericht über eine Fraktur in Verbindung mit einer Aluminiumakkumulation bei nierengesunden Patienten bekannt.

Im folgenden wird ein Fall vorgestellt, bei dem es aufgrund einer langjährigen oralen Antazida-Einnahme zu einer aluminiuminduzierten Osteopathie mit Wirbelkörperfraktur gekommen ist, ohne daß eine renale Erkrankung vorlag.

Fallbericht

Bei einem 47-jährigen Patienten war es beim Anheben eines Konzertflügels plötzlich zu starken Schmerzen im Bereich der Wirbelsäule gekommen. Der Orthopäde stellte eine Fraktur des BWK 9 und BWK 10 bei deutlicher Mineralsalzminderung der knöchernen

E. Werner H.H. Matthiaß (Hrsg.)
Osteologie - interdisziplinär
© Springer-Verlag Berlin Heidelberg 1991

Strukturen fest. Die densitometrische Untersuchung der LWS mit der quantitativen CT bestätigte die unter der Altersnorm liegende Mineralisation der LWS. Der Wert lag 1,7 Standardabweichungen unter dem altersentsprechenden Normkollektiv.

Der Patient klagte über ausgeprägte Knochenschmerzen in Verbindung mit Konzentrationsstörungen, Angstvorstellungen, Kopfschmerzen und eine, wie er es nannte, "Leere im Kopf". Die intensive anamnestische Befragung ergab, daß er seit über 25 Jahren Aluminiumhydroxyd-Präparate wegen seiner Magenbeschwerden einnahm. Neben diesen jahrelangen Magenbeschwerden, die zu der Dauermedikation mit Phosphatbindern geführt hat, ist lediglich noch der Konsum von 2 Flaschen Bier und 10 Zigaretten täglich erwähnenswert.

Die klinische Untersuchung des 173 cm großen und 75 kg schweren Patienten ergab keinen Anhalt für sonstige pathologische Befunde.

Sämtliche wiederholt bestimmten laborchemischen Parameter lagen im Normbereich. Lediglich das Serumcholesterin war mit 348 mg/% erhöht. Auch die weiterführende nephrologische Diagnostik konnte keinen weiteren pathologischen Befund erheben. Die durchgeführten endokrinologischen Funktionsuntersuchungen blieben ebenfalls unauffällig. Es konnte kein Anhalt für eine hormonelle Störung gefunden werden. Auch der Eisenstoffwechsel zeigte keine Auffälligkeiten.

Die Oberbauchsonographie ergab Normalbefunde an Leber, Pankreas, Milz und Gallenblase. Mittels Ösophagogastroduodenoskopie wurde eine große axiale Hiatusgleithernie, eine chron. Ösophagitis und eine Antrumgastritits festgestellt.

Die klinisch-neurologische Untersuchung ergab keinen Anhalt für einen pathologischen Befund. Die psychologischen Tests blieben ebenfalls unauffällig. Die psychiatrische Evaluation führte zur Diagnose einer hypochondrisch-asthenischen Persönlichkeitsentwicklung des Patienten. Im EEG kamen gruppierte und höher gespannte unregelmäßige Theta-Aktivitäten zur Darstellung, jedoch nicht im Sinne eines faßbaren pathologischen organischen Befundes.

Schließlich entnahmen wir dem Patienten im Rahmen der weiteren Diagnostik eine Knochenbiopsie aus dem Beckenkamm. Histologisch fand sich eine verminderte Knochenmasse, d.h. eine verschmälerte Kortikalis und ein reduziertes Trabekelvolumen. Die Trabekel weisen eine verminderte connectivity auf. Das Osteoidvolumen und die Oberfläche waren gering erhöht, die Dicke der Osteoidsäume lag im unteren Normbereich. Die Zahl der Osteoblasten und Osteoklasten war deutlich vermindert. Es gab keinen Anhalt für eine peritrabekuläre Fibrose, es fand sich auch kein pathologischer Befund im Knochenmark. Die Aluminiumfärbungen zeigten eine ausgeprägte lineale Ablagerung des Aluminiums am Knochen-Osteoid-Interface.

Nach Gabe von DFO, 30 mg/kg Körpergewicht stiegen die Ausgangswerte des Aluminiums im Serum von unter 5 μg/l auf 15 μg/l am 1. Tag und 11 μg/l am 2. Tag. Im Urin stiegen die Werte von unter 5 μg/l auf 16 μg/l am 1. Tag und 27 μg/l am 2. Tag.

Diskussion

Die Magenbeschwerden des Patienten, ausgehend von einer Hiatushernie, führten zu einer über 25 Jahre dauernden Medikation mit Aluminiumhydroxyd.

Während die Aluminiumintoxikation bei nierenkranken Patienten bekannt ist und ausführlich beschrieben wurde [1, 17, 11, 19, 16], ist eher selten darauf hingewiesen worden, daß bei oraler Aluminiumzufuhr auch bei Nierengesunden die Aluminiumkonzentration im Blut ansteigen kann. Recker [18] berichtet erstmals über eine Aluminiumdeposition im Knochen bei nierengesunden Patienten.

Die Nieren stellen das hauptsächliche Ausscheidungsorgan für Aluminium dar. Deshalb werden aluminiumabhängige Veränderungen hauptsächlich bei Patienten mit herabgesetzter Ausscheidungsfunktion der Nieren gefunden. Wenn jedoch die Ausscheidungskapazität der Nieren durch eine exzessive Aluminiumaufnahme belastet wird, sei es durch eine besonders hohe kurzfristige oder durch eine eher mäßige Aufnahme über einen langen Zeitraum, so mag eine Aluminiumintoxikation auch bei Patienten mit normaler Nierenfunktion gefunden werden [11, 10].

An unserem Fall ist interessant, daß der erniedrigte Knochenumsatz im Zusammenhang mit normalem Parathormon und normalen 1,25 Vitamin D-Spiegeln gefunden wurde. Mehrere Autoren sind davon ausgegangen, daß die aluminiuminduzierte Osteopathie die Folge des durch die renale Insuffizienz ausgelösten Hyperparathyreoidismus ist. Durch die Einwirkung des Parathormons kommt es dann zur Aktivierung der Osteoklasten als auch der Osteoblasten [19, 5]. Andere Autoren sehen den Hyperparathyreoidismus neben der Wirkung des Aluminiums auf den Knochen [3]. Das Auftreten von normalen Parathormon- und Vitamin D-Spiegeln in Verbindung mit einem niedrigen Knochenumsatz deutet auf einen direkten Effekt des Aluminiums auf die Osteoblasten hin. Eine solche Wirkung ist schon von Recker und Mitarbeitern [18] angenommen worden. Uns ist bisher jedoch keine Untersuchung bekannt, die dies nachgewiesen und die Pathogenese dargestellt hätte. In vitro konnte von Lieberherr et al [9] und von Blumenthal et al [4] eine hemmende Wirkung des Aluminiums auf die Osteoblastenaktivität und die Bildung von Hydroxy-Apatitkristallen gezeigt werden. Wenn auch die meisten Autoren einen Effekt des Aluminiums auf den Knochenumsatz über die Beeinflussung der Parathormonsekretionsdynamik annehmen und eine Dialyseosteomalazie mit niedrigen oder normalen Parathormonwerten vom sekundären Hyperparathyreoidismus in Zusammenhang mit hohen Serumaluminiumwerten bei nierenkranken Patienten unterscheiden [16, 17, 8, 14], weist unser Fall auf die postulierte direkte Wirkung des Aluminiums auf die Osteoblasten hin.

Im Desferaltest konnten die Ausgangswerte des Aluminiums im Serum auf das Doppelte am 2. Tag und im Urin auf das über 5-fache am 2. Tag gesteigert werden. Der Nutzen von Deferoxamin in der Behandlung von Patienten mit Aluminiumakkumulation im Knochen wurde wiederholt gezeigt [11, 10].

Wie der vorliegende Fall zeigt, sollte bei sog. idiopathischen Osteoporosen bei entsprechender Anamnese eine Aluminiumintoxikation grundsätzlich in die diff.-diagnostischen Erwägungen mit einbezogen werden.

Literatur

1. Alfrey AC, Mishell JM, Burks J, Contiguglia SR, Rudolph H, Lewin E, Holmes (1972) Syndrome of dyspraxia and multifocal seizures associates with chronic hemidialysis. Trans Am Soc Artif Intern Organs 18:257–261
2. Andreoli BP, Bergstein JM, Sherrard DJ (1984) Aluminium intoxication from aluminium containing phosphat binders in children with azotemia not undergoing dialysis. New Engl J Med 310:1079–1084
3. Andress D et al (1983) Parathyroid hormone response to hypocalcemia in hemodialysis patients with osteomalacia. Kidney Int 24:364
4. Blumenthal NC, Posner AS (1984) In vitro model of aluminium-induced osteomalacia: Inhibition of hydroxyapatite formation and growth. Calcif Tissue Int 36:439–441
5. Cann CE et al (1979) Aluminium uptake by the parathyroid glands. J Clin Endocrinol Metab 49:543
6. Forth W (1988) Toxikologische Bewertung systemischer Effekte von Antazida. Z Gastroenterol (Supp 1) 26:20–26
7. Griswold WR, Reznik V, Mendoza SA, Trauner D, Alfrey AC (1983) Accumulation of aluminium in a nondialyzed uremic child receiving aluminium hydroxyde. Pediatrics 71:56–58
8. Hodsman AB, Hood SA, Brown P, Cordy EP (1985) Do serum aluminium levels reflect underlying skeletal aluminium accumulation and bone histology before and after chelation of deferoxamine? J Lab Clin Med 106:674–681
9. Lieberherr M, Grosse B, Cournot-Witmer D, Thil CL, Balsam S (1982) In vitro effects of aluminium on bone phosphatases: A. Possible interaction with PTH and vitamin D3 metabolites. Calcif Tissue Int 34:280–282
10. Malluche HH, Faugere MC (1988) Aluminium related bone disease. Blood Purification 6:1–15
11. Malluche HH, Smith AJ, Abreo K, Faugere MC (1984) The use of deferoxamine in the management of aluminium accumulation in bone on patients with renal failure. New Engl J Med 311: 140
12. Mayor GH, Burnatowska-Hledin M (1966) The metabolism of aluminium and aluminium-related encephalopathy. Semin Nephrol 6, 4, Suppl 1:1
13. Nathan E, Pedersen SE (1980) Case report, dialysis encephalopathy in a non dialyzed uraemic boy treated with aluminium hydroxyde orally. Acta Paediatr Scand 69:793–796
14. Norris KC, Nebeker HG, Hercz G, Millinger DS, Gerszi K, Slatopolsky E, Andress DL, Sherrard DK, Coburn JW (1985) Clinical and laboratory features of aluminium-related bone disease. Differences between sporadic and epidemic forms of the syndrome. Am J Kidney Dis 6:342–347
15. Oppenheim WL, Namba R, Goodman WG, Sepulveda and Salusky IB (1989) Aluminium toxicity complicating renal osteodystrophy. J Bone Joint Surg 71-A, 3
16. Ott SM, Maloney NA, Klein GL, Alfrey AC, Ament ME, Boburn JW, Sherrard DJ (1983) Aluminium is associated with low bone formation in patients receiving chronic parenteral nutrition. Ann Int Med 89:910–914
17. Pierides AM, Edwards WG, Cullum UX, McCull JT, Ellis HA (1980) Hemodialysis encephalopathy with osteomalacia fracture and muscle weakness. Kidney Int 18:115–124
18. Recker RR, Blotcky AJ, Leffler JA, Rack EP (1977) Evidence for aluminium absorption from the gastrointestinal tract and bone deposition by aluminium carbonate ingestion with normal renal function. J Lab Clin Med 90:810
19. Sherrard DJ (1966) Aluminium and renal osteodystrophy. Semin Nephrol 6, No 4, Suppl 1:5
20. Skinner HB, Harris JR, Cook SD, O'Neill WN (1983) Bilateral sequential tibial and fibular fatigue fracture associates with aluminium intoxication osteomalacia. J Bone Joint Surg 65-A, 6

Aluminiumresorption bei Antacidatherapie mit Magaldrat zur Streßblutungsprophylaxe

T.H. Ittel, U. Gladziwa, H.G. Sieberth

Medizinische Klinik II, RWTH, Pauwelsstraße 30, W-5100 Aachen, Bundesrepublik Deutschland

Einleitung

Seit der ersten Beschreibung der klinischen Manifestation der Aluminiumtoxizität bei Patienten mit dialysepflichtiger Niereninsuffizienz in Form der rasch progredienten Encephalopathie [1] haben sich erhebliche Veränderungen in Bezug auf Incidenz und klinische Symptomatik der chronischen Aluminiumtoxizität ergeben. Neben der typischen Encephalopathie wurden schwere, Vitamin D-resistente Osteomalazien und adynamische Osteopathien und eine mikrozytäre Aggravation der renalen Anämie als Folge einer Aluminiumakkumulation beobachtet [4]. Mit Verbesserung der Qualität des Dialysewassers und Einschränkungen beim Einsatz aluminiumhaltiger Phosphatbinder hat sich das Spektrum aluminiumassoziierter Erkrankungen zu subtileren Manifestationsformen verschoben. So dokumentierten Untersuchungen von Altmann [2] klinisch inapparente Störungen von psychomotorischen Leistungen und andere Autoren registrierten in diesem Zusammenhang eine unspezifisch gesteigerte kardio- und zerebrovaskuläre Morbidität [3]. Neben Patienten mit chronsicher dialysepflichtiger Niereninsuffizienz existieren weitere Risikokollektive, bei denen die Konstellation hochdosierte orale Aluminiumexposition und eingeschränkte exkretorische Nierenfunktion anzutreffen sind. Hierbei sind vor allem kritisch kranke Patienten hervorzuheben, die im Rahmen ihrer intensivmedizinischen Behandlung zur Streßblutungsprophylaxe repetitiv mit aluminiumhaltigen Antazida therapiert werden. Arbeiten von Priebe [7] und anderen Autoren haben die gute Wirksamkeit dieser Therapieschemata dokumentiert. Im Gegensatz zu chronischen Dialysepatienten ist jedoch der Umfang der Aluminiumresorption bei diesen Patienten unzureichend untersucht worden.

Zur Klärung dieser Frage initiierten wir daher eine prospektive Studie bei intensivpflichtigen Patienten mit unterschiedlichen Graden renaler Funktionseinschränkung unter Antazidabehandlung. Dabei war von besonderem Interesse, ob unsere tierexperimentellen Befunde, die eine vermehrte Resorption von Aluminium bei Niereninsuffizienz belegen [5], bei diesen Patienten ein entsprechendes Korrelat besitzen.

E. Werner H.H. Matthiaß (Hrsg.)
Osteologie - interdisziplinär
© Springer-Verlag Berlin Heidelberg 1991

Patienten und Methoden

Wir untersuchten 68 Patienten prospektiv, die im Zeitraum von Januar 1986 bis August 1989 auf der Medizinischen Klinik II der RWTH in Aachen aufgenommen wurden. Einschlußkriterien waren die Indikation zu einer Streßblutungsprophylaxe mit Antacida und eine komplette parenterale Ernährung über einen Zeitraum von zumindestens 72 Stunden. In dieser Zeit erhielten alle untersuchten Patienten in vierstündlichen Intervallen über eine Magensonde 20 ml Magaldrat zur Blutungsprophylaxe entsprechend einer täglichen Aluminiumdosis von 1180 mg. Die parenterale Ernährung war standardisiert und alle Infusionslösungen wurden ebenso wie Serum- und Urinproben mit flammenloser Atomabsorption auf ihren Aluminiumgehalt hin untersucht. Von ursprünglich 68 Patienten mußten 45 Studienteilnehmer ausgeschlossen werden, da entweder die Beobachtungsdauer unter ausschließlicher parenteraler Therapie zu kurz war oder aluminiumkontaminierte Lösungen, hier im wesentlichen Humanalbumin, infundiert worden waren. Bei 4 Patienten traten gastrointestinale Blutungen vor Abschluß der Beobachtungsphase auf. Bei 23 Patienten konnte das gesamte Protokoll realisiert werden und die Untersuchten wurden entsprechend ihrer residualen Nierenfunktion drei Untergruppen mit normaler Nierenfunktion, chronischer Niereninsuffizienz und akutem Nierenversagen zugeordnet (Tabelle 1). Patienten mit akutem Nierenversagen wurden als Nierenersatztherapie der kontinuierlichen Hämofiltration zugeführt.

Tabelle 1. Einfluß der renalen exkretorischen Funktion (*Kontrolle*, nicht eingeschränkt, *CNI* chronische Niereninsuffizienz, *ANV* akutes, anurisches Nierenversagen) auf Serumaluminium und renale Aluminiumausscheidung bei 23 kritisch kranken Patienten unter antazider Therapie mit Magaldrat (*0 h* und *basal* vor Gabe von Magaldrat, *Max* maximale Konzentrationen oder Exkretionsraten innerhalb eines Beobachtungszeitraumes von 72 Stunden, Mittelwerte ± SD)

		Serumaluminium μg/l			Renale Aluminiumausscheidung μg/24 h		
Gruppe	n	0 h	24 h	Max	Basal	1. Tag	Max
Kontrolle	7	4 ± 3	11 ± 10^{a}	24 ± 36^{a}	14 ± 6	60 ± 64^{a}	98 ± 86^{a}
CNI	5	4 ± 2	17 ± 9^{a}	41 ± 24^{a}	12 ± 7	86 ± 43^{a}	195 ± 128^{a}
ANV	11	5 ± 3	$40 \pm 29^{a,b}$	$117 \pm 93^{a,b}$	–	–	–

[a] $p < 0{,}05$ vs 0 h oder basal.
[b] $p < 0{,}05$ vs Kontrolle.

Ergebnisse und Diskussion

Die Gabe von Magaldrat führte bei allen untersuchten Patienten zu einem Anstieg der seriell bestimmten Aluminiumserumkonzentrationen und der renalen Aluminiumexkretion bei den Patienten mit noch erhaltener residualer Nierenfunktion (Tabelle 1). Durch die Einschlußkriterien definiert betrug die minimale Beobachtungsdauer pro Patient 72 Stunden, die längste individuelle Beobachtungsspanne umfaßte 36 Tage. 72 Stunden nach Therapiebeginn hatte der Anstieg des Serumaluminiums und des Urinaluminiums ein Plateau erreicht und die nachfolgenden Kontrollen dieser Parameter konnten, auch bedingt durch die abnehmende Anzahl der beobachteten Patienten, keine eindeutigen weiteren Anstiege mehr zeigen. Da die Überprüfung der parenteralen Infusionslösungen keine nachweisbare Aluminiumkontamination ergab, sind die genannten Veränderungen bei allen Patienten auf die gastrointestinale Resorption von Aluminium zurückzuführen. Obwohl bei eingeschränkter Nierenfunktion bei gleichen Resorptionsraten mit einer gegenüber Kontrollen verminderten Aluminiumelimination zu rechnen war, tendierten niereninsuffiziente Patienten zu einer gesteigerten Aluminiumelimination, die in Analogie zu tierexperimentellen Daten [5, 6] auf eine bei Niereninsuffizienz gesteigerte Aluminiumresorption hinweist. Bei der Korrelation zwischen Kreatininclearance und Aluminiumexkretion ergab sich ein signifikant negativer Zusammenhang: Eine Einschränkung der Nierenfunktion resultierte in erhöhten Aluminiumexkretionsraten.

Bei Patienten mit chronischer Niereninsuffizienz ließen sich gegenüber den Patienten mit normaler Nierenfunktion geringfügig höhere Aluminiumserumkonzentrationen demonstrierten. Im Gegensatz hierzu imponierte bei anurischen Patienten ein rascher und deutlich höherer Anstieg des Aluminiums im Serum, wobei die maximalen Konzentrationen sich bei 117 ± 93 µg/l bewegten. Bei 4 Patienten aus dieser Gruppe überschritten die maximalen Serumkonzentrationen deutlich die als toxikologisch bedenklich geltende Grenze von 100 µg/l. Bei einem Patienten wurden Werte von über 300 µg/l nachgewiesen. Da diese Patientengruppe über keine nennenswerte exkretorische renale Funktion mehr verfügte, können die erhöhten Serumaluminiumkonzentrationen als Summationsphänomen von reduzierter Aluminiumelimination und wahrscheinlich gesteigerter intestinaler Aluminiumresorption interpretiert werden, obgleich aufgrund der fehlenden Beurteilbarkeit der renalen Aluminiumausscheidung sich das Ausmaß der Aluminiumresorption nicht quantifizieren läßt. Eine Kontamination der bei der kontinuierlichen Hämofiltration verwandten Substitutionslösung als Ursache der erhöhten Aluminiumserumkonzentrationen konnte durch entsprechende Analysen ausgeschlossen werden.

Literatur

1. Alfrey AC, Mishell MM, Burks J, Contiguglia SR, Rudolph H, Lewin E, Holmes JH (1972) Syndrome of dyspraxia and multifocal seizures associated with chronic hemodialysis. Trans Am Soc Artif Intern Organs 18:257–261
2. Altmann P, Dhanesha U, Hamon C, Cunningham J, Blair J, Marsh F (1989) Disturbance of cerebral function by aluminium in haemodialysis patients without overt aluminium toxicity. Lancet II:7–12
3. Chazan JA, Blonsky SL, Abuelo JG, Pezullo JC (1988) Increased body aluminium. An independent risk factor in patients undergoing long-term hemodialysis? Arch Intern Med 148:1817–1820
4. Ganrot PO (1986) Metabolism and possible health effects of aluminium. Environ Health Perspec 65:363–441
5. Ittel TH, Buddington B, Miller NL, Alfrey AC (1987) Enhanced gastrointestinal absorption of aluminum in uremic rats. Kidney Int 32:821–826
6. Ittel TH, Kluge R, Sieberth HG (1988) Enhanced gastrointestinal absorption of aluminium in uraemia: Time course and effect of vitamin D. Nephrol Dial Transplant 3:617–623
7. Priebe HJ, Skillman JJ, Bushnell LS, Long PC, Silen W (1980) Antacid versus cimetidine in preventing acute gastrointestinal bleeding. New Engl J Med 302:426–430

Dialyse-assoziierte Beta-2-Mikroglobulin-Amyloidose des Knochens

A. Nerlich[1], M. Holch[2], M. Nerlich[2]

[1]Pathologisches Institut, Universität München, Thalkirchnerstraße 36, W-8000 München 2, Bundesrepublik Deutschland
[2]Unfallchirurgische Klinik, Medizinische Hochschule Hannover, Konstanty-Gutschow-Straße 9, W-3000 Hannover 61, Bundesrepublik Deutschland

Einleitung

Patienten mit Langzeitdialyse zeigen vielfach Organveränderungen und Komplikationen, wobei am Skelettsystem neben renaler Osteopathie, den Folgen von Stoffwechselstörungen des Vitamin-D-Metabolismus und Aluminiumintoxikation ein in letzter Zeit erst beschriebenes Krankheitsbild mit ausgeprägten Amyloidablagerungen auftreten kann. Das klinische Bild dieser Amyloidose umfaßt das gehäufte Auftreten eines Karpaltunnel-Syndroms und Impingement-Syndroms der Schulter [1], sowie pathologische Frakturen, besonders im Schenkelhalsbereich, in Folge z.T. tumorförmiger Amyloidablagerungen [4, 3, 5]. Immunhistochemisch läßt sich in den klinisch betroffenen Geweben innerhalb des Amyloids Beta-2-Mikroglobulin (B2M) nachweisen [2]. Diese Knochenamyloidose wurde bei den bisher beschriebenen Fällen nach Dialysezeiträumen von mehr als 5 Jahren beobachtet [4]. Die exakte Ätiologie der Veränderung ist bislang noch nicht klar, auch wenn ein Zusammenhang zwischen Amyloidose und der verwendeten Hämodialyse-Membran diskutiert wird [7].

Wir berichten von 2 Fällen mit dialyse-assoziierter B2M-Amyloidose des Knochens im Verlauf von Langzeitdialyse, wobei ein Fall mit geringen, "frühen" Veränderungen einem Fall mit ausgeprägten, "späten" Veränderungen gegenübergestellt werden soll.

Kasuistiken

Fall 1

Der 49jährige Patient mußte seit 3 1/2 Jahren wegen einer mesangioproliferativen Glomerulonephritis mit Niereninsuffizienz hämodialysiert werden. Verwendet wurden ausschließlich Cuprophan-Dialysemembranen. An Beschwerden gab der Patient lange Zeit bestehende Schmerzen im Bereich der Wirbelsäule an, die auf eine renale Osteopathie bezogen wurden. Zehn Tage prä-mortem traten plötzlich schwere, unstillbare gastrointestinale Blutungen auf, so daß der Patient an einem hypovolämischen Herz-Kreislauf-Versagen verstarb.

E. Werner H.H. Matthiaß (Hrsg.)
Osteologie - interdisziplinär
© Springer-Verlag Berlin Heidelberg 1991

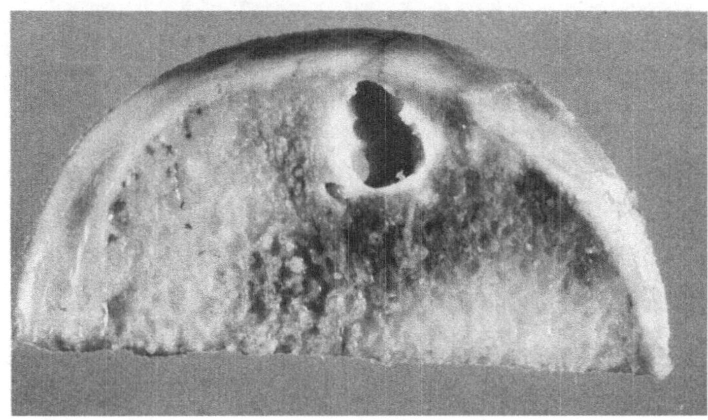

Abb. 1. Sägeschnitt durch den Femurkopf (Fall 1) mit der subchondral gelegenen Zyste, die z.T. von weißlich-fädigem Material ausgefüllt ist

Bei der Obduktion fanden wir im linken Femurkopf subchondral gelegen eine ca. 0,5 cm große zystische Läsion mit gering sklerosiertem Randsaum. Nach Eröffnen entleerte sich wenig seröse Flüssigkeit. Zudem war die Zyste mit weißlich-fädigem Material teilweise gefüllt (Abb. 1). Histologisch fand sich hier amorphes eosinophiles Material, das sich in einer Kongo-Färbung rot färbte und im polarisierten Licht eine für Amyloid typische "flaschengrüne" Färbung zeigte. Immunhistochemisch war in diesem Material B2M nachweisbar. Weitere Ablagerungen von B2M-positivem Amyloid waren in Synovialis und im Anulus fibrosus der Zwischenwirbelsäule nachweisbar, während sämtliche untersuchten inneren Organe, aber auch bindegewebige Strukturen von Leber, Herzklappen und Gefäßbindegewebe negativ waren. Weitere Obduktionsbefunde umfaßten: hochgradige Schrumpfnieren beidseits ("end-stage kidney"), rezidivierte parazentrale Lungenembolien und ein lymphogen metastasiertes Dünndarmkarzinoid, das zu einer ausgeprägten Arrosionsblutung im Ileum geführt hatte.

Fall 2

Die 58jährige Patientin mußte wegen einer abgelaufenen Glomerulonephritis seit 8 Jahren chronisch hämodialysiert werden. Auch hier wurden ausschließlich Cuprophan-Membranen für die Dialyse verwendet. Eine Röntgenaufnahme des linken Femurkopfes, die wegen Schmerzen der linken Hüfte angefertigt worden war, zeigte eine große lytische Läsion im linken Femurkopf am Übergang zum Schenkelhals. In einem Feinnadelaspirat konnte B2M nachgewiesen werden. Aufgrund der Ausdehnung der Läsion und der Gefahr einer pathologischen Fraktur wurde operativ ein prothetischer Femurkopfersatz durchgeführt.

Die morphologische Untersuchung des Op-Präparates ergab in der radiologisch angegebenen Lokalisation ein weißlich-tumorförmiges subchondrales Areal mit Zerstörung des Knochens (Abb. 2). Histologisch ließ sich hier reichlich eosinophiles Material nachweisen, das durch eine positive Kongofärbung als Amyloid identifiziert werden konnte. Eine immunhistochemische B2M-Färbung zeigte eine ausgedehnte, positive Reaktion. Hofartig

426

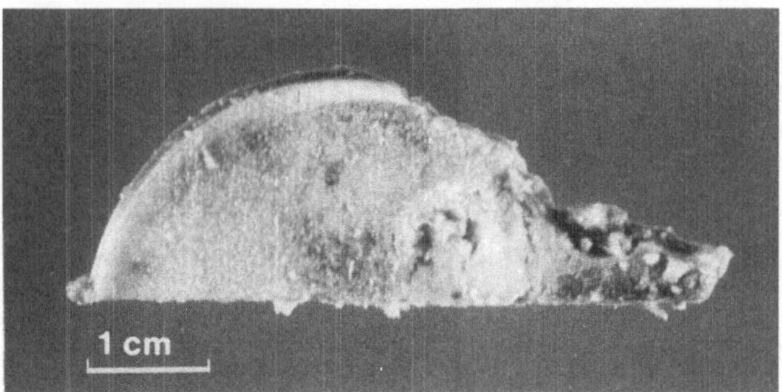

Abb. 2. Längsschnitt durch den Femurkopf bei Fall 2. Am Übergang zum Schenkelhals findet sich eine weißlich-tumorförmige Amyloidablagerung subchondral

um den Amyloid-Tumor bestand eine ausgeprägte Markraumfibrose im Rahmen der ausgeprägten Fibroosteoklasie. Auch hier konnte reichlich B2M immunhistochemisch nachgewiesen werden, auch ohne daß eine Kongo-positive Reaktion vorlag. Weitere B2M-positive amyloide Ablagerungen fanden sich in Sehnengewebe des Lig. capitis femoris, in der Synovialis und in geringem Umfang bevorzugt oberflächennahe in hyalinem Knorpel.

Diskussion

Tumorförmige Amyloidablagerungen im Knochen von Langzeit-Dialysepatienten wurden in den letzten Jahren in steigendem Umfang beobachtet. Biochemische und immunhistochemische Untersuchungen konnten zeigen, daß diesem Amyloid die Ablagerung von B2M zugrunde liegt [4]. Die bisher beobachteten Fälle traten erst nach Dialysezeiträumen von mehr als 5 Jahren auf [4]. Oft waren pathologische Frakturen des Schenkelhalses für die Diagnosestellung ausschlaggebend [5, 3, 7]. Wir konnten bei einem unserer Fälle B2M-positive Amyloid-Ablagerungen in Knochen, Synovialis und Anulus fibrosus schon nach 3 1/2 Jahren beobachten, auffallenderweise in Form einer zystischen Knochenläsion. Demgegenüber bot der zweite, nach 8 Jahren Dialysezeit untersuchte Fall eine ausgedehnte tumorförmige B2M-Ablagerung. Hieraus kann man schließen, daß mit zunehmender Dialysedauer das Ausmaß der Amyloidablagerung zunimmt. Andererseits scheinen amyloide Ablagerungen im Knochen auch schon nach relativ kurzen Dialysezeiträumen möglich, jedoch noch ohne daß klinische Symptome auftreten. Ungewöhnlich und bislang noch nicht beschrieben ist die Art der "frühen" Läsion: über die Ursache zur Zystenbildung herrscht bislang noch Unklarheit, umso mehr als für die bevorzugte Lokalisation im proximalen Femur bzw. Femurkopf keine hinreichenden Erklärungsmöglichkeiten vorliegen. Unsere Beobachtung im zweiten Fall, daß hofartig um den Amyloid-Tumor in lockerem Bindegewebe einer Markraumfibrose B2M-Ablagerungen auftraten, deuten darauf hin, daß es bestimmte Strukturen im Bindegewebe sind, die die Akkumulation von B2M bewirken. Hierfür kommt entsprechend experimenteller Untersuchungen vor allem Kollagen in Frage, das in vitro eine hohe Affinität für B2M aufweist [6]. Unklar bleibt jedoch, warum zahlreiche bindegewebigen Systeme innerer Organe oder der Gefäße nicht mitbetroffen sind, wie in unserem ersten Fall gezeigt. Ursächlich für die B2M-Ablagerung muß die Retention des Proteins im Rahmen der Hämodialyse angesehen werden, wobei die Verwendung von Cuprophan-Membranen, die mit ihrer Filtergröße von max. 8 kD das 12 bis 24 kD große B2M retinieren [7], wie in den vorliegenden Fällen, eine entscheidende Funktion zuzumessen ist.

Literatur

1. Bardin T, Kuntz D, Zingraff J, Voisin MC, Zelmar A, Lansaman J (1985) Synovial amyloidosis in patients undergoing long-term hemodialysis. Arth Rheum 28:1052–1058
2. Casey PD, Page DL (1986) Tumoral amyloidosis of bone of beta-2-microglobulin origin in association with long-term hemodialysis. Hum Pathol 17:731–738
3. DiRaimondo CR, Casey TT, DiRaimondo CV, Stone WJ (1986) Pathologic fractures associated with idiopathic amyloidosis of bone in chronic hemodialysis patients. Nephron 43:22–27
4. Hampl H, Bartel-Schwarze S, Lobeck H, Stein H, Eulitz M, Linke RP (1987) Klinik, Morphologie, Biochemie und Immunhistochemie der Dialyse-assoziierten Amyloidose. Nieren Hochdruckkrankh 16:173–184
5. Holch M, Scheumann GFW, Nerlich ML, Brandis A (1989) Pathologische Schenkelhalsfrakturen und gelenknahe Beta-2-Mikroglobulin-Amyloidose bei langzeitdialysierten Patienten: ein zunehmend häufigeres Krankheitsbild. Helv chir Acta 56:573–576
6. Homma N, Gejyo F, Isemura M, Arakawa M (1989) Collagen-binding affinity of beta-2-microglobulin, a proprotein of hemodialysis-associated amyloidosis. Nephron 53:37–40
7. Scheumann GFW, Nerlich ML, Reilmann H, Wittekind C (1989) Pathologische Frakturen bei dialyseassoziierter Amyloidose. Unfallchirurg 92:68–72

Einfluß des Hyperparathyreoidismus auf die Knochendichte bei Dialysepatienten

H. Schmidt[1], E.-H. Scheuermann[1], W. Schoeppe[1], Y. Alemdag[2], J. Kollath[2]

[1]Abteilung Nephrologie, Zentrum Innere Medizin, Universitätsklinik Frankfurt,
Johann-Wolfgang-Goethe-Universität, Theodor-Stern-Kai 7, W-6000 Frankfurt am Main 70,
Bundesrepublik Deutschland
[2]Abteilung für allgemeine Röntgendiagnostik, Zentrum Radiologie, Universitätsklinik Frankfurt,
Johann-Wolfgang-Goethe-Universität, Theodor-Stern-Kai 7, W-6000 Frankfurt am Main 70,
Bundesrepublik Deutschland

Einleitung

Ein sekundärer Hyperparathyreoidismus (HPT) entwickelt sich nahezu regelhaft mit Reduktion der Nierenfunktion. Bei Hämodialysepatienten lassen sich signifikant erniedrigte Knochendichtewerte (BMC) mit der Dual-Photonen-Absorptiometrie bestimmen [3]. Trotz Vitamin D Substitution kommt es unter Hämodialysetherapie zu einem weiteren Abfall der Knochendichte [5]. Dabei haben vermutlich verschiedene Faktoren einen Einfluß auf den Knochenmetabolismus. Denn einerseits führt bereits eine gering reduzierte renale Funktion (mittlere Kreatininclearance 74 ml/min) zur Abnahme der trabekulären Knochenmasse [1], und andererseits wurde bei Patienten mit primärem HPT und normaler Nierenfunktion eine Abnahme der kortikalen Knochendichte gemessen [6]. Um den Einfluß des HPT auf die Knochendichte bei Niereninsuffizienz zu analysieren, bestimmten wir den BMC bei Hämodialysepatienten mit der Dual-Photonen-Absorptiometrie, die als verläßliche und sichere Methode gilt [2, 4].

Patienten

Bei 60 Dialysepatienten (37 Männer/23 Frauen) bestimmten wir mit der Dual-Photonen-Absorptiometrie die Knochendichte in der Lendenwirbelsäule (LWK 2 – LWK 4) und im linken Femurhals. Die untersuchten Patienten waren im Mittel $49,5 \pm 15,1$ Jahre alt (Bereich: 20–73 Jahre) und wurden im Mittel seit $79,8 \pm 70$ (Bereich: 1–248) Monaten hämodialysiert. 28 der 60 untersuchten Patienten hatten einen ausgeprägten HPT, bei 32 Patienten ergab sich weder klinisch noch laborchemisch der Hinweis auf eine bedeutsame Überfunktion der Nebenschilddrüsen.

Methoden

Der Knochenmineralgehalt wurde mit dem Dual-Photonen-Osteodensitometer Osteotech 300 der Firma MSA Phillips mit einer 153-Gd-Strahlenquelle gemessen. Die in-vitro-Präzision bei unmittelbarer Wiederholungsmessung wurde mit $< \pm 0,01$ g/qcm bestimmt.

E. Werner H.H. Matthiaß (Hrsg.)
Osteologie · interdisziplinär
© Springer-Verlag Berlin Heidelberg 1991

Die Wiederholungsmessung am Patienten nach Lagewechsel ergab eine maximale Abweichung von 2%.

Das intakte Parathormon (PTH-intakt) wurde mit dem Magic Lite Intakt hPTH Radioimmunoassay der Firma Ciba Corning Magnetic Immuno-chemistries bestimmt. Normalbereich: 11–54 pg/ml.

Das mittelmolekulare Parathormon (PTH-MM) wurde mit dem Radioimmunoassay PTH-MM der Firma Immuno nuclear bestimmt. Normalbereich: 29–85 pmol/l.

Ergebnisse

Geschlechtsspezifische Unterschiede

Die 37 untersuchten männlichen Hämodialysepatienten zeigten mit einem mittleren Alter von $49,3\pm15,2$ Jahren ein vergleichbares Altersspektrum wie die weiblichen Hämodialysepatienten (mittleres Alter: $50 \pm 15,5$ Jahre). Die mittlere Dauer der Hämodialysetherapie war bei den Männern $84,9\pm66$ Monate und bei den Frauen $71,6\pm77$ Monate. Der mittlere BMC im linken Femurhals ließ mit $0,75 \pm 0,11$ g/qcm für alle untersuchten Männer und $0,75 \pm 0,07$ g/qcm für die Frauen keine geschlechtsspezifische Differenz erkennen. Der mittlere BMC in der Lendenwirbelsäule lag bei den Frauen mit $0,97 \pm 0,19$ g/qcm unter dem der Männer ($1,03 \pm 0,15$ g/qcm).

Einfluß des Lebensalters auf die Knochendichte bei Hämodialysepatienten

Zwischen Lebensalter und BMC im linken Schenkelhals bestand eine signifikante Korrelation für die Gesamtheit der untersuchten Patienten mit einem Korrelationskoeffizienten von $r = -0,463$ ($p < 0,001$). Für die Gesamtheit der untersuchten Männer korrelierten beide Parameter signifikant ($p < 0,001$, $r = -0,5319$). Bei den untersuchten Frauen ergab sich jedoch keine signifikante Korrelation. Für das Gesamtkollektiv lag der Korrelationskoeffizient für die Relation zwischen BMC in der Lendenwirbelsäule und dem Lebensalter bei $r(s) = -0,259$ ($p < 0,05$).

Hyperparathyreoidismus

Wie aus Tabelle 1 hervorgeht, lagen die Parathormonwerte (intakt und mittelmolekular) der Patienten mit und ohne HPT signifikant auseinander. In Bezug auf das Lebensalter und die Dauer der Hämodialysetherapie differierten die beiden Patientengruppen jedoch nicht wesentlich. Der BMC in der Lendenwirbelsäule war aber bei den Patienten mit HPT signifikant niedriger als bei denen mit niedrigen Parathormonwerten. Der BMC im Femurhals war ebenfalls bei den Patienten mit HPT geringer als bei der entsprechenden Vergleichsgruppe ohne HPT. Die Differenz war jedoch nur bei den Männern signifikant.

Tabelle 1. Einfluß des Hyperparathyreoidismus auf die Knochendichte bei Hämodialysepatienten

		Frauen				Männer			
		mit HPT		ohne HPT		mit HPT		ohne HPT	
Anzahl		12		11		16		21	
Alter	(Jahre)	50 ± 15	n.s.	50 ± 12		55 ± 13	n.s.	45 ± 18	
Hämodialyse	(Monate)	69 ± 70	n.s.	80 ± 89		101 ± 69	n.s.	72 ± 73	
PTH intakt	(pg/ml)	465 ± 351	$p<0,01$	36 ± 21		492 ± 610	$p<0,01$	50 ± 26	
PTH mittelmolekular	(μmol/l)	3567 ± 2159	$p<0,001$	338 ± 327		3212 ± 4716	$p<0,05$	661 ± 457	
Mineraldichte									
LWS	(g/cm^2)	0,89 ± 0,09	$p<0,05$	0,98 ± 0,09		0,94 ± 0,11	$p<0,01$	1,12 ± 0,21	
Femur	(g/cm^2)	0,72 ± 0,07	n.s.	0,78 ± 0,07		0,69 ± 0,06	$p<0,01$	0,80 ± 0,13	

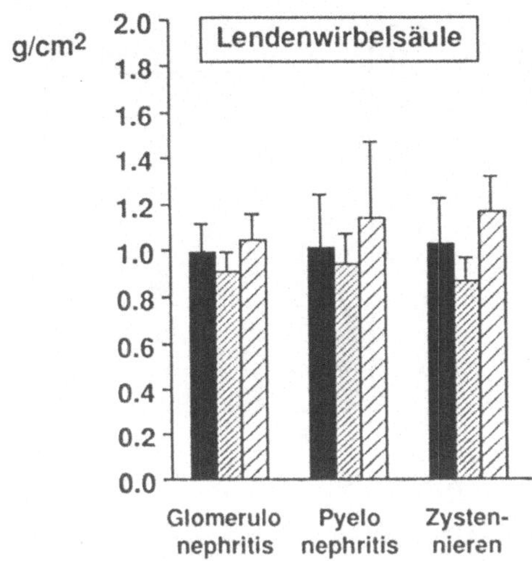

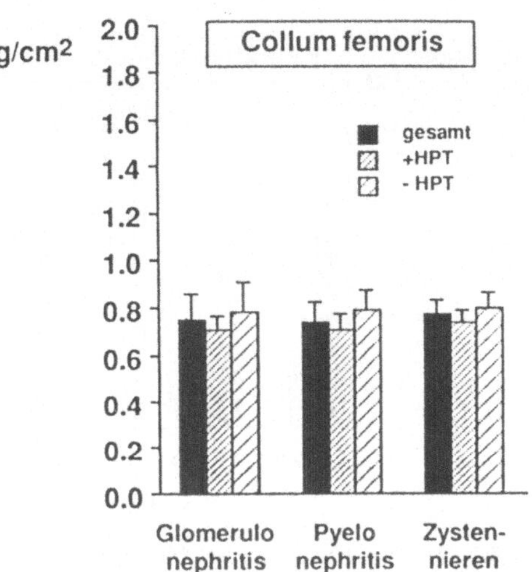

Abb. 1. Knochendichte bei 60 Hämodialysepatienten differenziert nach der renalen Grunderkrankung

Einfluß der renalen Grunderkrankung auf die Knochendichte

Wie Abb. 1 zeigt, liegen der BMC sowohl in der Lendenwirbelsäule als auch im linken Femurcollum bei den Hämodialysepatienten mit Glomerulonephritis, Pyelonephritis/interstitieller Nephritis und hereditärer polyzystischer Nierendegeneration in der gleichen Größenordnung. Unterschiede innerhalb der Gruppen ergeben sich jedoch bei Berücksichtigung eines gleichzeitig vorliegenden HPT.

Einfluß der Dauer der Hämodialysetherapie auf den BMC

Teilt man die untersuchten Hämodialysepatienten entsprechend der Dauer ihrer Hämodialysetherapie in vier Gruppen mit einer Therapiedauer von bis zu 2 Jahren, mehr als 2 bis zu 4, mehr als 4 bis zu 10 Jahre und mehr als 10 Jahre, so ergibt sich bei Bestimmung der mittleren Knochendichte in der Lendenwirbelsäule und im linken Collum femoris kein wesentlicher Unterschied zwischen den Gruppen. Unterschiede in der mittleren Knochendichte zeigen sich jedoch, wenn nach dem Vorliegen eines HPT in den jeweiligen Gruppen differenziert wird (Abb. 2).

Diskussion

Bei vergleichbarem Lebensalter und Dauer der Hämodialysetherapie lag der BMC der Lendenwirbelsäule bei Frauen und Männern mit HPT signifikant niedriger als in der Kontrollgruppe ohne HPT. Auch die BMC-Werte im linken Femur der männlichen Patienten mit HPT unterschieden sich signifikant von denen der Männer ohne HPT. Bei den untersuchten Frauen mit HPT lagen die BMC-Werte des linken Femur ebenfalls niedriger als bei den Frauen ohne HPT, der Unterschied war jedoch nicht signifikant. Bei den untersuchten weiblichen Hämodialysepatienten fällt die fehlende Korrelation zwischen Lebensalter und

432

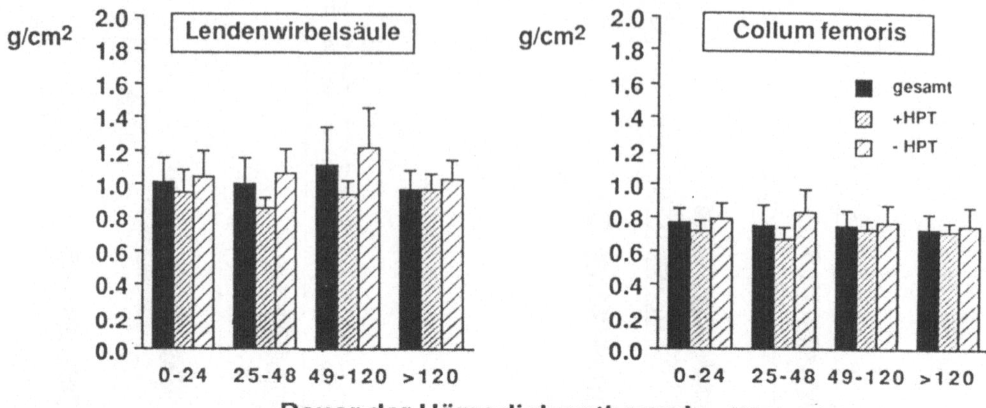

Abb. 2. Knochendichte bei 60 Hämodialysepatienten in Abhängigkeit zur Dauer der Hämodialysetherapie

BMC insbesondere der LWS auf. Dies ist möglicherweise durch die Überlagerung durch
die renale Osteopathie und andere urämische, endokrine Störungen bedingt. In der Literatur finden sich differente Angaben zum Einfluß der renalen Grunderkrankung sowie zum
Einfluß der langfristigen Hämodialysetherapie auf den BMC. Wir fanden keinen erkennba-
ren Einfluß der renalen Grunderkrankung und der Dauer der Hämodialyse auf den BMC.
Nach unseren Daten zeigen jedoch Hämodialysepatienten mit Hyperparathyreoidismus eine
signifikant niedrigere Knochenmineraldichte. Unser Ergebnis kann als Argument für eine
frühzeitige, konsequente konservative Therapie des HPT interpretiert werden. Außerdem
kann die Bestimmung des BMC als diagnostische Bereicherung bei der Indikationsstellung
zur Parathyreoidektomie berücksichtigt werden.

Literatur

1. Buchanan J, Myers C, Greer R (1988) Effect of declining renal function on bone density in
   aging women. Calcif Tissue Int 43:1–6
2. Dunn W, Wahner H, Riggs B (1980) Measurement of bone mineral content in human vertebrae
   and hip by dual photon absorptiometry. Radiology 136:485–487
3. Mazess R, Peppler W, Chesney R, Lange T, Lindgren U, Smith E (1984) Total body and regional
   bone mineral by dual-photon absorptiometry in metabolic bone disease. Calcif Tissue Int 36:8–13
4. Melton III L, Wahner H, Riggs B (1988) Bone density measurement. J Bone Min Res 3:IX–X
5. Rickers H, Christensen M, Christiansen C, Rodbro P (1984) Bone mineral loss during centre
   and home haemodialysis. Influence of vitamin D metabolites and serum parathyroid hormone.
   Proc EDTA-ERA 21:435–440
6. Silverberg S, Shane E, de la Cruz L et al (1989) Skeletal disease in primary hyperparathyroidism.
   J Bone Min Res 4:283–291

Das Wachstumsverhalten des Osteosarkoms.
Eine mikromorphologische Studie an 235 Osteosarkomen

A. Bosse[1], P. Wuisman[2], R. Erlemann[3], A. Roessner[1], H. H. Matthiaß[2], W.F. Enneking[4]

[1]Gerhard-Domagk-Institut füt Pathologie, Westfälische Wilhelms-Universität,
 Domagkstraße 17, W-4400 Münster, Bundesrepublik Deutschland
[2]Klinik und Poliklinik für Allgemeine Orthopädie, Westfälische Wilhelms-Universität,
 Albert-Schweitzer-Straße 33, W-4400 Münster, Bundesrepublik Deutschland
[3]Institut für Klinische Radiologie, Westfälische Wilhelms-Universität, Albert-Schweitzer-Straße 33,
 W-4400 Münster, Bundesrepublik Deutschland
[4]Department of Orthopedics, College of Medicine, University of Florida, Gainesville, Florida, USA

Einleitung

Durch den Einsatz der adjuvanten Chemotherapie konnte die 5-Jahres-Überlebensrate von Osteosarkompatienten auf über 50% gesteigert werden [6]. Die Erfolge der adjuvanten Chemotherapie werden jedoch kontrovers beurteilt [4]. Aufgrund dieser Gegebenheiten bei bis heute nicht exakt vorhersehbarem Erfolg werden eine ganze Anzahl von Faktoren herangezogen, um die Prognose des Osteosarkoms richtig einzuschätzen. Dazu gehören u.a. das Stadium des Tumors nach Enneking [3], die Lokalisation [5], das histologische Erscheinungsbild [1], die Größe des Tumors [8] und der Regressionsgrad [7].

Material und Methode

Zur Verfügung standen 150 hochmaligne Osteosarkome des distalen Femurs und 85 der proximalen Tibia. Die Fälle sind sowohl im Knochengeschwulstregister Westfalen (Münster) als auch im Tumorregister der Orthopädischen Universitätsklinik Gainesville/Florida dokumentiert., Es liegt ein Zeitraum von 1964–1987 zugrunde. Von den Tumorganzpräparaten wurden Großschnitte mit konventioneller Färbung angefertigt. Das Ausbreitungsmuster der Osteosarkome wurde mit den klinischen Überlebensraten bzw. Rezidivquotienten korreliert und statistisch überprüft.

Ergebnisse

Betrachtet man die Großschnitte als repräsentatives Material für verschiedene Stadien des Wachstums eines Osteosarkoms, dann kann festgestellt werden, daß Osteosarkome im Bereich des distalen Femurs bzw. der proximalen Tibia entweder in der medialen oder lateralen Metaphyse entstehen und sich von dort aus per continuitatem intra- und/oder extrakompartimentell ausdehnen. Bei zunehmender Größe zeigt sich ein dreidimensionales Wachstumsmuster nachlateral, ventral und dorsal. Im fortgeschrittenen Stadium kann sogar eine zirkuläre Tumorausdehnung festgestellt werden (Abb. 1). Offensichtlich scheint

E. Werner H.H. Matthiaß (Hrsg.)
Osteologie - interdisziplinär
© Springer-Verlag Berlin Heidelberg 1991

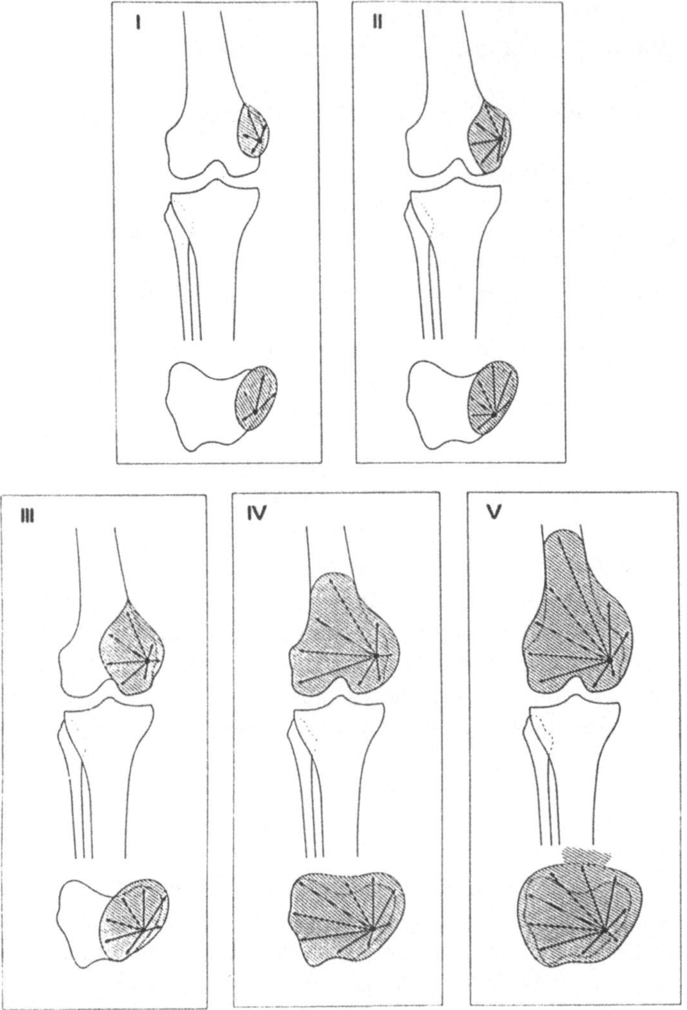

Abb. 1. Schematisierte Darstellung des Osteosarkomwachstums im distalen Femur

insbesonders der Gelenkknorpel im Gegensatz zur Epiphysenfuge das Wachstum des Osteosarkoms zu limitieren. Bei offener Wachstumsfuge überschritten über 80% der untersuchten Osteosarkome diesen Bereich permeativ. Das Kniegelenk selbst wurde nur in 5% der Fälle infiltriert, dies jedoch nicht direkt über dem Gelenkknorpel, sondern via Bandapparat und Kapsel. Das Periost wurde nur ab einer bestimmten Tumorgröße durchbrochen und der Tumor drang in die angrenzenden Weichteilstrukturen ein. Nur in 5% ließ sich ein intrakompartimental gelegenes Osteosarkom diagnostizieren, diese fanden sich signifikant häufiger im proximalen Tibiabereich als im Femur. In 19 der untersuchten Osteosarkome ließen sich sogenannte von Enneking [2] erstmals beschriebene Skip-Metastasen durch die Großschnitte feststellen. Diese fanden sich sowohl im selben oder transartikulär im angrenzenden Knochen. Acht dieser Skip-Metastasen wurden prä-operativ nicht diagnostiziert, nur sechs ließen sich mit konventioneller Röntgendiagnostik darstellen.

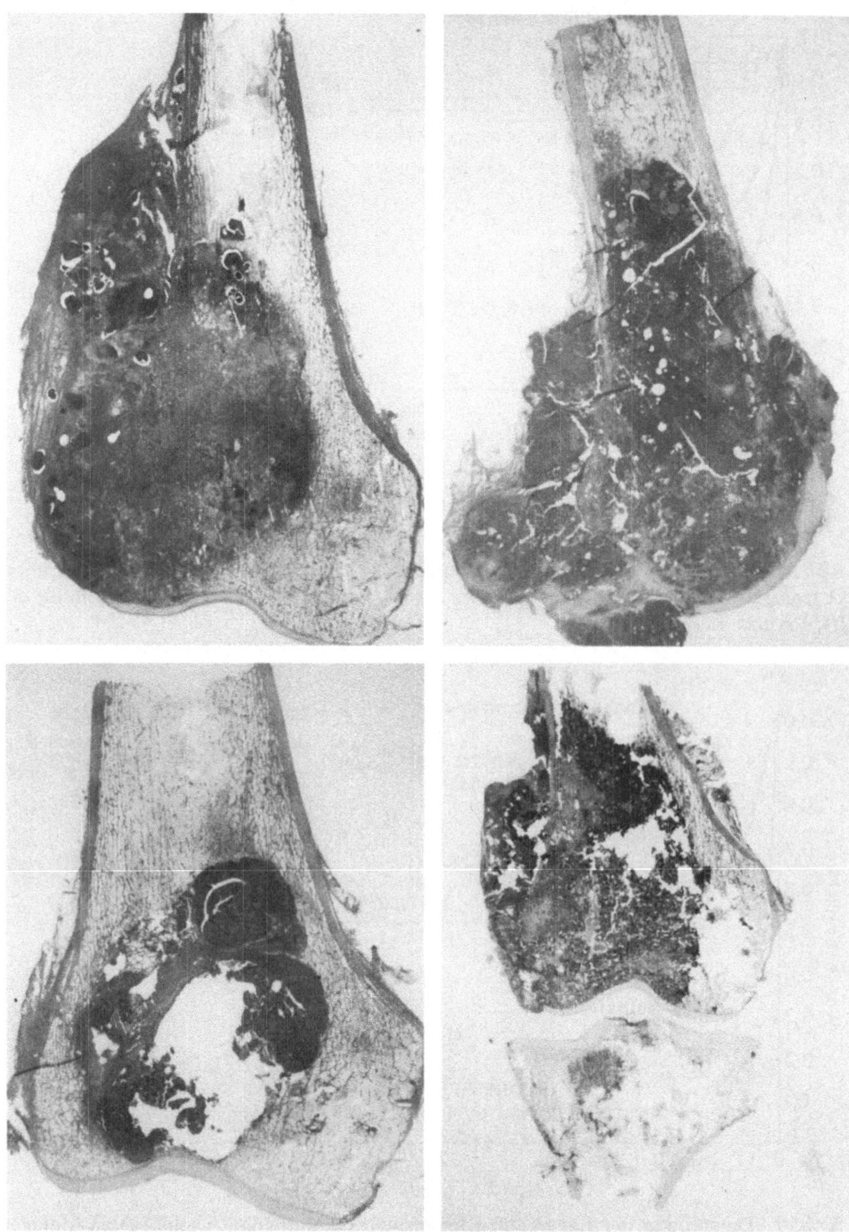

Abb. 2 (*oben, links*). Typ-III-Osteosarkom des distalen Femurs mit einseitigem Kortikalisdurchbruch und Weichteilkomponente

Abb. 3 (*oben, rechts*). Typ-V-Osteosarkom des distalen Femurs mit ausgeprägter Weichteilkomponente und Ausdehnung des Tumors über die Gelenkkapsel

Abb. 4 (*unten, links*). Intrakompartimentelles Osteosarkom des distalen Femurs vom Typ 0

Abb. 5 (*unten, rechts*). Transartikuläre Skip-Metastase in der proximalen Tibia eines im distalen Femurbereiches gelegenen Typ-IV-Osteosarkoms

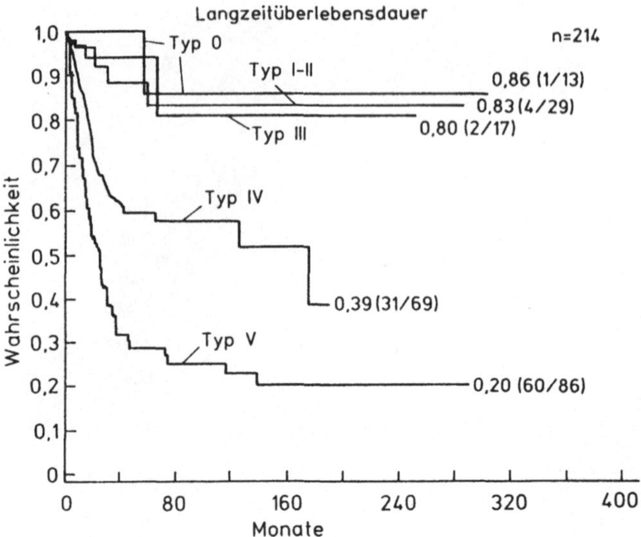

Abb. 6. Darstellung der Langzeitüberlebensdauer nach Kaplan-Meier für alle Patienten mit einem Osteosarkom des distalen Femurs bzw. der proximalen Tibia. Gegenüberstellung des Typs 0, I–II, III, IV und V

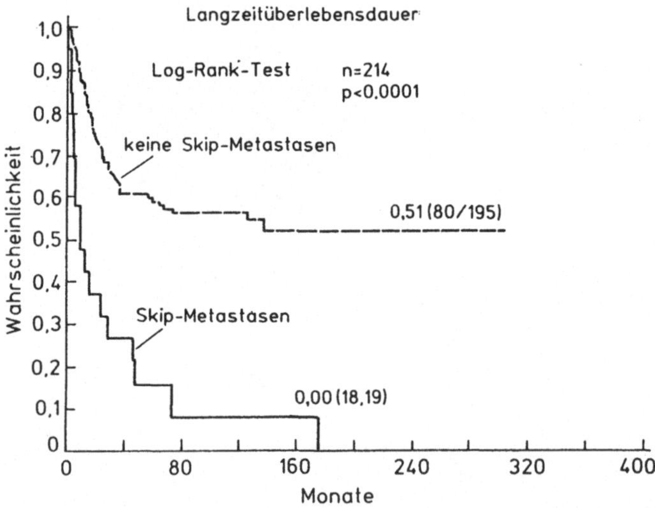

Abb. 7. Darstellung der Langzeitüberlebenswahrscheinlichkeit nach Kaplan-Meier. Gegenüberstellung von Osteosarkomen im Stadium II mit oder ohne Skip-Metastasen

Bei Schematisierung der unterschiedlichen im Großschnitt faßbaren Tumorgrößen und Einteilung in die Gruppen 0–5 ergeben sich signifikante Unterschiede bezüglich der Langzeitüberlebensdauer und der Rezidivquoten bezüglich der einzelnen Kompartimente. Die Tumorlokalisation (Femur vs. Tibia) ist dabei von untergeordneter Bedeutung und führt nicht zu signifikant unterschiedlichen Rezidiv- bzw. Langzeitüberlebensraten. Die Gegenüberstellung von Stadium 2-Osteosarkomen mit oder ohne Skip-Metastasen zeigten signifikante Unterschiede in der Rezidivfreiheit und Langzeitüberlebensdauer.

An dem vorliegenden Untersuchungsgut konnte gezeigt werden, daß das Wachstumsverhalten des Osteosarkoms offensichtlich einer bestimmten Gesetzmäßigkeit unterliegt, und daß Langzeitüberlebensrate und Rezidivquote streng mit dem Ausdehnungsmuster korrelieren. Eine besondere Bedeutung hat dabei der Nachweis von sog. Skip-Metastasen, deren Auftreten eine infauste Prognose trotz neo-adjuvanter Chemotherapie signalisiert. Gleichzeitig zeigt die vorliegende Untersuchung, daß nur die konsequente Aufarbeitung der Osteosarkomresektate in repräsentative, den ganzen Tumor umfassende Großschnitte zu einer befriedigenden therapieorientierten Diagnostik führt.

Literatur

1. Bentzen SM, Poulsen HS, Kaae S et al (1988) Prognostic factors in osteosarcomas. A regression analysis. Cancer 62:194
2. Enneking WF, Kagan A (1975) "Skip" metastasis in osteosarcoma. Cancer 36:2192
3. Enneking WF, Spanier SS, Goodman MA (1980) A system for the surgical staging of musculoskeletal sarcoma. Clin Orthop 153:106
4. Gilchrist GS, Pritchard DJ, Dahlin DC et al (1981) Management of osteogenic sarcoma: a perspective based on the Mayo Clinin experience. Natl Cancer Inst Monogr 56:193
5. Kragh LV, Dahlin DC, Erich JB (1958) Osteogenic sarcoma of the jaws and facial bones. Am J Surg 96:496
6. Rosen G, Suwansirikul S, Kwon C et aol (1974) High-dose methotrexate with citrovorum factor recue and adriamycin in childhood osteogenic sarcoma. Cancer 33:1151
7. Taylor WF, Ivins JC, Unni KK et al (1981) Prognostic variables in osteosarcomas: a multi-institutional study. J Natl Cancer Inst 81:21
8. Winkler K, Jürgens J (1988) The German pediatric oncology (GPO) co-operative study on osteosarcoma. In: Ryan JR, Baker LO (eds) Recent concepts in sarcoma treatment. Kluwer Academic Publ, Dordrecht, p 296

Die Epiphysenfuge als Barriere für das heranwachsende Osteosarkom

A. Karbowski[1], P. Wuisman[1], A. Roessner[2]

[1]Klinik und Poliklinik für Allgemeine Orthopädie, Westfälische Wilhelms-Universität,
 Albert-Schweitzer-Straße 33, W-4400 Münster, Bundesrepublik Deutschland
[2]Gerhard-Domagk-Institut für Pathologie, Westfälische Wilhelms-Universität, Domagkstraße 17,
 W-4400 Münster, Bundesrepublik Deutschland

Einleitung

Beim Heranwachsenden wird die Ausdehnung des metaphysären Osteosarkoms in die Epiphyse durch die offene Wachstumsfuge von vielen Autoren als seltene Beobachtung mitgeteilt [3]. Die Wachstumsfuge gilt als biologische Grenze [7]. Bei tumorfreier Epiphyse könnte somit die Segmentresektion im Bereich der Wachstumsfuge als mögliches Therapieverfahren statt der Amputation in Frage kommen. Durch die Mitteilungen von Enneking und Kagan [2] und Simon und Bos [5] wird aber deutlich, daß die Epiphysenfuge nur eine temporäre Barriere für die Ausbreitung des Osteosarkoms darstellt. Wir überprüfen Inzidenz und Ausmaß der epiphysären Tumorausbreitung bei 103 Patienten mit Osteosarkomen.

Material und Methodik

Wir überblicken im Knochengeschwulstregister Westfalen-Lippe, Münster, und im Department of Orthopaedics, University of Florida, Gainesville, Florida, 103 heranwachsende Patienten bei einem Osteosarkom des Stadium II und offener Wachstumsfuge mit einem durchschnittlichen Alter von 13,4 Jahren ($\pm 1,2$; Min 2, Max 15). 48 Patienten (47%) sind männlich, 55 Patienten (53%) weiblich. Verglichen werden retrospektiv Röntgenbilder des Amputationsresektates in 2 Ebenen mit dem makroskopischen Situs (Makrophotos) des halbierten Präparates und den entsprechenden histologischen Großschnitten.

Befunde

Zweiundzwanzig Patienten (21,4%) weisen sowohl röntgenologisch wie auch histologisch keinen Durchbruch durch die offene Wachstumsfuge auf. Bei 27 Patienten (26,2%) liegen falsch negative röntgenologische Befunde vor; die Makrosektionen bzw. Makrophotographien belegen eine eindeutige epiphysäre Tumorausbreitung (Abb. 1a–c). Bei 54 Patienten (52,4%) ist die Osteosarkomausbreitung in die Epiphyse sowohl röntgenologisch wie makroskopisch/mikroskopisch auffällig. Das Osteosarkom infiltriert fokal zapfenartig die

E. Werner H.H. Matthiaß (Hrsg.)
Osteologie - interdisziplinär
© Springer-Verlag Berlin Heidelberg 1991

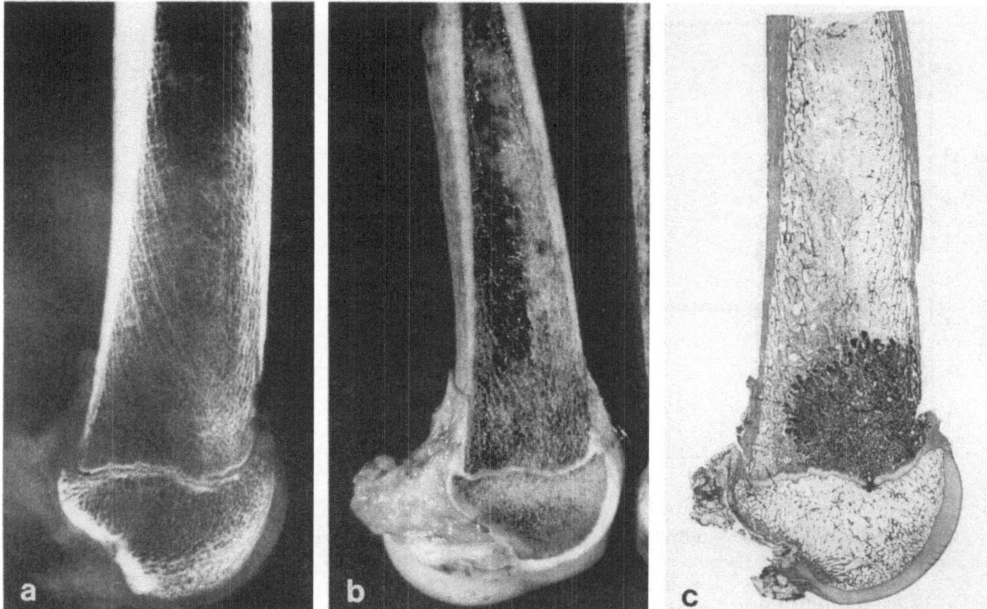

Abb. 1. a Das Röntgenbild des Resektates zeigt eine intakte Wachstumsfuge, **b** der makroskopische Befund belegt die Bedeutung der Wachstumsfuge als Barriere des sich ausbreitenden Osteosarkoms, **c** der histologische Befund ist dahingegen durch einen zentralen Tumordurchbruch durch die Wachstumsfuge gekennzeichnet

Epiphyse durch die Wachstumsfuge und setzt Satellitenherde. Stets wird die Wachstumsfuge nicht über die gesamte Breite der Fuge durch Sarkommassen zerstört. Der hyaline Gelenkknorpel bleibt stets intakt. Es läßt sich eine direkte epiphysäre Tumorinvasion durch die Wachstumsfuge von einer indirekten, perichondral die Wachstumsfuge umgehende Tumorausbreitung unterscheiden.

Es handelt sich um drei typische Ausdehnungsmuster, die einzeln oder kombiniert auftreten können:
I. eine Osteosarkomausbreitung durch den zentralen Wachstumsfugenknorpel.
II. eine Osteosarkomausbreitung durch den peripheren Wachstumsfugenknorpel.
III. eine extraossäre perichondriale Osteosarkomausbreitung, die Wachstumsfuge umgehend, und von lateral die Epiphyse penetrierend.

Die differenzierte Analyse der Ausbreitungsmechanismen läßt keine spezifische Beziehung zur Größe des Osteosarkoms, zum Geschlecht, Alter der Patienten und zur Aktivität der Wachstumsfuge erkennen. Eine prognostische Bedeutung kommt der Osteosarkomausbreitung durch die Wachstumsfuge nicht zu. Rezidivfreiheit (Abb. 2) und Langzeitüberlebensdauer (Abb. 3) der Patienten mit oder ohne radiologischer/histologischer epiphysärer Tumorausbreitung unterscheiden sich nicht.

440

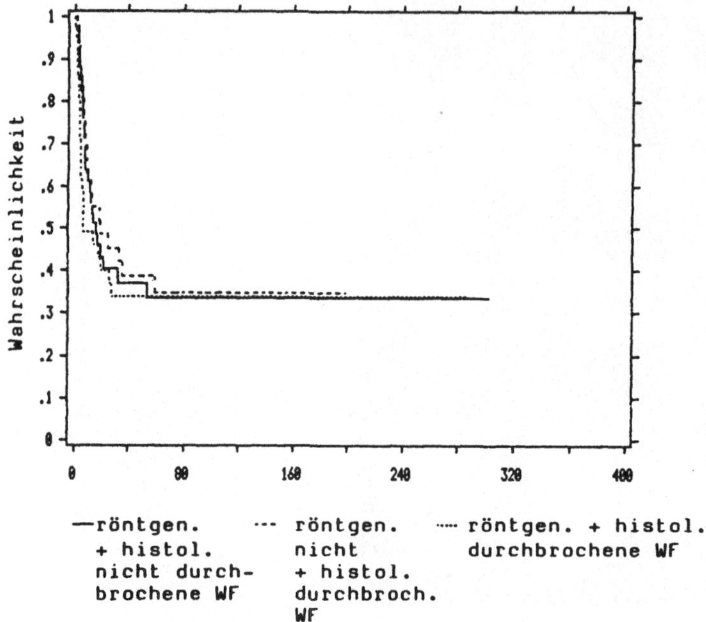

Abb. 2. Die Rezidivfreiheit der Patienten mit oder ohne radiologischer/histologischer epiphysärer Tumorausbreitung unterscheiden sich nicht

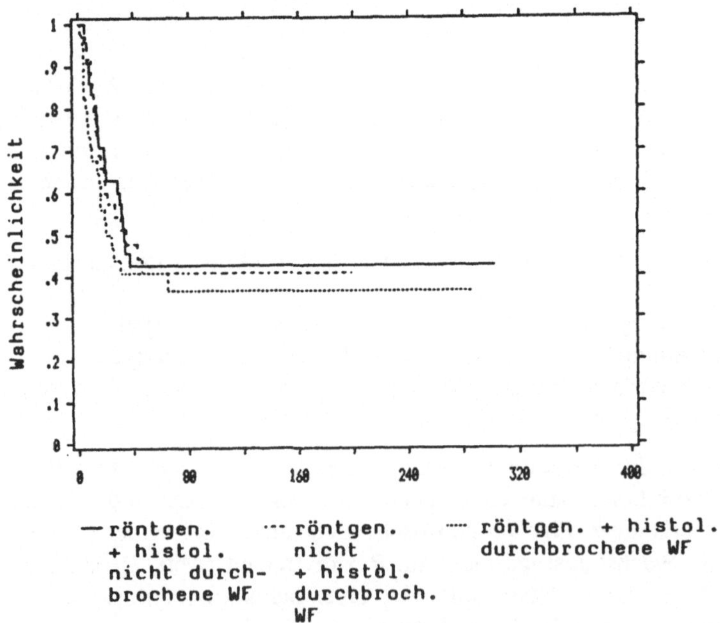

Abb. 3. Die Langzeitüberlebensdauer der Patienten mit oder ohne radiologischer/histologischer epiphysärer Tumorausbreitung weisen keine unterschiedliche Langzeitüberlebensdauer auf

Zusammenfassung

Unsere Untersuchungen unterstreichen die Befunde von Enneking und Kagan [2] und Simon und Bos [5], daß die offene Wachstumsfuge allenfalls eine temporäre biologische Barriere für das sich lokal ausbreitende Osteosarkom darstellt. In den untersuchten Krankheitsverläufen weisen 78% der Patienten trotz offener Wachstumsfuge eine epiphysäre Beteiligung auf. Röntgenaufnahmen zeigen nur bedingt die Ausdehnung in die Epiphyse. Es finden sich sogar zu 26,2% falsch negative Befunde. Der Mechanismus der Tumorausbreitung durch die Wachstumsfuge ist strittig.

Nach Enneking und Kagan [2] kommen hierfür die Wachstumsfuge penetrierende Gefäße in Betracht. Simon und Bos [5] diskutieren als Ursache eine tumorbedingte relative Ischämie mit reaktiver Gefäßeinsprossung von der Epiphyse durch die Wachstumsfuge. Die makroskopischen und mikroskopischen Befunde belegen, daß nicht die Wachstumsfuge, sondern der Gelenkknorpel als biologische Grenze des sich ausbreitenden Osteosarkoms dient und damit eine lediglich intraartikuläre Resektion in Betracht kommt.

Literatur

1. Ackerman LV, Rosai J (1974) Surgical Pathology, 5. ed. Mosby, St. Louis, p 1037
2. Enneking WF, Kagan A (1978) Transepiphyseal extension of osteosarcoma: Incidence mechanism and implications. Cancer 41:1526–1537
3. Jaffe N, Frei E, Traggis D, Watts H (1977) Weekly high-dose methotrexate-citrovorum factor in osteogenic sarcoma. Pre-surgical treatment of primary tumor and of overt pulmonary metastases. Cancer 39:45–50
4. Kuettner KE, Pauli BU, Soble L (1978) Morphological studies on the resistance of cartilage to invasion by osteosarcoma cells in vitro and in vivo. Cancer Res 38:277–287
5. Simon MA, Bos GD (1980) Epiphyseal extension of metaphyseal osteosarcoma in skeletally immature individuals. J Bone Jt Surg 62 A:195–204
6. Spjut HJ, Dorfman HD, Fechner RE, Ackerman LV (1971) Tumors of bone and cartilage. Atlas of tumor pathology, series 2, fasc. 5. Armed Forces Institute of Pathology, Washington, p 147
7. Young MH (1963) Changes in the growth cartilage resulting from ischaemic necrosis of the metaphysis. J Pathol Bacteriol 85:481–488

Makromorphologisches Wachstum des Osteosarkoms unter prognostischem Aspekt

P. Wuisman[1], W.F. Enneking[2], A. Roessner[3], A. Bosse[3], R. Erlemann[4], H.H. Matthiaß[1]

[1]Klinik und Poliklinik für Allgemeine Orthopädie, Westfälische Wilhelms-Universität,
  Albert-Schweitzer-Straße 33, W-4400 Münster, Bundesrepublik Deutschland
[2]Department of Orthopaedics, College of Medicine, University of Florida, Gainesville, Florida, USA
[3]Gerhard-Domagk-Institut für Pathologie, Westfälische Wilhelms-Universität, Domagk-Straße 17,
  W-4400 Münster, Bundesrepublik Deutschland
[4]Institut für Klinische Radiologie, Westfälische Wilhelms-Universität, Albert-Schweitzer-Straße 33,
  W-4400 Münster, Bundesrepublik Deutschland

Einleitung

Die radiologische Darstellung eines "klassischen" Osteosarkoms weist in der Regel eine destruktive Läsion im Bereich der Epi-, Meta- und/oder Diaphyse eines Röhrenknochens auf. Neben lytischen und blastischen Komponenten zeigt sich im Röntgenbild eine Weichteilinfiltration, die zum Teil kalzifiziert sein kann [7]. Diese radiographische Darstellung wird von mehreren Autoren als "ein Osteosarkom im fortgeschrittenen Stadium" umschrieben [1, 2, 3]. Demgegenüber stehen die sogenannten Früh-Osteosarkome: Osteosarkome, die im frühen Stadium radiologisch festgestellt werden. Die radiologischen Veränderungen dieser Tumoren sind nicht spezifisch und können deshalb zu Fehldiagnosen führen [4]. Eine Abgrenzung zwischen Frühstadium und fortgeschrittenem Stadium ist bisher nicht durchgeführt worden. Auch sind bisher keine Studien über die lokale, makromorphologische Ausdehnung eines Osteosarkoms und den Zusammenhang mit der Prognose hinreichend analysiert worden. Wir haben daher versucht, anhand von detaillierten makro- und mikroskopischen Untersuchungen eine Einteilung der Osteosarkome im Frühstadium bzw. fortgeschrittenen Stadium zu definieren und ihre Bedeutung für die Prognose darzustellen.

Material und Methode

Nur Tumoren im Bereich des distalen Femurs und der proximalen Tibia wurden in diese Untersuchung aufgenommen. 137 Femurosteosarkome und 80 Tibiaosteosarkome des Stadiums II lagen vor. Wir sind von der Hypothese des exzentrischen Entstehens eines Osteosarkoms im Bereich der medialen oder lateralen Metaphyse der proximalen Tibia bzw. des distalen Femurs ausgegangen.

Betrachtet man die Großschnitte als repräsentatives Material für verschiedene Stadien (siehe unten) des Wachstums eines Osteosarkoms, dann kann festgestellt werden, daß Osteosarkome im Bereich des distalen Femurs bzw. der proximalen Tibia entweder in der medialen oder lateralen Metaphyse entstehen müssen und sich von dort aus per continuitatem intra- und/oder extrakompartimentell ausdehnen.

E. Werner H.H. Matthiaß (Hrsg.)
Osteologie - interdisziplinär
© Springer-Verlag Berlin Heidelberg 1991

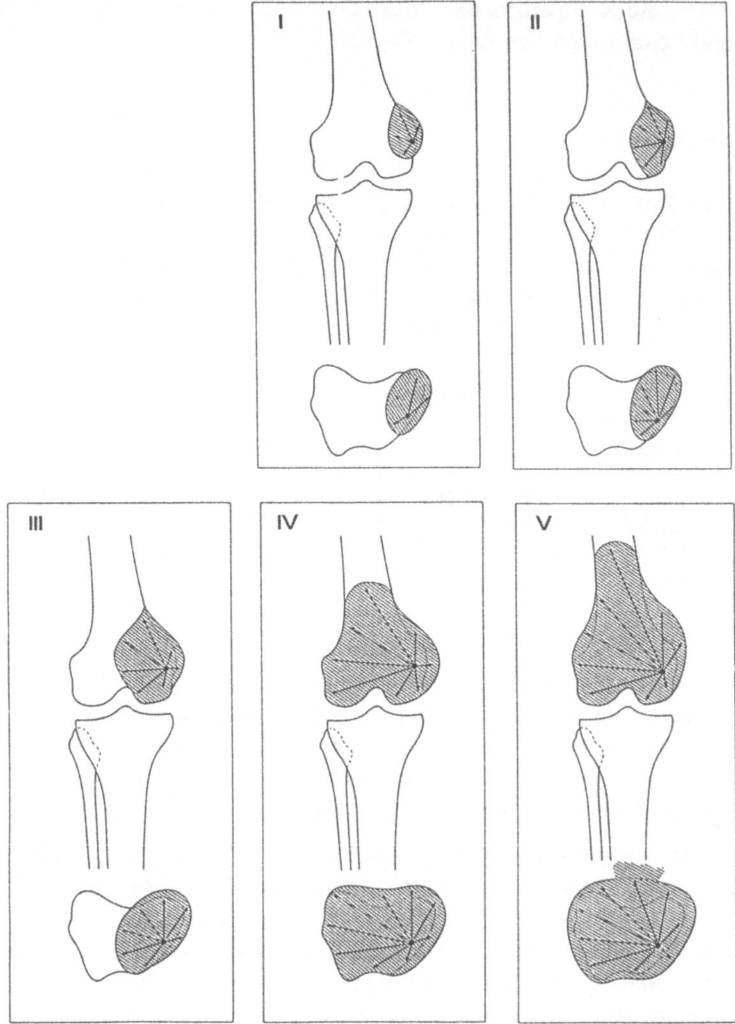

Abb. 1. Typeneinteilung der extrakompartimentellen Osteosarkome des distalen Femurs (Typen I–V)

Typeneinteilung

Zur Quantifizierung des Tumorwachstums haben wir die extrakompartimentell ausgewachsenen Tumoren anhand der Großschnitte in fünf Stadien eingeteilt. Ein Raster mit drei parallel zur Längsachse verlaufenden Linien unterteilt die Großschnitte in 4 Flächen. Die mittlere Linie verläuft direkt in der Längsachse des Knochens und unterteilt dadurch die Großschnitte in zwei symmetrische Hälften. Durch die weiteren beiden Linien wird die vorherige halbe Fläche nochmals halbiert. Dadurch erfolgt eine Aufteilung des intraossären Anteils des Großschnittes in 4 Flächen und das extrakompartimentelle Osteosarkom kann in fünf Typen (Typ I–V) eingeteilt werden (Abb. 1).

444

Die intrakompartimentell lokalisierten Osteosarkome werden unabhängig von der Größe und Lokalisation betrachtet (Typ 0).

Ergebnisse

Eine Zusammenstellung der Typen des distalen Femurs bzw. der proximalen Tibia ist in der Tabelle 1 zusammengefaßt. Aus der Tabelle ist zu entnehmen, daß bei Zuordnung der verschiedenen Typen Unterschiede zwischen Tibia- und Femurosteosarkomen vorliegen. Statistisch relevante Unterschiede hinsichtlich der Anzahl von Tumoren der Typen 0–V konnten zwischen dem distalen Femur und der proximalen Tibia festgestellt werden.

Tabelle 1. Einteilung der Osteosarkome in die Typen 0–V

Parameter	Typ 0	Typ I	Typ II	Typ III	Typ IV	Typ V
Stadium II[1]	2 Pt	4 Pt	6 Pt	16 Pt	39 Pt	70 Pt
Stadium II[2]	11 Pt		7 Pt	13 Pt	30 Pt	19 Pt

[1] Femur.
[2] Tibia.

Eine vergleichende Gegenüberstellung klinischer Parameter der Stadium-II-Osteosarkome des distalen Femurs und der proximalen Tibia ergab einige auffallende Ergebnisse. Statistisch relevante Unterschiede hinsichtlich der durchschnittlichen und relativen Größe, der Typverteilung und der intrakompartimentellen Ausdehnung, konnten zwischen dem distalen Femur und der proximalen Tibia festgestellt werden.

Die Rezidivfreiheit für die evaluierbaren Femur- bzw. Tibiaosteosarkome betrug 33% bzw. 44%. Statistisch relevante Unterschiede in der Rezidivfreiheit konnten zwischen den Typen III, IV und V der Femur- und Tibiaosteosarkome nachgewiesen werden. Relevante Unterschiede zwischen den Femurosteosarkomtypen und ihren korrespondierenden Tibiaosteosarkomtypen fanden sich nicht. Das heißt, der Einfluß der Tumorlokalisation selbst (distaler Femur, proximale Tibia) auf die Prognose ist von untergeordneter Bedeutung und trägt nicht zu der unterschiedlichen Rezidivrate bei. Von ausschlaggebender Bedeutung ist die lokale Ausdehnung (Typeneinteilung) des Tumors.

Die Rezidivfreiheit der 214 untersuchten Osteosarkompatienten, eingeteilt nach Typ 0–V, ist in der Abb. 2 dargestellt. Signifikante Unterschiede ergaben sich beim Vergleich der Typen 0–III mit den Typen IV und V. Die Typen 0–III haben eine Rezidivfreiheit von mindestens 71%.

Wir haben untersucht, ob die Prognose pro Typ durch eine (neo)-adjuvante Chemotherapie beeinflußt wird. Die Analyse wurde für die Typen IV (69 Patienten) und V (86 Patienten) durchgeführt. Deutliche Unterschiede in der Rezidivfreiheit und Langzeitüberlebensdauer ergaben sich bei der Analyse des Typs IV zwischen einerseits Patienten ohne Chemotherapie und andererseits Patienten mit (neo)-adjuvanter Chemotherapie. Die Analyse des Typs V ergab dagegen keinen Unterschied zwischen Patienten, die mit oder ohne Chemotherapie behandelt worden sind.

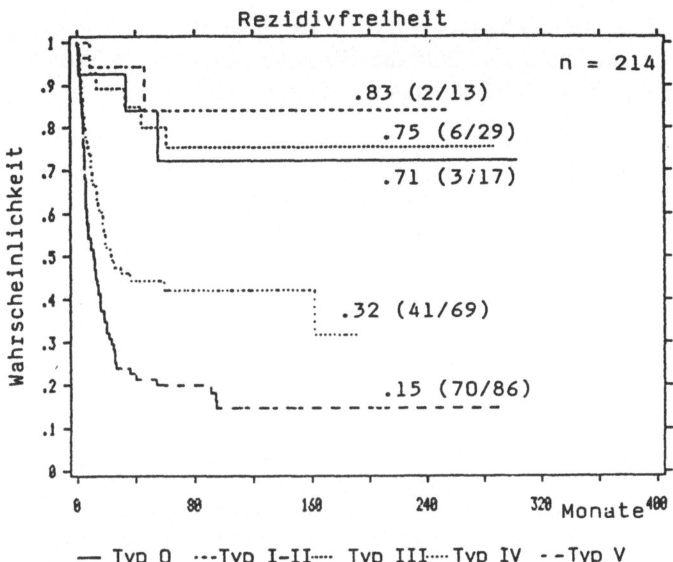

Abb. 2. Darstellung der Rezidivfreiheit nach Kaplan-Meier. Signifikante Unterschiede ergeben sich beim Vergleich der Typen 0–III mit den Typen IV und V

Diskussion

Aus der Erfahrung, daß die Überlebensraten bei lokalisierten Osteosarkomen (Stadium II) höher liegen als bei metastasierten Osteosarkomen (Stadium III), entwickelte sich die Praxis, Osteosarkompatienten in Stadien einzuteilen [5, 6]. Diese Gruppen werden häufig als Früh- bzw. Spätfälle bezeichnet, worin eine zeitliche Progression zum Ausdruck kommt.

In Wirklichkeit erlaubt das Stadium der Osteosarkome zum Zeitpunkt der Diagnose nur eine begrenzte Aussage über die Prognose der einzelnen Patienten. So haben Stadium-II-Patienten, die schlecht auf eine neoadjuvante Chemotherapie reagieren, eine signifikant schlechtere Prognose im Vergleich zu denjenigen, die gut reagiert haben [8]. Andere Risikofaktoren haben auch einen Einfluß (u.a. Größe des Tumors, Lokalisation, chirurgische Therapie) auf die Prognose.

Wir haben daher versucht, lokale, makromorphologische Wachstumsmechanismen in Beziehung zur Prognose zu setzen. Dies wurde bislang noch nicht unternommen.

Die Ergebnisse zeigen, daß dieses Modell am besten geeignet ist, das makromorphologische Wachstum der Osteosarkome zu objektivieren.

Die Analyse der Osteosarkome des distalen Femurs ergab, daß zwischen den einzelnen Typen keine klinischen, röntgenologischen, histologischen und chirurgischen Unterschiede bestehen. Lediglich die durchschnittliche und aufgeschlüsselte Größe, die Typverteilung und die kompartimentelle Ausdehnung war signifikant unterschiedlich im Hinblick auf die verschiedenen Typen. Eine progressive Zunahme der Rezidive und/oder Metastasen war zwischen den Typen I–V zu verzeichnen, wobei Typ I die geringste Rezidiv-/

Metastasenbildung und Typ V die höchste Rate aufwies. Eine durchgeführte adjuvante Chemotherapie erhöhte die Überlebensdauer beim Typ IV erheblich, während sie keinen Einfluß auf die Überlebensdauer des Typs V zeigte.

Die in der Einleitung gestellte Frage nach der Definition von Früh- bzw. fortgeschrittenen Stadien der Osteosarkome läßt sich nicht eindeutig beantworten. Aufgrund unserer Einteilung ergibt sich die Möglichkeit, die Typen I und II als Frühosteosarkome zu bezeichnen und den Typ V als fortgeschrittenes Osteosarkom.

Literatur

1. Aegerter EE, Kirkpatrick JA (1975) Orthopaedic diseases: physiology, pathology, radiology, 4th edn. Saunders, Philadelphia
2. Dahlin CD (1978) Bone tumors, 3rd edn. Thomas, Springfield
3. De Santos LA, Bernadino MA, Murray JA (1979) Computed tomography in the evaluation of osteosarcoma: experience with 25 cases. AJR 132:535
4. De Santos LA, Eideiken BS (1985) Subtle early osteosarcoma. Skeletal Radiol 13:44
5. Enneking WF, Spanier SS, Goodman MA (1980) A system for the surgical staging of musculoskeletal sarcome. Clin Orthop 153:106
6. Enneking WF (1986) A system of staging musculoskeletal neoplasms. Clin Orthop 204:9
7. Freyschmitt J, Oostertag O (1988) Knochentumoren. Springer, Berlin Heidelberg New York
8. Winkler K, Beron G, Delling G et al (1984) Neoadjuvant chemotherapy for osteogenic sarcoma: results of a cooperative German/Austrian study. J Clin Oncol 2:617

Arteriomegalische Ektasie der Syphone der Karotiden als Grund einer Destruktion der Sella turcica

O. Billewicz, J. Mechlińska, B. Bobek-Billewicz

Institut der Radiologie, Gdańsk, Polen

Ein seltener Grund einer Destruktion der Sella turcica, ihres Bodens und des dorsum sellae kann auch eine Elongation und Ektasie der Syphone der Karotiden sein. Es kann dabei auch zu einer Fehldiagnose eines Sellatumors kommen, wie unsere Erfahrung gezeigt hat [1, 2, 3].

In der letzten Zeit hatten wir die Gelegenheit, zwei solche Fälle zu beobachten. Beide haben differentialdiagnostische Schwierigkeiten verursacht, in einem kam es sogar zur Röntgentherapie eines vermeintlichen Hypophysentumors.

Der erste Fall betrifft einen Mann von 56 Jahren, der wegen Kopfschmerzen, arterieller Hypertonie und Erweiterung der Sella turcica im Übersichtsbild zur CT-Untersuchung kam. Im Verlauf der Beobachtung kam es zu einem Strabismus divergens des rechten Auges.

Bei der ersten CT-Untersuchung im Jahre 1985 hatte man eine Selladestruktion mit ”schlingernden Gefäßen” in der Nähe, aber ohne klaren Hypophysentumor, beschrieben.

In weiteren Untersuchungen hat man eine ballonerweiterte Sella im Übersichtsbild und eine Progression der Destruktion der Sella im CT-Bild mit einer vermuteten Vergrößerung der Hypophyse mit kleiner Zyste beschrieben, die Diagnose lautete Hypophysenadenom (Abb. 1).

Obwohl die Hormonwerte in normalen Grenzen blieben, hat man den Kranken zur Röntgentherapie der Hypophyse eingeweisen.

In den weiteren CT-Untersuchungen während 3 Jahren bemerkte man ein langsames Fortschreiten der Destruktion im Sellaboden und Dorsum, stärker ausgebildet auf der linken Seite.

Die letzte Untersuchung führte zu einer Revision der Diagnose, man hat besser die Sella mit 2mm Scans und Rekonstruktion abgebildet, was die Dilatation und Elongation der Karotiden zeigte mit Eindringen dieser in die Sellahöhle und einer Annäherung bis auf 5 mm. Die Karotiden sind stark verkalkt (Abb. 2).

Im zweiten Fall handelt es sich um eine 74 Jahre alte Frau, die wegen langsam anwachsender neurologischer Defizitsymptome mit Verdacht auf Hirnmetastasen eines Mammakarzinoms zur CT-Untersuchung eingewiesen wurde.

E. Werner H.H. Matthiaß (Hrsg.)
Osteologie - interdisziplinär
© Springer-Verlag Berlin Heidelberg 1991

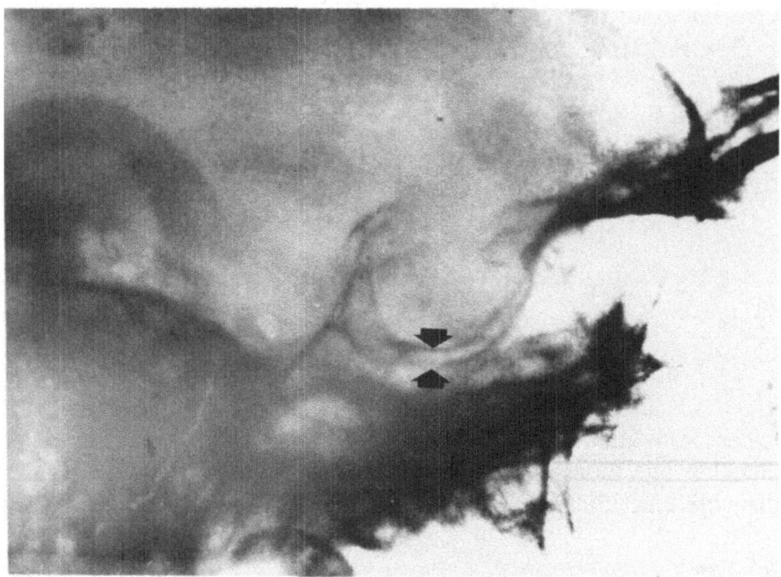

Abb. 1. Ballonerweiterte Sella mit Doppelumriß des Sellabodens. Verdacht auf Adenom der Hypophyse wurde ausgesprochen

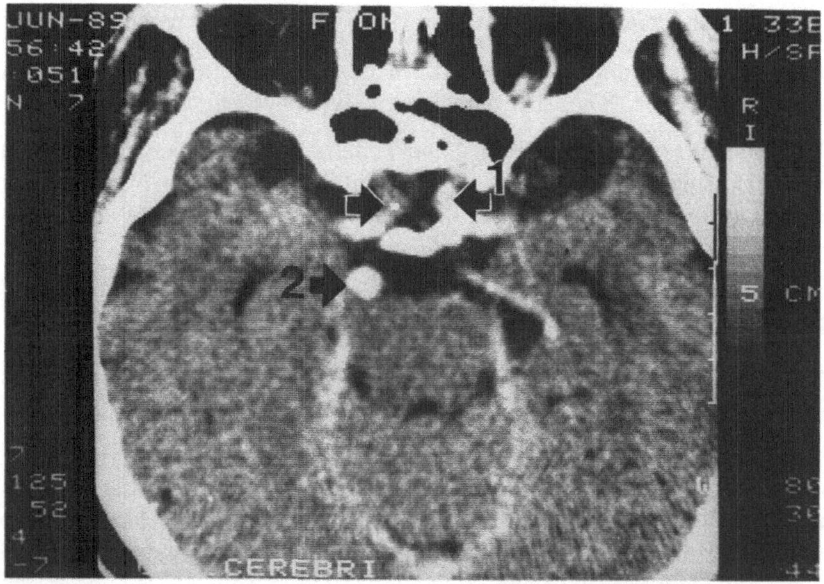

Abb. 2. Dynamische CT-Untersuchung der Sellaregion. *1* Einstülpung erweiterter Syphone der Karotiden in eine teilweise leere Sella. *2* Ektasie der A. basilaris

Bei der ersten Übersichtsuntersuchung mit CT fand man eine Kleinhirnmetastase, allgemeine Hirnatrophie und eine Knochendestruktion im Sellaboden und Dorsum. Mit dem ersten Verdacht auf eine Knochenmetastase im Clivus führte man eine sorgfältige CT-Untersuchung der Sella mit 2mm-Schichten und koronaler wie auch sagitaler Rekonstruktion. Es wurde durch eine dynamische CT mit Kontrast ergänzt, um die Karotiden abzubilden. Diese Scans zeigten eine Ektasie der Syphone der Karotiden mit Wandverkalkung und Elongation in die Sellahöhle mit Annäherung bis auf 4 mm. Der Boden der Sella war teilweise destruiert und etwas in den Sinus sphenoidalis vorgewölbt, ein Teil des Dorsum zeigte auch eine Destruktion. Die CT Untersuchung wurde mit klassischer Tomographie ergänzt, die auch diesen Grund der Selladestruktion bestätigte. Die Hypophyse lag abgeplattet am Sellaboden, in einer Grube, die sich in den Sinus sphenoidalis einstülpte.

Diskussion

In der Literatur findet man nur wenige Beiträge, die dieses Problem besprechen. Boyce und Huckman beobachteten einen Fall, in dem die Syphons beider Karotiden sich fast berühren, eingestülpt in eine empty Sella [1]. Nach Bull soll die Entfernung zweier Karotiden in den Sinus cavernosi gelegen ziemlich konstant sein, und beträgt 10–22 mm. Sie haben 20 Fälle einer Annäherung beobachtet, aber ohne die Mittellinie zu erreichen [2].

Sacher nennt so ein Bild angenäherter Syphone *kissing intrasellar carotid arteries*, und weist auf einen pathogenetischen Zusammenhang der Gefäßektasie mit der Akromegalie [5, 7].

Unsere beiden Fälle waren mit Atheromatose verbunden und verursachten eine Destruktion und Erweiterung der Sella turcica. Wir möchten glauben, daß dieser zwar seltene Grund einer Selladestruktion auch in differentialdiagnostische Erwägungen mit einbezogen sein sollte [3].

Es verlangt zwar einer genauen und vertieften CT-Untersuchung mit dünnen Schichten, koronaler Projektion und dynamischer Abbildung der Gefäßstrukturen [4, 6].

Literatur

1. Boyce DW, Huckman MS (1976) Contigous internal carotid arteries in empty sella syndrome. Radiology 120:120
2. Bull JWD, Schunk H (1962) The significance of displacement of the cavernous portion of the internal carotid artery. Br J Radiol 35:801–814
3. Busch W (1951) Die Morphologie der sella turcica und ihre Beziehungen zur Hypophyse. Arch Pathol Anat 320:437–458
4. Cohen WA, Pinto RS, Kricheff IS (1982) Dynamic CT-scanning for visualisation of the parasellar carotid arteries. Am J Radiol 138:905–909
5. Hatam A, Greitz T (1972) Ectasia of cerebral arteries in acromegaly. Acta radiol (Diagn) 12:410–418
6. Naidich TP, Pinto RS, Kushner MJ, Lin JP, Kricheff II, Leeds NF (1976) Evaluation of sella and parasellar masses by CT. Radiology 120:1–99
7. Sacher M, Som PM, Shugar JMA (1986) Kissing intrasellar carotid arteries in acromegaly. J Comput Assist Tomogr 10:1033–1035

Osteopenie bei Hüftkopfnekrosen

M. Kuhr[1], K.-H. Schiwy-Bochat[2], W. F. Beyer[1], H. Hirschfelder[1]

[1]Orthopädische Universitätsklinik und Poliklinik, Waldkrankenhaus St. Marien (Dir.: Prof. Dr.
D. Hohmann), Universität Erlangen-Nürnberg, Rathsberger Straße 57, W-8520 Erlangen,
Bundesrepublik Deutschland
[2]Pathologisches Institut (Dir.: Prof. Dr. Dr. H. Kühn), Klinikum Fürth/Bay., Jakob-Henle-Straße 1,
W-8510 Fürth/Bayern, Bundesrepublik Deutschland

Einführung

Trotz vieler Publikationen und Erklärungsversuche ist die Ätiologie und Pathogenese der
Hüftkopfnekrose weiterhin nicht vollständig geklärt und wird kontrovers diskutiert.

Empirisch konnten zahlreiche Grunderkrankungen und Prädispositionsfaktoren ermittelt
werden, wobei der Begriff "idiopathisch" auf alle nicht traumatisch bedingten Hüftkopfnekrosen angewandt werden soll.

Neben lokalen Faktoren, wie z.B. arteriellen und venösen Durchblutungsstörungen [2,
4, 6] zeigt das vermehrte Auftreten der Hüftkopfnekrose bei Patienten mit Stoffwechselstörungen [8, 12] den Einfluß von systemischen Faktoren.

Hüftkopfnekrosen treten gehäuft nach Nierentransplantationen auf, wobei neben der
notwendigen Cortisontherapie auch eine vorbestehende renale Osteopathie pathogenetisch
wirksam zu sein scheint [5], sowie bei Alkoholabusus mit dem möglichen morphologischen
Substrat einer hepatogenen Osteopathie. Dies läßt vermuten, daß die Hüftkopfnekrose Folge
einer generalisierten Knochenveränderung ist.

Das *Ziel der Untersuchung* ist, mittels der quantitativen Computertomographie (QCT),
der Morphometrie und von Laborparametern zu untersuchen, inwieweit bei Patienten mit
Hüftkopfnekrose eine systemische Knochenerkrankung vorliegt.

Patienten und Methodik

Das Patientengut umfaßt 18 Männer und 2 Frauen, die wegen einer idiopathischen
Hüftkopfnekrose operativ behandelt wurden. Die männlichen Patienten waren bei der Untersuchung 29–54 Jahre alt (Durchschnitt 42 Jahre), während die beiden Frauen 60 bzw.
75 Jahre alt waren (Abb. 1).

Bei einer Patientin war als Prädispositionsfaktor eine Cortisontherapie anzusehen, bei
11 Männern bestand anamnestisch Alkoholabusus.

E. Werner H.H. Matthiaß (Hrsg.)
Osteologie - interdisziplinär
© Springer-Verlag Berlin Heidelberg 1991

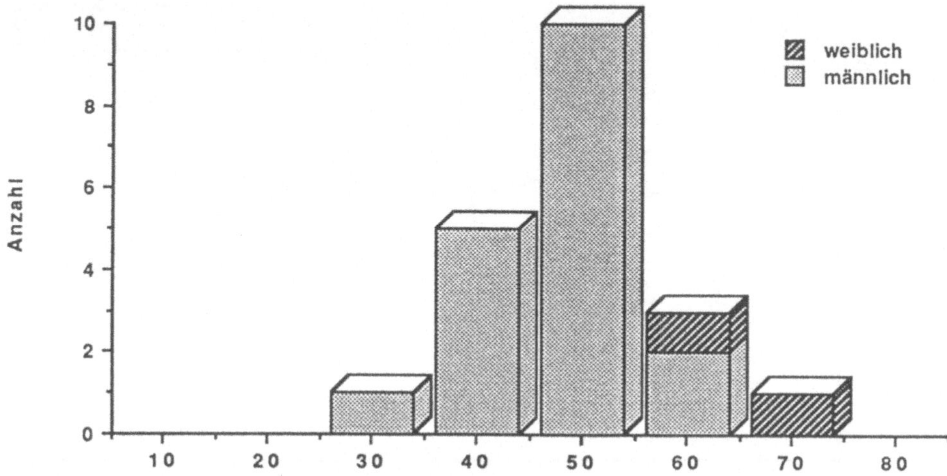

Abb. 1. Alters- und Geschlechtsverteilung der Patienten ($n = 20$)

Ein doppelseitiger Befall konnte bei 10 Patienten gesehen werden, wobei die röntgenologische Diagnose eines einseitigen Befalles in 5 Fällen durch ein Kernspintomogramm abgesichert werden konnte.

Da sich im Röntgenbild eine diffuse Osteoporose erst bei einer Abnahme der Knochendichte von mehr als 30% nachweisen läßt, wurde bei allen Patienten zur Bestimmung der Knochendichte ein *QCT der LWS* (Siemens SOMATOM) mit den Referenzwirbeln L1–L3 durchgeführt und mit den altersabhängigen Normwerten verglichen. Im Gegensatz zu Photonenabsorptionsmethoden ist hierbei eine getrennte Messung von Spongiosa und Corticalis möglich.

Bei 17 Patienten wurde mit einer Stanzbiopsie *Beckenkammspongiosa* entnommen. Nach Fixierung in Schaffer'scher Lösung und Aufarbeitung der Biopsie in Anlehnung an die Methode von Delling [3] und Burkhardt [1] konnten 7 Stanzzylinder nach Einbettung in Methylacrylat mit der Methode nach Merz [7] und mit den von Schenk und Olah [9] erarbeiteten Parametern histomorphometrisch ausgewertet werden. Die restlichen Proben wurden durch den Pathologen qualitativ bewertet.

Präoperativ wurden neben den Standardlaboruntersuchungen die Werte für *Osteocalcin* (auch BGP = Bone Gla Protein genannt) und Vitamin D3 mittels Radioimmunassay bestimmt.

Ergebnisse

Quantitative Computertomographie (QCT)

Bei 11 von 20 Patienten (44%) konnte mittels der QCT an den Referenzwirbeln L1–L3 eine Verminderung der Knochendichte der Spongiosa unterhalb der 1-Sigma-Grenze nachgewiesen werden (Abb. 2).

452

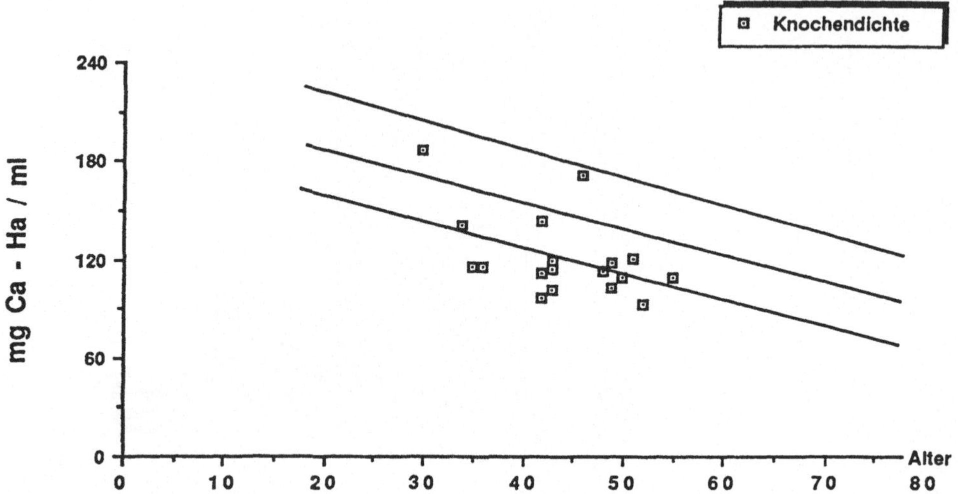

Abb. 2. QCT der LWS (Referenzwirbel L1–L3) zur Bestimmung der Knochendichte der Spongiosa in Abhängigkeit vom Alter bei 18 männlichen Patienten

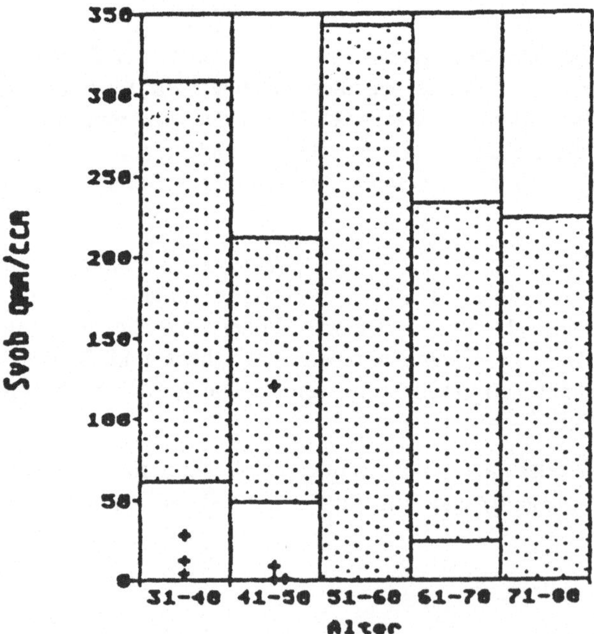

Abb. 3. Oberflächendichte des aktiven Osteoids (*Svob*), i.e. der Anteil von mit Osteoblasten besetzten Osteoid an der gesamten Trabekeloberfläche

Laborparameter

Bei 5 Patienten lag eine mäßige Erhöhung der Transaminasen, in 8 Fällen eine Harnsäureerhöhung und in 11 Fällen eine Hypertriglyceridämie vor.

Die Werte von Vitamin D3 waren bis auf einen Fall im Normbereich. Bei dem Patientengut konnte in 2 Fällen ein erhöhtes Serumosteocalcin von mehr als 8,0 ng/ml nachgewiesen werden, bei 3 Patienten liegt der Serumwert unterhalb der Norm.

Histomorphometrie

Wegen der geringen Fallzahl von nur 7 histomorphometrisch auswertbaren Knochenbiopsien ist lediglich eine tendenzielle Aussage möglich. Es fanden sich in 6 Fällen Zeichen einer verminderten Knochenneubildung im Sinne eines deutlich verminderten mit Osteoblasten besetzten Osteoids (Abb. 3). Dagegen war kein Parameter der Knochenresorption außerhalb der Norm und es ließen sich ebensowenig Zeichen eines Hyperparathyreoidismus erkennen. Die Volumendichte Vvb der Trabekel (Volumendichte der Spongiosabälkchen pro Volumeneinheit Beckenkammspongiosa) als Parameter für eine Osteopenie ist bei 3 Patienten unterhalb der Norm (Abb. 4).

Bei den übrigen, nicht quantitativ auswertbaren Präparaten läßt sich ebenfalls überwiegend eine Osteopenie feststellen.

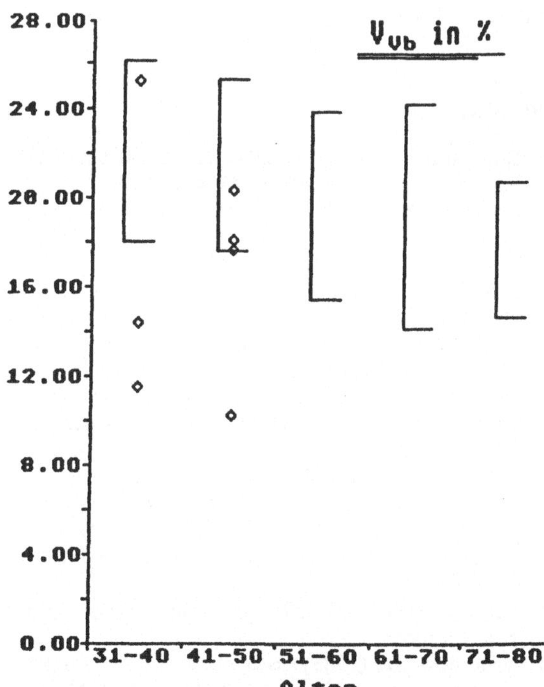

Abb. 4. Volumendichte (*Vvb*), i.e. prozentualer Anteil des Trabekelvolumens an einer Volumeneinheit Beckenkammspongiosa

454

Diskussion

Neuere Untersuchungen [11] zeigen, daß Osteocalcin als nichtkollagenes Protein der Knochenmatrix ausschließlich von Osteoblasten gebildet wird und der Serumgehalt direkt abhängig von der Sezernierung durch aktive Osteoblasten und der Bindung des neugebildeten Osteocalcins im Verlauf der Mineralisation ist. Eine gleichsinnige Veränderung von Blastenaktivität und der Mineralisation würde mit einer unveränderten Osteocalcinkonzentration im Serum einhergehen, eine gegensinnige Änderung eine entsprechende Erhöhung oder Erniedrigung ergeben [11]. Die Werte für Osteocalcin als Parameter für die osteoblastäre Aktivitätsänderung waren bei nahezu allen Patienten im Normbereich, so daß bei den fehlenden Zeichen einer Mineralisationsstörung sich die QCT bei der Mehrzahl der Patienten nachgewiesene Osteopenie laborchemisch nicht erfassen läßt.

Die Werte der QCT weisen mit den histologischen Befunden auf eine durch verminderte Knochenneubildung hervorgerufene Osteopenie hin.

Ob den alkoholinduzierten Hüftkopfnekrosen immer eine hepatogene Osteopathie zugrunde liegt, wie sie sich bei Leberzirrhosen in nahezu allen Fällen zeigt [10], bedarf weiterer Untersuchungen.

Zusammenfassend weist die Untersuchung darauf hin, daß bei der idiopathischen Hüftkopfnekrose des Erwachsenen neben lokalen Einflüssen in der Mehrzahl der Fälle auch eine generalisierte Osteopathie vorliegt. Diese läßt sich mittels QCT, aber nicht laborchemisch nachweisen.

Literatur

1. Burkhardt R (1970) Farbatlas der klinischen Histopathologie von Knochenmark und Knochen. Springer, Berlin Heidelberg New York
2. Chandler DA (1948) Coronary disease of the hip. J Int Coll Surg 11:34
3. Delling G (1972) Über eine vereinfachte Methacrylateinbettung für unentkalkte Knochenschnitte. Beitr Path 145:100–105
4. Ficat P (1980) Vasculäre Besonderheiten der Osteonekrose. Orthopäde 9:238–244
5. Heuck FHW, Treugut H (1984) Die "Hüftkopfnekrose" bei metabolischen und hormonellen Osteopathien – eine radiologisch-morphologische Analyse. Radiologe 24:319–337
6. Hipp E (1966) Zur idiopathischen Hüftkopfnekrose. Z Orthop 101:457–472
7. Merz WA (1967) Die Streckenmessung an gerichteten Strukturen im Mikroskop und ihre Anwendung zur Bestimmung von Oberflächen-Volumen-Relationen im Knochengewebe. Mikroskopie 22:132–142
8. Puhl W, Niethard FU, Hamacher P, Augustin J, Greten H (1978) Metabolische Störungen bei der idiopathischen Hüftkopfnekrose Erwachsener. Z Orthop 116:81–92
9. Schenk RK, Olah AJ (1980) Histomorphometrie. In: Kuhlencordt F, Bartelheimer H (Hrsg) Handbuch der Inneren Medizin, Band 6, Klinische Osteologie, Teil A. Springer, Berlin Heidelberg New York
10. Schiwy-Bochat HW (1989) Beitrag zur hepatogenen Osteopathie. Inaugural-Dissertation, Erlangen/Nürnberg
11. Venbrocks RA (1989) Osteocalcin. Enke, Stuttgart
12. Zsernaviczky J, Höppner W, Farid F (1982) Neue Erkenntnisse über die Rolle der Fettstoffwechselstörungen und blutchemischer Parameter in der Ätiologie der aseptischen Hüftkopfnekrose. Orthop Praxis 10:759–763

Früherkennung der idiopathischen Femurkopfnekrose – Voraussetzung für die lokale Nekroseausräumung

J. Grifka

Orthopädische Universitätsklinik, St. Josef-Hospital, Gudrunstraße 56, W-4630 Bochum, Bundesrepublik Deutschland

Einleitung

Ist die Femurkopfnekrose bei konventioneller Röntgentechnik manifest, so haben sich bereits morphologische Sekundärreaktionen um den nekrotischen Herd gebildet. In fortgeschrittenen Stadien ist außerdem die Femurkopfkontur durch den Einbruch der Nekrose zerstört. Um das Fortschreiten der nekrotischen Destruktion zu verhindern und bei noch begrenzter Nekrose den Femurkopf zu erhalten, wird üblicherweise eine intertrochantere Osteotomie zur Verbesserung der Belastungsverhältnisse und Erhalt eines guten Containments durchgeführt. Verlaufskontrollen zeigen eine deutlich erhöhte Komplikationsrate mit verzögerter knöcherner Konsolidierung und Pseudarthrosenentwicklung. Im weiteren Verlauf und bei ausgeprägter Nekrotisierung bleibt schließlich trotz des relativ jungen Alters der Betroffenen oft nur eine endoprothetische Versorgung.

Aufgrund dieser Problematik ist es daher das Ziel, die Femurkopfnekrose im präradiologischen Stadium I nach Ficat zu erfassen und frühzeitig zu behandeln. In diesem Stadium zeigen sich röntgenologisch noch keine Veränderungen. Spongiosastruktur, Kopfkontur und Weite des Gelenkspaltes erscheinen auch in Schichtaufnahmen unauffällig.

Bislang mußte zum Nachweis in diesem Stadium die von Ficat entwickelte funktionelle Untersuchung mit intraossärer Druckmessung durchgeführt werden, die wegen des Aufwandes nur selten Anwendung fand. Mit Hilfe der Kernspintomographie ist nun die Diagnostik im Frühstadium durch Erkennung der Durchblutungsminderung möglich. Aufgrund dessen kann daher ein lokales Vorgehen der Nekroseausräumung und Spongiosaplastik erfolgen, um damit im Frühstadium die Nekrosebehandlung aufzunehmen.

Einstufung der radiologischen Verfahren

Wegen der oft unspezifischen Beschwerdesymptomatik der Femurkopfnekrose wird üblicherweise mit konventioneller Röntgentechnik eine Darstellung des Hüftgelenkes vorgenommen. Nach der Stadieneinteilung nach Ficat und Arlet können erst im Stadium II diskrete Veränderungen im Röntgenbild festgestellt werden [14], die allerdings leicht

E. Werner H.H. Matthiaß (Hrsg.)
Osteologie - interdisziplinär
© Springer-Verlag Berlin Heidelberg 1991

Tabelle 1. Übersicht: Stadieneinteilung der Femurkopfnekrose. Morphologische Veränderung und radiologische Auffälligkeiten in den verschiedenen Stadien der Femurkopfnekrose zusammengestellt unter Berücksichtigung der Angaben von Ficat [4, 5], Grimm [7], Hungerford [8], Kahl [10], Lang [11], Meyers [14], Mitchell [17], Schwetlick [19]

Stadium	morphologische Veränderung	Röntgen	Szintigraphie	CT	MRI	
0 (prä-klinisch)	initiales Marködem	o.B.	o.B.	o.B.	bei T1-Gewichtung reduzierte Signal-intensität	T2: o.B.
I (prä-radiologisch)	unregelmäßige Fettzellenverteilung Knochenmark auf Kosten hämatopoetischer Zellen Osteozytenkaryolyse leere Osteozytenhöhlen	o.B.	verminderte Aktivität "cold defect"	o.B.	bei T1-Gewichtung reduzierte Signal-intensität	T2: o.B.
II	hyper- wie hypotrophe Trabekel, Fibrosierung, Kapillarsprossung reaktive Hyperämie des angrenzenden Knochen-marks Nekroseresorption und Geflechtknochen-anlagerung	fleckförmige Porose, Sklerose, teils auch Zysten-bildung, Gelenkspalt und Kopfkontur o.B. Betonung der Randstrukturen des Femurkopfes und des Adam'schen Bogens	vermehrte Speicherung	Rarefikationen mit Substanz-verlusten bzw. Spongiosasklerosen Veränderungen der Asterisk		T2-Gewichtung "double line sign"

III	Mikrofrakturen, Knochenmehlbildung Knorpeleinbruch Dissekation, Sequestration	Gelenkspalt o.B. oder verbreitert, Hüftkontur eingebrochen, "Eierschalenphänomen bei subchondraler Fraktur, Sequestrierung	vermehrte Speicherung	Demarkierung, Frakturzeichen	T1: Fraktur und Granulations- erscheinungen nicht klar abzu- grenzen	T2:Hüftgelenks- erguß
IV	Osteophytenbildung	Gelenkspalt schmal, abgeflachter, zusammengebrochener Hüftkopf	mäßiggradig vermehrte Speicherung			
V (End- stadium)	postnekrotische Sekundärarthrose	Gelenkzerstörung				

übersehen werden können und unspezifisch sind. Die Diagnose wird auch dadurch erschwert, daß der betroffene cranioventrale Hüftkopfbereich vom vorderen und hinteren Pfannenrand überdeckt wird [8]. Außerdem sind die zur Darstellung kommenden anorganischen Anteile des Knochens erst dann als auffällig zu erkennen, wenn die Knochenmarksveränderung entsprechend ausgeprägt ist. Beim Fortschreiten der Destruktion (Stadium III–V) sind die knöchernen Veränderungen röntgenologisch gut darstellbar (Tabelle 1).

Noch vor einigen Jahren wurde die Szintigraphie als Verfahren der Wahl für die Früherkennung der Femurkopfnekrose angesehen [13]. Allerdings kann die Szintigraphie nur einen unspezifischen Hinweis geben [7] und auch eine 3-Phasen-Szintigraphie mit anschließendem SPECT [20] verbessert die Situation nicht. Das Auftreten eines sogenannten "cold spot" ist inkonstant und oft wegen Überlagerungen nicht darstellbar [21]. Bei einer Erkrankung der anderen Hüfte ist die Interpretation zusätzlich erschwert [8]. Aus diesen vielfältigen Gründen wird der Szintigraphie heute keine Bedeutung für die Erkennung der Femurkopfnekrose zugemessen.

Im CT finden sich die ersten Auffälligkeiten bei Veränderung der anorganischen Knochenstrukturen, also im Stadium II nach Ficat. Die initialen Auffälligkeiten, wie Verplumpung des Asterisk sind ebenfalls unspezifisch. Die Verplumpung kann altersbedingt oder auch als Normvariante auftreten [2, 7].

Die Kernspintomographie ermöglicht die Darstellung der Minderdurchblutung im Initialstadium der Nekroseentwicklung. Im T1-gewichteten Bild zeigt sich in dieser Phase eine deutliche Signalverminderung im Bereich des sektorförmigen Nekroseareals (Abb. 1). Das von Engel [3] standardmäßig geforderte ergänzende T2-gewichtete Bild kann das Nekroseareal in diesem Stadium nicht darstellen. Erst bei Entwicklung eines Gelenkergusses mit Kapseldistension wird dies im T2-gewichteten Bild sichtbar. Für die Untersuchung unter der Verdachtsdiagnose einer Femurkopfnekrose werden Sensibilität wie Spezifität oft mit 100% angegeben [12, 15]. Mitchell [16] und Takatori [22] weisen zurecht darauf hin, daß die eingegrenzte Fragestellung zu relativ hohen Prozentangaben führt. Die stadienbezogenen Sensitivitätsangaben schwanken stark (Robinson [18]: Stadium 0 = 70%, Stadium I = 64%, Stuhlberger [21]: Stadium 0 = 83%). Differentialdiagnostisch müssen Knochenmarksveränderungen anderer Genese abgegrenzt werden. Zu bedenken ist die transiente Osteoporose, bei der kein segmentaler Nekrosebezirk vorliegt, sondern diffusere Veränderungen über Femurkopf und Schenkelhals bis hin zur Intertrochanterregion auftreten [6]. Die Kernspintomographie kann als das einzige Verfahren zur Erkennung der Femurkopfnekrose im Frühstadium gelten. Sie bietet damit die Voraussetzung zur Frühbehandlung. Durch die multiplanare Darstellung kann die exakte Lokalisation und Ausdehnung des Herdes bestimmt werden. Hiernach kann die Entscheidung zur lokalen Nekroseausräumung und Spongiosaplastik im präradiologischen Stadium getroffen werden, wenn ein gutes Containment gegeben ist.

Wegen ihrer Überlegenheit gegenüber anderen radiologischen Verfahren in der Frühdiagnostik sollte die Kernspintomographie bei Verdacht auf Femurkopfnekrose unmittelbar durchgeführt werden. Es muß nachhaltig davor gewarnt werden, bei persistierender unspezifischer Beschwerdesymptomatik mit dem Verdacht auf Femurkopfnekrose die Kernspintomographie zunächst auszusparen und so unnütz Zeit verstreichen zu lassen, in der

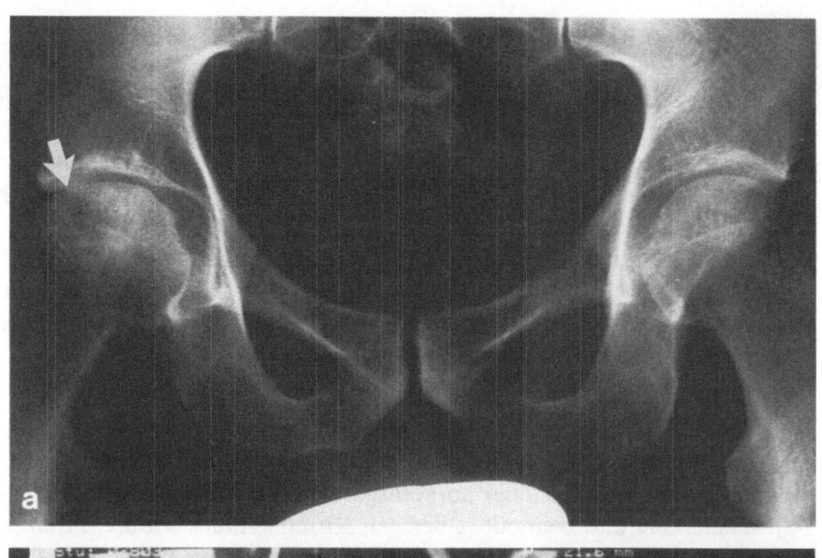

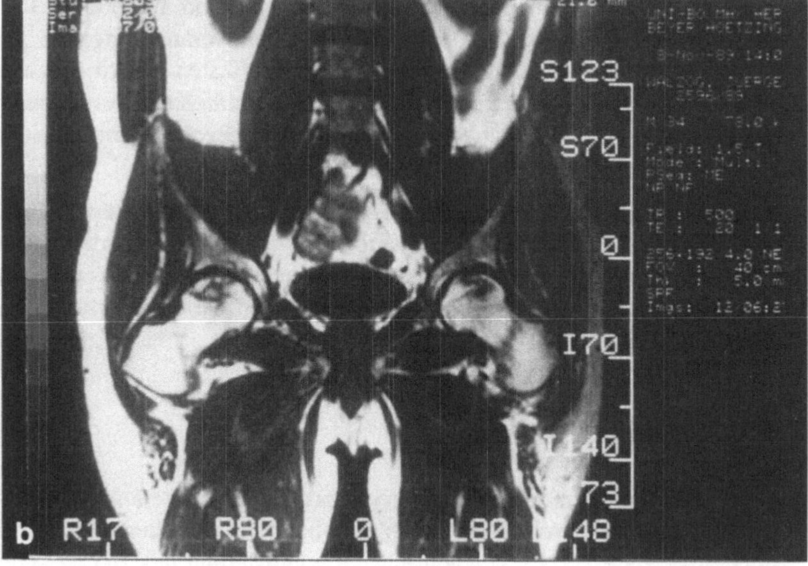

Abb. 1. a Röntgenübersicht mit rechtsseitig manifester Femurkopfnekrose mit Einbruch der Kopfkontur (*Pfeil*) – linksseitig unauffällige Verhältnisse bei röntgenologischer Darstellung. **b** Kor-
respondierendes Kernspintomographie-Bild, bei dem auch linksseitig ein Areal mit verminderter
Signalintensität zur Darstellung kommt, als Zeichen einer Femurkopfnekrose

die Manifestation der Nekrose und die Ausprägung der Sekundärveränderungen fortschrei-
tet. Bei röntgenologischer Manifestation ist die Kernspintomographie ohne zusätzlichen
Aussagewert. Die Befundung kann sogar erschwert sein. In fortgeschrittenen Stadien ist
daher die röntgenologische Darstellung das Verfahren der Wahl.

Material und Methode

Bei 7 Patienten mit unspezifischen Beschwerden in der Hüftregion wurde unter dem Verdacht einer Femurkopfnekrose eine Kernspintomographie durchgeführt, die im T1-gewichteten Bild, das für die Femurkopfnekrose typische sektorförmige Areal reduzierter Signalintensität zeigte. Die Röntgenbilder der Patienten gaben auch bei Kontrollsichtung keinerlei Hinweis auf eine Femurkopfnekrose. Die Spongiosastruktur war unauffällig ausgebildet bei unauffälliger Form und Rundung des Femurkopfes und unauffälliger Weite des Gelenkspaltes. Das Lebensalter der Betroffenen schwankte zwischen 31 und 50 Jahren mit einem Durchschnittsalter bei Operation von 39,0 Jahren (6 Männer, 1 Frau). Aufgrund der kernspintomographischen Darstellung im präradiologischen Stadium erfolgte eine lokale Nekroseausräumung und Spongiosaplastik.

Im operativen Vorgehen wurde der kernspintomographische Herd über eine kurzstreckige Inzision über dem Trochantermassiv mit einem Kirschnerdraht angebohrt. Die Positionierung der Kirschnerdrahtspitze im kernspintomographisch dargestellten Herd wurde unter Bildwandlerkontrolle beurteilt. Über den Kirschnerdraht wurde mit einer kleinkalibrigen Kirschnerdraht-geführten Fräse bis zur Femurkopfregion aufgebohrt. Der Zylinder zeigte die makroskopische Auffälligkeit der nekrotischen Veränderung, die histologisch verifiziert wurde. Die weitere Ausräumung des subkortikalen Nekrosebezirkes erfolgte unter Bildwandlerkontrolle mit dem scharfen Löffel. Anschließend wurde eine Spongiosaplastik eingebracht, die aus der Trochanterregion oder dem Beckenkamm gewonnen worden war. Der Kortikalisdeckel der Bohreingangsstelle wurde refixiert.

In 6 Fällen wurde eine Teilbelastung mittels Unterarmgehstützen für 3 Monate postoperativ durchgeführt. In einem Fall wurde bei gleichzeitiger intertrochanterer Osteotomie der Gegenseite wegen einer Femurkopfnekrose im Stadium IV eine volle Belastung des Beines nach lokaler Femurkopfnekrose und Spongiosaplastik erlaubt. Hierbei ergab sich keine Komplikation.

Ergebnisse und Diskussion

Alle Patienten gaben unmittelbar postoperativ eine Schmerzerleichterung im Hüftgelenk an. Die erste Verlaufskontrolle im Kernspintomogramm zwischen 6 Wochen und 3 Monaten postoperativ zeigte bereits Zeichen einer Revitalisierung des Herdes. Die Signalintensität in dem zuvor hypointensen Areal der Nekrose war angeglichen. Bei Substanzdefekten im Bohrkanal stellte sich dieser noch deutlich dar. In einer zweiten Kernspintomographie-Kontrolle zwischen 9 und 12 Monaten postoperativ fand sich eine völlig identische Signalintensität beider Femurköpfe. Der Bohrkanal war nicht mehr zu erkennen (Abb. 2). Alle Patienten zeigten eine freie Beweglichkeit des ursprünglich betroffenen Gelenkes. Das Hüftgelenk konnte beschwerdefrei belastet werden.

Bei drei Patienten überblicken wir nun einen Beobachtungszeitraum von ca. 24 Monaten postoperativ. Einem dieser drei Patienten hatten wir den Wechsel der beruflichen Tätigkeit angeraten, da er zuvor als Steinmetz tätig gewesen war. Bei spezifischer beruflicher Belastung mit exogenen Noxen und entsprechender Disposition ist die Änderung des Umfeldes anzustreben, ansonsten kann unseres Erachtens aufgrund der wiedererlang-

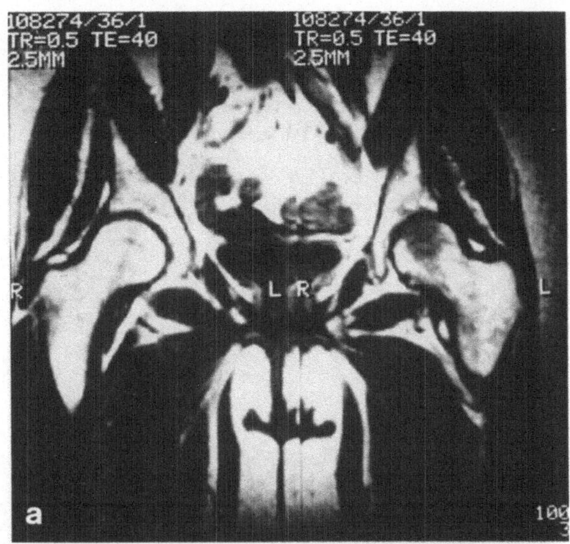

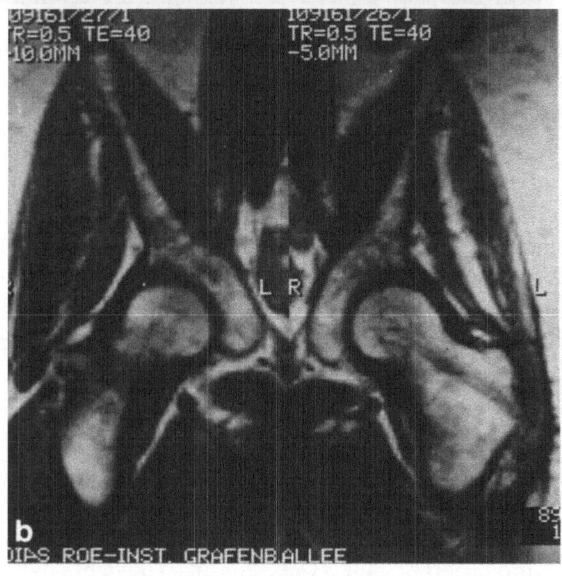

Abb. 2. a Präoperatives Ausgangsbild der Femurkopfnekrose mit dem typischen sektorförmigen Areal der verminderten Signalintensität. **b** 8 Wochen postoperativ zeigt sich bereits eine Revitalisierung des ehemaligen Nekroseherdes. Der Substanzdefekt des Bohrkanals ist noch deutlich zu erkennen. **c** s.S. 462

ten vollen Funktions- und Belastungsfähigkeit des Hüftgelenkes die vorherige berufliche Tätigkeit fortgeführt werden.

Der postoperative Verlauf entspricht den Ergebnissen der experimentellen Studie von Dahners und Hillsgrove [1], die nach Anbohrung in allen Fällen eine schnelle Revaskularisation und einen vollständigen Knochenaufbau fanden. Das gewählte Vorgehen ist mit der

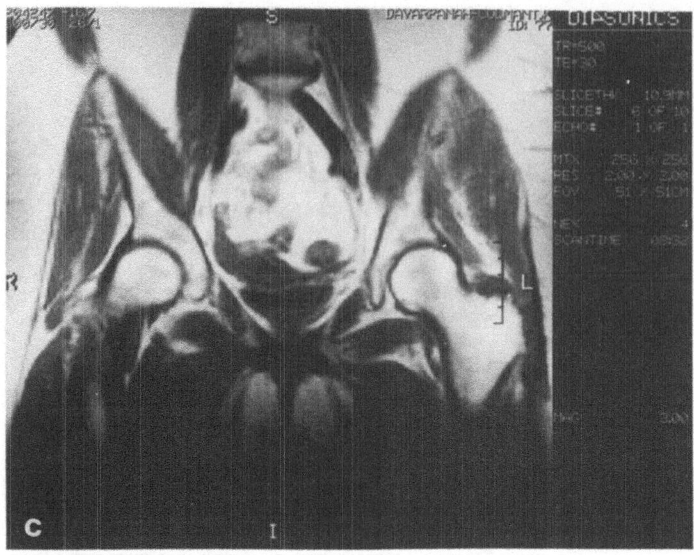

Abb. 2. c 10 Monate postoperativ identische Signalintensität beider Hüften ohne Anhalt für nekrotische Bereiche

mechanischen Vorstellung von Ficat [4] und Hungerford [8] in Einklang zu bringen, die den erhöhten intramedullären Druck als maßgeblich für das Fortschreiten der Nekrose ansehen und deswegen eine Dekompressionsoperation zur Entlastung empfehlen. Die schnelle Revitalisierung des ursprünglich nekrotischen Areals nach Ausräumung und Spongiosaplastik entspricht den üblichen Verläufen nach Spongiosaplastik bei Nekroseherden anderer Lokalisation. Die Notwendigkeit aufwendiger, gefäßgestielter Plastiken, wie diese von Hori [9] und Schwetlick [19] beschrieben werden, ist a priori nicht einsehbar.

Nach Kontrolle dieser Einzelfälle können wir nicht die Ansicht von Wagner und Zeiler [23] teilen, daß die subchondrale Spongiosaplastik in operationstechnischer Hinsicht und postoperativer Übungsbehandlung vergleichbar schwierig und kompliziert sei und aufgrund mangelnder Erfolgsaussicht zugunsten der intertrochanteren Osteotomie verlassen werden sollte. Hierbei fällt zweifellos ins Gewicht, daß bei den berichteten Fällen eine lokale operative Behandlung im Stadium I nach Ficat erfolgen konnte. Ein Vergleich mit postoperativen Verläufen anderer Stadien ist naturgemäß nicht möglich. Für die Abwägung des operativen Vorgehens ist zweifellos das vorliegende Stadium der Osteonekrose entscheidend. In fortgeschrittenen Stadien sind die Lokalverhältnisse schwerer anzugehen. Hierbei wird von uns weiterhin die intertrochantere Osteotomie mit Spongiosaplastik bevorzugt. Beim Vergleich der Verlaufskontrollen und Erfolgsbeurteilungen verschiedener Kollektive ist das Augenmerk darauf zu richten, ob die Schenkelhalsregion freigelegt wurde oder gar eine Präparation der Kapsel stattgefunden hat, was Nachteile für die Blutversorgung mit sich bringt. Außerdem ist darauf zu achten, daß eine möglichst kleinkalibrige Bohrung des Schenkelhalses vorgenommen wird, um die Eigendurchblutung des Schenkelhalses soweit wie möglich zu erhalten.

Die Ergebnisse der lokalen Nekroseausräumung und Spongiosaplastik im Frühstadium können nur als Fallberichte gewertet werden. Eo ipso lassen sie keine Schlußfolgerungen für die Behandlung der Femurkopfnekrose im Frühstadium zu, sie zeigen aber die prinzipielle Möglichkeit des vollen Funktionserhaltes der Hüftgelenke bei lokalem Vorgehen. Sie belegen zudem den Wert der Kernspintomographie und ermutigen uns, im Stadium I der Femurkopfnekrose nach Ficat den beschriebenen Minimaleingriff vorzunehmen. Auf der Grundlage der Kernspintomographie kann der Nekroseherd in seiner Ausdehnung genau erfaßt und ein gezielt lokales Vorgehen ermöglicht werden. Durch den frühzeitigen Minimaleingriff kann dem Patienten eine intertrochantere Osteotomie erspart werden. Unsere Einzelfälle zeigen eine restitutio ad integrum.

Konsequenz

Während in den Stadien II–IV der Femurkopfnekrose nach Ficat, wie diese mit konventioneller Röntgentechnik dargestellt werden können, die intertrochantere Osteotomie als Behandlungsverfahren der Wahl angesehen werden muß, kann im präradiologischen Stadium I nach Ficat eine lokale Nekroseausräumung mit Spongiosaplastik erfolgreich durchgeführt werden. Voraussetzung hierfür ist eine kernspintomographische Darstellung, die die Lokalisation und Ausdehnung des Herdes exakt dokumentiert. Sie sollte daher als Früherkennungsverfahren immer dann eingesetzt werden, wenn durch andere radiologische Verfahren keine Klärung bei unklaren Hüftgelenksschmerzen mit dem Verdacht auf eine Femurkopfnekrose möglich ist. Neben der präoperativen Planung ist sie für die postoperative Verlaufskontrolle von Bedeutung.

Die aufgezeigten Ergebnisse der lokalen Nekroseausräumung mit Spongiosaplastik im Frühstadium können nur als Fallbericht gewertet werden. Sie demonstrieren jedoch die Möglichkeit des lokalen Vorgehens und berechtigen unseres Erachtens zu der Empfehlung, im Frühstadium der Femurkopfnekrose den aufgezeigten Minimaleingriff mit lokaler Nekroseausräumung und Spongiosaplastik durchzuführen. Für explizite Vergleiche mit anderen Verfahren ist eine größere Fallzahl vonnöten. Durch die systematische Anwendung der Kernspintomographie wird die Femurkopfnekrose vermehrt im Frühstadium erfaßt werden können. Damit ist zu hoffen, daß künftig in einer größeren Zahl von Fällen die Voraussetzung für eine lokale Nekroseausräumung gegeben ist.

Literatur

1. Dahners LE, Hillsgrove DC (1989) The effects of drilling on revascularization and new bone formation in canine femoral heads with vascular necrosis. J Orthop Trauma 3:309–312
2. Diehlmann W (1987) Gelenke, Wirbelverbindungen, 3. Aufl. Thieme, Stuttgart
3. Engel A, Hofmann S, Gottsauner-Wolf F (1990) MRT-kontrollierter Verlauf von Knochenödemen nach Entlastungsbohrung. Symposion Hüftkopfnekrose, Nürnberg, 01.–03.03.1990
4. Ficat P (1980) Vasculäre Besonderheiten der Osteonekrose. Orthopäde 9:238–244
5. Ficat RP (1985) Idiopathic bone necrosis on the femoral head. J Bone Joint Surg 67-B:3–9
6. Glas K, Krause R, Obletter N, Held P (1989) Die transitorische Hüftosteoporose in der Magnetresonanztomographie. Z Orthop 127:302–307
7. Grimm J, Hopf Ch, Higer HP (1989) Die Femurkopfnekrose. Z Orthop 127:680–690

8. Hungerford DS (1980) Knochenmarksdruck, Venographie und zentrale Knochenmarksentlastung bei der ischämischen Nekrose des Hüftkopfes. Orthopäde 9:245–254
9. Hori Y (1980) Revitalisierung des osteonekrotischen Hüftkopfes durch Gefäßbündel-Transplantation. Orthopäde 9:255–259
10. Kahl N, Böhm E, Arcq M (1988) Die idiopathische Hüftkopfnekrose des Erwachsenen – Verknüpfung klinischer und pathologisch-anatomischer Befunde. Z Orthop 126:487–491
11. Lang P, Jergesen HE, Genant HK, Moseley ME, Schulte-Mönting J (1989) Magnetic resonance imaging of the ischemic femoral head in pigs. Clin Orthop Rel Res 244:272–279
12. Markisz A, Knowles RJR, Altchek DW, Schneider R, Whalen JP, Cahill PT (1987) Segmental patterns of avascular necrosis of the femoral head: early detection with MR imaging. Radiology 162:717–720
13. Mau H (1982) Entstehung und Frühdiagnostik der idiopathischen Hüftkopfnekrose Erwachsener. Orthop Praxis 751–758
14. Meyers MH (1988) Osteonecrosis of the femoral head. Clin Orthop 231:51–61
15. Miller LL, Savory CG, Polly DW, Graham GD, McCabe JM, Callaghan JJ (1989) Femoral head osteonecrosis. Clin Orthop Rel Res 247:152–162
16. Mitchell MD, Kundel HL, Steinberg ME, Kressel HY, Alavi A, Axel L (1986) Avascular necrosis of the hip. AJR 147:67–71
17. Mitchell DG, Steinberg ME, Dalinka MK, Rao VM, Fallon MF, Kressel HY (1989) Magnetic resonance imaging of the ischemic hip. Clin Orthop Rel Res 244:60–77
18. Robinson HJ, Hartleben PD, Lund G, Schreiman J (1989) Evaluation of magnetic resonance imaging in the diagnosis of osteonecrosis of the femoral head. J Bone Joint Surg 71-A:650–663
19. Schwetlick G, Rettig H, Kingmüller V (1988) Der gefäßgestielte Beckenspan zur Therapie der Hüftkopfnekrose des Erwachsenen. Z Orthop 126:500–507
20. Sciuk J, Schober O (1989) Nuklearmedizinische Diagnostik von Hüftgelenkserkrankungen im Erwachsenenalter. Radiologe 29:492–500
21. Stulberger BN, Leine M, Bauer TW, Belhobek GH, Pflanze W, Feiglin DHI, Roth AI (1989) Multimodality approach to osteonecrosis of the femoral head. Clin Orthop Rel Res 240:181–192
22. Takatori Y, Kamogawa M, Kokubo T, Nakamura T, Ninomiya S, Yoshikawa K, Kawahara H (1989) Magnetic resonance imaging and histopathology in femoral head necrosis. Acta Orthop Scand 58:499–503
23. Wagner H, Zeiler G (1980) Idiopathische Hüftkopfnekrose. Orthopäde 9:290–310

Beinverlängerung bei metaphysärer Chondrodysplasie

H.-J. Hesselschwerdt, J. Heisel

Orthopädische Universitäts- und Poliklinik (Dir.: Prof. Dr. med. H. Mittelmeier),
W-6650 Homburg/Saar, Bundesrepublik Deutschland

Einleitende Vorbemerkungen

Die metaphysäre Chondrodysplasie als generalisierte Knochenwachstumsstörung führt zu *disproportioniertem Minderwuchs*. Schmid beschrieb 1949 eine milde Verlaufsform der von Jansen 1934 erstmals festgestellten "metaphysären Dysostose" [13, 10].

Lachmann et al stellten 1988 die signifikanten *radiologischen Kennzeichen* einer gesicherten metaphysären Chondrodysplasie Typ Schmid (MCS) zusammen [11]: demnach bestehen an Wirbelsäule und Beckenknochen keine Auffälligkeiten; häufig liegt eine Coxa vara vor, die Femurkopf-Epiphysen sind normal oder vergrößert. Die metaphysäre Verkürzung der Extremitäten ist an den distalen Femur-, Tibia- und Fibulametaphysen am stärksten ausgeprägt und manifestiert sich ab dem zweiten Lebensjahr als Varusfehlstellung des distalen Ober- und Unterschenkels. Die Metacarpalknochen und Phalangen sind von diesen Veränderungen regelmäßig nicht betroffen. *Genetisch* besteht eine autosomaldominante Vererbung.

Aufgrund becherförmiger Auftreibungen der Metaphysen sowie der Achsenfehlstellungen wird die MCS im Kleinkindesalter oft mit einer Rachitis verwechselt. Therapieversuche mit Vitamin-D-Gaben bleiben erfolglos. Die *operative Behandlung* zielt neben der Korrektur von Achsenfehlstellungen der Ober- und Unterschenkel besonders auf die Verlängerung der subjektiv kosmetisch oft als sehr störend empfundenen Beinverkürzungen ab, wobei hier Verfahren mit verschiedenen Distraktions-Apparaten Anwendung finden [9, 15, 2, 3 u.a.]. Wesentliche *Komplikationen* dieser Behandlungsmethoden sind Muskelkontrakturen, Gelenkluxationen, Achsenverbiegungen, Nerven- oder Gefäßverletzungen, vorzeitige oder verspätete knöcherne Konsolidierung sowie Pseudarthrosenbildung [12]. In der aktuellen Literatur wird zunehmend über korrigierende Eingriffe an Armen [1, 14] und auch an Amputationsstümpfen [9] berichtet.

Kasuistik

Im Oktober 1980 wurde eine damals 14jährige, minderwüchsige Patientin (Körpergröße 135 cm, Körpergewicht 51 kg) erstmals in der Ambulanz der Orthopädischen Universitäts-

E. Werner H.H. Matthiaß (Hrsg.)
Osteologie - interdisziplinär
© Springer-Verlag Berlin Heidelberg 1991

und Poliklinik Homburg/Saar zur operativen Behandlung ihres Kleinwuchses vorgestellt. Sie war das zweite Kind von normalgroßen Eltern (Vater 168 cm, Mutter 154 cm), Geburtsgewicht 3000 g, Geburtsgröße 50 cm bei kleinen Gliedmaßen. Eine 5 Jahre ältere Schwester war im Alter von 14 Jahren 170 cm groß gewesen.

Die *geistige Entwicklung* sei normal verlaufen. Nach angeblich stetigem, aber sehr langsamen Wachstum fanden sich im siebten Lebensjahr (1973) röntgenologisch eine Verplumpung und Verbreiterung der Tibia- und Ulnametaphysen. Nach Ausschluß einer hormonellen Störung sowie einer Mukopolysaccharidose wurde das Krankheitsbild seinerzeit lediglich als "Dystrophia mesodermalis hypoplastica" beschrieben.

Die *klinische Untersuchung* 1980 zeigte einen dyspropornionierten Minderwuchs mit leicht gedrungenem Rumpf und verplumpten, verkürzten Extremitäten (s. Abb. 1). Das Gangbild war unauffällig, bei freier Hüftgelenksbeweglichkeit standen die Beine in leichter Außen- (rechts) bzw. Innenrotationsfehlstellung (links). *Röntgenologisch* war die Wirbelsäule normal konfiguriert, die Hüftübersicht zeigte leicht abgeflachte Hüftpfannen bei guter Kopfrundung beidseits. Beide distale Femora wiesen eine leichte Varusfehlstellung auf (s. Abb. 2a und 3a).

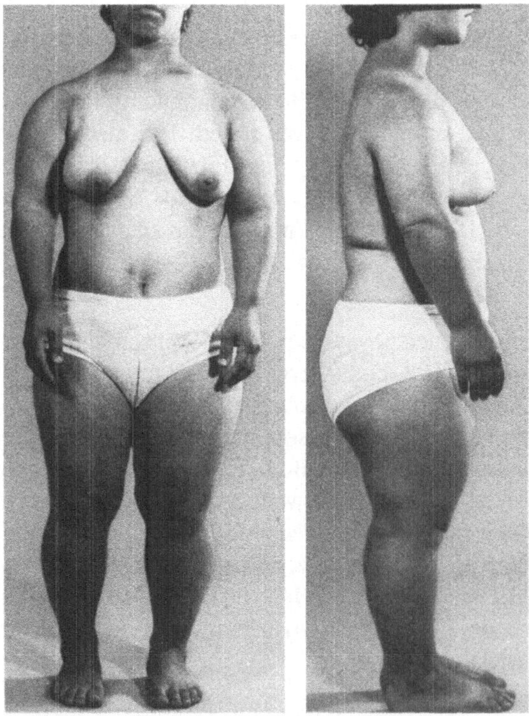

Abb. 1. Klinisches Fallbeispiel, B.B., 17 Jahre, weiblich. Disproportionierter Minderwuchs, Extremitätenverkürzungen, Varusfehler beider Oberschenkel, Körpergröße 135 cm (präoperativer Ausgangsbefund)

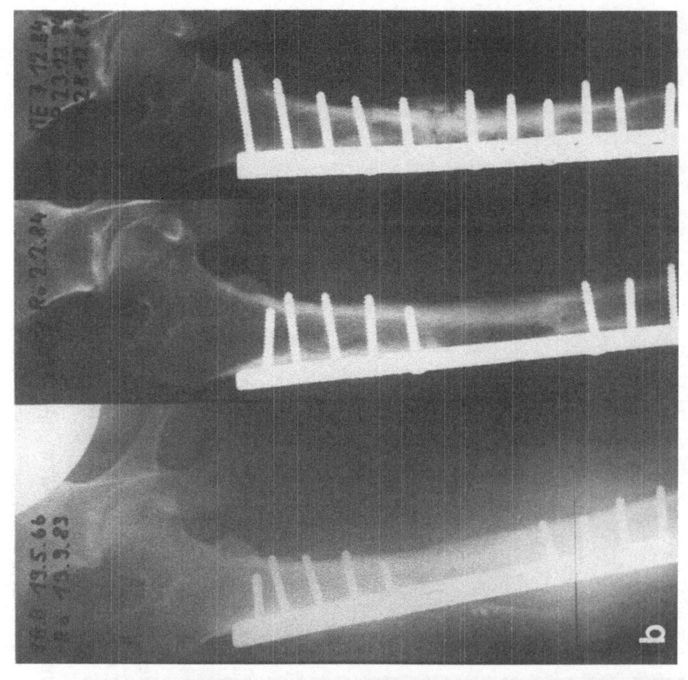

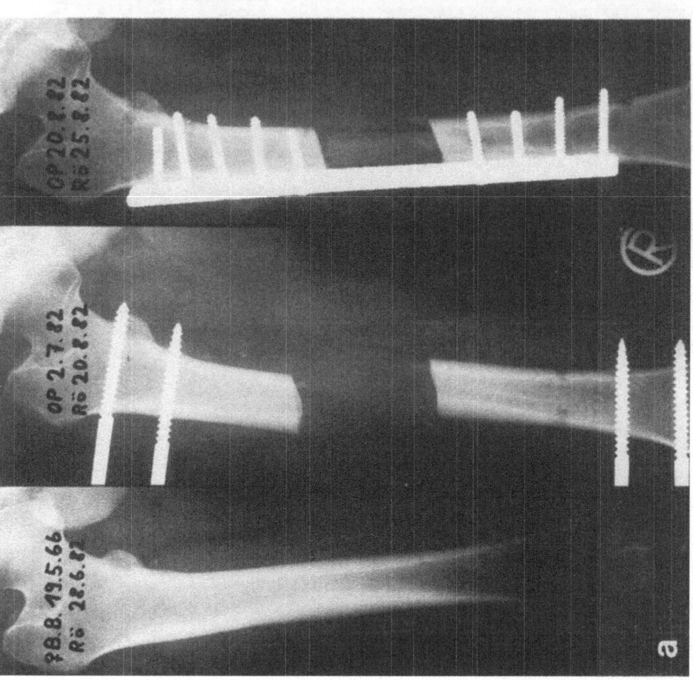

Abb. 2. Röntgenfallbeispiel (re. Oberschenkel), B.B., 17 Jahre, weiblich. **a** *(Links)* Präoperativer Ausgangsbefund *rechtes* Femur, *(Mitte)* Situation 7 Wochen nach Verlängerungsosteotomie (Wagnerspanner, intraop. 1,5 cm Vorspannung). *(rechts)* Ergebnis 5 Tage nach Distanzplattenosteosynthese mit Tibiaspan- und Collapat-Anlagerung. **b** *(Links)* 13 Monate nach Osteosynthese, *(Mitte)* weitere 4 1/2 Monate später mediale Durchbauung des Osteosynthesespaltes, *(rechts)* Zustand 3 Wochen nach ME und 5 Tage nach Reosteosynthese nach Femurschaftfraktur, Bruchspalt deutlich sichtbar.

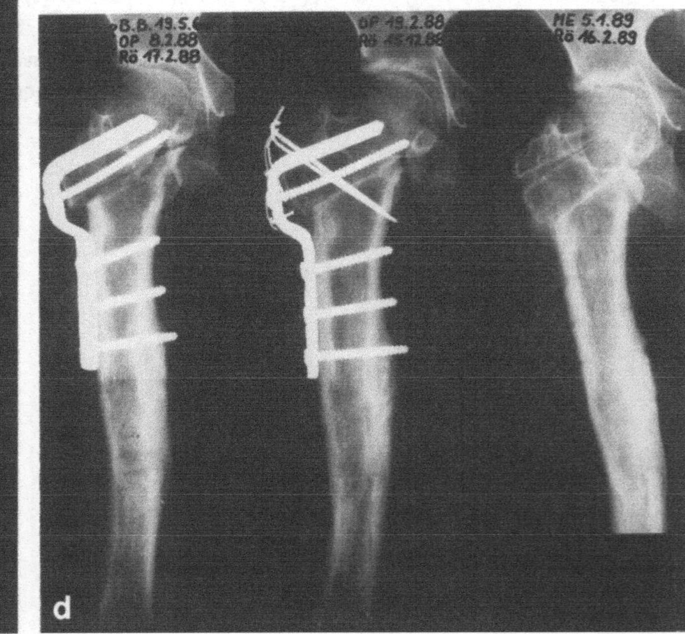

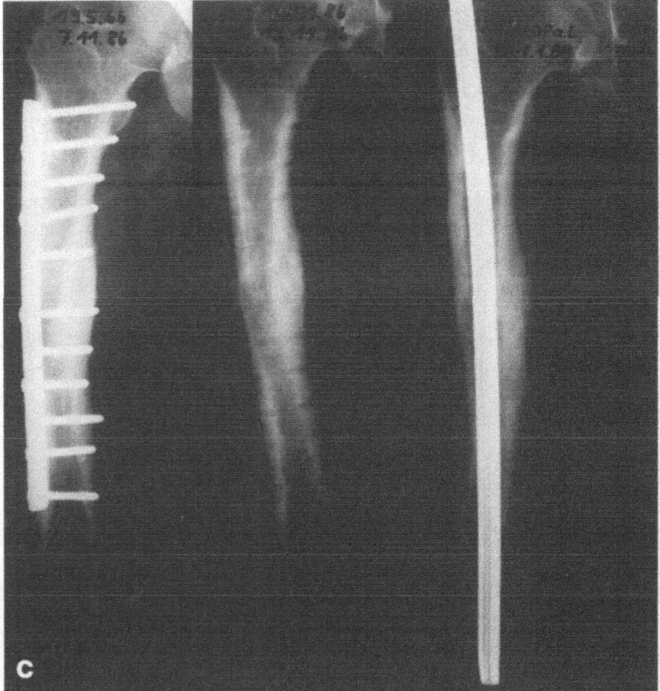

Abb. 2c. (*Links*) 2 Jahre später Frakturdurchbauung abgeschlossen, geringgradige spindelförmige Auftreibung über ehemaligem Frakturspalt, (*Mitte*) Ergebnis 2 Tage nach ME: leichter varischer Achsenfehler, (*rechts*) 1 Jahr nach Marknagelosteosynthese (a.l.) aufgrund erneuter Refraktur 2 Monate nach ME: 10° Varus-, 35° Außenrotationsfehler. **d** (*Links*) 9 Tage nach intertrochanterer Derotationsosteotomie, (*Mitte*) 10 Monate nach Cerclagenosteosynthese nach Trochanter major-Abriß, (*rechts*) 6 Wochen nach Metallentfernung: knöcherne Konsolidierung, Schenkelhalsverkürzung, erzielter Längenzuwachs 7 cm

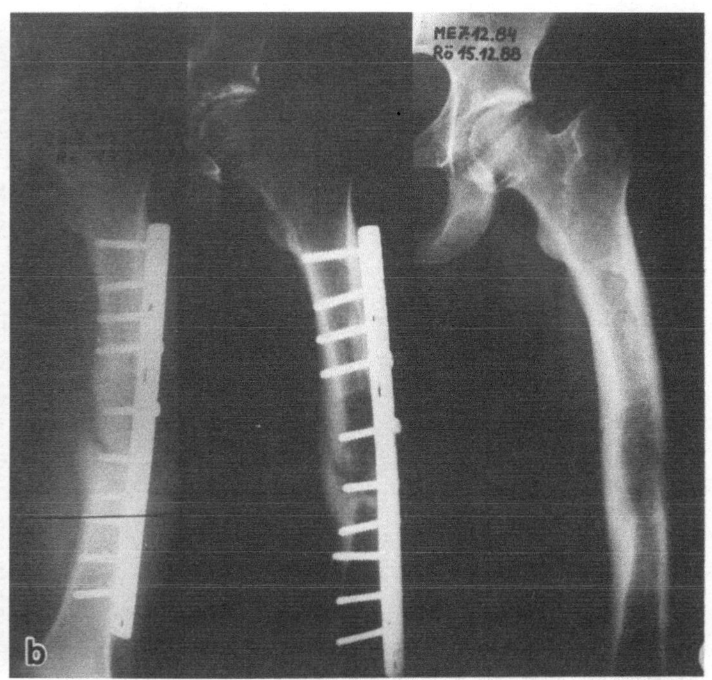

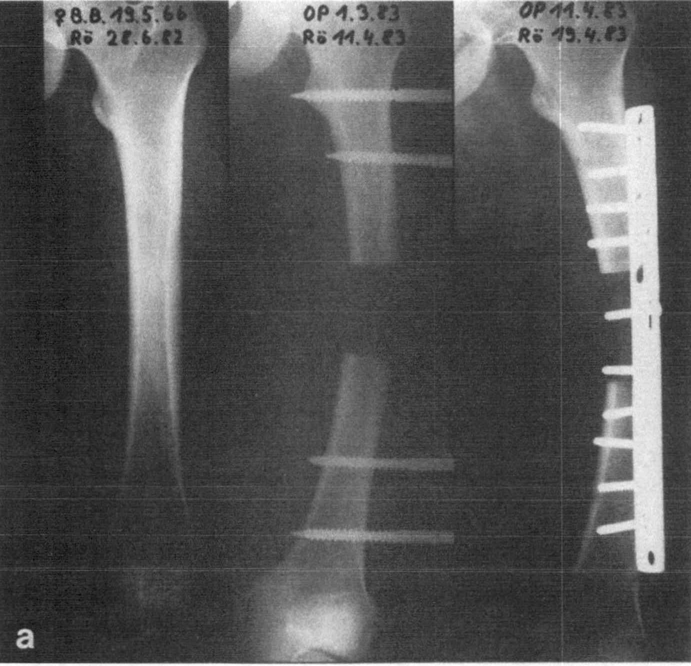

Abb. 3a-b. Röntgenfallbeispiel (li. Oberschenkel), B.B., 17 Jahre, weiblich. **a** (*Links*) Präoperativer Ausgangsbefund *linkes* Femur, (*Mitte*) Situation 6 Wochen nach Verlängerungsosteotomie (Wagnerspanner, intraop. 3 cm Vorspannung), (*rechts*) Ergebnis 8 Tage nach Distanzplattenosteosynthese mit Tibiaspan- und Collapat-Anlagerung. **b** (*Links*) 5 Monate nach Osteosynthese, mäßiger Varusfehler, (*Mitte*) weitere 4 1/2 Monate später: abgeschlossene knöcherne Konsolidierung, (*rechts*) Ergebnis 4 Jahre nach ME: feste knöcherne Struktur des li. Femurs bei geringer varischer Achsabweichung, erzielter Längenzuwachs: 6 cm

Am 1.7.82 erfolgte die Verlängerungsosteotomie des rechten Femur mit dem Wagner-spanner (intraoperative Vorspannung 1,5 cm). Nach täglicher Verlängerung um 2 mm wurde bei einsetzender Schmerzsymptomatik (erreichter Längengewinn 5 cm) am 20.8.82 die Distanzplattenosteosynthese am rechten Femur mit Anlagerung von autologem Knochen und Knochenersatzmaterial (Collapat) durchgeführt (s. Abb. 2a). Am 1.3.83 wurde in gleicher Weise auf der linken Seite verfahren, hier betrug die intraoperative Vorspannung jedoch 3 cm. Bei erreichtem Längenzuwachs von 6 cm erfolgte am 11.4.83 die Stabilisierung ebenfalls mittels Plattenosteosynthese und Auffüllung mit autologem Tibiaspan und Collapat (s. Abb. 3a).

Nach störungsfreiem Heilverlauf wurde dann am 7.12.84 die Metallentfernung an beiden Oberschenkeln vorgenommen (s. Abb. 2b und 3b). Zwei Wochen später trat eine Spontanfraktur des rechten Femurschaftes auf, die am 23.12.84 reosteosynthesiert wurde (s. Abb. 2b). Nach weiteren 2 Jahren erfolgte am 10.11.86 die erneute Metallentfernung des rechten Femurs. Wiederum kam es zu einer Spontanfraktur, die osteosynthetische Versorgung mittels Marknagelung wurde im Januar 1987 a.l. durchgeführt (s. Abb. 2c).

Eine ambulante Untersuchung 6 Monate später zeigte eine 10° Varus- und 35° Außenrotationsfehlstellung des rechten Oberschenkels. Diese wurde am 8.2.1988 durch eine intertrochantere valgisierende Derotationsosteotomie korrigiert (Winkelplattenosteosynthese). In der postoperativen Mobilisierungsphase kam es zum Trochanterabriß, was 11 Tage später eine Refixation des Fragmentes (Cerclagenosteosynthese) erforderlich machte.

Nach nunmehr störungsfreiem Heilverlauf konnte im Januar 1989 bei fester knöcherner Konsolidierung des ehemaligen Osteotomiespaltes und achsengerechter Stellung des rechten Oberschenkels das einliegende Osteosynthesenmaterial entfernt werden (s. Abb. 2d).

Bei der *letzten klinischen Vorstellung* im Januar 1989 war die Patientin 22 Jahre alt, 143 cm groß und 60 kg schwer. Das Gangbild war barfuß zu ebener Erde flott und sicher. Bei freier Hüft- und Kniefunktion sowie subjektiver Zufriedenheit wurde ein Längengewinn links von 6 cm, rechts von 7 cm verzeichnet.

Schlußfolgerungen

Verlängerungsosteotomien bei Chondrodystrophie-Patienten werden in zunehmendem Maß zur therapeutischen Routine innerhalb der operativen Orthopädie. Unsere Beobachtungen bestätigen hierbei die Erfahrungen anderer Autoren mit der Methode nach Wagner [15]. Fritsch und Heisel [4] sowie Guarniero und Barros [5] berichteten jeweils eine *Komplikationsrate von 50%*. Der Akt der Verlängerung wurde durch das subjektive Schmerzempfinden (Nervendehnungsschmerz) der Patienten und Komplikationen im Weichteilmantel begrenzt.

Da eine Verlängerung, z.B. am Femur, eine stabile Überbrückung größerer Strecken voraussetzt, sollten die Metallimplantate nach Durchführung einer Distanzplattenosteosynthese möglichst mehrere Jahre belassen werden. In den ersten Wochen nach Metallentfernung ist dem Patienten dringend eine Schonung der betroffenen Extremität anzuraten. Grundsätzlich sollte in der präoperativen Planung die Methode nach Ilizarov [8] in die Überlegungen miteinbezogen werden, da sich hier die technischen Vorteile mit der Korrektur auftretender Achsendeviationen mit einer niedrigen Komplikationsrate [12] vereinen.

Literatur

1. Cattaneo R, Villa A, Catagni MA, Bell D (1990) Lengthening of the humerus using the Ilizarov technique. Description of the method and report of 43 cases. Clin Orthop 250:117–24
2. De Bastiani G, Aldergheri R, Benzi-Brivio L (1979) Indicazioni particolari dei fissatori esterni. Giornate Italiane del Fissatore Esterno 504:31
3. De Bastiani G, Aldergheri R, Renzi-Brivio L, Trivella G (1987) Limb lengthening by callus distraction (callotasis). J Pediat Orthop 7:129–34
4. Fritsch E, Heisel J (1990) Komplikationen bei Verlängerungsosteotomien langer Röhrenknochen. In: Mittelmeier H, Heisel J (Hrsg) Komplikationen – Homologe (Allogene) Transplantationen. Freie Themen. Hefte zur Unfallchirurgie, Plastischen und Wiederherstellungschirurgie. Sasse, Rotenburg (Wümme), S 185
5. Guarniero R, Barros TEP (1990) Femoral lengthening by the Wagner method. Clin Orthop 259:154–9
6. Hesselschwerdt HJ (1990) Verlaufsbeobachtungen knöcherner Eingriffe bei konstitutionellen Knochenerkrankungen. Inauguraldissertation, Homburg/Saar
7. Hesselschwerdt HJ, Heisel J (1990) Stoffwechselerkrankungen des Knochenskeletts. Katamnestische Studie über Häufigkeit und Art der Probleme bei operativer Behandlung. Akt Traumatol 20, im Druck
8. Ilizarov GA (1971) Basic principles of transosseous compression and distraction osteosynthesis. Orthop Travmatol Protez 32:7–15
9. Ilizarov GA (1990) Clinical application of the tension-stress-effect for limb lengthening. Clin Orthop 250:8–26
10. Jansen M (1934) Über atypische Chondrodystrophie (Achondroplasie) und über eine noch nicht beschriebene angeborene Wachstumsstörung des Knochensystems: Metaphysäre Dysostosis. Z Orthop Chir 61:253–86
11. Lachmann RS, Rimoin DL, Spranger J (1988) Metaphyseal chondrodysplasia, Schmid type. Clinical and radiographic delineation with a review of the literature. Pediatr Radiol 18:93–102
12. Paley D (1990) Problems, obstacles, and complications of limb lengthening by the Ilizarov technique. Clin Orthop 250:81–104
13. Schmid F (1949) Beitrag zur Dysostosis enchondralis metaphysaria. Mschr Kinderheilk 97:393–7
14. Villa A, Paley D, Catagni MA, Bell D, Cattaneo R (1990) Lengthening of the forearm by the Ilizarov technique. Clin Orthop 250:125–37
15. Wagner H (1971) Operative Beinverlängerung. Chir 42:260

Die periartikuläre Ossifikation nach Kniegelenksendoprothetik. Eine Studie an 331 Fällen

W. Koch[1], H. Meßler[1], P. Puls[2], K. J. Münzenberg[1]

[1]Orthopädische Universitätsklinik, Sigmund-Freud-Straße 25, W-5300 Bonn-Venusberg, Bundesrepublik Deutschland
[2]Orthopädische Abteilung, St. Josef-Hospital, Hospitalstraße, W-5210 Troisdorf, Bundesrepublik Deutschland

Periartikuläre Verknöcherungen, wie sie als Komplikation in einem hohen Prozentsatz nach Implantation von Hüftendoprothesen beobachtet werden, kommen nach Kniegelenksersatz nur selten vor. In der Literatur sind meist Einzelfälle beschrieben, aussagefähige Studien wurden nicht durchgeführt (Hungerford et al 1984, Ranawat 1985). Faktoren wie der operationstechnisch bedingten Muskeldehnung und Weichteiltraumatisierung (Arcq 1973) mit Versprengung von Knochenpartikeln (Boitkzy u. Zimmermann 1969, Boitkzy 1973, Morscher u. Mathys 1975), ausgedehnter Periostablösung (Broutart 1970), Kapselresektion (Dadurian u. Blitz 1974, Charnley 1979), Hämatombildung (Riegler et al 1976, Holz et al 1977) und Zementfixierung (Cotta u. Schulitz 1970) wurde eine nicht unerhebliche Rolle bei der Entstehung von paraartikulären Ossifikationen zugesprochen. Naturgemäß ist der Einfluß solcher Faktoren kaum quantifizierbar und daher hinsichtlich einer pathogenetischen Bedeutung nicht sicher verwertbar.

Die konstitutionell bedingte verstärkte knöcherne Metaplasie des Bindegewebes, wie bei der Spondylosis hyperostotica (Ott 1953) oder der ankylosierenden Hyperostose der Wirbelsäule (Forestier u. Rotes-Querol 1950), weniger beim Morbus Bechterew, scheint auch nach Hüft-TEP-Implantation zu verstärkter paraartikulärer Ossifikation zu führen (Charnley 1972, Matos et al 1975, Bisla et al 1976, Ritter et al 1977, Resnick et al 1976, Blasingname et al 1981, Morteo et al 1983).

Klinische und radiologische Beobachtungen legen jedoch den Verdacht nahe, daß, ähnlich wie bei der osteoplastischen Diathese im Bereich der Wirbelsäule (Forestier u. Lagier 1971, Resnick et al 1975) die Existenz einer spezifischen Diathese auch bei der Entstehung von paraartikulären Verknöcherungen nach Prothesenimplantation sehr wahrscheinlich ist. Muskelkräftige Männer mittleren Alters, die bei der Coxarthrose eine ausgeprägte Osteophytenbildung im Hüftbereich zeigen, neigen offenbar zu erheblichen paraartikulären Verknöcherungen beider operierter Hüften (Arcq 1973). Einen androtropen Prädilektionstyp mit nahezu gesetzmäßiger massiver Verknöcherung stellt der Patient mit einer Coxarthrose bei der sogenannten enchondralen Dysostose dar (Arcq 1985). Selbst nach intensiver Ossifikationsprophylaxe mit Bestrahlung und simultaner Gabe von Diphos, Amuno, Magnesium und Tetracyclinen kommt es nach Entfernung von Ossifikationen in gemilderter Form zu Rezidiven (Koch et al 1989).

E. Werner H.H. Matthiaß (Hrsg.)
Osteologie - interdisziplinär
© Springer-Verlag Berlin Heidelberg 1991

Die kniegelenksnahe Myositis ossificans traumatica, die Fibrodysplasia progressiva sowie die in einem hohen Prozentsatz auftretenden Verknöcherungen im Kniebereich bei den sogenannten neurogenen Paraosteoarthropathien (Wharton 1970) zeigen die grundsätzliche Befähigung auch der Kniegelenksregion zur Bildung paraartikulärer Verknöcherungen. Nach Implantation einer Knieprothese werden diese jedoch nur selten beobachtet.

Es stellt sich nun die Frage, ob mit einer möglichst großen homogenen Untersuchungsgruppe nach standardisiertem operativen Vorgehen die Häufigkeit des Auftretens ektoper Ossifikationen am Knie ermittelt werden kann und ob Zusammenhänge zwischen einer eventuellen Diathese im Hüftbereich und der Neigung zur Verknöcherung der Knieregion nach Knieprothesenimplantation bestehen.

Patienten und Methodik

Bei 302 Patienten wurde insgesamt in 331 Fällen einheitlich der zementierte Kniegleitflächenersatz Insall-Burstein I ohne Kreuzbanderhalt implantiert.

Der operative Zugang erfolgte standardisiert entsprechend dem von Insall (Insall 1984) beschriebenen Vorgehen durch einen Mittelschnitt der Quadricepssehne, der am myotendinösen Übergang beginnt und sich dann unter subperiostaler Ausschälung des medialen Patellarandes nach distal paraligamentär bis zur Tuberositas fortsetzt.

Bei den sämtlich an der orthopädischen Abteilung des Hospitals Troisdorf operierten und ambulant in regelmäßigen Abständen kontrollierten Patienten konnte eine postoperative radiologische Verlaufskontrolle von 6 Monaten bis zu 8 Jahren durchgeführt werden. Routine-Beckenübersichtsaufnahmen zur Achsbestimmung, zur präoperativen Beurteilung der Mitbeteiligung von Hüftgelenken sowie Röntgenkontrollaufnahmen nach zusätzlicher Hüfttotalendoprothese lagen vor.

Bei 109 Patienten lagen Aufnahmen der Wirbelsäule zur Beurteilung des Schweregrades einer Osteoporose (27 Patienten, Durchschnittsalter 72,2 Jahre), der Mitbeteiligung der Wirbelsäule bei chronsicher Polyarthritis (48 Patienten, Durchschnittsalter 60,2 Jahre) oder anderer schmerzhafter Wirbelsäulenveränderungen vor.

Ab der 3. Woche, am Kniegelenk bis zum 4. Monat postoperativ, traten zunächst Kalkschatten auf, die allmählich weniger strahlentransparent wurden, teils an Größe noch zunahmen und schließlich zwischen dem 6. und 8. Monat die radiologischen Kriterien der echten Ossifikation zeigen.

Versprengte Knochenpartikewl sowie kleine verkalkte chondroide metaplastische Herde im Ligamentum patellae, wie sie nach Tibiakopfosteotomie, verbunden mit einem Tiefertreten der Patella auftreten können, wurden ebenso ausgeschlossen wie festsitzende oder mobile verkalkende Kapselchondrome, kapsuläre und intraartikuläre Osteome, kalzifizierende Bursopathien und die Chondrokalzinose.

Ergebnisse

Heterotope Ossifikationen

Nach Ausschluß sämtlicher nicht sicher beurteilbarer Strukturen waren heterotope Ossifikationen im strengen Sinne, also primär im Muskelbindegewebe entstandene Verknöcherungen, in 4 Fällen (4 Patientinnen) nachweisbar (Abb. 1 a,b). Sie lagen cranial der Femurmetallkomponente im M. vastus medialis nahe der Quadricepssehne und entwickelten sich sekundär auf die ventrale Femurbegrenzung zu, so daß in diesen Fällen die überstrahlungsfreie computertomographische Querschnittsuntersuchung zum Nachweis von Knochenstrukturen erfolgen konnte (Abb. 2).

In 3 Fällen handelte es sich um unauffällige weibliche Patienten mit komplikationslosem postoperativem Verlauf. Im vierten Fall entstand eine Ossifikation im kniegelenksnahen Anteil des M. quadriceps jedoch erst 3 Jahre postoperativ als Folge eines Spätinfektes, der einen Prothesenwechsel erforderlich machte. Ein unmittelbarer kausaler Zusammenhang zwischen Operation und aufgetretener Verknöcherung kann hier wegen der langen Latenzzeit nicht angenommen werden.

In 6 Fällen entstanden an der ventralen Femurseite schmale und klinisch belanglose Knochenappositionen, deren Ursprung auf den vorliegenden Aufnahmen nicht sicher zu beurteilen war.

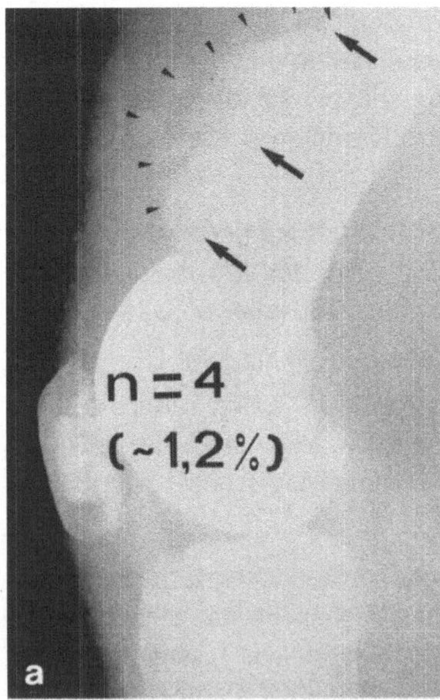
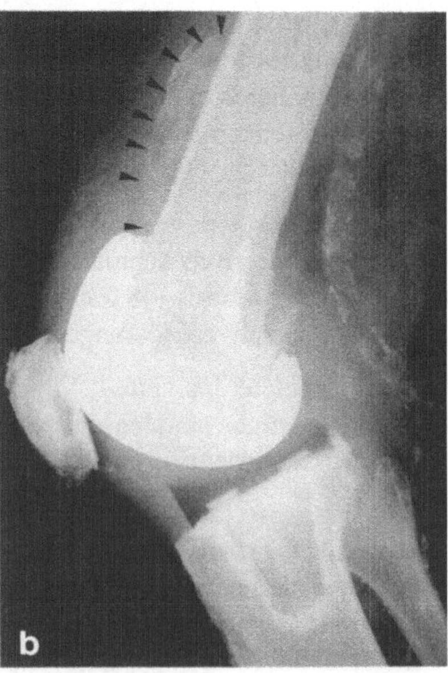

Abb. 1a,b. Ektope Ossifikationen, die oberhalb der Femurschildbegrenzung im Muskelbindegewebe entstanden sind und sich in einem späteren Stadium auf die ventrale Femurbegrenzung hin entwickelt haben

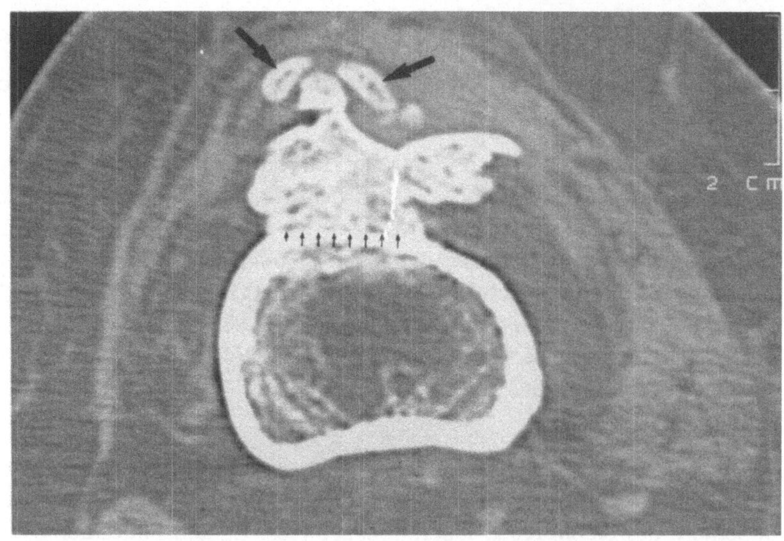

Abb. 2. Endzustand einer ektopen Ossifikation oberhalb der Femurschildbegrenzung mit sekundärem Periostkontakt

Knie-Totalendoprothese bei Hyperostosetyp und Diathese

2 Patienten mit einer enchondralen Dysostose, 2 Patienten mit Spondylosis hyperostotica und 1 Patient mit M. Forestier mit noch erhaltenen Hüftgelenken zeigten nach Knieprothesenimplantation keinerlei Verknöcherung im Muskelbindegewebe. Der Patient mit M. Forestier entwickelte eine auffällige Ossifikation in der Quadricepssehne, die das übliche Ausmaß der immer wieder zu beobachtenden kleinen Ossikel nach Längsspaltung der Quadricepssehne weit überschritt.

Periostale Knochenaktivierung

In 43 Fällen einer radiologisch nachweisbaren operativ bedingten Läsion an der Femuropatellarschildgrenze zeigten lediglich 2 Patienten eine mäßige Knochenapposition an der unmittelbaren Femurschildbegrenzung, während es in wenigen Fällen an gleicher Stelle, insbesondere nach längerer Prothesenstandzeit, zu mittlerweile häufiger beim Kniegleitflächenersatz beschriebenen Knochenresorptionen an der Femurschildbegrenzung kam (Vince et al 1989, Koch et al 1990).

In 37 Fällen von Genu varum war zum Achsausgleich eine ausgedehnte subperiostale mediale release-Technik erforderlich. 4 Patienten zeigten eine mäßige schalenförmige Knochenneubildung, die eine Schichtdicke von 2 mm nicht überschritt.

Korrelation der Verknöcherungen nach Hüft- und Knieendoprothesenimplantation

Sämtliche Patienten mit ein- oder beidseitiger Hüfttotalendoprothese, die Ossifikationen Grad I–II nach Arcq gebildet hatten (n = 43), zeigten nach Knieprothesenimplantation keinerlei pathologische Verknöcherungstendenz.

Zusammenfassung und Schlußfolgerung

Ektope Ossifikationen nach Knieprothesenimplantation sind äußerst selten und liegen bei etwa 1%.

Eine Periostaktivierung als Ursache einer paraartikulären Verknöcherung, wie sie beispielsweise in der Hüftprothetik durch Deperiostierung des Os ileum vermutet wird, kann am Knie nahezu ausgeschlossen werden. Der Prädilektionstyp, der nach Hüftprothesenimplantation zur massiven paraartikulären Ossifikation neigt, zeigt nach Knieendoprothesenimplantation offensichtlich keine Verknöcherungstendenz. Aufgrund der besonderen anatomischen Gegebenheiten am Kniegelenk trifft der operative Zugang im ventralen Kniegelenksbereich hauptsächlich auf sehnige und ligamentäre Strukturen. Die Gefahr einer Muskelüberdehnung und Traumatisierung durch Hakendruck ist weitaus geringer als im Bereich der Hüfte.

Die Muskulatur des Kniegelenkes liegt, abgesehen von den nicht betroffenen dorsalen Muskeln, deren myotendinöser Übergang sich in Höhe des Gelenkspaltes befindet, außerhalb des eigentlichen Operationsgebietes. Zudem findet der Gleitflächenersatz seine Limitierung im Gegensatz zur Hüftprothese im bereits vorgegebenen Kapselbandapparat. Es kommt auch nach Anwendung von release-Techniken nicht zu einer Beinverlängerung und einem damit verbundenen unphysiologisch hohen Spannungszustand der Muskulatur. Anhand dieser Studie an einem Gelenk, welches nach Prothesenimplantation nur in geringem Ausmaß zur Verknöcherung neigt, rückt der Komplex der muskulären Schädigung im Vergleich zu den zahlreichen anderen angeschuldigten Faktoren immer mehr in den Vordergrund. Wenn auch der biomechanische Aspekt der veränderten Gelenksituation hinsichtlich der Induktion von ektopen Ossifikationen nicht geklärt ist, so liegt dennoch die Schlußfolgerung nahe, daß nur dort eine periartikuläre Ossifikation nach Prothesenimplantation auftritt, wo ein das Gelenk überbrückender Muskelmantel lokal durch Trauma und nachfolgende Nekrose oder "reflexhumoral" durch postoperative schmerzbedingte Kontraktionen und Anoxie geschädigt wird.

Literatur: beim Verfasser.

Experimentell erzeugte, belastungsabhängige Knochendichteänderungen des Kniegelenkes

J. Mockenhaupt[1], J. Koebke[1], G. Neumann[2]

[1]Zentrum Anatomie, Universität Köln, Joseph-Stelzmann-Straße 9, W-5000 Köln 41,
  Bundesrepublik Deutschland
[2]Radiologische Gemeinschaftspraxis, Genovevastraße 24, W-5000 Köln 80,
  Bundesrepublik Deutschland

Einleitung

Der Mineralsalzgehalt des Knochens wird in der gegenwärtigen Diskussion als Funktion hormoneller, alimentärer und mechanischer Einflüsse verstanden. Die radiologische Knochendichte läßt sich als Meßgröße des Mineralsalzgehaltes auswerten und spiegelt damit auch die Beanspruchungssituation des Knochengewebes wider. Für die subchondrale Kompaktadichte am Tibiaplateau und am distalen Radius besteht ein Zusammenhang zwischen Gelenkbeanspruchung und radiologischer Knochendichte (Mockenhaupt 1987, Koebke (im Druck)). Am Tibiaplateau hebt sich in der Regel das mediale Kompartiment als betont knochendicht gegen das laterale ab. Da in den untersuchten Fällen Abweichungen der Tragachse als Ursache ausgeschlossen werden können, soll der Frage einer möglichen Beeinflußbarkeit der Knochendichteverteilung im Tibiakopf mit Hilfe eines Versuches nachgegangen werden.

Dabei soll neben der "normalen" eine weitere Belastung erzeugt werden, die richtungskontrolliert in das Kniegelenk eingeleitet wird und mediales und laterales Femorotibialgelenk gleichmäßig beanspruchen soll.

Methode

Eine untrainierte, männliche Versuchsperson (33 Jahre) absolviert 8 Wochen lang morgens 63 km und abends 118 km Fahrstrecke. Es wird ein für Amateurrennen zugelassenes Fahrrad (Columbus SL) verwendet, das mit einer Übersetzung von 42/16 betrieben wird (Entfaltung: 5.8 m). Beide Fahrstrecken führen durch die Berrenrather und Zülpicher Börde und sind annähernd eben (Höhendifferenz morgens: 40 m, abends: 480 m). Nach Leistungsadaptation des Probanden beträgt die Fahrleistung morgens 31 km/h und abends 34 km/h, die gesamte Fahrzeit beträgt 5 1/2 Stunden pro Tag.

Nach Fixieren des Vorfußes auf das Pedal wird die Wirkungsebene der Resultierenden sagittal ausgerichtet.

E. Werner H.H. Matthiaß (Hrsg.)
Osteologie - interdisziplinär
© Springer-Verlag Berlin Heidelberg 1991

Vor und nach dem Versuch (d.h. nach 8 Wochen) werden computertomographische Aufnahmen beider Kniegelenke in der transversalen Ebene erstellt und densitometrisch ausgewertet.

Ergebnisse

Aus den computertomographischen Serien werden die Aufnahmen des Tibiakopfes und die der Patella für die densitometrische Auswertung ausgewählt. Der Vergleich der Computertomogramme zeigt eine leichte Verminderung der tibialen Knochendichten nach dem Versuch für beide Kniegelenke. Dabei sind insbesondere die hohen Dichtewerte der subchondralen Kortikalis von der Dichteabnahme betroffen. Die weniger dichten Zonen in der tibialen Spongiosa lassen keine ausgeprägte Änderungstendenz erkennen. Die medialen Facetten des Tibiaplateaus verlieren mehr Knochendichte-Einheiten als die lateralen (Abb. 1).

Deutung

Die Abnahme der Knochendichte nach Durchführung des Versuches scheint der funktionellen Anpassung des Knochengewebes zu widersprechen. Eine genaue Beanspruchungsanalyse der Kniegelenke im Fahrversuch zeigt jedoch eine tatsächliche Belastungsabnahme im Vergleich z.B. zum normalen Gehen. Nach Braune und Fischer (1895) werden beim Gehen in den Kniegelenken Kräfte übertragen, die das fünffache des Körpergewichtes ausmachen können. Gregor, Cavanagh und LaFortune (1985) sowie Redfield und Hull (1986) ermitteln an radfahrenden Probanden Drehmomente und resultierende Kräfte an den großen

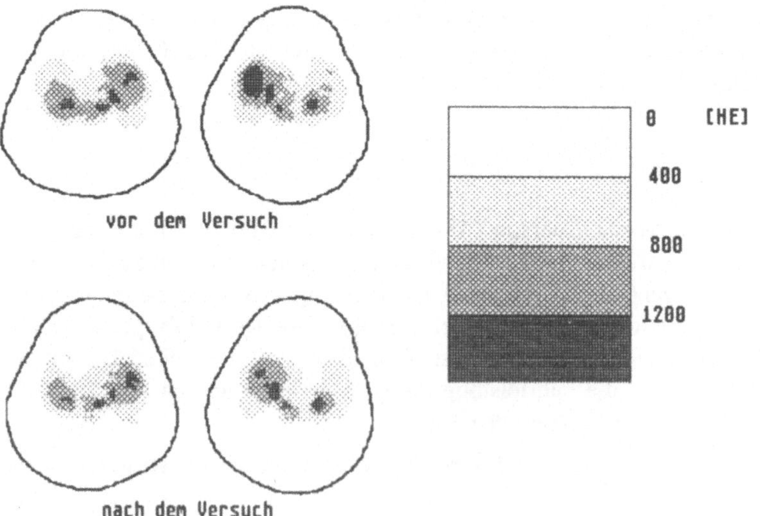

Abb. 1. Die Isodensiten-Darstellung der Computertomogramme zeigt insbesondere im Bereich der medialen Facette die Knochendichteabnahme nach dem Versuch

Gelenken der unteren Extremität. Dabei wird das Kniegelenk unter vergleichbaren Versuchsbedingungen (Tretfrequenz 68/min, Leistung 98 Watt pro Bein) mit maximal 500 N belastet, was nur einem Teil des Körpergewichtes entspricht.

Während des täglichen Fahrrad-Trainings (5 1/2 Stunden) wird die hohe, an das Gehen gebundene Schrittbelastung durch die weniger beanspruchende Fahrtätigkeit ersetzt. Mit dem verringerten Anpassungsreiz nimmt auch die Knochendichte ab.

Der betonte Dichteverlust der medialen Tibia-Facetten läßt sich als Folge einer Verlagerung der Resultierenden in der Frontalebene deuten: Bei orthograder Tragachse und kontrollierter Beanspruchung in sagittaler Ebene erscheinen die medialen Facetten bezüglich ihrer Knochendichte als zu hoch, und sie werden auf das funktionell angepaßte Dichtemaß reduziert.

Die erhobenen Befunde zeigen, daß durch richtungskontrollierte Krafteinleitung die Beanspruchung der kraftübertragenden Gewebe vermindert werden kann.

Weiterhin läßt sich folgern, daß aus dem Gang des Menschen die normale und maßgebliche Beanspruchung der Kniegelenke resultiert und daß sich hieraus die charakteristische Knochendichteverteilung ergibt.

Literatur beim Verfasser

Funktionsverbessernde Eingriffe bei rachitischen Skelettdeformitäten

H.-J. Hesselschwerdt, J. Heisel, E. Fritsch

Orthopädische Universitäts- und Poliklinik (Dir.: Prof. Dr. med. H. Mittelmeier),
W-6650 Homburg/Saar, Bundesrepublik Deutschland

Einleitende Vorbemerkungen

Der Rachitis liegt bekanntlich eine Mangelerkrankung mit ursächlicher verminderter Vitamin-D-Zufuhr bzw. gestörtem -stoffwechsel oder eine hereditäre Störung des Phosphatstoffwechsels zugrunde. Darüberhinaus können Nierenerkrankungen (chronische tubuläre Azidose, chronisches Nierenversagen) in gleicher Weise den Kalzium- und Phosphathaushalt beeinträchtigen.

Die *Vitamin-D-Mangelrachitis* wird heutzutage in hochzivilisierten Industrienationen aufgrund einer wirksamen Prophylaxe nur noch selten beobachtet, während sie in Ländern der dritten Welt noch gehäuft vorkommt [4]. Einzelfälle treten jedoch auch in der BRD auf; hierbei sind insbesondere Kinder aus niedrigen sozialen Schichten bzw. Ausländerfamilien ohne adäquate medizinische Betreuung betroffen.

Die rachitischen *Komplikationen* resultieren aus der Osteomalazie aufgrund einer herabgesetzten Knochenmineralisation: nach Beginn der Lauflernphase stellen sich *Knochenverbiegungen* und *Frakturen* an den unteren Extremitäten ein. Folge dieser Achsenabweichungen bzw. Ausheilungen in Fehlstellung sind *Funktionsverlust* der betroffenen Extremität sowie vermehrtes Auftreten *früh- bzw. spätarthrotischer Veränderungen* der angrenzenden Gelenke. Dementsprechend bestehen die *Ziele der operativen Behandlung* der Rachitis in der Korrektur der zumeist an den Unterschenkeln lokalisierten Fehlstellungen *zur funktionellen und kosmetischen* (subjektiv oft sehr störende "O-Beine") *Verbesserung* sowie *Arthrose-Prävention.*

Eigene Erfahrungen

An der Orthopädischen Universitäts- und Poliklinik Homburg/Saar wurden im Zeitraum von 1964 bis 1986 insgesamt *41 knöcherne Korrektureingriffe* bei *18 Patienten* vorgenommen. Darunter waren 7 Patienten weiblichen und 11 Patienten männlichen Geschlechts. Das *durchschnittliche Operationsalter* betrug 13 Jahre, unter Ausklammerung dreier Fälle mit langjähriger Anamnese ergibt sich mit 2 1/2 Jahren jedoch ein Wert, der besser die Problematik der korrigierenden Frühoperation berücksichtigt.

E. Werner H.H. Matthiaß (Hrsg.)
Osteologie - interdisziplinär
© Springer-Verlag Berlin Heidelberg 1991

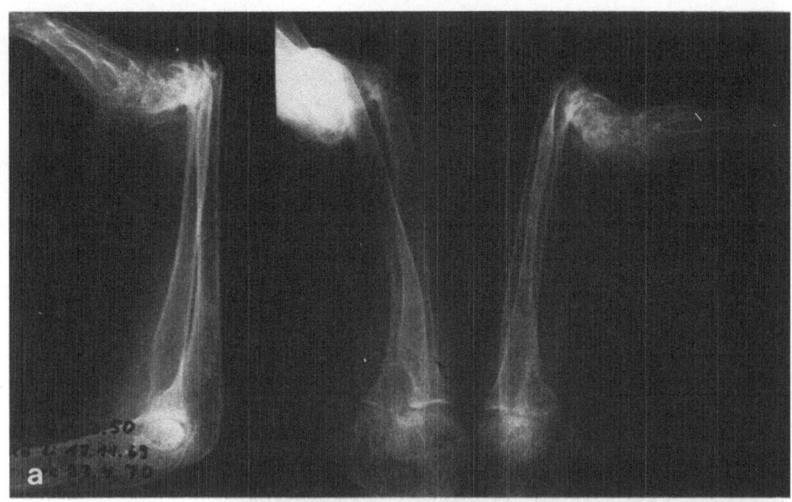

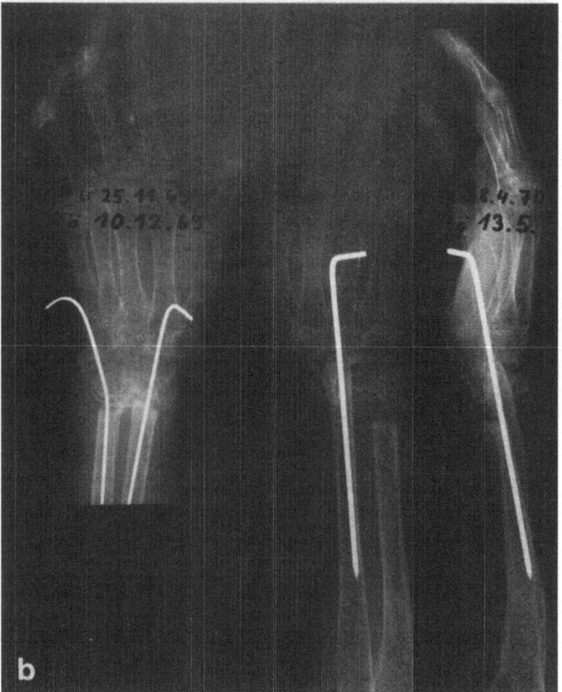

Abb. 1a–c. Röntgenfallbeispiel, B.G., 19 Jahre, weiblich. Bizarre Fehlstellungen beider Handgelenke (fixiert in 90° Volarflexion), keine Umwendbewegungen möglich. **a** Präoperativer Ausgangsbefund, **b** Ergebnis 2 Wochen nach Korrekturosteotomie bd. distaler Radii mit Ulnaköpfchenresektion bds. (Kirschnerdrahtosteosynthese), **c** s.S. 482

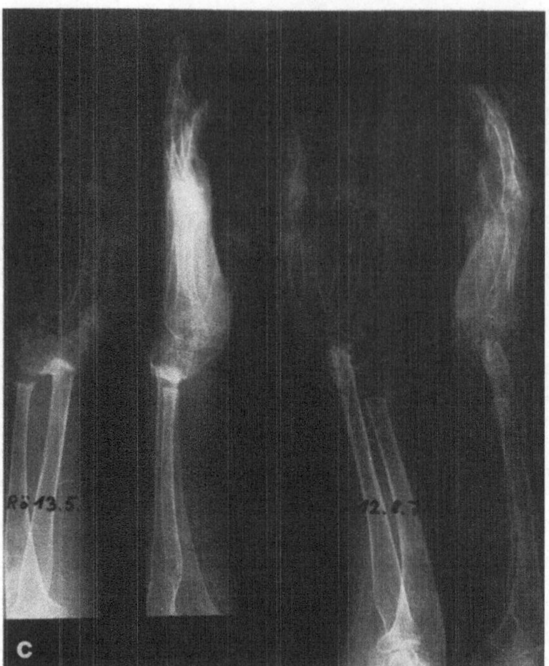

Abb. 1c. Ergebnis 5 1/2 (*li.*) bzw. 4 Monate (*re.*) postoperativ

Bei einer Patientin mit bizarren *Handgelenksfehlstellungen* und aufgehobener Umwendbewegungsmöglichkeit der Hände wurden 4 Korrekturosteotomien (Kirschnerdrahtosteosynthese) durchgeführt (s. Abb. 1). In einem Fall eines rachitischen "Rosenkranzes" im Bereich der rechten unteren Thoraxapertur wurden die 6. und 7. Rippe teilreseziert. Hochgradige *Antekurvationsfehlstellungen* beider distaler *Oberschenkel* bei einer anderen Patienten wurden durch suprakondyläre Korrekturosteotomie (Kirschnerdrahtosteosynthese) behandelt (s. Abb. 2). Bei einer 75jährigen Patientin mit beiderseitiger 40° Varusfehlstellung der Unterschenkel und schwerster Gonarthrose wurden bilateral zweizeitig Knietotalendoprothesen implantiert. Bis 1969 wurden *rachitische Unterschenkelverbiegungen* durch Osteoklasie im Bereich der Fehlstellung von Tibia und Fibula ohne Osteosynthese versorgt (12 Osteoklasien bei 6 Patienten). Seit Anfang der Siebziger Jahre wurden bei 9 Patienten 18 Korrekturosteotomien des distalen Unterschenkels mit AC-Plattenosteosynthese durchgeführt (s. Abb. 3). Nur in zwei Fällen wurde nach korrigierender Osteotomie im Scheitelpunkt der Fehlstellung mit Kirschnerdrähten stabilisiert.

Nach *osteoklastischer Behandlung* der Unterschenkel zeigte sich bei fast allen Patienten eine achsengerechte Stellung mit gutem kosmetischen Ergebnis, nur in einem Fall war eine Überkorrektur von 15° Valgus, jedoch ohne subjektive oder objektive Beeinträchtigung zu verzeichnen. Nach *Korrekturosteotomie* mit anschließender *Plattenosteosynthese* konnte in sämtlichen Fällen eine feste knöcherne Konsolidierung in korrekter Achsenstellung und gutem kosmetischen Erfolg erzielt werden. Eine oberflächliche Wundheilungsstörung heilte unter konservativer Therapie folgenlos ab. Der postoperative Verlauf nach *Kirsch-*

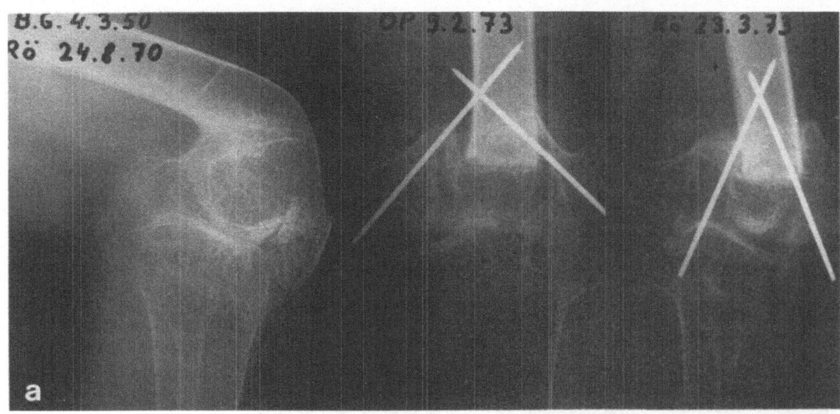

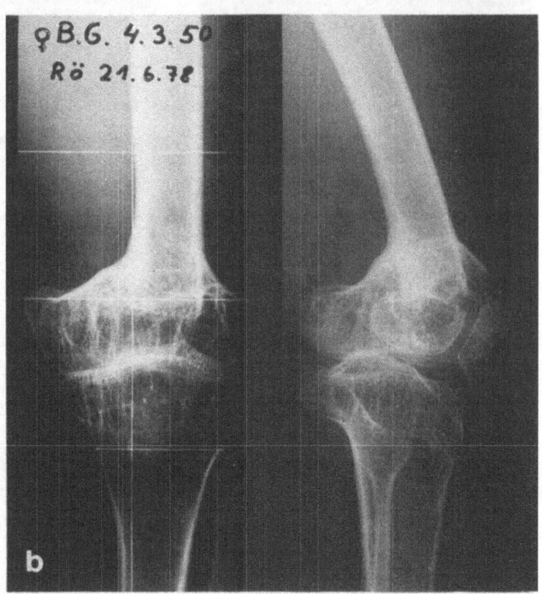

Abb. 2a,b. Röntgenfallbeispiel, B.G., 20 Jahre, weiblich. Hochgradige Antekurvationsfehlstellung *li. Femur* mit Gonarthrose. **a** (*Links*) Präoperativer Ausgangsbefund, (*Mitte und rechts*) Ergebnis 6 Wochen nach suprakondylärer Korrekturosteotomie li. Femur (Kirschnerdrahtosteosynthese), **b** Ergebnis 5 Jahre postoperativ: keine wesentlichen Beschwerden, gute Kniegelenksbeweglichkeit

nerdrahtosteosynthese war überwiegend störungsfrei. In einem Fall verblieb nach beidseitiger Korrektur erheblicher Antekurvationsfehlstellungen im distalen Oberschenkel eine Beinlängendifferenz von 3 cm.

Schlußfolgerungen

Seit ersten Berichten über korrigierende operative Eingriffe an rachitischen "Säbelbeinen" [3, 6] erfolgten zahlreiche Behandlungsmodifikationen mit unterschiedlichem Erfolg.

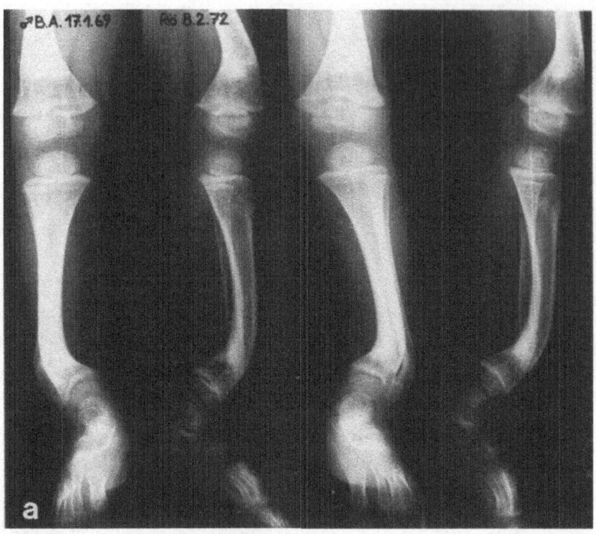

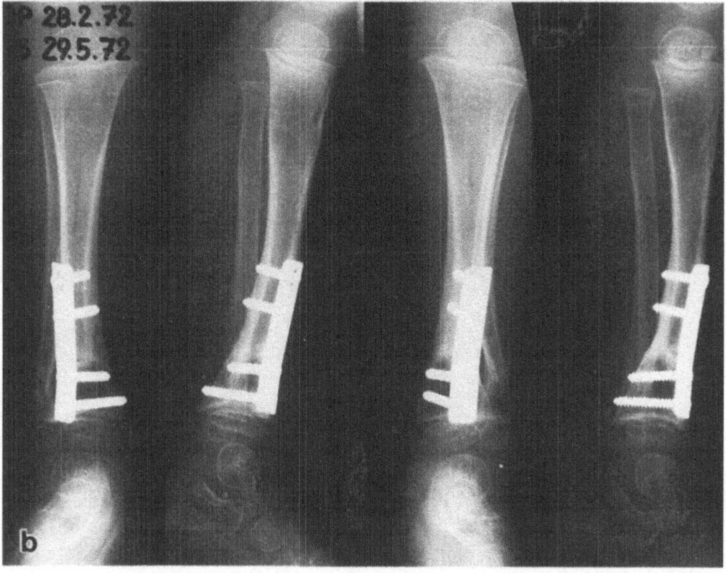

Abb. 3a–c. Röntgenfallbeispiel. B.A., 3 Jahre, männlich. Deutliche Säbelbeindeformität beider distaler Unterschenkel (Varus- und Antekurvationsfehlstellung). **a** Präoperativer Ausgangsbefund, **b** Ergebnis 3 Monate nach valgisierender Extensionsosteotomie bd. Tibia und Fibulaschrägosteotomie bds., **c** s.S. 485

Die in unserem Krankengut angewandten Techniken waren im Ergebnis jeweils überzeugend. Jedoch bestehen bei der Osteotomie durch gezielte Korrektur im Scheitelpunkt der Fehlstellung und der kürzeren postoperativen Gipsruhigstellung bei übungsstabiler Osteosynthese therapeutische und pflegerische Vorteile gegenüber der Osteoklasie. Die Kirschnerdrahtosteosynthese erwies sich als durchaus geeignetes Stabilisierungsverfahren nach Korrektureingriffen an Hand- und Kniegelenken.

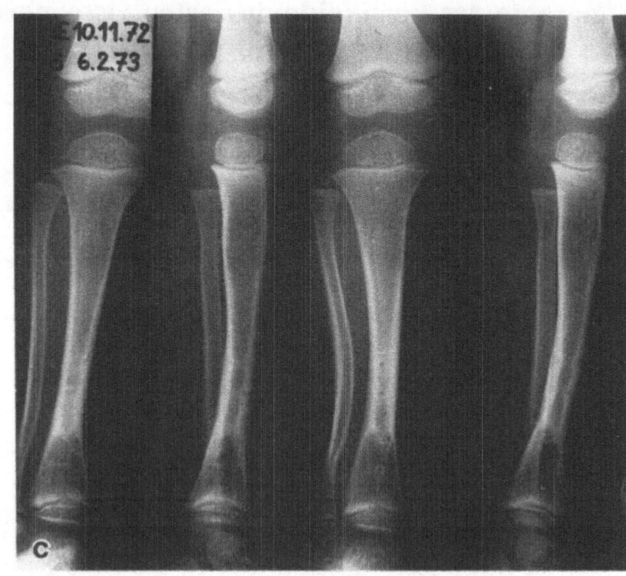

Abb. 3c. Ergebnis 1 Jahr nach knöcherner Korrektur bzw. 3 Monate nach Metallentfernung

Der frühe Operationszeitpunkt im Kleinkindesalter zeigte keinen wesentlichen negativen Einfluß auf das weitere Knochenwachstum der betroffenen Extremitäten. Zur Vermeidung früh- und spätarthrotischer Veränderungen sollte u.E. deshalb eine möglichst frühe Korrektur angestrebt werden.

Literatur

1. Hesselschwerdt HJ (1990) Verlaufsbeobachtungen knöcherner Eingriffe bei konstitutionellen Knochenerkrankungen. Inauguraldissertation, Homburg/Saar
2. Hesselschwerdt HJ, Heisel J (1990) Stoffwechselerkrankungen des Knochenskeletts. Katamnestische Studie über Häufigkeit und Art der Probleme bei operativer Behandlung. Akt Traumatol 20, im Druck
3. Löffler E (1920) Zur operativen Behandlung hochgradig rachitischer Verkrümmungen. Dtsch Med Wschr 45:1274
4. Lubani MM, Al-Shab TS, Al-Saleh QA et al (1989) Vitamin-D-deficiency rickets in Kuwait: the prevalence of a preventable disease. Ann Trop Paediatr 9:134–9
5. Schmitt E, Heisel J, Mittelmeier H (1985) Operative Korrektur von rachitischen Säbelbeinen. Dreidimensionale Umstellungsosteotomie des Unterschenkels mit Autokompressionsplattenosteosynthese. Pädiat Prax 31:535–43
6. Springer C (1920) Operativer Ausgleich hochgradiger Knochenverbiegungen durch Zersägung in Scheiben (Segmentierung). Verh dtsch orthop Ges 15:118

Therapie der kortikoidinduzierten Osteoporose bei Patienten mit Asthma bronchiale

D. Stammen[1], B. Richter[2], H. Worth[3], E. Keck[4]

[1]Ahnfeldstraße 81, W-4000 Düsseldorf 1, Bundesrepublik Deutschland
[2]Medizinische Klinik E, Universität Düsseldorf, Moorenstraße 5, W-4000 Düsseldorf 1, Bundesrepublik Deutschland
[3]Medizinische Klinik B, Universität Düsseldorf, Moorenstraße 5, W-4000 Düsseldorf 1, Bundesrepublik Deutschland
[4]Rheumaklinik 2, Leibnitzer Straße 23, W-6200 Wiesbaden, Bundesrepublik Deutschland

Einleitung

Glukokortikoide hemmen einerseits die Synthese der Knochenmatrix, andererseits stimulieren sie den Knochenabbau [11, 7, 2]. Die gesteigerte Abbaurate wird sowohl auf eine direkte Förderung der Resorption, als auch auf das Vorliegen eines milden sekundären Hyperparathyreoidismus zurückgeführt. Dieser resultiert aus einer unter Langzeittherapie mit Kortikosteroiden auftretenden Minderung der intestinalen Calciumabsorption [12, 6, 8, 1]. Die genannten pathophysiologischen Aspekte führen zu der Annahme, daß der Knochenmineralverlust durch ein die Resorption blockierendes Medikament reduziert werden müßte und so ein neues Gleichgewicht zwischen Resorption und Formation entstehen könnte. Darüberhinaus scheint die Substitution von Vitamin D3 und Calcium eine vielversprechende Möglichkeit zu sein, die niedrige Calciumabsorptionsrate im Dünndarm zu kompensieren und so die parathormonvermittelte Mobilisierung des Calciums aus dem Knochen zu reduzieren [7, 8, 17, 15, 16].

In der vorliegenden Studie wurde die Wirkung einer oralen Kombinationstherapie mit Vitamin D3 (1000 IE/die), Calcium (1 g/die) und dem Diphosphonat Natriumetidronsäure (7,5 mg/kg KG/die) auf die Osteoporose von Patienten untersucht, die aufgrund eines schweren Asthma bronchiale dauerhaft mit systemisch applizierten Glukokortikoiden behandelt wurden.

Patienten und Methoden

In die Studie wurden Patienten aufgenommen, die seit mindestens neun Monaten zehn Milligramm Prednisolon oder eine äquivalente Menge eines anderen Steroids einnahmen. Als Ausschlußkriterien galten eine Hypercalcämie, Kreatininwerte über 2 mg/dl und gastrointestinale Entzündungen. Nach Genehmigung des Studienprotokolls durch die Ethikkommission der Heinrich-Heine-Universität Düsseldorf wurden jeder Gruppe 20 Patienten randomisiert zugeordnet. Jeder Patient wurde über den Ablauf der Studie aufgeklärt und gab schriftlich seine Einwilligung. Insgesamt gab es in der Therapiegruppe 6 drop-outs,

E. Werner H.H. Matthiaß (Hrsg.)
Osteologie - interdisziplinär
© Springer-Verlag Berlin Heidelberg 1991

3 wegen schlechter Medikamentenverträglichkeit (Erbrechen, Übelkeit), 3 wegen unzureichender Compliance. In der Kontrollgruppe schied ein Patient aus, so daß 14 Patienten der Therapiegruppe und 19 Patienten der Kontrollgruppe das Studienprotokoll erfüllten.

Aufgrund des überwiegenden Ausscheidens männlicher Probanden verschob sich die Geschlechterverteilung zugunsten weiblicher Patienten. Das Alter der Patienten, die Dauer der Erkrankung und Steroideinnahme, sowie dessen Dosierung zeigten in beiden Gruppen keine statistisch signifikanten Unterschiede (Tabelle 1). Die Knochendichte der LWS wurde mittels dualer Photonenabsorption (^{153}Gd) (Novo Lab 22a) gemessen und in Gramm Hydroxylapatit/cm^2 (g/cm^2) angegeben.(Krølner und Nielsen 1980). Anhand von Röntgenuntersuchungen der BWS und LWS konnten Wirbelkörperbrüche nachgewiesen und Unregelmäßigkeiten der Konturen und Strukturen der Wirbelsäule, die für die Bewertung der dualen Photonenabsorption relevant sind, beurteilt werden (Riggs et al 1982, Jensen und Tougaard 1981). Biochemische Untersuchungen umfaßten die Bestimmung von Osteocalcin, Vitamin D3 und seiner Metabolite, Parathormon, Calcium, Magnesium, Kreatinin, anorg. Phosphat und der alkalischen Phosphatase. Die erhobenen Daten wurden mittels U-Test (M–W) auf ihre Signifikant geprüft.

Tabelle 1. Charakterisierung der Probanden. Angegeben sind jeweils Mittelwerte und Range. Außer des im Text erklärten Ungleichgewichts zwischen männlichen und weiblichen Probanden bestehen zwischen beiden Gruppen keine signifikanten Unterschiede

	Therapiegruppe	Kontrollgruppe
n	14	19
Alter (Jahre)	55 (22–69)	58 (21–75)
Männlich:Weiblich	3:11	10:9
Dauer der Erkrankung (Jahre)	18 (2–54)	19 (3–59)
Kortisoneinnahme (Jahre)	7 (1–20)	7,4 (3–17)
Dosis (Prednisonäquiv. mg/dl)		
1. Studienbeginn	27 (12–50)	25 (12,5–50)
2. Studienende	28 (10–50)	28 (15–50)

Ergebnisse

Knochendichte

Die Knochendichte (g/cm^2) stieg in der Therapiegruppe innerhalb von sechs Monaten um 5,0% an, in der Kontrollgruppe fiel sie um 4,3% ab (Abb. 1). Im statistischen Vergleich beider Gruppen zeigte sich eine signifikante Differenz (p $\leq$ 0,01).

Radiologische Befunde

Zu Beginn der Studie wurden in der Kontrollgruppe insgesamt vier, in der Therapiegruppe sechs Frakturen der Brust- bzw. Lendenwirbelsäule diagnostiziert. Während im

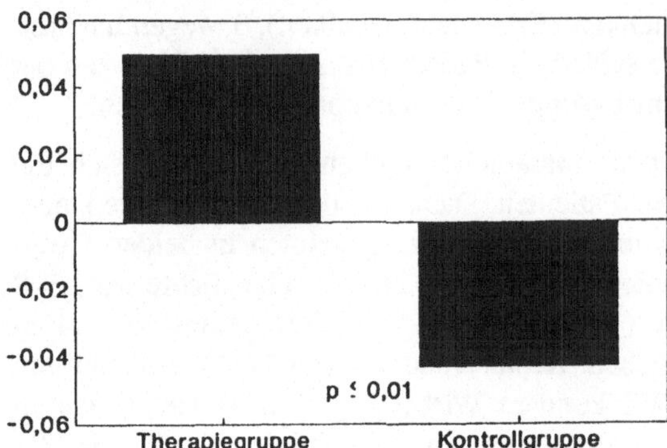

Abb. 1. Änderung der knochendensitometrischen Befunde im Studienverlauf

Verlauf in der Therapiegruppe keine weiteren Frakturen auftraten, waren in der Kontrollgruppe bei vier Patienten insgesamt sechs frische Wirbelkörperbrüche zu beobachten.

Biochemische Befunde

Im Verlauf der Studie kam es zu einem Rückgang der Werte für das Parathormon und die alkalische Phosphatase in der Therapiegruppe. Sowohl im Vergleich innerhalb der Gruppe, als auch im direkten Vergleich beider Gruppen sind die Differenzen nicht signifikant. Auch der Anstieg des $1{,}25\text{-}(OH)_2\text{-}D_3$ in der Therapiegruppe ist nicht signifikant. Calcium- und Kreatininwerte lagen bei allen Patienten im Normbereich. Die Osteocalcinbefunde waren erwartungsgemäß niedrig.

Diskussion

Die langfristige Einnahme von Kortikosteroiden führt, wie auch in unserer Kontrollgruppe ersichtlich, zu einem progredienten Verlust an Knochenmasse. Durch Calcium- und Vitamin D-Substitution kann eine Reduktion des Knochenmasseverlustes erreicht werden, zur Therapie der manifesten Osteoporose reicht diese Substitution nicht aus [14, 17]. Anhand der vorgestellten Ergebnisse scheint die Behandlung mit Vitamin D3, Calcium und einem Diphosphonat, letzteres in einer Dosierung, die überwiegend zu einer Hemmung der Resorption führt [4, 10], den beschleunigten Knochenabbau zu bremsen. Die Steigerung der Knochendichte in der Therapiegruppe interpretieren wir wie folgt: Unter Steroiden sind Knochenauf- und -abbau nicht synchronisiert, wie unter physiologischen Bedingungen [5]. Infolge hoher Resorption und niedriger Formation resultiert ein deutlicher Knochenmasseverlust. Ein Zugewinn an Knochendichte ist dann so zu erklären. daß durch die Osteoblasten neugebildeter Knochen unter antiresorptiver Therapie nicht mehr so rasch und vollständig abgebaut wird und ein Dichtegewinn resultiert. Auch die geschilderten radiologischen Befunde sprechen für die Effektivität der Therapie. Ähnlich positive Ergebnisse in der Therapie mit Diphosphonaten werden auch von Reid et al 1988 beschrieben [4]. Die laborchemischen Verlaufsbeobachtungen zeigten im Vergleich zu den

Ausgangswerten keine signifikanten Veränderungen. Bei keinem der Patienten kam es unter der Therapie zu gravierenden Nebenwirkungen.

Zusammengefaßt kann die beschriebene Therapie einen steroidbedingten Knochenmasseverlust aufhalten. Der endgültige Stellenwert dieser Kombinationstherapie muß durch längerfristige Untersuchungen an größeren Patientenkollektiven festgelegt werden.

Literatur

1. Adams JF, Wahl TO, Lukert BP (1981) Effects of hydrochlorothiazide and dietary sodium on calcium metabolism in corticosteroid treated patients. Metabolism 30:217–221
2. Baylink DJ (1983) Glucocorticoid-induced osteoporosis. N Engl J Med 309:306–08
3. Delmas PD, Fontanges E, Duboeuf F, Boivin G, Chavassieux P, Meunier PJ (1988) Comparison of bone mass measured by histomorphometry on iliac biopsy and by dual photon absorptiometry of the lumbar spine. Bone 9:209–213
4. Fleisch H (1985) Biphosphonate als Therapeutika - experimentelle Untersuchungen und klinische Anwendung. Ther Umschau 42:366–375
5. Frost HF (1973) Bone remodeling and relationship to metabolic bone diseases. Thomas, Springfield, Ill.
6. Gallagher JC, Aaron J, Horaman A, Wilkinson R, Nordin BEC (1973) Corticosteroid osteoporosis. Clin Endocrinol 2:355–368
7. Hahn TJ (1978) Corticosteroid-induced osteopenia. Arch Int Med 138:882–885
8. Hahn TJ, Halstead LR, Teitelbaum SJ, Hahn BH (1979) Altered mineral metabolism in glucocorticoid-induced osteopenia. J Clin Invest 64:655–665
9. Jensen JJ, Tougaard L (1981) A simple x-ray method for monitoring progress of osteoporosis. Lancet 4:19–20
10. Johnston CC, Khairi MRA, Meunier PJ (1980) Use of etidronate in Paget's disease of bone. Arthris Rheum 23:1172
11. Jowsey J, Riggs BL (1970) Bone formation in hypercortisonism. Acta Endocrinol 63:21–28
12. Kimberg DV, Baerg RD, Gershion E, Graudusius RT (1971) Effect of cortisone treatment on the active transport of calcium by the small intestine. J Clin Invest 50:1309–1321
13. Krølner B, Nielsen SP (1980) Measurement of bone mineral content (BMC). I. Theory and application of a new two-dimensional dual-photon attenuation method. Scand J Clin Invest 40:653–663
14. Kruse H-P, Keck E (1988) Differentialtherapie der Osteoporosen. Int Welt 2:41–47
15. Lindholm TS, Sevastikoglou JA, Lindgren U (1977) Treatment of patients with senile, postmenopausal and corticosteroid-induced osteoporosis with 1-hydroxyvitamin D3 and calcium – short- and long-term effects. Clin Endocrinol 7 Suppl:183a–189a
16. McKenna MJ, Freaney R, Meale A, Maldowney FP (1985) Prevention of hypovitaminosis D in the elderly. Calcif Tiss Int 37:112–116
17. Reid IR, Ibbertson HK (1986) Calcium supplements in the prevention of steroid-induced osteoporosis. Am J Clin Nutr 44:287–290
18. Reid IR, King AR, Alexander CJ, Ibbertson HK (1988) Prevention of steroid-induced osteoporosis with (3-amino-1-hydroxypropylidene)-1,1-biphosphonate (APD). Lancet 23:143–146
19. Riggs BL, Seeman E, Hodgson SE (1982) Effect of fluoride calcium regimen on vertebral fracture occurrence in postmenopausal osteoporosia. N Engl J Med 306:446–450

Organic Bone Matrix in Osteoporosis.
An Alternative Approach to Study the Molecular Defects

B. Bätge[1], H. Notbohm[1], J. Diebold[2], H. Lehmann[1], H. Stein[1], P.K. Müller[1]

[1]Institut für Medizinische Molekularbiologie, Medizinische Universität Lübeck,
 Ratzeburger Allee 160, W-2400 Lübeck, Bundesrepublik Deutschland
[2]Institut für Pathologie, Medizinische Universität Lübeck, Ratzeburger Allee 160, W-2400 Lübeck,
 Bundesrepublik Deutschland

Zusammenfassung

Die Osteoporose ist eine weitverbreitete Erkrankung, bei der sich das wissenschaftliche Interesse bislang in erster Linie den Aspekten der Calciumhomöostase und der Regulation durch Sexualhormone zuwandte. Das primäre Gerüst für die erst in einem zweiten Schritt erfolgende Mineralisierung und damit für die Knochenbildung stellt aber die von den Osteoblasten niedergelegte organische Matrix (Osteoid) dar. Diese besteht zu etwa 90% aus Collagen Typ I, wodurch verständlich wird, daß bereits kleine Primärstrukturveränderungen oder Übermodifizierungen an diesem Molekül – wie von der Osteogenesis imperfecta bekannt – zu einer Beeinträchtigung der biomechanischen Stabilität führen können.

Wir untersuchten die demineralisierte Wirbelspongiosa-Matrix von 22 Patienten der 3. bis 10. Lebensdekade, von denen fünf aufgrund morphometrischer Analyse als osteoporotisch eingestuft worden waren. Morphometrisch zeigte sich eine altersabhängige Abnahme von mittlerer Trabekeldichte und Trabekelvolumen. Collagen Typ I stellte altersunabhängig einen Anteil von 91%, Collagen Typ V von 8% der collagenen Matrix dar. In allen Extrakten fanden sich zwei weitere Proteinbanden in der Gelelektrophorese, welche im Hautcollagen kaum nachweisbar waren. Es stellte sich heraus, daß diese Proteine um 95 Aminosäuren verkürzte α1- bzw. α2-Ketten des Collagens I darstellten, deren Auftreten zu einer Reduktion der thermischen Stabilität der Collagen-Tripelhelix führt. Interessanterweise liegt die Bruchstelle in unmittelbarer Nachbarschaft einer wichtigen Quervernetzungsstelle, die im Knochen chemisch anders aufgebaut ist als in der Haut. Es ist davon auszugehen, daß lokale sterische Spannungen im Bereich dieser Quervernetzung dort zum Bruch der α-Ketten prädisponieren. Die gefundenen Proteine stellen somit eine knochentypische Subfraktion des Collagens Typ I dar. In weiteren Untersuchungen wird zu klären sein, ob Korrelationen zum Lebensalter oder zur ermittelten Knochendichte bestehen.

E. Werner H.H. Matthiaß (Hrsg.)
Osteologie - interdisziplinär
© Springer-Verlag Berlin Heidelberg 1991

Introduction

The term "osteoporosis" refers to a condition characterized by a decrease of bone mass without detectable abnormalities in the relative proportions of mineralised and non-mineralised matrix. Surprisingly little is known about underlying initial pathogenetic factors although numerous studies have been devoted to e.g. the understanding of how calcium regulating and sex hormones influence the deposition and/or resorption of bone. Based on observations that in osteogenesis imperfecta (OI), a heritable disorder with a high fracture rate, small molecular defects in the organic matrix result in a marked reduction of the biomechanical stability, we wondered whether or not in osteoporosis similar alterations may occur in the collagenous scaffold and in the noncollagenous protein composition as have been described for OI [4, 5]. This disorder may serve as a model for other conditions with a reduced bone mass.

In our attempt to gain information on the human organic bone matrix and possible alterations occuring with age and/or in osteoporosis, we performed a combined biochemical-morphometric study.

Morphometric Analysis

We investigated the demineralised collagenous bone matrix of the proximal femur and parts of the spine (Th5–L2) obtained at autopsy from 22 individuals of various ages (22–93 years) some of which suffering from overt osteoporosis. Morphometric analysis of vertebral spongiosa was used to assess bone density.

Mean trabecular thickness (MTT) and volume (MTV) significantly decreased with age. 5 patients with a measured MTV of < 7% were defined as osteoporotic. MTT and MTV were found to be highly correlated.

Biochemical Analysis

Collagen was extracted by limited pepsin digestion and subsequently fractionated by salt precipitations at neutral pH or under acidic conditions and analysed by SDS-PAGE. 73% of the decalcified vertebral but only 46% of the femur material were solubilized during the extraction procedures. Collagen type I was found to be the most abundant protein in decalcified bone matrix with $\alpha1(I) : \alpha2(I)$ ratios being close to the expected value of 2 : 1 in all age groups as judged by densitometry. Amino acid analysis revealed that the degree of lysine hydroxylation was significantly lowered in all adult age groups compared to fetal controls (data not shown). Collagen V accounted for some 8% of total collagen whereas only trace amounts of collagen III were found. Immunohistochemical investigations revealed that collagen I is distributed homogeneously over the whole bone matrix while collagen V was restricted to pericellular, endosteal and vascular tissue (data not shown).

Characteristic Proteins

All bone-derived preparations contained a specific collagenous protein identified by SDS-PAGE as a single band migrating intermediately between the α1- and α2-chain of collagen type I as well as a band migrating in front of α2 (Fig. 1, lane 1). Interestingly, these protein bands ($\alpha 1^S$(I) and $\alpha 2^S$(I)) were almost totally absent in collagen preparations of human skin (Fig. 1, lane 5). We could exclude, however, that the occurrence of $\alpha 1^S$(I) is due to the decalcification procedures of bone. In addition, it is not a simple overdigestion product of pepsin since it could not be induced in skin collagen by prolonged pepsin treatment. Thus, $\alpha 1^S$(I) can be regarded as characteristic for human bone-derived collagen type I.

Further investigations on $\alpha 1^S$(I) revealed that this protein is an aminoterminally shortened α1(I)-chain. The precise cleavage site was found to be between residues 95Leu and 96Asp. This region is of particular interest since it is in close vicinity to the intra- and intermolecular crosslink site at residue 87-hydroxylysine (Fig. 2) which is important for stabilizing the quarter stagger between collagen molecules [6]. These crosslinks may lead to domains unter stereological strain within the molecule embedded in calcified bone matrix, predisposing bone collagen more than skin collagen to cleavage in the vicinity of such regions. Furthermore, this crosslink may be chemically different in human skin and bone since in contrast to bone, skin derived collagen does not contain the oxo-imine crosslink [1].

In order to gain informations on the significance of the $\alpha 1^S$(I)-protein for the functional stability of the collagenous matrix we tested the thermal stability of collagen molecules

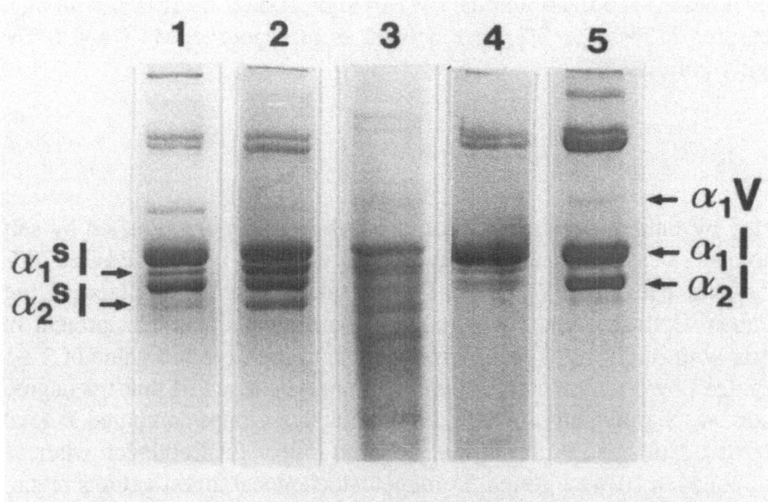

Fig. 1. Electrophoresis separation of collagen extracted from human bone (*lanes 1–4*) and human skin (*lane 5*). $\alpha 1^S$(I) found in pepsin solubilized bone collagen (*lane 1*) was enriched by acidic salt precipitation (*lane 2*). *Lane 3* shows the presence of $\alpha 1^S$(I) in the guanidine-HCl-extract. *Lane 4*: Immunoblot (type I collagen) of bone derived collagen. *Lane 5*: Pepsin solubilized collagen from human skin

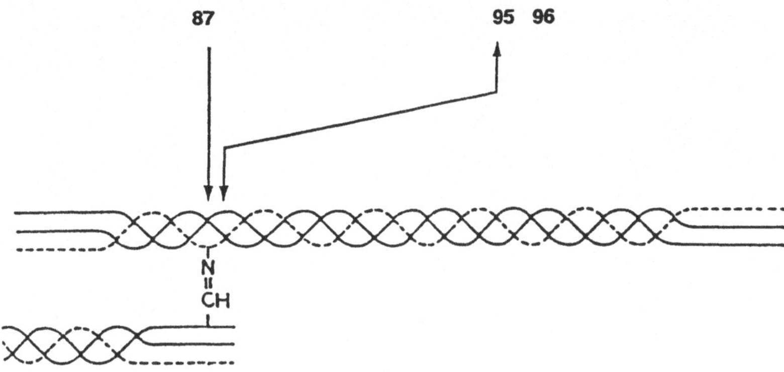

Fig. 2. Schematic demonstration of the $\alpha1^S$(I)-cleavage site in close vicinity to the inter- and intramolecular crosslink site at hydroxylysine in position 87

in various preparations with different relative amounts of $\alpha1^S$(I). We observed that all preparations from human bone displayed a characteristic two-phase melting curve which was in remarkable contrast to the single-phase curve of human skin derived collagen I devoid of $\alpha1^S$(I) (Fig. 3). The lower melting point (Tm-value) was observed at 36°C, a second one at approximately 40°C. The amplitude of the first phase directly paralleled the intensity and hence the concentration of the S-bands seen on polyacrylamide gels (Fig. 3). Thus the presence of $\alpha1^S$(I) results in a reduced thermal stability of the collagen molecule. In accordance with these observations digestion with trypsin carried out at temperatures ranging from 35°C to 42°C showed an almost complete degradation of $\alpha1^S$(I) at 36,5°C, whereas $\alpha1$(I) and $\alpha2$(I) remained unaffected up to 40°C (Fig. 4).

Discussion

It is still not entirely clear whether the $\alpha1^S$(I)-protein exists in significant amounts in vivo in the human adult bone matrix or whether the cleavage at residue 95-leucine occurs during the extraction procedures. However, the direct extraction of collagen with guanidine-hydrochloride performed immediately after decalcification and prior to treatment with pepsin revealed significant amounts of $\alpha1^S$(I) (Fig. 1, lane 3). Therefore the occurrence of this protein probably reflects a predisposition to cleavage existing in vivo.

Recently, $\alpha1^S$(I)-like proteins have been observed in studies on callus tissue of a patient with osteogenesis imperfecta type IV [3] and on a patient with a rare brittle bone disease [2]. Our investigations, however, show that $\alpha1^S$(I) is also present in the adult bone matrix. At present there is no evidence that the occurrence of $\alpha1^S$(I) is related to age or to individual bone mass as assessed by morphometric analysis. For this purpose additional isolation and purification procedures are required.

In conclusion, we describe a collagenous protein ($\alpha1^S$(I)) extractable from human bone which is shown to be an $\alpha1$(I)-chain aminoterminally shortened by 95 amino acids. It is not

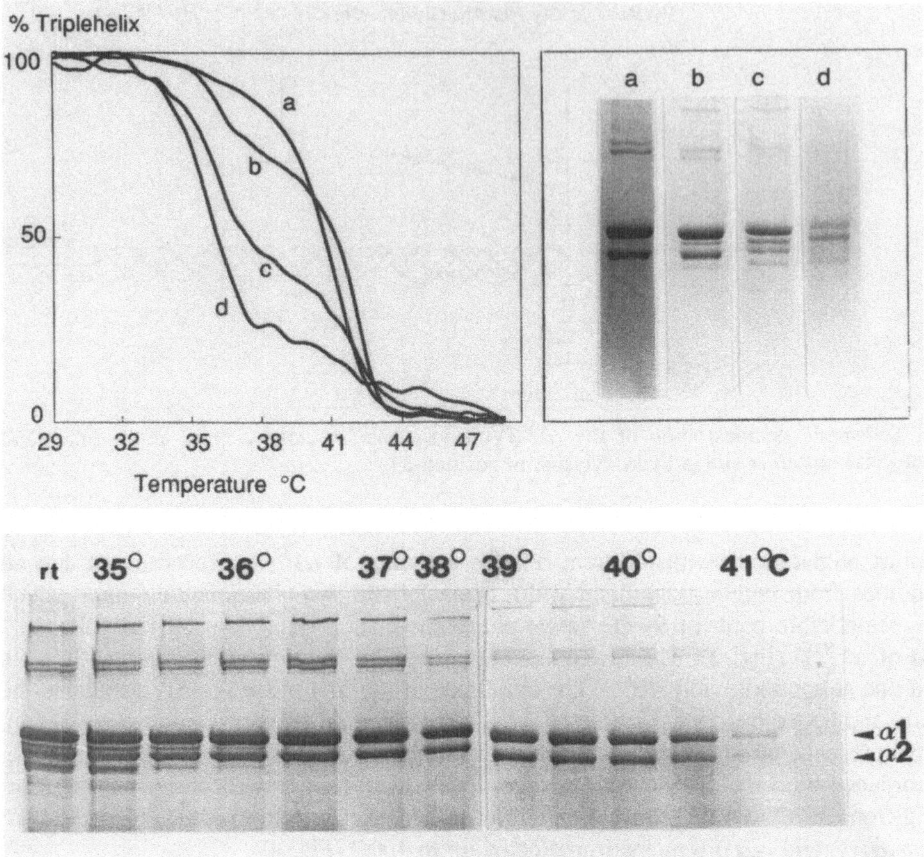

Fig. 3 (*above*). Thermal transition curves and electrophoretic separations of samples with different relative amounts of $\alpha1^S(I)$. The helix to coil transition was monitored in a circular dichroism spectropolarimeter at 221 nm. *a* Pepsin solubilized human skin collagen free of $\alpha1^S(I)$. *b, c* and *d* Human bone collagen, pepsin solubilized and precipitated at 2.5M NaCl (*b*) and 0.7M NaCl/0.5M acetic acid (*c* and *d*)

Fig. 4 (*below*). Thermal stability of human bone collagen I as tested by resistance to digestion with trypsin. After digestion at 36.5°C, the $\alpha1^S(I)$-band between $\alpha1(I)$ and $\alpha2(I)$ completely disappears. In contrast, $\alpha1(I)$ and $\alpha2(I)$-chains are stable up to 40°C

an overdigestion product of pepsin and it is not formed on the course of the decalcification procedure. Our data suggest that there is a specific cleavage point in the collagen I molecule being rather unique to collagen I isolated from bone. Interestingly, $\alpha1^S(I)$ was found to markedly reduce thermal stability of the collagen I molecule. Further investigations are required to elucidate the potential significance of this thermally less stable collagenous protein for age-related or osteoporosis associated alterations of the human bone matrix.

References

1. Barnard K, Light N, Sims T, Bailey A (1987) Chemistry of the collagen crosslinks. Biochem J 244:303–309
2. Bonaventura J, Zylberberg I, Cohen-Solal L, Allain J, Lasselin C, Maroteaux P (1989) A new lethal brittle bone syndrome with increased amount of type V collagen in a patient. Am J Med Genet 33:299–310
3. Brenner R, Vetter U, Nerlich A, Wörsdorfer O, Teller W, Müller P (1989) Biochemical analysis of callus tissue in osteogenesis imperfecta type IV – Evidence for transient overmodification in collagen types I and III. J Clin Invest 84:915–921
4. Byers P, Tsipouras P, Bonadio J, Starman B, Schwartz R (1988) Perinatal lethal osteogenesis imperfecta (OI type II): a biochemically heterogenous disorder usually due to new mutations in the genes for collagen type I. Am J Hum Genet 42:237–248
5. Kirsch E, Krieg T, Remberger K, Fendel H, Bruckner P, Müller P (1988) Disorder of collagen metabolism in a patient with osteogenesis imperfecta (lethal type): increased degree of hydroxylation of lysine in collagen types I and III. Eur J Clin Invest 11:39–47
6. Piez K (1984) Molecular and aggregate structures of the collagen, in extracellular matrix biochemistry. In: Peiz K, Reddi A (eds) Elsevier Science, New York, NY pp 1–39

HLA-Typ A2/B7 als Risikofaktor der familiären postmenopausalen Osteoporose

I.D. Spicher[1], E. Keck[2]

[1]Lise-Meitner-Straße 15, W-4000 Düsseldorf 13, Bundesrepublik Deutschland
[2]Rheumaklinik II, Leibnizstraße 23, W-6200 Wiesbaden, Bundesrepublik Deutschland

Die familiäre Disposition zur Postmenopausenosteoporose ist, ebenso wie die Assoziation des HLA-Systems, zu bestimmten familiären Erkrankungen bekannt. Es stellt sich die Frage, ob ein HLA-Typ die Entstehung der postmenopausalen Osteoporose begünstigt.

Methoden

50 Postmenopausale, nicht miteinander verwandte Patientinnen wurden untersucht. Der familiär belasteten Gruppe wurden die Patientinnen zugeordnet, deren Mutter und/oder Großmutter, bzw. weitere nahe weibliche Verwandte der vorhergehenden Generation an Osteoporose erkrankt waren ($n = 30$, mittleres Alter $\pm$ SD: 64 ± 12 Jahre). In den Familien der restlichen 20 Patientinnen (mittleres Alter $\pm$ SD: 66 ± 11 Jahre) war die postmenopausale Osteoporose bisher noch nicht aufgetreten.

Um sekundäre Ursachen der Osteoporose auszuschließen, wurden folgende Laborparameter bestimmt: im Serum Calcium, anorganisches Phosphat, alkalische Phosphatase, Osteocalcin, Parathormon, 25-Hydroxycholecalciferol, 1,25-Dihydroxycholecalciferol, Östron, Östradiol, LH, FSH und Cortisol, im 24-Stunden-Urin die Calcium- und Phosphatausscheidung.

Bei allen Patientinnen wurde mittels dualer Photonenabsorptionsphotometrie (Gerät Novolab 22B) die Knochendichte im Bereich LWK 2–4 gemessen. Die HLA-Typisierung erfolgte unter Verwendung des Standard-Lymphotoxizitäts-Tests nach Terasaki und McClelland [5]. Als Kontrollgruppe dienten 1850 HLA-typisierte Blutspender [3] und 10 000 HLA-typisierte Kaukasier [2].

Ergebnisse

Die HLA-Typisierung ergab in der Gruppe der familiären Osteoporosen 22 mal HLA-A2 und 14 mal HLA-B7. Die Kombination A2/B7 trat 12 mal auf (Tabelle 1). In der Gruppe der nicht familiären Osteoporosen wurde 10 mal HLA-A2 und 5 mal HLA-B7 gefunden, die Kombination A2/B7 trat 2 mal auf (Tabelle 2).

E. Werner H.H. Matthiaß (Hrsg.)
Osteologie - interdisziplinär
© Springer-Verlag Berlin Heidelberg 1991

Tabelle 1. Vierfeldertafeln zur Patientengruppe familiäre Osteoporose (Chi-Quadrat)

	A2+	A2−		
Patienten	22	8	30	χ^2 = 4.7
Kontrolle	953	897	1850	RR = 2.5
	975	906	1880	

	B7+	B7−		
Patienten	14	16	30	χ^2 = 7.14
Kontrolle	442	1408	1850	RR = 2.7
	456	1424	1880	

Tabelle 2. Vierfeldertafeln zur Patientengruppe nicht familiäre Osteoporose

	A2+	A2−		
Patienten	10	10	20	χ^2 = 0.12
Kontrolle	953	897	1850	RR = 0.94
	963	907	1870	

	B7+	B7−		
Patienten	5	15	20	χ^2 = 0.02
Kontrolle	442	1408	1850	RR = 1.06
	447	1423	1870	

Für alle Vierfeldertafeln gilt: Freiheitsgrad f=1, χ^2 1; 0.95 = 3.84. *RR* relatives Risiko: > 1, positive Assoziation, < 1, negative Assoziation.

Bei der Berechnung der Genfrequenzen (Tabelle 3) ergaben sich zwischen der Kontrollgruppe (A2: 30.3, B7: 12.7) und den nicht familiären Osteoporosen (A2: 29.2, B7: 13.3) keine signifikanten Abweichungen in der Häufigkeit des Vorkommens der beiden HLA-Typen. Das gleiche gilt für den Erwartungswert (EW, Kontroll- und Patientengruppe 3.8), mit dem beide Merkmale gemeinsam, wenn auch unabhängig voneinander auftreten. Die Genfrequenz der Gruppe familiäre Osteoporose ist mit 48.3 für HLA-A2 und 26.9 für HLA-B7 signifikant erhöht, bei einem Erwartungswert von 12.8. Das relative Risiko (RR) bei positivem HLA-A2/B7 an postmenopausaler Osteoporose zu erkranken, beträgt in der familiär belasteten Patientengruppe 32.6 (Tabelle 4).

498

Tabelle 3. Genfrequenzen HLA-A2 und HLA-B7

	A2+		B7+		
	% absolut	GF	% absolut	GF	EW(A2+B7+)
Kontrollgruppe $n = 1850$	51.5	30.3	23.9	12.7	3.8
FO $n = 30$	73.3	48.3	46.6	26.9	12.8
NFO $n = 20$	50.0	29.2	25.0	13.3	3.8

FO familiäre Osteoporose, *NFO* nicht familiäre Osteoporose, *GF* Genfrequenz, *EW* Erwartungswert bei Unabhängigkeit beider Merkmale.

Tabelle 4. Vierfeldertafel familiäre Osteoporose gegen gesunde Kontrollgruppe

	FO	NFO		
A2+B7+	12	200	212	$\chi^2 = 190.8$
A2−B7−	18	9800	9818	RR = 32.66
	30	10000	10030	

FO familiäre Osteoporose, *NFO* gesund, *A2+B7+* HLA-Typ positiv, *A2−B7−* HLA-Typ negativ, *Chi-Quadrat*: Freiheitsgrad f=1, χ^2 1; 0.95 = 3.84.

Diskussion

Die gemeinsamen Merkmale HLA-assoziierter Erkrankungen treffen auf die postmenopausal gehäuft auftretende Osteoporose zu, so daß es lohnenswert erschien, eine HLA-Typisierung bei dieser Patientengruppe durchzuführen. Die Ergebnisse weisen darauf hin, daß sowohl HLA-A2 als auch HLA-B7 gehäuft bei denjenigen Frauen zu finden ist, bei denen eine familiäre Disposition für Osteoporose besteht. Das relative Risiko ist mit einem Wert von 32.6 für HLA-A2/B7 positive Frauen erhöht.

Zur Pathogenese der Mechanismen, die zur Verbindung von HLA-Typen und Krankheiten führen, bestehen zur Zeit verschiedene Theorien, die in zwei Gruppen unterteilt werden. Eine erfaßt diejenigen Möglichkeiten, die davon ausgehen, daß die HLA-Antigene direkt an der Entstehung der Erkrankung beteiligt sind. Zur zweiten Gruppe gehören die Hypothesen, die annehmen, daß HLA-Antigene nicht direkt an der Verursachung der Krankheiten mitwirken, sondern daß sie "disease suspectibility genes" markieren. Dabei handelt es sich um Gene, welche die Wahrscheinlichkeit, von einer Krankheit betroffen zu sein, erhöhen, die selbst bisher nicht identifiziert werden konnten, die aber sehr eng mit dem HLA-Komplex gekoppelt sind.

Nach diesen ersten Ergebnissen ist es sicherlich notwendig, die gemachten Beobachtungen durch eine größere Anzahl HLA-typisierter Patienten zu vertiefen und zu klären, auf welche Weise das HLA-System in die Knochenmineralisation und den Knochenstoffwechsel eingreift.

Literatur

1. Amos DB, Ward FE (1977) Theoretical consideration in the association between HLA and disease. In: Dausset, Svejgaard (eds) HLA and disease, pp 269–79
2. Baur MP, Danilovs JA (1980) Reference for two and three locus haplotyp frequencies for HLA-A,B,C,DR,BF and GLO. In: Terasaki PI (ed) Histocompatibility testing, pp 994–1210
3. Kuntz BME (1985) Leukocytenmerkmale und Krankheitsdisposition. Enke, Stuttgart
4. Smith DM, Nance WE, Kang KW et al (1973) Genetic factors in determining bone mass. J Clin Invest 10:2800–2808
5. Tiwari JL, Terasaki PI (1985) HLA and disease associations. Springer, Berlin Heidelberg New York Tokyo

Versuch der Identifizierung des Risikos und Früherkennung einer Osteoporose

J. Semler

I. Medizinische Klinik (Chefarzt: Prof. Dr. F. Gramlich), Universitätsklinikum Rudolf Virchow, Standort Wedding, Augustenburger Platz 1, W-1000 Berlin 65, Bundesrepublik Deutschland

Einleitung

Osteoporose ist definiert als eine Minderung der Knochenmasse mit dem Risiko einer Fraktur.

Um Prophylaxe oder rechtzeitige Behandlungsmethode einsetzen zu können, gilt es vor allem, Risikopersönlichkeiten zu erkennen und gezielt eine Frühdiagnostik einzusetzen.

Die bisherigen Studien zur Erfassung von Risiken der Osteoporose arbeiten, wie wir bisher auch, mit Aufaddieren der Häufigkeit von bestimmten Merkmalen einzelner Patientengruppen.

Die Gewichtung der einzelnen Risiken, vor allem bei Kombination verschiedener Risikofaktoren, findet dadurch keine ausreichende Beachtung.

Ziel unserer Studie ist, den von uns selbst erarbeiteten Risikoscore zu verbessern. Als Hauptrisiken galten bisher verkürzte Ovarialfunktion, familiäre Belastung und Mangelernährung.

Material und Methode

In den letzten 5 Jahren wurden über 6.000 Knochendichtemessungen an 2.430 Patienten mittels Doppelphotonenabsorptionsmessung (DPA) (Novo BMC Lab 22a) an Lendenwirbelsäule und Schenkelhals durchgeführt (Reproduzierbarkeit in vitro 1,1%, in vivo 2,9%).

Für jeden Patienten wurde ein ausführlicher Fragebogen hinsichtlich möglicher Risikofaktoren der Osteoporose erhoben. Besonders beachtet wurde die familiäre Anamnese, gynäkologische Anamnese, Ernährungs- und Medikamentenanamnese sowie vorbestehende Osteopathien einschließlich Frakturen und Zweiterkrankungen.

Aufgrund von Anamnese, Klinik, Röntgenbefunde, Laboruntersuchungen und zum Teil Histomorphologie erfolgte zunächst die Abtrennung der Gesunden von den Skelettkranken.

E. Werner H.H. Matthiaß (Hrsg.)
Osteologie - interdisziplinär
© Springer-Verlag Berlin Heidelberg 1991

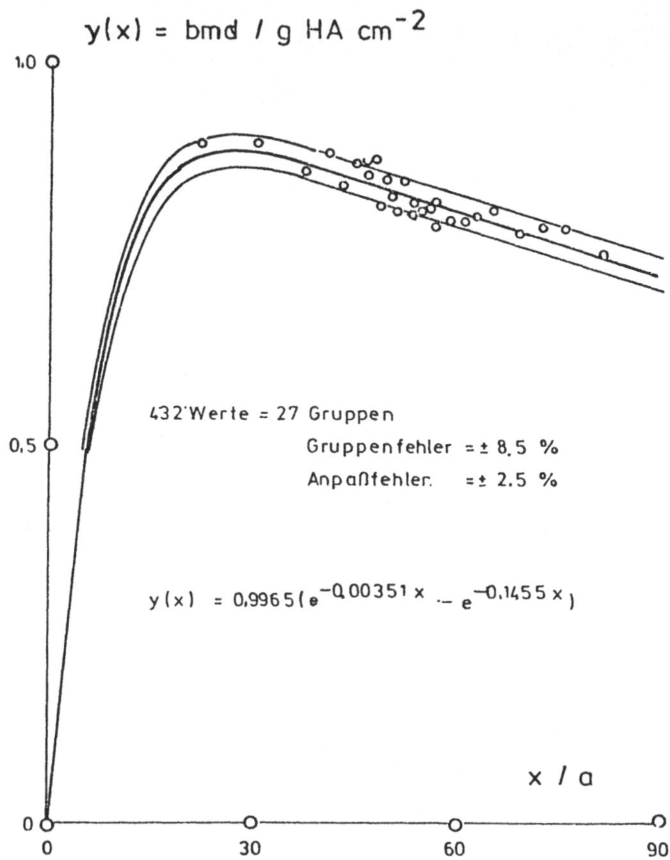

Abb. 1. Referenzkollektiv gesunder Frauen

Aussortiert wurden für die Bewertung der Risikofaktoren bei Osteoporosekranken andere metabolische Osteopathien, degenerative Erkrankungen, Osteoporosen mit Vortherapie und bestimmte Zweiterkrankungen.

432 gesunde Frauen und 220 Patientinnen mit manifester Osteoporose sowie 43 mit präklinischer Osteoporose erfüllten die geforderten Kriterien zur Erarbeitung von Risikofaktoren.

Ergebnisse

Die gesunden 432 Frauen (aufgeteilt in 24 Altersgruppen) folgen der Funktion

$$y(x) = 0,9965 \left(e^{-0,00351x} - e^{-0,1455x} \right) \ .$$

Der Anpaßfehler liegt bei ± 2,5%, Gruppenfehler ± 8,5% (Abb. 1).

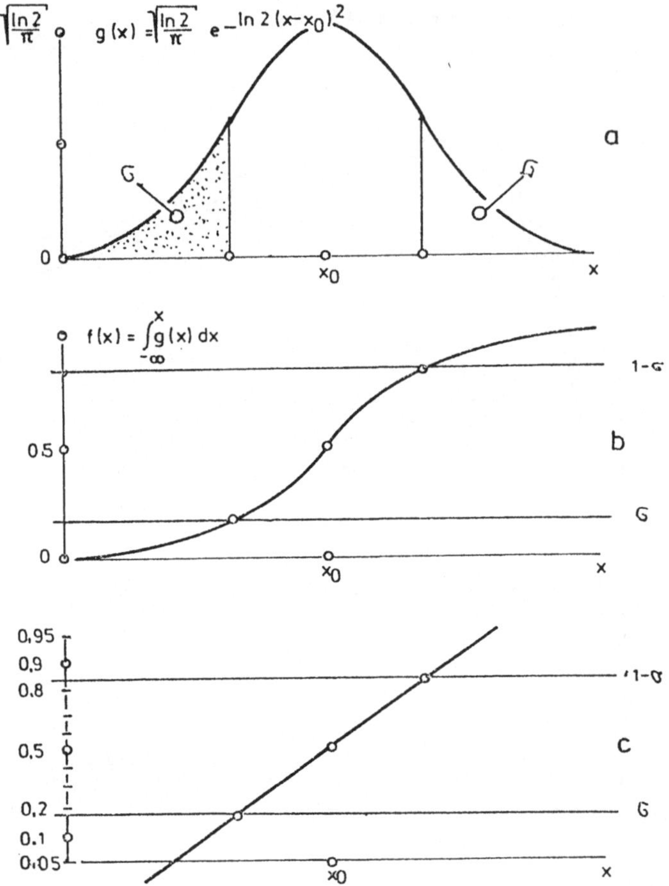

Abb. 2a–c. Prinzip der Überprüfung einheitlicher Gruppen. **a** Gauß-Funktion, **b** Fehlerfunktion, **c** Wahrscheinlichkeitsnetz

Zur Erarbeitung von Risikogruppen erscheint es günstig, durch die jeweiligen Altersgruppen eine Normalverteilungskurve nach Gauß zu legen. Durch Übertragung auf ein Wahrscheinlichkeitsnetz wird die Normalverteilungskurve linearisiert. Handelt es sich um ein einheitliches Probandenmaterial, liegen alle Meßwerte auf einer Geraden (Abb. 2).

Auch die Osteoporosekranken liegen als einheitliche Gruppe im Wahrscheinlichkeitsnetz auf einer Geraden. Es ist jedoch nicht sicher auszuschließen, daß sich verschiedene Risikogruppen in diesem Kollektiv verstecken.

Die Gesamtgruppe der Osteoporosekranken folgt einer mit dem Alter abfallenden Geraden. Unter Nutzung von Gruppenwerten und Anpassung durch Fehlerquadratsumme ist eine klare Trennung von gesunden und Osteoporosen möglich. Betrachtet man alle Einzelwerte, so fallen Überschneidungen auf (Abb. 3).

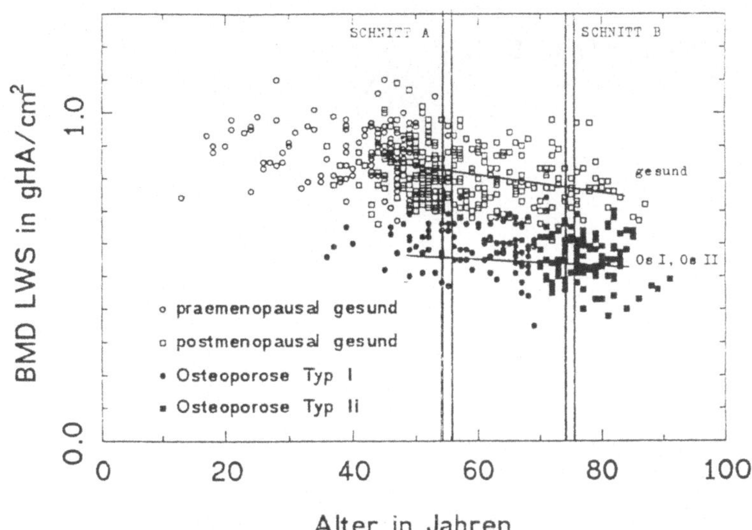

Abb. 3. Gegenüberstellung von Knochendichtemeßwerten mittels DPA an der LWS von Gesunden und Patienten mit Osteoporose – Altersabhängigkeit

Eine Altersabhängigkeit der Überschneidungen ist nicht erfaßbar. Dieses kann zumindestens bei Betrachtung der Altersgruppe 55 ± 1 und 75 ± 1 Jahr nicht erfaßt werden (Abb. 4).

Eine zeitlich vorgezogene Menopause um 10 bis 20 Jahre ist sowohl bei Gesunden als auch bei Osteoporosekranken zu erfassen unter Bevorzugung der Typ-I-Osteoporose.

Bei Betrachtung der Zufuhr von Calcium in der Ernährung erfolgt eine Aufteilung in 3 Gruppen (unter 800 mg, 800 bis 1.200 mg und über 1.200 mg). Aus diesen Untersuchungsbefunden geht hervor, daß eine calciumarme Ernährung bei der Osteoporose im höheren Alter einen höheren Stellenwert hat als bei der Typ-I-Osteoporose. Diese unterscheidet sich jedoch deutlich von den prä- und postmenopausal gesunden Frauen.

Zusammenfassung

1. Die Referenzkurve der Gesunden geht durch den 0-Punkt. Die beste Anpassung ist durch die Fehlerquadratsumme zu erfassen. Die Kurve der Osteoporosen ist eine mit dem Alter abfallende Gerade.
2. Innerhalb von Gesunden und Osteoporosen keine signifikanten Abweichungen von der Normalverteilung erkennbar. Die geringen Abweichungen von der Normalverteilung bei Osteoporosen läßt Risikountergruppen vermuten.
3. Die Gaußverteilungen zeigen bei einer Knochendichte über der LWS in g HA/cm² zwischen 0,.40 und 1,.00 einen deutlichen Einzug zwischen gesund und Osteoporose.
4. Bei Einzelwertmessung und Minderung unterhalb der mittleren Merkmalgrenze (68%) ist eine Osteoporose beweisbar.

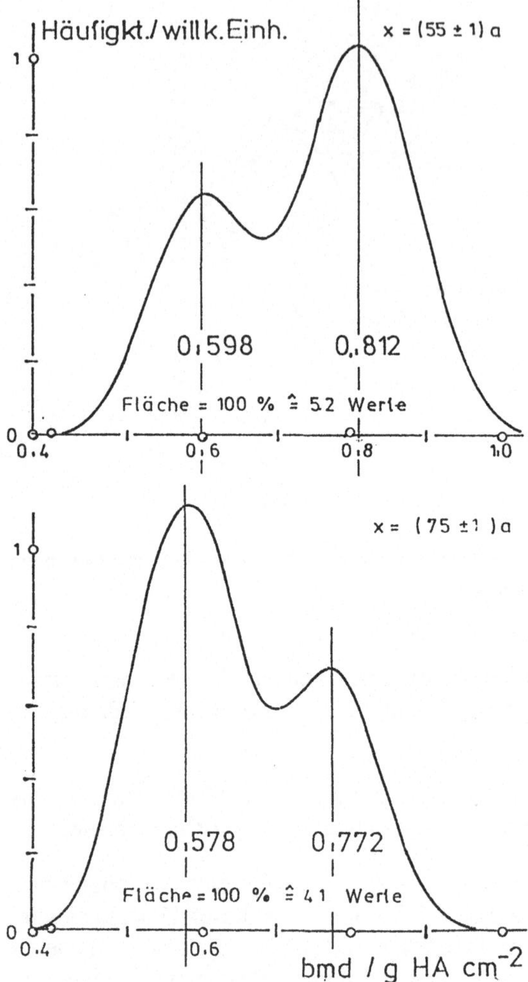

Abb. 4. Häufigkeitsverteilung der Knochendichte von Gesunden und Patienten mit Osteoporose im Alter von 55 und 75 Jahren

5. Hinsichtlich der Risikofaktoren besteht ein Unterschied zwischen Typ I und Typ II Osteoporosen. Die frühzeitige Menopause stellt einen höherwertigen Risikofaktor bei der Typ-I-Osteoporose, die calciumarme Kost bei der Typ-II-Osteoporose dar.
6. Eine weitere Erarbeitung der Wertigkeit von Risikofaktoren auch in Abgrenzung zu degenerativen Erkrankungen des Skelettsystems werden erarbeitet.

Die Osteoporose Typ I.
Ein Beitrag zur Varianzabschätzung der Risikofaktoren im Hinblick auf die Knochendichte

H. Seelbach[1], F. L. Degner[2], G.M. Krüskemper[1]

[1] Abteilung für Medizinische Psychologie, Ruhr-Universität-Bochum, Universitätsstraße 150, W-4630 Bochum 1, Bundesrepublik Deutschland
[2] Abteilung für Endokrinologie und Rheumatologie, Universitätsklinik Düsseldorf, Moorenstraße 5, W-4000 Düsseldorf 1, Bundesrepublik Deutschland

Einleitung

"Osteoporosis is a disease whose time has come" schreiben nicht nur aus soziodemographischen Gründen Riggs & Melton in ihrem 1988 publizierten Reader "Osteoporosis". Die Prävalenz der Osteoporose in der Bundesrepublik Deutschland ist unbekannt. Das liegt einerseits am Mangel epidemiologischer Studien, andererseits an Unstimmigkeiten der Definition der Osteoporose. Aufgrund dieser Sachlage lassen sich exakte Angaben über Morbidität und Kosten nicht machen. Mittelt man die verschiedenen vorliegenden Schätzungen und bezieht Daten ausländischer Studien mit ein, so ist mit einer Zahl von 4 bis 6 Millionen Osteoporoseerkrankten in der Bundesrepublik Deutschland zu rechnen. Gemeint sind hiermit klinisch manifeste primäre Osteoporosen mit Beschwerden, Frakturen und/oder Wirbelkörperverformungen.

Dieser Anteil von 6 bis 10% der Bevölkerung wird, wenn bei der Prävention kein entscheidender Durchbruch gelingt, aufgrund der demographischen Entwicklung weiter ansteigen. Die im Mittel sieben Jahre längere Lebenserwartung der Frauen im Vergleich zu den Männern trägt erheblich zu dieser steigenden Inzidenz der Osteoporose bei, entsprechend der höheren Auftretenswahrscheinlichkeit bei Frauen. Denn die postmenopausale Osteoporose (Primäre Osteoporose Typ I) stellt das Hauptkontingent der Erkrankten dar. Die postmenopausale Osteoporose ist eine Krankheit, bei der ein Zuwenig an Knochenmasse gegenüber der alters- und geschlechtsentsprechenden Norm besteht, ohne daß die verbleibende Knochensubstanz charakteristische Abweichungen von der Norm aufweist.

Wenngleich hier der perimenopausale Östrogenabfall in den Vordergrund der Überlegungen gerückt wurde, so kann dieser nicht die alleinige Ursache der postmenopausalen Osteoporose sein, da bisher keine Daten bekannt sind, die aufgrund verschiedener Östrogenwerte eine Unterscheidung zwischen Altersatrophie (Primäre Osteoporose Typ II) und postmenopausaler Osteoporose erlauben. "Obwohl die Ätiologie der Postmenopauseosteoporose bis heute nicht eindeutig geklärt werden konnte, sind eine Reihe von Risikofaktoren bekannt geworden, die zu der Entwicklung einer Osteoporose beitragen können" [6]. Ebenso gibt Ringe 1985 eine Reihe von bedeutsamen Risikofaktoren an, wie z.B. relative Schlankheit, relative Immobilität, calciumarme Nahrung, starkes Rauchen etc. [8]. Dambacher hat

E. Werner H.H. Matthiaß (Hrsg.)
Osteologie - interdisziplinär
© Springer-Verlag Berlin Heidelberg 1991

506

die Prävalenz beeinflußbarer Risikofaktoren bei 4217 Züricher Frauen im Alter von 45
bis 54 Jahren angegeben [4]. Diese Risikofaktoren bezogen sich auf Kinderanzahl, Be-
wegungsmangel, Kalziumaufnahme, Körperbau und den Konsum von Kaffee, Zigaretten,
Alkohol und tierischem Eiweiß (s. Tabelle 1).

Tabelle 1. Vergleich der Prävalenzen der Risikofaktoren

Risikofaktor	Prävalenz (%)	
	Zürich	Düsseldorf
Nulliparae	27	23,4
Bewegungsmangel	10	9,4
Niedrige Kalziumaufnahme	22	17,2
Hagerer Körperbau	8	8,8
Hoher Konsum von Kaffee	22	32,3
Zigaretten	16	34,0
tierischem Eiweiß	8	12,2
Alkohol	4	6,3

Der aufgeklärte Varianzanteil zu Lasten einzelner dieser Vielzahl bekannter Risikofaktoren im Hinblick auf die "Bone Mineral Density" (BMD) ist eher gering. Da nur bei etwa 25
bis 30% der Frauen in der Menopause eine Osteoporose auftritt und Prävention besser als
Therapie ist, muß man das Prädiktorenmuster der bekannten Risikofaktoren eruieren, das
die maximale Varianz hinsichtlich der BMD erklärt. Das setzt die systematische Erhebung
der bekannten Risikofaktoren voraus und ein adäquates statistisches Verfahren. Es bietet
sich die "Multiple Regression" an [5].

Methodisches Vorgehen

Wir befragten Patientinnen mit einer gesicherten Osteoporose Typ I (Med. Klinik C, Universität Düsseldorf) mit Hilfe des Fragebogens "OSIRIS" [9] hinsichtlich Krankheitsge-
schichte, Medikamentenkonsum, körperlicher Aktivitäten, Ernährung und Genußmittel. Der
Fragebogen "OSIRIS" (Osteoporose-Interview zu Risikofaktoren) enthält, neben den allgemeinen soziodemographischen Daten, 60 Fragen zu Risikofaktoren der Osteoporose in
kodierbarer Form. Die BMD wurde mittels "Lunar DPX" im Bereich der LWS erhoben.
Bei der ersten Auswertung lagen von 64 Patientinnen die Datenmatrizen volllständig vor.
Das Durchschnittsalter der Patientinnen betrug 57,7 Jahre mit einer Standardabweichung
von 9,4 Jahren.

Für die erhobenen Daten wurden die empirisch gefundenen Prävalenzen bestimmt
und dem Skalenniveau der Risikofaktoren entsprechende Korrelationskoeffizienten mit
der BMD berechnet. Alle statistischen Prozeduren wurden unter Verwendung von SPSS
[1] durchgeführt. Lagen die Daten der Risikofaktoren auf Verhältnis- oder Intervallska-
lenniveau vor, wurde der Produktmonent-Korrelationskoeffizient r bestimmt, bei niedri-
gerem Skalenniveau die adäquaten Korrelationskoeffizienten, wie z.B. der Rangreihen-
Korrelationskoeffizient nach Spearman.

Von den in Tabelle 2 angeführten Korrelationskoeffizienten waren zwei signifikant mit einer Irrtumswahrscheinlichkeit von 1% im Hinblick auf die BMD. Die in Tabelle 2 aufgeführten Faktoren unterzogen wir einer "Multiplen Regression" auf die abhängige Variable BMD.

Ergebnisse

Zunächst verglichen wir die von uns gefundenen Prävalenzen der Risikofaktoren mit den von Dambacher [4] angegebenen.

Die Übereinstimmung der Prävalenzen zwischen Zürich und Düsseldorf ist sehr gut, bis auf die drei Risikofaktoren, die eher sozial nicht erwünschte Verhaltensweisen betreffen, wie Kaffee-, Zigaretten- und Alkoholkonsum. Hier werden Antworttendenzen im Sinne von social desirability eine Rolle spielen.

Anschließend berechneten wir für die Variablen Alter (ALTER), Anzahl der Kinder (BABI), Gewicht (UNTEG), Einnahme oraler Kontraceptiva (OC), perimenopausale Hitzewallungen (HEIS), Regelanamnese (REOH) und Rückenschmerzen (RUCK) die Korrelationskoeffizienten mit der BMD (DENSI). Tabelle 2 zeigt die empirisch gefundenen Werte.

Tabelle 2. Matrix der Korrelationskoeffizienten

	DENSI	UNTEG	BABI	ALTER	REOH	HEIS	RUCK	OC
DENSI	1,000	0,286	0,264	−0,335	−0,291	0,222	0,243	−0,297
UNTEG	0,286	1,000	0,334	−0,122	0,301	0,289	−	−0,370
BABI	0,264	0,334	1,000	−0,154	0,080	0,040	0,078	−0,109
ALTER	−0,335	−0,122	−0,154	1,000	0,141	−0,050	0,092	0,630
REOH	−0,291	0,301	0,080	0,141	1,000	−0,128	−0,103	0,162
HEIS	0,222	0,289	0,040	−0,050	−0,128	1,000	0,375	0,041
RUCK	0,243	−	0,078	0,092	−0,103	0,375	1,000	−0,017
OC	−0,297	−0,370	−0,109	0,630	0,162	0,041	−0,017	1,000

− Korrelation nicht berechnet.

Das Alter korrelierte mit $r = -0,335$, was einer gemeinsamen Varianz von 11,2% entspricht und die Einnahme oraler Kontraceptiva mit $r = -0,297$, was einer gemeinsamen Varianz von 8,8% entspricht. Die anderen angeführten Korrelationskoeffizienten waren nicht signifikant. Die Variable Rückenschmerzen operationalisierten wir mit Hilfe der "Revidierten Mehrdimensionalen Schmerzskala" (RMSS) von Cziske [2], da diese Skala eine schmerzpsychologische Differenzierung zwischen Patienten mit Rheumatoider Arthritis und Spondylitis ankylopoetica erlaubt [3]. Aufgrund klinischer Erfahrung wird die Schmerzcharakteristik von Patientinnen mit einer Osteoporose Typ I im Bereich der LWS häufig mit der Schmerzcharakteristik von Patienten mit Spondylitis ankylopoetica verglichen, obgleich empirische Befunde mit schmerzpsychologischen Instrumenten zur Zeit nicht vorliegen.

508

Die in Tabelle 2 aufgeführten Risikofaktoren unterzogen wir einer "Multiplen Regression" im Hinblick auf die BMD. Es fanden sich die in Tabelle 3 angeführten Ergebnisse.

Tabelle 3. Ergebnisse der "multiplen Regression" (R)

Multiple R	0,54265		
R^2	0,29447		
korrigiertes R^2	0,16218		
SE	9,87762		
Varianzanalyse	DF	R^2-Summe	R^2 (Mittelwerte)
Regression	6	1303,11555	217,18592
Residual	32	31222,15617	97,56738
F = 2,22601	signifikant	F = 0,0660	

Diskussion

Die Prävalenzen der Risikofaktoren stimmen recht gut mit den von Dambacher [4] und Gass et al (1988) angegebenen überein, so daß eine inferenzstatistische Absicherung über einen Chi-Square-Test nicht notwendig erscheint. Von den insgesamt 39 von uns mit dem Fragebogen "OSIRIS" [9] erhobenen Risikofaktoren korrelierten nur 2 überzufällig mit der BMD, und zwar das Alter und die Einnahme oraler Kontraceptiva, wobei das Alter mit 11,2% den höchsten Anteil der Varianz aufklärte.

Mit den von uns gewählten sieben Prädiktorvariablen ergab sich ein R^2-Wert von 0,29, also eine Erhöhung der aufgeklärten Varianz um ca. 20%. Dieses Maß gibt an, wie der "goodness of fit" der Regression an die empirischen Werte der abhängigen Variablen ist. Da im Vergleich des zur Zeit vorliegenden Stichprobenumfangs die Anzahl der Prädiktoren eher groß ist, sinkt das korrigierte R^2 auf 0,16. Da die Verwendung des korrigierten R^2 vor allem als Schutz vor der Strategie dient, den fit der Gleichung dadurch möglichst groß zu machen, daß immer mehr Prädiktorvariablen in die Gleichung aufgenommen werden, muß, um bei der großen Anzahl möglicher Risikofaktoren zu validen Varianzschätzungen zu kommen, die Stichprobengröße so erhöht werden, wie es nur bei multizentrischen Studien möglich ist.

Literatur

1. Brosius G (1988) SPSS/PC basics and graphics. McGraw-Hill, Hamburg
2. Cziske R (1983) Faktoren des Schmerzerlebens und ihre Messung: Revidierte mehrdimensionale Schmerzskala. Diagnostica 1:61–74
3. Cziske R (1984) Mehrdimensionale Schmerzmessung als diagnostische Hilfe? Beispiel: Rheumaleiden. Z Klin Psychol 13:166–183
4. Dambacher MA (1989) Frühzeitige Erfassung der Risikopatienten lohnt sich. Fortschr Med, Suppl Osteoporose
5. Hays WL (1973) Statistics for the social sciences. Holt, Rinehart & Winston, London

6. Keck E, Krüskemper HL (1986) Pathogenese und Therapie der Osteoporose in der Postmenopause. Gynäkologe 19:220–226
7. Riggs BL, Melton LJ (eds) (1988) Osteoporosis. Raven, New York
8. Ringe JD (1985) Was ist gesichert in der Therapie der Osteoporose? Internist 26:735–740
9. Seelbach H (1989) OSIRIS – Osteoporose Interview zu Risikofaktoren. Ruhr-Universität Bochum, Bochum

Calcium-Stoffwechselstörung bei Patienten mit Osteoporose

H. von Lilienfeld-Toal[1], V. Büber[2]

[1]Medizinische Klinik, Kreiskrankenhaus Gelnhausen, Herzbachweg 14, W-6460 Gelnhausen,
Bundesrepublik Deutschland
[2]Wilhelm-Hauff-Straße 21, 1000 Berlin 41, Bundesrepublik Deutschland

Einleitung

Bei Patienten mit Osteoporose wird in der Regel angenommen, daß keine wesentliche
Störung des Calcium-Stoffwechsels vorliegt. Aus diesem Grunde wird, wenn klinische
und radiologische Befunde eine idiopathische Osteoporose nahelegen, ein diagnostisches
Programm empfohlen, das im wesentlichen den Ausschluß sekundärer Formen einer Kno-
chenkrankheit bezweckt. Nachdem auf diesem Wege eine sekundäre Osteopathie ausgeschlossen wurde, und auch sonst kein Hinweis auf eine andere Ursache der Osteoporose
besteht, wird eine Therapie eingeleitet.

Diesem Vorgehen steht die Auffassung gegenüber, daß die Osteoporose eine durch mehrere Faktoren entstehende Erkrankung des Knochengewebes ist [1]. Hierzu gehören neben
der "peak bone mass", familiäre Belastung sowie teilweise nicht gut dokumentierte Risikofaktoren (Rauchen, Alkohol, niedriges Körpergewicht), auch Calcium-Stoffwechselstörun-
gen. Eine Rolle kann im Einzelfall ein Calciummangel, ein Vitamin-D-Mangel sowie die
Aktivität des Knochenumsatzes spielen.

Da diese Störungen einen prädiktiven Wert für die therapeutischen Entscheidungen haben
können, interessierte uns die Frage, ob eine Störung des Calcium-Stoffwechsels bei einer
Patientengruppe mit Osteoporose in nennenswerter Anzahl nachweisbar ist.

Methoden

Es wurden 31 Patienten mit radiologisch nachgewiesener Osteoporose (Wirbelkörperdefor-
mierung) untersucht.

Hiervon waren 29 weiblich, 2 männlich, Alter 47–80 Jahre, mittleres Alter 66 Jahre.
Alle Patienten hatten in einer Single-Photon-Densitometrie (SPA) des distalen Radius einen
Mineralgehalt des Knochens in der unteren Hälfte oder unterhalb der Werte eines alters-
gleichen Kontrollkollektives. Bei allen Patienten wurden die empfohlenen Laborparameter
bestimmt und normal gefunden [1]: BSG, rotes Blutbild, weißes Blutbild, Serum-Calcium,
alkalische Phosphatase, Serum-Kreatinin, Gesamteiweiß, Elektrophorese.

E. Werner H.H. Matthiaß (Hrsg.)
Osteologie · interdisziplinär
© Springer-Verlag Berlin Heidelberg 1991

12 dieser Patienten standen unter einer Therapie mit einem Calcium-Fluorid-Kombinationspräparat. Es wurde Calcium in zwei 24-Stunden-Urinen mittels Atomabsorption gemessen, den Berechnungen wurde ein Mittelwert dieser Bestimmungen zu grunde gelegt. Außerdem wurde Calcium mittels Atomabsorption in einer nüchternen Urinprobe bestimmt, ebenfalls Kreatinin, so daß der Calcium-Kreatinin-Quotient berechnet werden konnte. 25-Hydroxy-Vitamin-D (25-OH-D) wurde in dem Serum in einem protein-Bindungs-Assay nach Extraktion und Chromatographie gemessen (Reinhardt et al 1984). Parathormon wurde in einem RIA, der für das mittlere Molekül spezifisch ist, ermittelt (ihPTH 44–68 Ingstar).

Ergebnisse

Bei 22 der untersuchten Patienten fanden sich in dem einen oder anderen der 4 verschiedenen Parameter ein pathologisches Ergebnis.

Die Abbildung 1 stellt die Einzelergebnisse dar, für den Nüchtern-Calcium-Kreatinin-Quotienten fanden sich 6 mal erhöhte Werte, im 24-Stunden-Urin fanden sich 13 mal erniedrigte Calcium-Ausscheidung, der Vitamin-D-Metabolit 25-OH-D war 6 mal erniedrigt und das immunoreaktive Parathormon nur 1 mal erhöht.

Die Patienten, die unter einer Calcium-Fluorid-Medikation standen, hatten 6 mal erniedrigte Urin-Calcium-Werte, 4 mal einen erhöhten Nüchtern-Calcium-Kreatinin-Quotienten und 4 mal ein erniedrigtes 25-OH-D.

Diskussion

Nach den vorliegenden Ergebnissen kann bei bis zu 2/3 aller Patienten mit Osteoporose mit Hilfe der verwendeten Parameter, die jedem Arzt leicht zugänglich sind, eine Störung des Calcium-Stoffwechsels nachgewiesen werden. Es liegt nahe, daß Patienten mit einem Vitamin-D-Mangel eine Vitamin-D-Therapie erhalten sollten, wohingegen fraglich ist, ob Patienten mit ausreichender Vitamin-D-Versorgung von einer zusätzlichen Therapie profitieren werden. Der Nachweis eines Calciummangels ist zur Identifizierung einer Patientengruppe wichtig, die besonders von einer oralen Calciumgabe profitieren dürften.

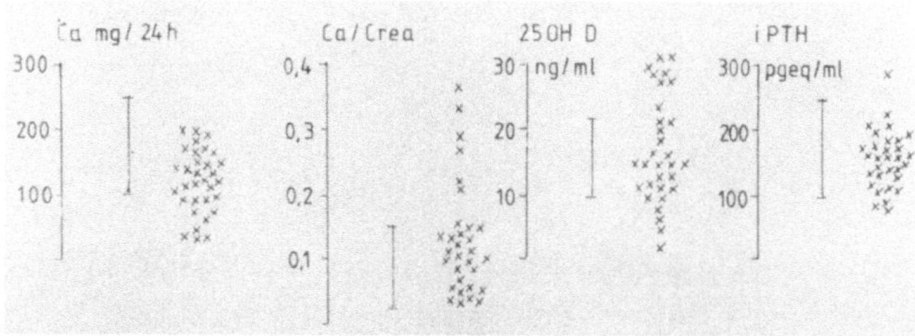

Abb. 1. Parameter des Calcium-Stoffwechsels bei 31 Patienten mit Osteoporose im Vergleich zu dem Referenzbereich der Parameter (*Balken*): Caclium-Ausscheidung im Urin, Nüchtern-Calcium/Kreatinin-Quotient im Urin, 25-Hydroxy-Vitamin-D und immunoreaktives Parathormon

Eine erhöhte Aktivität der Osteoklasten, ablesbar an einer vermehrten Nüchtern-Calcium-Urinausscheidung, kennzeichnet offensichtlich Patienten, die besonders auf eine Therapie gegen die Osteoklasten-Aktivität, wie Calcitonin, Diphosphonate oder Östrogene, ansprechen.

Zumindest mit dem hier verwendeten Parathormon Assay ließ sich in der untersuchten Gruppe nur 1 Patient mit erhöhtem Parathormon nachweisen. Ob eine Anzahl von Patienten mit Typ II Osteoporose nach Riggs, bei denen erhöhtes iPTH zu erwarten ist [3], wegen der Spezifität des Assays nicht gefunden werden konnte, oder aber ob diese Patienten hier nicht vorgekommen sind, läßt sich nicht beantworten.

Zusammenfassend muß nach unserer Meinung gesagt werden, daß der betreuende Arzt mit einem Verzicht auf eine weitere Untersuchung des Calcium-Stoffwechsels zum Zeitpunkt der Diagnostik der Osteoporse auf halbem Weg stehen bleibt. Angesichts der Unsicherheit über den einzuschlagenden therapeutischen Weg würde er ohne die vorgeschlagenen Parameter auf Informationen verzichten, die ihm helfen, therapeutische Entscheidungen zu fällen.

Literatur

1. Eastrell R, Riggs BL (1987) Calcium homeostasis and osteoporosis. Endocr Metab Clin N Am 16:829–842
2. Reinhardt TA, Horst RL, Orf IW, Hollis BW (1984) A micro assay for 25-dihydroxy-vitamin-D not requiring high performance liquid chromatography: Application to clinical studies. J Clin Endocrinol Metab 58:91–98
3. Riggs BL, Melton LJ (1986) Involutional osteoporosis. N Engl J Med 314:1676–1686

Prospektive Untersuchung der Osteoporose-prophylaktischen Wirkung von Ossein-Mineral-Komplex bei Patientinnen mit artefizieller Postmenopause

J.J. Štěpán[1], J. Pospíchal[1], J. Presl[1], V. Pacovský[1], S. Mohan[2], D.J. Baylink[2]

[1]Medizinische Klinik 3, Karls Universität, U nemocnice 1, 12821 Prag 2, CSFR
[2]Mineral Metabolism (151), Pettis Veterans Hospital, Loma Linda University, 11201 Benton Street, Loma Linda, USA

Voraussetzung für eine wirkungsvolle Osteoporoseprophylaxe ist das rechtzeitige Erkennen der Personen mit erhöhtem Risiko des Knochensubstanzverlustes. In einer Studie an 213 Frauen, die der bilateralen Ovariektomie vor ihrer physiologischen Menopause unterzogen werden mußten, konnten wir zeigen [3], daß (i) bestimmte biochemische Parameter des Knochenumbaus zum frühzeitigen Erkennen derjenigen Frauen geeignet sind, die später von einer Osteoporose bedroht werden und (ii) bei der postmenopausalen Osteoporose ein Mißverhältnis zwischen einer hohen Knochenresorption und einer nur etwas gering gesteigerten Knochenneubildung vorliegt.

Gesteigerter Knochenumbau und Knochenverlust kann durch Östrogen-Therapie bereits nach vier Monaten normalisiert werden. Östrogene sind jedoch teilweise kontraindiziert oder unerwünscht bei vielen Frauen nach der Menopause. Biphosphonate, Kalzitonin und Kalzium sind gleichfalls in der Lage, den Knochenabbau zu hemmen. Die Wirkung von oral verabreichtem Kalzium auf den Knochen ist aber nicht generell bestätigt. Als eine Alternative zu synthetischen Kalziumpräparaten kommt ein Ossein-Mineral-Komplex in Frage. Er enthält mikrokristallines Hydroxyapatit in einer Proteinmatrix. Von großer Bedeutung für seine Wirkung ist die günstige Bioverfügbarkeit der Mineralbestandteile und die bessere Verträglichkeit und Compliance gegenüber Kalziumvergleichspräparaten [1, 4].

Auf der Basis von erhöhten biochemischen Parametern, die eine verstärkte Knochenresorption anzeigen, wurde eine Gruppe von Patientinnen mit hohem Risiko der postmenopausalen Osteoporose ausgewählt. An diesen Risikopatientinnen wurde der Erfolg verschiedener prophylaktischer Therapien untersucht.

48 Frauen mit erhöhtem Knochenabbau 1–3 Jahre nach bilateraler Ovariektomie wurden während eines dreijährigen follow-up untersucht. 20 Patientinnen dienten als unbehandelte Kontrollgruppe, 28 Patientinnen (Tabelle 1) wurden mit Ossein-Mineral-Komplex (Ossopan-Granulat, Robapharm Basel) behandelt (1,6 g Kalzium, 0.74 g Phosphat, 1.94 g nichtkollagene Proteine pro Tag).

Die biochemischen Parameter des Knochenabbaues (das Verhältnis Hydroxyprolin/Kreatinin und Kalzium/Kreatinin im Urin sowie Tartrat-resistente saure Phosphatase im Blutplasma) aber auch der Parameter der Knochenneubildung (knochenspezifisches Isoenzym der alkalischen Serumphosphatase) sanken, verglichen mit den Ausgangswerten, sowohl in der Gruppe der behandelten wie der unbehandelten Patientinnen ab. Nach einem Jahr war

E. Werner H.H. Matthiaß (Hrsg.)
Osteologie - interdisziplinär
© Springer-Verlag Berlin Heidelberg 1991

514

Tabelle 1. Aufteilung der postmenopausalen Patientinnen nach der Behandlung ($x \pm S.D.$)

Gruppe	Fälle	Operations-alter	Jahre nach Ovariektomie
unbehandelt	20	$48 \pm 3,9$	$2,6 \pm 1,1$
Ossopan-behandelt			
Gesamtzahl	28	$46 \pm 4,1$	$2,3 \pm 0,9$
Erfolgreich: 1 Jahr	5	$47 \pm 3,5$	$2,6 \pm 0,9$
2 Jahre	8	$46 \pm 3,9$	$2,2 \pm 1,1$
3 Jahre	14	$46 \pm 4,4$	$2,1 \pm 1,1$

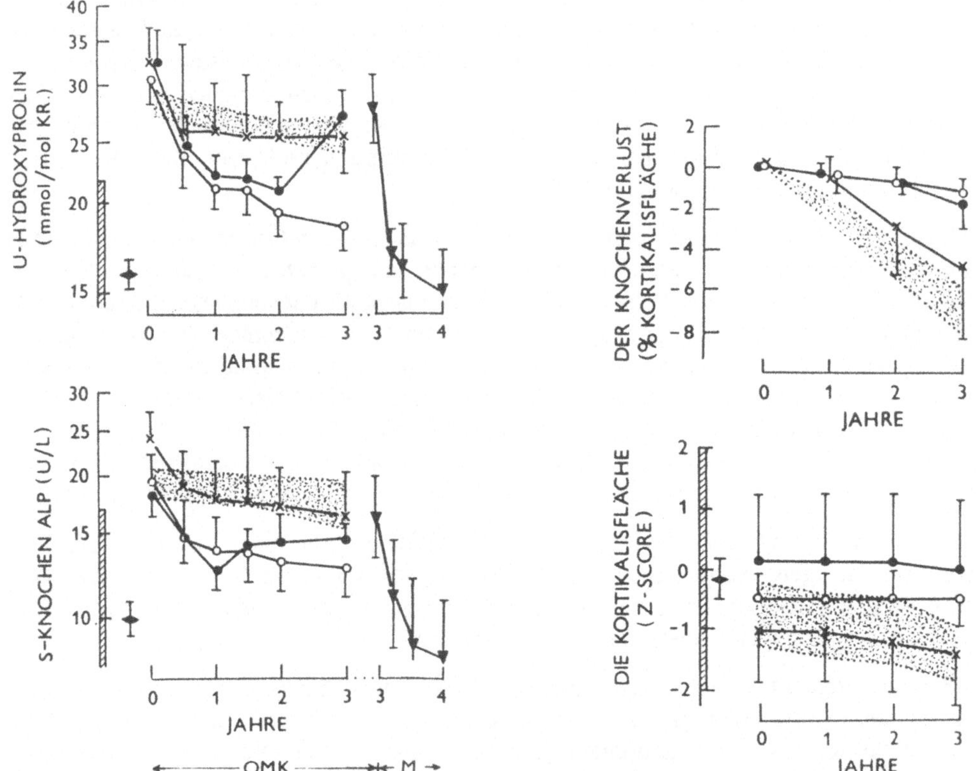

Abb. 1 (*links*). Hydroxyprolinausscheidung (*oben*) und Aktivität der knochenspezifischen alkalischen Serumphosphatase (*unten*) bei Respondern (o) und Non-Respondern (●, ×) unter Behandlung mit Ossopan (*OMK*) und 50 µg/Tag Mestranol (*M*). *Grau* Veränderung der Parameter bei der Kontrollgruppe (95% Vertrauensbereich)

Abb. 2 (*rechts*). Veränderungen der kortikalen Knochenmasse bei Respondern (o) und Non-Respondern (●, ×) auf Ossopan und in der Kontrollgruppe (*grau*, 95% Vertrauensbereich)

das therapeutisch erwünschte Absinken der biochemischen Parameter in der behandelten Gruppe signifikant ausgeprägter als in der Kontrollgruppe (Abb. 1). Nach 2 bis 3 Jahren ergab sich in der behandelten Gruppe eine Aufteilung in gut und weniger gut reagierende Patientinnen (Abb. 1). Bei den Respondern erniedrigte sich die Knochenkortikalismenge nicht mehr, bei den Non-Respondern (13 Patientinnen) folgte einem vorübergehenden Ansprechen auf die Ossopanbehandlung ein beschleunig'.er Knochenverlust und eine Wiederangleichung an die Ausgangswerte der biochemischen Parameter (Abb. 2). Bei diesen Frauen war jedoch eine Östrogen/Progesteron-Behandlung erfolgreich, wobei sich die biochemischen Parameter für Knochenumbau und Knochenverlust innerhalb von 6 Monaten normalisierten (Abb. 1).

Der therapeutische Wert von Ossein-Mineral-Komplex im Vergleich zu anderen Osteoporosetherapien [2] stützt sich auf verschiedene Tatsachen. So wurde nachgewiesen, daß beim Menschen die ^{47}Ca-Absorption aus Ossein-Mineral-Komplex höher ist als aus löslichem Kalziumsalz-Träger, weiter war in Tierversuchen nativer Ossein-Mineral-Komplex der veraschten Verbindung überlegen. Es ist daher anzunehmen, daß die organischen Bestandteile des Präparates eine wichtige Rolle spielen. Wir haben daher untersucht, ob die im Ausgangsmaterial des präparates enthaltenen Wachstumsfaktoren in wirksamer Form auch noch im Endprodukt nachweisbar sind. Je Gramm Osserin-Mineral-Komplex konnten wir nachweisen: 202 ng IGF-I, 101 ng IGF-II, 26 ng TGF-beta und 7,02 μg Osteokalzin (diese Werte entsprechen denen im Ausgangsmaterial und sind ein Beleg für die schonende Darstellung des Präparates). Diese sehr wirksamen Faktoren könnten sowohl die Darmschleimhaut als auch Knochenzellen günstig beeinflussen.

Schlußfolgerung

Unsere Untersuchungsergebnisse bestätigen die heterogene Struktur der postmenopausalen Osteoporosefälle. Hierbei kann die Ossopanbehandlung eine wertvolle Alternative zur herkömmlichen Therapie des überhöhten Knochenverlustes sein, allerdings muß die Wirksamkeit der Behandlung monitoriert werden. Ossopan enthält eine Reihe von Knochenwachstumsfaktoren, darunter IGF-I, IGF-II und TGF-beta.

Literatur

1. Buclin T, Jacquet AF, Burckhardt P (1986) Absorption intestinale de gluconate de calcium et de complexe osseino-mineral: évaluation par des dosages conventionnels. Schweiz Med Wochenschr 116:1780–1783
2. Dambacher MA, Rueggsegger P (1987) Therapy of osteoporosis with an ossein-hydroxyapatite-compound evaluated with quantitative computed tomography. J Bone Min Res 2:S325
3. Štěpán JJ, Pospíchal J, Presl J, Pacovský V (1987) Bone loss and biochemical indices of bone remodeling in surgically induced postmenopausal women. Bone 8:279–284
4. Windsor ACM, Misra DP, Loudon JM, Staddon GE (1973) The effect of whole-bone extract on ^{47}Ca absorption in the elderly. Age and Ageing 2:230–234

Frakturen und Umbauzonen während der NaF-Behandlung der Osteoporose

J. Franke, S. Hauch

Klinik und Poliklinik für Orthopädie, Medizinische Akademie Erfurt, Regierungsstraße 42a, O-5010 Erfurt, Bundesrepublik Deutschland

Die Wirkung von Fluoriden auf den spongiösen Knochen besteht in einer Zunahme der Knochenmasse, besonders im Bereich der Wirbelsäule und des Beckens.

Industriefluorose

Bei der Industriefluorose sahen wir massive Osteosklerosen im Röntgenbild. Diese Bilder (Abb. 1) zeigen das Endstadium der Fluorose, das Stadium III nach Roholm, bei einem 56-jährigen Patienten nach 16-jähriger Arbeit in einer Aluminiumfabrik. Auch der Querschnitt durch einen Lendenwirbel desselben Patienten zeigt die massiv verdichtete Spongiosa (Abb. 2).

Unsere histologischen Befunde (41 Beckenkammbiopsien und 3 Autopsien von Patienten mit unterschiedlichen Fluorosestadien) sind folgende [11, 18, 20]:

1. Verdickung und Verdichtung der Spongiosa
2. Subperiostale Faserknochenbildung mit Umwandlung in Lamellenknochen
3. Verdickung und Spongiosierung der Kortikalis
4. Irreguläre Matrixneubildung mit einer hohen Umbaurate und bei einigen Fällen eine Zunahme der Osteoidmenge

Zusätzlich fanden wir eine signifikante Zunahme des Aschegehaltes der Beckenkammpunktionszylinder von 42 Patienten mit unterschiedlichen Fluorosestadien im Vergleich zu 8 altersentsprechenden Kontrollbiopsien. Es kam zu einem Anstieg des Aschegehaltes von 42,6 auf 50,2%, das bedeutet eine Zunahme um 18% [14, 15].

Bei mechanischen Festigkeitsprüfungen an zwei Fluoroseskeletten beobachteten wir folgendes [19]: Eine mäßige Fluorose (Stadium I–II) bewirkt eine reelle Zunahme der Knochenfestigkeit und der Mikrohärte des Femurs. Die schwere Fluorose (Stadium III) zeigte eine partielle statische Minderwertigkeit am isolierten Kortikaliszylinder des Femurs, aber eine 2-fach höhere Bruchkraft pro Fläche am Lendenwirbelkörper.

E. Werner H.H. Matthiaß (Hrsg.)
Osteologie - interdisziplinär
© Springer-Verlag Berlin Heidelberg 1991

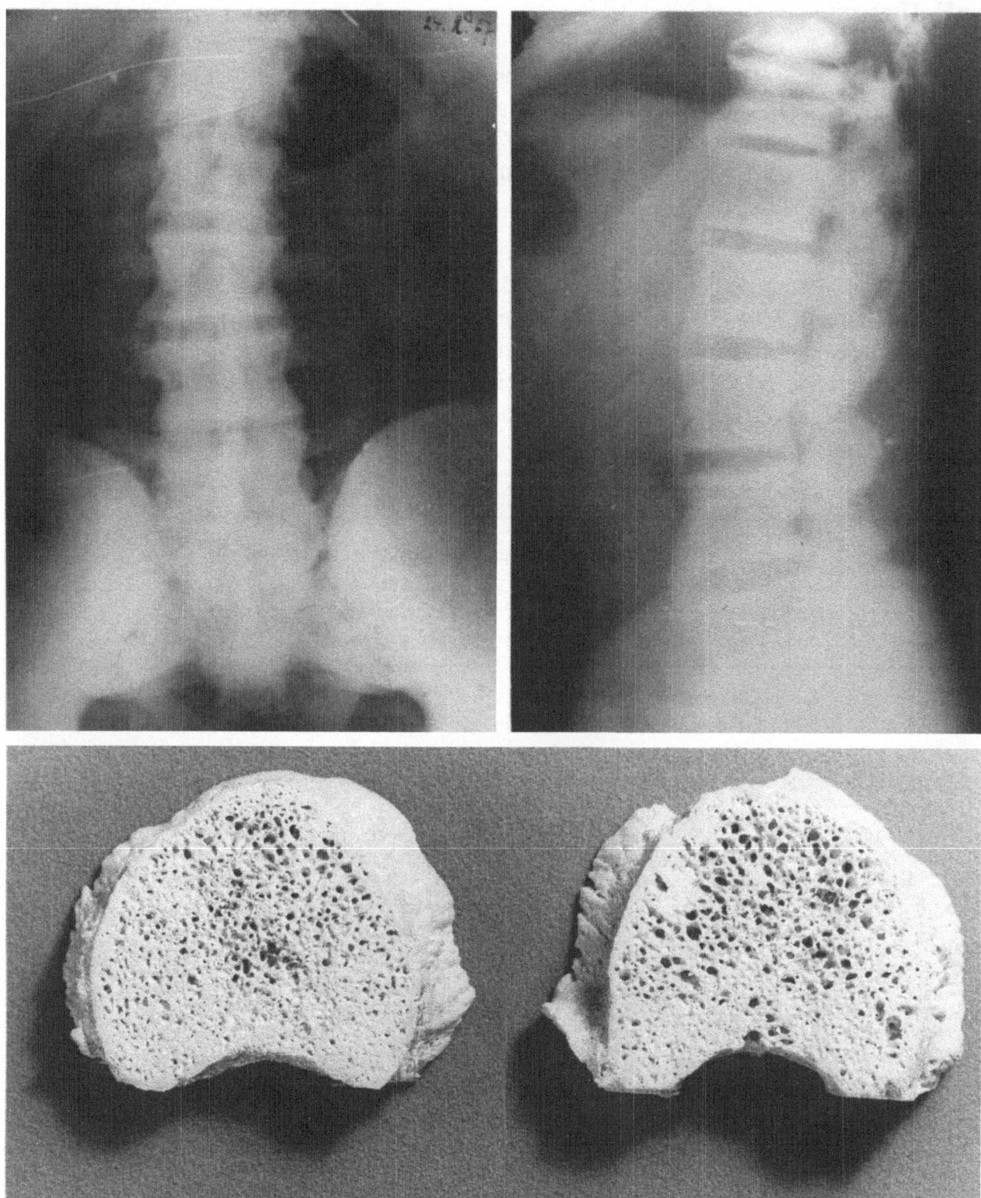

Abb. 1 (*oben*). Röntgenbild der LWS mit extremer Osteosklerose und Verknöcherung der Längsbänder bei einer schweren Industriefluorose (Stadium III)

Abb. 2 (*unten*). Der Querschnitt durch einen Lendenwirbelkörper bei einer schweren Industriefluorose: extreme Verdichtung der Spongiosastruktur

518

NaF-Therapie

Auch nach der NaF-Therapie der Osteoporose gibt es zahlreiche Berichte über eine deutliche Zunahme des Knochenmineralgehaltes der Wirbelsäule von 5 bis 50%, gemessen mittels Dualphotonenabsorptiometrie [37, 56, 42, 27, 38, 35], mittels quantitativer Computertomographie [10, 47, 45, 46, 9] oder mittels Neutronenaktivierungsanalyse [28, 49, 29, 1, 3].

Wir fanden bei einer Gruppe von 82 Patienten, die $36,9\pm16$ Monate mit 60–80 mg NaF/d mit dem DDR-Präparat "Koreberon" behandelt wurden, auf den normalen Röntgenbildern der Wirbelsäule in 65% eine deutliche Reossifikaiton mit Vergröberung der Trabekel (Abb. 3), bei weiteren 21% war diese Reossifikaiton fraglich (Tabelle 1) [12, 13, 16, 17]. Die knochenstabilisierende Wirkung der NaF-Therapie wird besonders deutlich bei der Betrachtung der Spontanfrakturrate dieser Patientengruppe.

Tabelle 1. Radiologische Behandlungsergebnisse (Koreberon)

deutliche Reossifikation	fragliche Reossifikation	unverändert	verschlechtert (Frakturen)	n
53 (64,7%)	17 (20,7%)	10 (12,2%)	2 (2,4%)	82

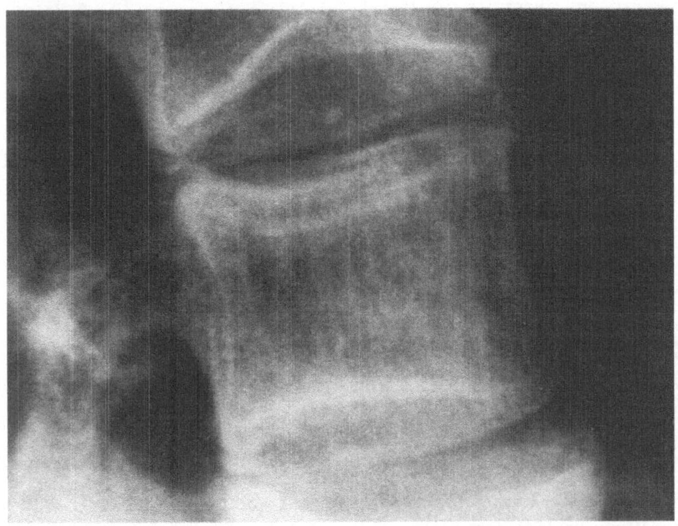

Abb. 3. Der 3. LWK eines 64-jährigen Patienten nach zweijähriger NaF-Behandlung (80 mg NaF/d): Reossifikation durch Verdickung der Resttrabekel

Frakturrate

Schon in den letzten 6 Monaten des ersten Behandlungsjahres, aber besonders im 2. Behandlungsjahr beobachteten wir eine drastische Abnahme der Wirbelkompressionen. Nach dem 2. Therapiejahr konnten wir, ähnlich Devogelaer et al [6], keine weiteren Wirbelfrakturen mehr nachweisen. Nur in der Gruppe der Non-responder traten weitere periphere Frakturen auf (1x Radius, 3x Schenkelhals) [12, 13, 17].

Nach Riggs et al [40] beträgt die Spontanfrakturrate bei unbehandelten Osteoporosepatienten 834 Frakturen pro 1000 Patientenjahre. In unserer Gruppe betrug diese Frakturrate 573 im ersten Behandlungsjahr, sie verringerte sich auf 48,8 Frakturen im 2. Behandlungsjahr und auf 24,4 im 3. Jahr.

Riggs et al [40] fanden eine Abnahme dieser Frakturrate auf 304 Frakturen pro 1000 Patientenjahre in einer Gruppe, die mit NaF und Ca behandelt wurde und auf 53 Frakturen in einer anderen mit NaF, Calcium und Östrogenen behandelten Gruppe. Über einen ähnlichen Abfall wie wir berichteten Pak et al [35] mit 30 Frakturen und Devogelaer et al [6] mit 25 Frakturen pro 1000 Patientenjahre im 2. Behandlungsjahr. Daraus kann man schließen, daß der zusätzlich gebildete fluorotische Knochen, obwohl sicher weniger stabil als eine äquivalente Menge Normalknochen, den Widerstand des Knochens erhöht und damit die Frakturrate reduziert. Da diese Zunahme der trabekulären Knochenmasse unter Fluortherapie Zeit benötigt, wird verständlicherweise die Senkung der Frakturrate erst im 2. Behandlungsjahr deutlich.

Peripheres Skelett

Während in der Literatur Übereinstimmung herrscht, daß Fluoride eine Zunahme der Knochenmasse des axialen Skeletts bewirken, ist die Wirkung des Fluors auf das periphere Skelett noch umstritten. Bei der Industriefluorose sahen wir eine Verdickung der Kortikalis, wie an den Femurquerschnitten zweier Fluorosen (Abb. 4) zu sehen ist. Wir fanden, wie oben dargestellt, eine Zunahme der mechanischen Knochenfestigkeit am Femur. Mittels Monophotonenabsorptionsmessung am mittleren/distalen Drittel des Radius wiesen wir bei chronisch fluorexponierten Aluminiumschmelzern eine deutliche Zunahme des Mineralgehaltes nach [43]. Mit derselben Methode kontrollierten wir 93 Patienten, die bis zu 7 Jahren mit NaF behandelt wurden. Unsere Messungen zeigten individuell starke Differenzen, aber bei allen Patienten zusammen blieb der Knochenmineralgehalt konstant, obwohl physiologisch der Knochenmineralgehalt um 6% hätte abfallen müssen [16].

Devogelaer et al [5, 6] und Schulz et al [46] fanden ähnliche Resultate. Messungen des Knochenmineralgehaltes am Femurkondylus mittels quantitativer CT zeigten ebenfalls zunehmende Werte, während Messungen am Schenkelhals und Trochanter mittels Dualphotonenabsorptiometrie [38] keine Veränderungen ergaben.

Lediglich Schulz et al [46] fanden eine Abnahme der Knochenmasse am Femurschaft, gemessen mittels quantitativer CT.

Offensichtlich benötigt die Verdickung der Kortikalis unter F-Einfluß mehr als 5 Jahre, nach unseren Erfahrungen sogar eine Expositionszeit von 10 bis 15 Jahren.

520

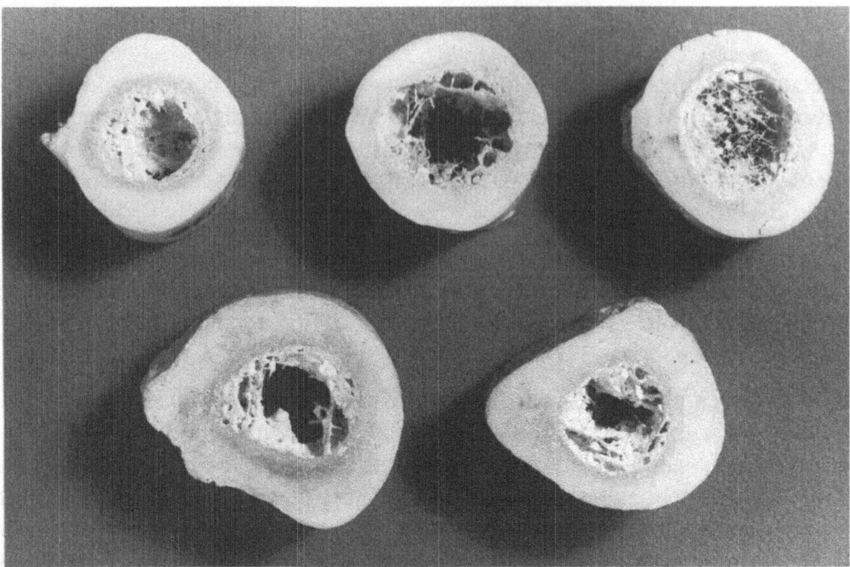

Abb. 4. Vergleich der Kortikalisdicke des Femurs unterhalb des Trochanter minors: *untere Reihe*:
Industriefluorose *re.*: Stadium I–II, *li.*: Stadium III, *obere Reihe*: altersentsprechende Kontrollknochen

Umbauzonen

In letzter Zeit mehren sich die Berichte über eine Zunahme von peripheren Umbauzonen
während der NaF-Therapie, speziell am Schenkelhals. Wir fanden solche Umbauzonen peri-
pher in 1,9% (Metatarsalien, Tibia, Fibula) und am Schenkelhals in 4,4% der Fälle (Tabelle
2). Es ist dabei auffallend, daß in der ersten Behandlungsgruppe, die reines NaF-Pulver in
relativ niedriger Dosierung von 20–60 mg NaF/d erhielt, nur eine Umbauzone auftrat. 4
Umbauzonen traten bei Non-respondern auf. 3mal fanden wir in Übereinstimmung mit Briancon [2] Serumfluoridwerte über 300 μg/l. Bei 2 Patienten existierte vor der Behandlung
eine Poromalazie. Ohne zusätzliche Vitamin-D-Gaben traten bei diesen Patienten nach 3
bis 8 Monaten nach Beginn der NaF-Behandlung Umbauzonen am Schenkelhals auf. Für
3 periphere Umbauzonen fanden wir keine Erklärung. Histologisch sahen wir einmal eine
schwere Osteoporose ohne Reaktion auf Fluor und in einem 2. Fall eine Hyperosteoidose

Tabelle 2. Anzahl von Umbauzonen während der NaF-Behandlung

	NaF-Pulver n = 38	Ossin n = 38	Koreberon n = 82	n = 158
Schenkelhals	1	2 (3 Knochen)	4 (5 Knochen)	7 = 4,4%
peripher	–	1	2 (5 Knochen)	3 = 1,9%
				10 = 6,3%

mit vermehrter Resorption, Riesenzellosteoklasie und eine leichte Fibrose des Markraumes. 5 Autoren [2, 4, 7, 39, 44] berichteten zusammen über eine Häufigkeit von Umbauzonen von 16,8% bei 167 mit NaF behandelten Patienten. Bei weiteren 10 Autoren [8, 21, 22, 23, 24, 30, 31, 33, 34, 48] fanden wir 26 Einzelbeobachtungen. Auch hier waren die Ursachen: hohe Serumfluoridwerte, Niereninsuffizienz und eine Hyperthyreose. Histologisch wurden meistens eine Hyperostoidose, manchmal auch mit Hyperresorption kombiniert, beschrieben.

Die Umbauzonen sind wahrscheinlich das Resultat der fluorbedingten defekten Mineralisation. Dabei spielt die hohe Serumfluorkonzentration eine Rolle, hervorgerufen durch eine zu hohe Dosierung oder durch eine reduzierte Nierenausscheidung von Fluor. Diese Umbauzonen wurden jedoch mit und ohne Zusatz von Vitamin D und Kalzium beobachtet [13].

Durch sorgfältige Kontrollen und frühzeitige Szintigramme bei entsprechenden Beschwerden können diese Umbauzonen schnell diagnostiziert und behandelt werden durch vorübergehende Therapiepause, Kontrolle der Nierenfunktion und Senkung des Serumfluoridspiegels und der alkalischen Phosphatase (Gutteridge et al 1987). Dabei sollte die tägliche Fluordosis mehr dem Körpergewicht angepaßt werden, d.h. 1 mg NaF/kg/die.

Schenkelhalsfrakturen

Während der NaF-Behandlung beobachteten wir 4 richtige Schenkelhalsfrakturen unter 158 Patienten, die 3 Jahre mit NaF behandelt wurden. Danach kam es zu keinen weiteren Schenkelhalsfrakturen. 4 Frakturen in 3 Jahren entspricht einer Frakturrate von 0,84 %/Jahr und liegt unter der von Riggs 1984 mitgeteilten Rate von 1,5% bei unbehandelten Osteoporotikern [13].

Im Gegensatz zu unseren Befunden berichteten Power und Gay [36] über eine Frakturrate von 3,8%, allerdings nur bei 25 Patienten. Gutteridge et al [25] fanden sogar 8% pro Jahr bei 17 Patienten. Eine 5-Zentren-Studie mit 416 Patienten, die über mehr als 1000 Patientenjahre mit NaF behandelt wurden, ergab ebenfalls mit 1,6% pro Jahr keine Zunahme der Schenkelhalsfrakturhäufigkeit [42].

Aus unseren Untersuchungen möchten wir schlußfolgern:

1. NaF ist zur Zeit immer noch das einzige Medikament zur Behandlung der Osteoporose, das den Knochenanbau stimuliert.
2. Die NaF-Behandlung bewirkt eine drastische Senkung der Wirbelfrakturrate, besonders ab dem 2. Behandlungsjahr.
3. Es wurde keine Zunahme der Schenkelhalsfrakturrate beobachtet.
4. Es kommt zu einer Zunahme von Umbauzonen, die durch regelmäßige Kontrollen frühzeitig erkannt und durch eine vorübergehende Therapiepause behandelt werden können. Eine Prävention ist durch rechtzeitige Senkung des Fluorspiegels und der alkalischen Phosphatase möglich.
5. Wir meinen, daß, solange bis ein sicheres und therapeutisch effektiveres Medikament gefunden wird, die Nebenwirkungen der NaF-Behandlung ein akzeptabler Preis für die langzeitige Reduzierung der Frakturrate sind.

Literatur

1. Bayley TA, Harrison JE, Josse RG et al (1987) The relationship between fluoride effects on bone histology, bone mass and bone strength. In: Christiansen C, Johansen JS, Riis BJ (Hrsg) Osteoporosis 1987. Osteopress Aps, København, S 864–867
2. Briancon D (1986) Le traitement des ostéoporoses par le fluorure de sodium. Rhumatologie 38:319–332
3. Budden FA, Bayley TA, Harrison JE et al (1988) The effect of fluoride on bone histology in postmenopausal osteoporosis depends on adequate fluoride absorption and retention. J Bone Miner Res 3:127–132
4. Dambacher MA, Ittner J, Ruegsegger P (1986) Long-term fluoride therapy of postmenopausal osteoporosis. Bone 7:199–205
5. Devogelaer JP, Huaux P, Résiment P, Dufour JP, Nagant de Deuxchaisnes C (1986a) The effect of therapy with sodium fluoride and calcium supplements on bone mineral content of the lumbar spine and the radius in the vertebral crush fracture syndrome. IXth International Conference on Calcium Regulating Hormones and Bone Metabolism. October 25 – November 1, Nice, France, Abstract No 775
6. Devogelaer JP, Huaux JP, Nagant de Deuxchaisnes (1987) Sodium fluoride therapy in involutional osteoporosis with vertebral crush fractures. In: Christiansen C, Johansen JS, Riis BJ (Hrsg) Osteoporosis 1987, Osteopress Aps København, S 868–870
7. Devogelaer JP, Huaux JP, Résimont P, Maldague B, Malghem J, Nagant de Deuxchaisnes C (1986b) Fractures and stress fractures of the appendicular skeleton in a group of 67 patients treated with sodium fluoride and calcium. IXth International Conference of Calcium Regulating Hormones and Bone Metabolism. October 25 – November 1, Nice, France, Abstract No 784
8. Dubovsky J, Altz-Smith M (1985) Fluoride in the treatment of osteoporosis: risk of adverse effects on bone. Alabama Med 54:49–54
9. Duursma SA, Glerum JH, Van Dijk A, Bosch R, Kerkhoff H, Van Putten J, Raymakers JA (1987) Responders and non-responders after fluoride therapy in osteoporosis. Bone 8:143–148
10. Farley SM, Libanati C, Schulz EE, Baylink DJ (1986) Fluoride (F) therapy for osteoporosis increases bone density (BD) in the appendicular skeleton. IXth International Conference on Calcium Regulating Hormones and Bone Metabolism. October 25 – November 1, Nice, France, Abstract No 776
11. Franke J (1986a) Ossifications and calcifications of muscle and tendon insertions in human industrial fluorosis. In: Tsunoda H, Yu MH (Hrsg) Fluoride Research 1985. Elsevier Science Publ, Amsterdam, S 333–339
12. Franke J (1988a) Zur Problematik der Fluoridbehandlung. In: Duursma SA, Van der Sluys Veer J (Hrsg) Osteoporose. PAOG, Utrecht, S 80–87
13. Franke J (1988b) Fluoride and osteoporosis. Ann Chir Gynaecol 77:235–245
14. Franke J (1989) Differences in skeletal response to fluoride in humans and animals: an overview. Fluoride 22:10–19
15. Franke J (1989) Fluoride and ash content of bone in various stages of human fluorosis. Fluoride 22:195–203
16. Franke J, Barthold L (1983) Treatment of osteoporosis. In: Shupe JL, Peterson HB, Leone NC (Hrsg) Fluorides. Effects on vegetation, animals and humans. Paragon, Salt Lake City, S 221–232
17. Franke J, Runge H (1987) Osteoporose. Diagnose, Differentialdiagnose und Therapie. Volk und Gesundheit, Berlin
18. Franke J, Rath H, Fengler F, Auermann E, Lenart G (1975) Industrial fluorosis. Fluoride 8:61–83
19. Franke J, Runge H, Grau P, Fengler F, Wanka C, Rempel H (1976) Physical properties of fluorosis bone. Acta orthop scand 47:20–27
20. Franke J, Runge H, Fengler F (1978) Endemic and industrial fluorosis. In: Courvoisier B, Donath A, Baud CA (Hrsg) Symposium CEMO II. Fluoride and Bone. Médecine et Hygiéne, Genéve, S 129–143
21. Gaucher A, Pere P, Bannwarth P, Gillet P (1987) Fractures par insuffisance osseuse chez les ostéoporotiques traités par fluorure de sodium. Presse Méd 16:1059

22. Gerster JC, Charhon SA, Taegor PH, Briancon D, Boivin G, Rostan A, Meunier PJ (1983) Bilateral femoral neck fractures in patients with moderate renal failure on fluoride therapy for spinal osteoporosis (3 cases). Brit Med J 28:723–725

23. Glimet T, Kuntz D, Vernejoul de MC, Ryckewaert A (1980) Fissurations osseus multiples an cours d'un traitement de l'ostéoporose par le fluorure de sodium. Rev Rhumat et Malad Osteoarticul 47:581

24. Le Goff P, Couty De D, Fauquert P, Jouquan J (1985) A propos de 2 cas de fractures spontanées du calcaneum et du bassin au cours du traitement de l'ostéoporose par le fluor. Rhumatologie 37:197–200

25. Gutteridge DH, Price RI, Nicholson GC et al (1984) In: Christiansen C, Arnaud CD, Nordin BEC, Parfitt AM, Peck WA, Riggs BL (Hrsg) Osteoporosis. Aalborg Stiftsbogtrykkeri, Aalborg, S 705–787

26. Gutteridge DH, Kent GN, Price RI, Devlin RD (1987) Fluoride in osteoporosis – avoidance of femoral fractures. In: Christiansen C, Johansen JS, Riis BJ (Hrsg) Osteoporosis 1987. Osteopress Aps, København, S 705–708

27. Hansson T, Roos B (1987) The effect of fluoride and calcium on spinal bone mineral content: a controlled, prospective (3 years) study. Calcif Tissue Int 40:315–317

28. Harrison JE, McNeil KG, Sturtridge WC, Bayley TA, Murray TM, Williams C, Tam C, Fornasier V (1981) Three year changes in bone mineral mass of postmenopausal osteoporotic patient based on neutron activation analysis of the central third of the skeleton. J Clin Endocrinol 52:751–758

29. Harrison JE, Bayley A, Josse RG et al (1986) The relationship between fluoride effects on bone histology and on bone mass in patients with postmenopausal osteoporosis. Bone Miner 1:321–333

30. Leroux JL, Blotman F, Claustre J, Simon L (1983) Fractures du calcanéum au cours du traitement de l'ostéoporose par le fluor. Sem Hop Paris 59:3140–3142

31. Linthoudt D, Ott H (1987) Supraacetabular and femoral head stress fracture during fluoride treatment. Gerontology 33:302

32. Meunier PJ, Briancon D, Chavassieux P et al (1987) Treatment with fluoride: bone histomorphometric findings. In: Christiansen C, Johansen JS, Riis BJ (Hrsg) Osteoporosis 1987. Osteopress Aps, København, S 824–828

33. Oesterreich FU, Knepper Th, Teutsch M, Kruse HP (1987) Streßfrakturen und fluoroseähnliche Knochenveränderungen unter Kortison-Dauertherapie und Osteoporoseprophylaxe mit Natriumfluorid. RöFo 147:572

34. Orcel P, Prier A, Grouzet J, Kaplan G (1987) Fissures et fractures spontanées des membranes inférieurs chez des ostéoporotiques traités par fluorure de sodium. Presse Méd 16:571

35. Pak CY, Sakhace K, Zerwekh JE, Parcel C, Peterson R, Johnson K (1989) Safe and effective treatment of osteoporosis with intermittent slow release sodium fluoride: augmentation of vertebral bone mass and inhibition of fracture. J Clin Endocrinol Metab 68:150–159

36. Power GRI, Gay JDL (1986) Sodium fluoride in the treatment of osteoporosis. Clin Invest Med 9:41–43

37. Raymakers JA, Van Dijke J, Hoekstra O, Duursma SA (1987) Fluoride therapy for osteoporosis monitoring with dual photon absorptiometry. Bone 8:143–148

38. Ribot C, Pouilles JM, Trémollières F, Guillaume M, Louvet JP (1987) Effects on bone mass of long term administration of sodium fluoride in postmenopausal women with severe osteopenia. In: Christiansen C, Johansen JS, Riis BJ (Hrsg) Osteoporosis 1987. Osteopress Aps, København, S 863–864

39. Riggs BL, Hodgson StF, Hoffman DL, Kelly PJ, Johnson KA, Taves D (1980) Treatment of primary osteoporosis with fluoride and calcium. Clinical tolerance and fracture occurence. J Amer Med Assoc 243:446–449

40. Riggs BL, Seeman E, Hodgson StF, Taves DR, Fallon WM (1982) Effect of the fluoride/calcium regimen on vertebral fracture occurence in postmenopausal osteoporosis. New Engl J Med 306:446–459

41. Riggs BL (1984) Closing remarks. In: Christiansen C, Arnaud CD, Nordin BEC, Parfitt AM, Peck WA, Riggs BL (Hrsg) Osteoporosis 2, Vol 2. Glostrup Hospital Ed Copenhagen, S 709–712

42. Riggs BL, Hodgson StF, Muhs J, Wahner HW (1987) Fluoride treatment of osteoporosis: Clinical and bone densitometric responses. In: Christiansen C, Johansen JS, Riis BK (Hrsg) Osteoporosis 1987. Osteopress Aps, København, S 817–823

43. Runge H, Franke J, Geryk B, Hein G, Fengler F, Paul H, Bismarck M, Schmidt CW (1979) Bone mineral analysis in persons with long-time fluoride exposure. Fluoride 12:18–27

44. Schnitzler CM (1984) Stress fractures in fluoride therapy for osteoporosis. In: Christiansen C, Arnaud CD, Nordin BEC, Parfitt AM, Peck WA, Riggs BL (Hrsg) Osteoporosis 2, Vol 2. Glostrup Hospital Ed Copenhagen, S 629–634

45. Schulz EE, Libanati CR, Farley SM, Baylink DJ (1986) Progressive increase in vertebral bone density for up to 40 months with continuous fluoride therapy in postmenopausal osteoporosis. IXth International Conference on Calcium Regulating Hormones and Bone Metabolism October 25 – November 1, Nice, France, Abstract No 871

46. Schulz EE, Flowers C, Brin BN, Farley S, Baylink DJ (1987) Axial and peripheral skeletal response to fluoride therapy in osteoporosis. In: Christiansen C, Johansen JS, Riis BJ (Hrsg) Osteoporosis 1987. Osteoporosis Aps, København, S 857–859

47. Singer FR, Sharp jr CF, Rude RK (1986) Effect of sodium fluoride treatment on vertebral bone mineral content in osteoporotic patients. IXth International Conference on Calcium Regulating Hormones and Bone Metabolism October 25 – November 1. Nice, France, Abstract No 776

48. Vernejoul de MC. Zakraoui L, Llach F (1986) Stress fractures occuring in osteoporotic patients during fluoride therapy. IXth International Conference on Calcium Regulating Hormones and Bone Metabolism October 25 – Novemver 1. Nice, France, Abstract No 199

49. Williams CC (1982) Sodium fluoride in the treatment of osteoporosis. Clin Invest Med 5:195–197

Die Wirkung einer zyklischen Östrogen-Gestagen-Therapie auf den peripheren Knochenmineralgehalt bei Patienten mit osteoporotischen Wirbelkörpereinbrüchen

H. Resch[1,3], P. Pietschmann[2], E. Krexner[3], W. Woloszczuk[4], R. Willvonseder[1,3]

[1]Medizinische Abteilung, Krankenhaus der Barmherzigen Brüder, Große Mohrengasse 9, 1020 Wien, Austria
[2]II. Medizinische Universitätsklinik, Garnisongasse 13, 1090 Wien, Austria
[3]Ludwig Boltzmann-Institut für Altersforschung, 1090 Wien, Austria
[4]Ludwig Boltzmann-Institut für Endokrinologie, 1090 Wien, Austria

Einleitung

Die Hormonsubstitutionstherapie entweder mit Östrogenen oder kombiniert mit Gestagenen ist ein etabliertes Therapieprinzip, um den beschleunigten Knochensubstanzverlust in der Menopause zu verhindern [8, 2, 7]. Zahlreiche klinische Studien belegen den präventiven Effekt einer Langzeit-Hormontherapie auf den postmenopausellen Knochensubstanzverlust [8, 2]. Die Hormonsubstitutionstherapie erscheint jedoch nicht nur präventiv wirksam zu sein, sondern auch bei Patienten mit bereits etablierter Osteoporose und Wirbelkörperfrakturen [9, 3]. Diesbezüglich zeigen auch epidemiologische Studien eine deutliche Reduktion der Frakturrate unter postmenopausaler Östroge-Gabe [10, 5]. Nachdem bislang angenommen wurde, daß der osteoprotektive Effekt von Östrogen über eine Reihe anderer Hormone gleichsam als Mediatoren vermittelt wird, wie z.B. durch Änderung der Serumkalzitonin-Konzentrationen [12], Aktivierung der renalen 1-Alpha-Hydroxylase [11] oder durch sekundären Hyperparathyreoidismus und vermehrter Kalzitrolsynthese [1] konnten Eriksen et al 1988 in vitro Östrogenrezeptoren an Osteoblasten nachweisen, so daß neuerdings eine direkte Wirkung von Östrogen an den Osteoblasten anzunehmen ist [4]. Die Hormontherapie gleichsam als Präventivtherapie perimenopausal oder unmittelbar postmenopausal angewandt, ist in der Literatur gut belegt. Die Östrogenmonotherapie oder kombinierte Östrogen-Gestagen-Therapie bei schon älteren Patienten wird jedoch nur von wenigen Autoren beschrieben [8, 5, 6]. Da über die Effekte einzelner Therapiestrategien in der Behandlung der manifesten postmenopausalen Osteoporose (Östrogene, Fluoride, Kalzitonin) unterschiedliche Meinungen bestehen, war es Ziel unserer Studie, die Wirkung einer zyklischen Östrogen-Gestagen-Substitutionstherapie über 1 Jahr auf den peripheren Knochenmineralgehalt und Knochenstoffwechsel an 31 Patienten mit osteoporotischen Wirbelkörpereinbrüchen zu prüfen.

Patienten und Methodik

In einer prospektiven randomisierten Doppelblindstudie wurden insgesamt 31 Patienten mit osteoporotischen Wirbelkörperfrakturen untersucht. Die Patienten der Gruppe I erhielten eine zyklische Östrogen-Gestagen-Hormonsubstitutionstherapie mit Östradiol 2 mg +

E. Werner H.H. Matthiaß (Hrsg.)
Osteologie - interdisziplinär
© Springer-Verlag Berlin Heidelberg 1991

Norethisteronacetat 1 mg (Trisequens Novo) täglich über 12 Monate und 500 mg elementares Kalzium p.o. Die Patienten der Gruppe II erhielten Placebo und 500 mg elementares Kalzium p.o. Alle Patienten unterzogen sich einem konsequenten physikotherapeutischen Programm. Keiner der Patienten hatte zumindest 6 Monate vor Beginn der Studie Östrogene, Natriumfluoride, Vitamin-D, Kalzitonin oder Diphosphonate erhalten. 18 Patienten (9 in jeder Gruppe) beendeten die Studie. 13 Patienten beendeten die Therapie schon wenige Monate nach Studienbeginn. Bei insgesamt 4 Patienten war der Abbruchsgrund das Auftreten von Metrorrhagien.

Der periphere Knochenmineralgehalt wurde mittels Singlephotonenabsorptionsdensitometrie (SPA) mit Jod 125 zu Beginn der Studie, sowie nach 6 und 12 Monaten gemessen. Kalzium, Phosphor, alkalische Phosphatase, Parathormon, 25-Hydroxy-Vitamin-D3, Kalzitonin und die Harnhydroxyprolinausscheidung im 2 Stunden-Harn zur Ermittlung des Knochenumsatzes wurden bestimmt.

Ergebnisse

12 Monate nach Beginn der Therapie zeigte sich in der Hormongruppe ein statistisch signifikanter Anstieg ($p < 0,05$) des peripheren Knochenmineralgehaltes von insgesamt 8%, während sich in der Placebo-Gruppe keine statistisch signifikanten Veränderungen

Tabelle 1. Peripherer Knochenmineralgehalt und biochemische Parameter zu Beginn und nach 6 und 12 Monaten

Treatment Group ($n = 9$)
mean age: 62 ± 2 yrs

		0	6	12
ALP	Units/l)	166 ± 11	107 ± 8^a	109 ± 11^a
serum 25 OHD	(nmol/l)	$76 \pm 22,5$	66 ± 15	$52,2 \pm 10$
serum PTH	(mIU/ml)	$2,8 \pm 0,3$	$2,8 \pm 0,4$	$2,8 \pm 0,5$
serum CT	(pmol/l)	$16,8 \pm 2$	14 ± 2	$14,9 \pm 1,5$
urine OH-proline	(μmol/2h)	$28,1 \pm 3,8$	$28,9 \pm 5,3$	$18,3 \pm 1,5^b$
BMC	(Units)	$29,4 \pm 1,6$	$30,7 \pm 2,1$	32 ± 2^a

Placebo Group ($n = 9$)
mean age: 63 ± 2 yrs

		0	6	12
ALP	(Units/l)	164 ± 13	155 ± 19	156 ± 14
serum 25 OHD$_3$	(nmol/l)	$94,7 \pm 40$	$47,2 \pm 12,5$	$54,2 \pm 11$
serum PTH	(mIU/ml)	$2,8 \pm 0,2$	$2,7 \pm 0,3$	$2,2 \pm 0,3$
serum CT	(pmol/l)	$15,1 \pm 2,5$	$12,8 \pm 1,8$	$13,9 \pm 1,7$
urine OH-proline	(μmol/2h)	$32,8 \pm 7$	$25,9 \pm 4,6$	$27,4 \pm 5,3$
BMC	(Units)	$30,8 \pm 2,4$	$30,6 \pm 2,9$	$30,8 \pm 2,5$

^{a} = $p < 0,01$ versus baseline value.
^{b} = $p < 0,02$ versus baseline value.

ergaben, insbesondere zeigte sich kein weiterer Knochensubstanzverlust unter konsequenter Physikotherapie und Kalziumsubstitution. Nach 6 und auch 12 Monaten fand sich ein statistisch signifikanter Abfall der alkalischen Phosphatase ($p < 0,01$) und des Harnhydroxyprolins ($p < 0,02$), entsprechend eines herabgesetzten Knochenumsatzes. In der Kontrollgruppe fanden sich keine Veränderungen der biochemischen Parameter. Die Serumkalzium-, Serumphosphor-, sowie 25-Hydroxy-Vitamin-D3-, Parathormon- und Kalzitoninspiegel zeigten in beiden Gruppen während des gesamten Behandlungsverlaufes keine Veränderungen.

Schlußfolgerung

Unsere Resultate zeigen, daß eine Hormonsubstitutionstherapie mit zyklischer Gabe von Östrogen-Gestagen zu einem signifikanten Anstieg des peripheren Knochenmineralgehaltes auch bei älteren Patienten führt und daß dieser Effekt möglicherweise durch eine Hemmung der Knochenresorption bedingt ist. Weiters zeigen unsere Ergebnisse, daß Kalziumsubstitution und konsequent durchgeführte Physokotherapie einen weiteren Knochensubstanzverlust bei Patienten mit osteoporotischen Wirbelkörperfrakturen verhindern kann.

Literatur

1. Caniggia A et al (1981) In: Pencile A (ed) Chemistry, physiology, pharmacology and clinical aspects. Calcitonin 1980. Excerpta Medica, Amsterdam, pp 225–236
2. Christiansen C et al (1981) Bone mass in postmenopausal women after withdrawal of oestrogen/gestagen replacement therapy. Lancet i:459–61
3. Civitelli R et al (1988) Effects of one year treatment with estrogens on bone mass, intestinal calcium absorption and 25-hydroxyvitamin D 1-alpha-hydroxylase reserve in post-menopausal osteoporosis. Calcif Tiss Int 42:77–86
4. Eriksen EF et al (1988) Evidence of estrogen reception in normal human osteoblast-like cells. Science 241:84–6
5. Ettinger B et al (1987) Postmenopausal loss is presented by treatment with low dosage estrogen with calcium. Ann Intern Med 106:40–5
6. Hutchinson TA et al (1979) Postmenopausal estrogens protect against fractures of hip and distal radius. Lancet II:705–9
7. Lindsay R et al (1980) Prevention of spinal osteoporosis in ophorectomized women. Lancet ii:1151–3
8. Nachtigall LE et al (1979) Estrogen replacement therapy. A 10-year prospective study in relationship to osteoporosis. Obstet Gynecol 53:277–81
9. Nordin BEC et al (1980) Treatment of spinal osteoporosis in postmenopausal women. Br Med J 280:451
10. Paganini-Hill A et al (1981) Menopausal estrogen therapy and hip fractures. Ann Intern Med 95:28–31
11. Pike JW et al (1978) Influence of estrogen on renal vitamin D hydroxylases and serum $1a,25(OH)_2D_3$ in chicks. Am J Physiol 235:338–343
12. Stevenson JC et al (1981) Calcitonin and the calcium-regulatory hormones in post-menopausal women: effects of estrogens. Lancet i:237

Sachverzeichnis